Das große Koch- und Lehrbuch der Öl-Eiweiß Kost

von Lothar Hirneise

Wichtig:
Jede Krankheit und jeder Patient ist einzigartig. Dieses Buch soll nur als Informationsquelle dienen. Den Lesern wird es ausdrücklich nahegelegt, in Partnerschaft mit einem qualifizierten und erfahrenen Arzt/-Therapeuten zusammenzuarbeiten, bevor sie Behandlungen aufnehmen oder davon Abstand nehmen.

IMPRESSUM

Das große Koch- und Lehrbuch der Öl-Eiweiß Kost

Herausgeber:
SENSEI Verlag, Siemens Str. 32
71394 Kernen

Autor:
Lothar Hirneise

Fotografen
Andrea Kobelova
Ewa Bielak
Archiweb Design

8. Auflage: Mai 2025

ISBN 978-3-932576-79-9

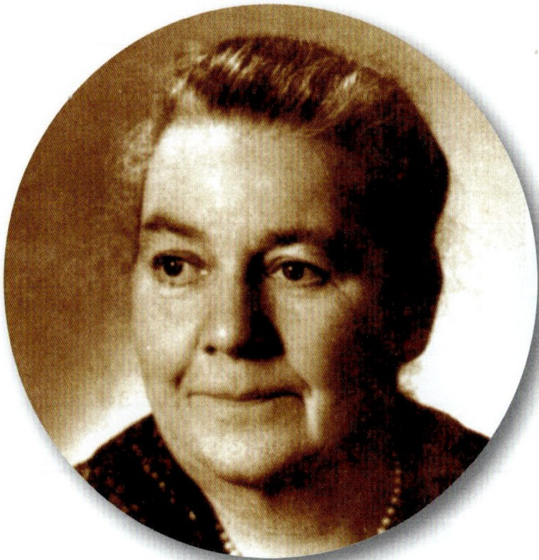

Dieses Buch widme ich meiner Lehrerin, der

„Flaxseed Lady“ Dr. Johanna Budwig

Möge ihr geistiges Erbe noch vielen Generationen dabei helfen, gesund zu werden und gesund zu bleiben. Und möge es zusätzlich dazu beitragen, dass die größte Geisel der Menschheit eines Tages richtig verstanden wird.

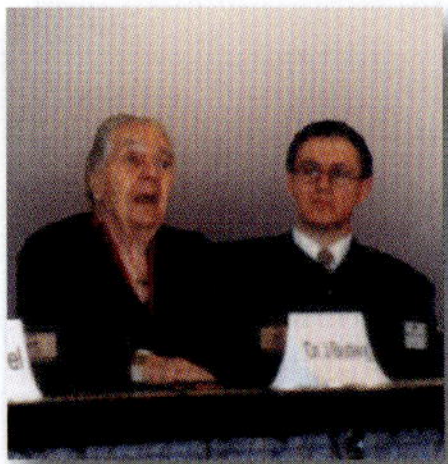

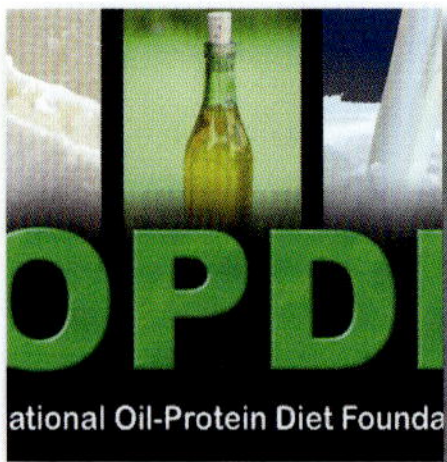

OPDI
ational Oil-Protein Diet Founda

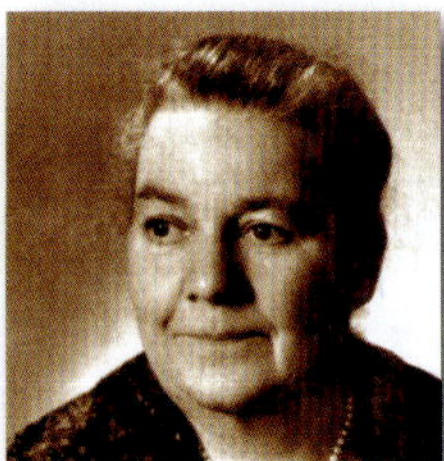

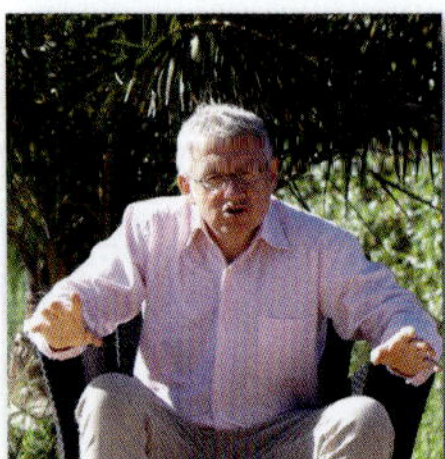

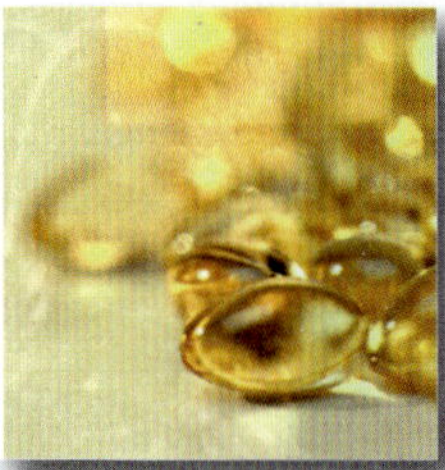

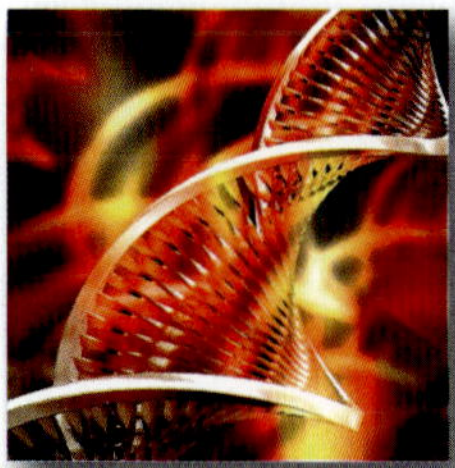

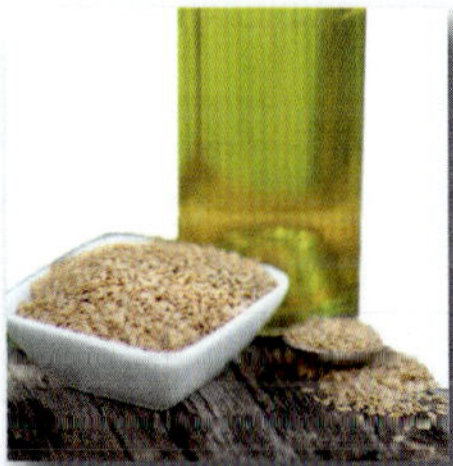

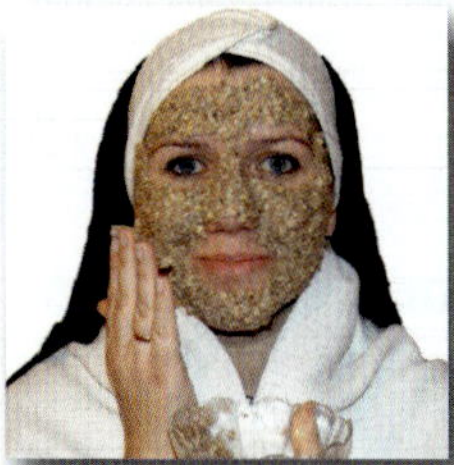

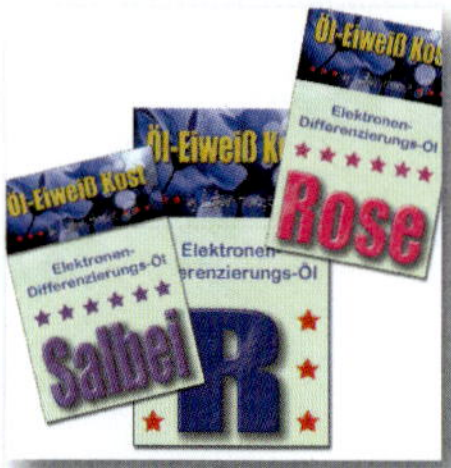
Öl-Eiweiß Kost
Rose
Salbei
R

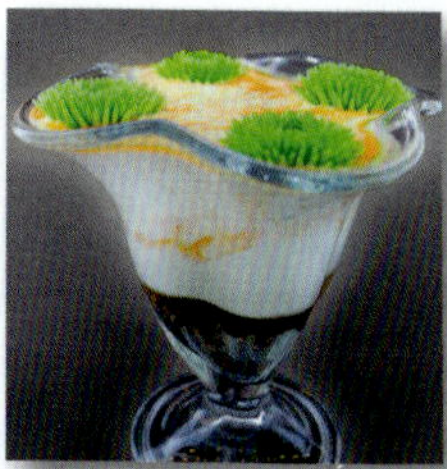

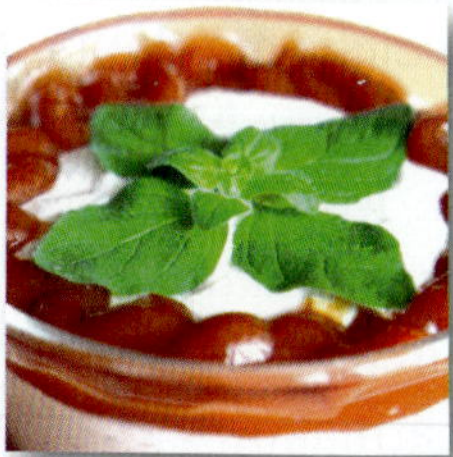

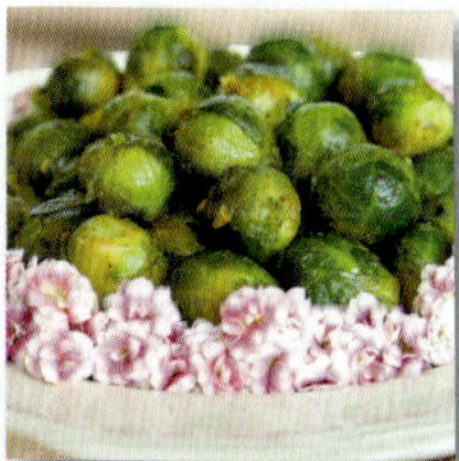

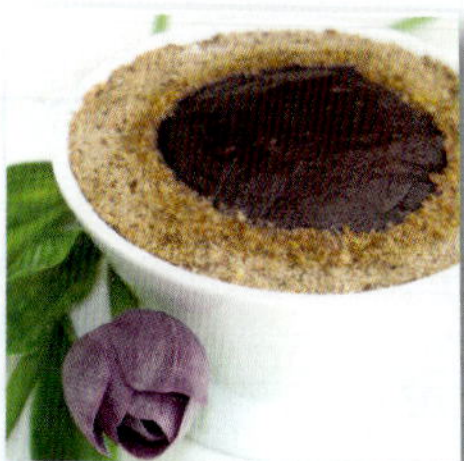

Dr. Johanna Budwig & Lothar Hirneise

Am 19.05.2003 verstarb Frau Dr. Johanna Budwig im Alter von 94 Jahren und mit ihr vielleicht die größte Krebsforscherin welche die Welt je gesehen hat. Sie darf sich ohne Übertreibung einreihen in eine Namensliste mit Dr. Paul Gerhard Seeger, Dr. Otto Warburg, Dr. Josef Issels und Dr. Max Gerson. Alles Namen, die auch heute noch für qualitativ hochwertige Krebsforschung und Krebstherapien stehen. Durch ihr ungemein großes Wissen auf verschiedenen Gebieten wie der Pharmakologie, der Chemie, der Physik, der Biologie und natürlich auch der Medizin war es ihr möglich, vor allem Zusammenhänge der modernen Physik in Einklang mit mit den Fragestellungen des Krebsproblems zu bringen.

Das erste Mal habe ich den Namen Dr. Johanna Budwig und Öl-Eiweiß Kost ausgerechnet in Amerika gehört, als mir Frank Wiewel erzählte, er stehe schon seit mehreren Jahren in Kontakt mit Dr. Budwig. Er war es, der mir dazu riet, Frau Dr. Budwig zu besuchen, da ich doch nur eine Stunde mit dem Auto von ihr weg wohnen würde. Gemeinsam mit Klaus Pertl besuchte ich dann Dr. Budwig im Frühjahr 1998 zum ersten Mal und es entstand von Anfang an eine intensive Beziehung, die mehrere Jahre angehalten hat.

Schon bei einem meiner nächsten Besuche fragte ich Frau Dr. Budwig, ob sie nicht mit mir und weiteren ganzheitlich denkenden Ärzten gemeinsam zwei Vorträge in Frankfurt und Stuttgart halten würde. Zuerst lehnte sie ab, doch ein paar Tage später rief sie mich an und sagte zu. Und so kam es, dass Dr. Budwig am 23. und 24. September 1998 nach Jahrzehnten wieder zum ersten Mal in der Öffentlichkeit zwei Vorträge hielt. Und ein halbes Jahr später machte Sie mir zu meinem Geburtstag ein großes Geschenk. Sie hielt einen Tag vor meinem Geburtstag gemeinsam mit Frank Wiewel aus den USA und mir einen weiteren Vortrag in ihrer Heimatstadt Freudenstadt (den Videoausschnitt

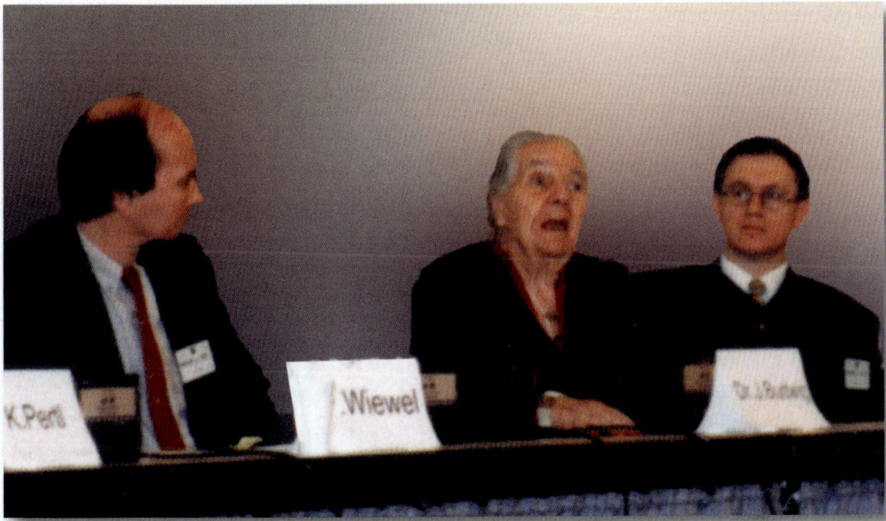

Das Bild wurde am 03. März 1999 in Freudenstadt im Kurhaus aufgenommen. Es zeigt von links nach rechts Frank Wiewel, Präsident der amerikanischen Vereinigung People against Cancer (Menschen gegen Krebs), Dr. Johanna Budwig und mich. Dies war übrigens der letzte öffentliche Vortrag von Frau Dr. Budwig.

hierzu können Sie übrigens auf meiner Internetseite www.hirneise.de sehen).

Über mehrere Jahre wurde ich ein enger Gefährte dieser grandiosen Dame der Wissenschaft und wir tranken gemeinsam einige Gläser Champagner und diskutierten - nur unterbrochen durch ihren Mittagsschlaf, den sie grundsätzlich hielt - unzählige Stunden über Ernährung, Onkologie, Kirche und über viele medizinischen Dinge im Allgemeinen. Ich hatte das große Glück von Frau Dr. Budwig sozusagen aus erster Hand ihre Ansichten lernen zu dürfen und werde hierfür ewig dankbar sein.

Ich möchte nicht verschweigen, dass Frau Dr. Budwig keine „einfache Person" war und manchmal verwies sie mich in meine Schranken und ließ keine neuen Argumente zu. Doch spätestens am nächsten Tag rief sie mich dann zu Hause an und erklärte mir in gewohnt sachlicher Art und Weise warum sie so reagiert hatte. Als Hintergrund sollten Sie wissen, dass Frau Dr. Budwig nie verheiratet war, immer nur für die

Wissenschaft lebte und sich fast ihr ganzes Leben mit anderen Wissenschaftlern auseinandersetzte. Dies war sicherlich kein einfaches Leben und da sie auch im erweiterten Familienkreis bzw. im nicht vorhandenen Freundeskreis niemanden hatte, mit dem sie sich hätte über ihre Öl-Eiweiß Kost austauschen können, war sie manchmal froh darüber, dass sie in mir jemanden fand, mit dem sie sich über ihre Theorien unterhalten konnte.

So kam es dann auch, dass sie mir eines Tages vorschlug, ein Buch zu schreiben, in welchem sie ihre Theorien noch einmal kurz und prägnant erklärt. Und so entstand dann das Buch: ***Krebs – das Problem und die Lösung***. Vor allem die Zeit in der wir dieses Buch vorbereiteten, habe ich am intensivsten in Erinnerung. Ich fuhr damals sehr oft zu ihr nach Dietersweiler um verschiedenste Ansichten zu diskutieren und auch ihre körperlichen und geistigen Fähigkeiten waren zu jenem Zeitpunkt unglaublich gut für eine Frau in hohem Alter. Ich hatte das Gefühl, dass sie noch einmal richtig beflügelt war ein Buch zu schreiben. Jedes Mal wenn ich zu ihr kam, lagen schon unzählige Artikel und Bücher auf einem ihrer drei Schreibtische, die sie alle mit mir besprechen wollte. Der Inhalt unserer Gespräche drehte sich natürlich sehr viel um Fette und Elektronen. Sie vertiefte jedoch auch mein sowieso schon vorhandenes analytisches Denken und ich bin ihr wohl immer dankbar für all die Hinweise wie man grundsätzlich alles positiv analytisch hinterfragen sollte.

Kurz nach Erscheinen des Buches: ***Krebs - das Problem und die Lösung*** fragte mich Frau Dr. Budwig, ob ich denn auch ihr Hauptwerk, das Buch: ***Öl-Eiweiß Kost*** mit ihr gemeinsam überarbeiten und neu herausbringen wolle. Dies bejahte ich natürlich sofort und so setzten wir uns erneut zusammen, um dieses Werk zu überarbeiten. Anfangs wollte Frau Dr. Budwig das Buch im größeren Stil überarbeiten, doch als wir gerade den neuen Inhalt festgelegt hatten, ging es ihr leider körperlich nicht sehr gut und wir beschlossen, die komplette Überarbeitung hinten anzustellen und stattdessen das Buch mit nur wenigen Änderungen neu aufzulegen. Leider kam es dann später aus gesundheitlichen Gründen nie mehr zu der damals von ihr und mir ins Auge gefassten Überarbeitung ihres Standardwerks.

Die Öl-Eiweiß Kost ist nicht nur für mich und nicht nur für Krebskranke etwas ganz Besonderes. In den letzten Jahren konnte ich mich

Das Bild wurde am 24. September 1998 im Haus der Wirtschaft in Stuttgart aufgenommen. Nachdem sie einen Vortrag gehalten hatte, signierte Frau Dr. Budwig ihre Bücher und beantwortete den Anwesenden noch viele Fragen zur Öl-Eiweiß Kost.

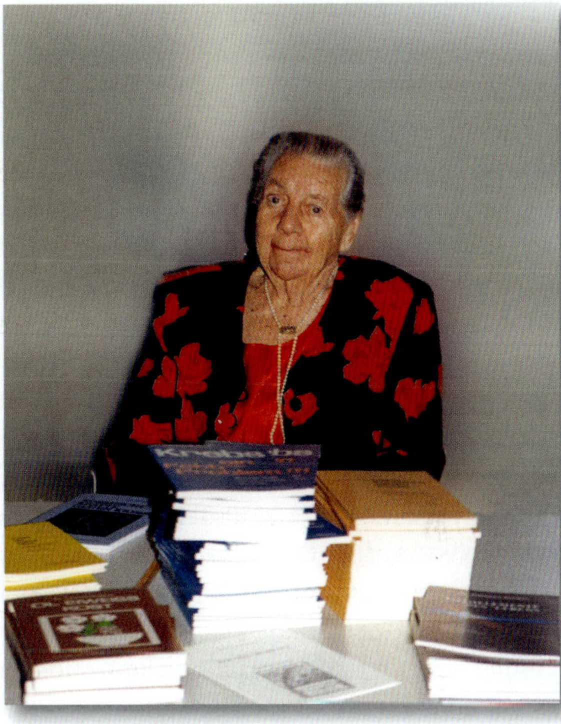

persönlich von der Effektivität dieser genialen Kost überzeugen und für mich stellt sie heute die Basis meines 3E-Programms dar. Leider gibt es keinen offiziellen Nachfolger von Frau Dr. Budwig. Auch wenn ich wahrscheinlich ihr einziger Schüler war, so würde ich mich niemals als ihr Nachfolger bezeichnen, denn sie war eine Person, die nicht ersetzbar ist. Ich wünsche mir nur, dass ich wenigstens einen kleinen Teil dazu beitragen kann, dass diese geniale Kost **in ihrer Originalform** erhalten bleibt und so noch vielen, vielen Menschen helfen wird.

Ich habe in den letzten Jahren immer wieder Menschen kennengelernt, die glaubten, sie müssten die Öl-Eiweiß Kost „verbessern". Manche ließen einfach etwas weg wie z.B. alle Kohlenhydrate und Andere fügten noch etwas hinzu oder veränderten die Rezepte. Doch eines habe ich bei keinem dieser Menschen gesehen, die glaubten, das geniale Werk von Frau Dr. Budwig verändern zu müssen: Bessere Resultate!

Aus diesem Grund vertrete ich ausschließlich die Original Öl-Eiweiß Kost so wie ich sie von Dr. Budwig erlernen durfte und vermeide alle

Änderungen. Manche mögen dies als stur oder altmodisch bezeichnen. Doch ich bin weder das Eine noch das Andere. Ich bin einfach nur vorsichtig und zudem konnte mich bis heute noch keiner von notwendigen Änderungen überzeugen. Ganz im Gegenteil. Was ich so alles darüber lese und höre, wie man die Öl-Eiweiß Kost verbessern könnte oder sogar ändern müsste, kommt bis heute zu 100% von Personen die schlicht und ergreifend die Öl-Eiweiß Kost nicht verstanden haben.

Ein kleiner Tipp von mir. Ich habe bei Krebs gelernt, dass man mit ein paar wenigen, aber richtigen Fragen sehr schnell feststellen kann, ob sich jemand wirklich intensiv mit einer Theorie oder einem Prinzip beschäftigt hat. Bei Krebs lautet meine Lieblingsfrage immer noch: „Wenn Krebs ein Genproblem ist, warum bekommt dann unser Herz keinen Krebs, denn dort gibt es ja Milliarden von Genen“. Die Beantwortung dieser Frage hat mir schon oft gezeigt, wie wenig doch gerade die Menschen wissen, die oftmals so tun, als wüssten sie alles.

Solche Fragen gibt es natürlich auch in der Öl-Eiweiß Kost. Wenn sich also wieder einmal jemand als Experte ausgibt, fragen Sie ihn doch einmal, warum Frau Dr. Budwig kein Bio-Fleisch erlaubt, Milch für das Müsli unbedingt notwendig ist, man Quark, Leinöl und Milch mischen muss bevor man es isst, eine Zwiebel (Oleoluxrezept) maximal zweimal schneiden darf oder wie man das Energieniveau eines Elektrons anheben kann. Selbst wenn sie die Antworten selbst nicht kennen, werden Sie sehr schnell verstehen, ob das was der Gegenüber sagt, Sinn macht oder nicht. Lassen Sie sich bitte nicht jeden Unsinn erzählen nur weil derjenige Ernährungswissenschaften studiert hat oder einen Doktortitel besitzt. An Universitäten können Sie all das was Sie brauchen um die Öl-Eiweiß Kost richtig zu verstehen leider nicht lernen. Lesen Sie stattdessen lieber nochmals nach, ob Frau Dr. Budwig dies auch genau so ihren Patienten empfohlen hat. Und falls nicht, ist es auch nicht Dr. Budwigs Öl-Eiweiß Kost, sondern schlicht und ergreifend etwas Anderes.

Dr. Budwigs Wissen um Krebs und Ernährung war einmalig, und es macht für mich keinen Sinn, den Anweisungen von Personen zu folgen, die nicht einmal ansatzweise so großen Erfolg bei Krebskranken hatten oder haben. Verlassen Sie sich also lieber auf das was bisher nachweislich funktioniert hat, und das ist nun mal Dr. Budwigs Öl-Eiweiß Kost und nicht die anderer Personen. Aus diesem Grund setze ich mich nun seit über 15 Jahren für die Original Öl-Eiweiß Kost ein und wehre mich gegen „kleine Veränderungen hier“ und „modernere Veränderungen da“. Was macht es schon aus, eine „kleine Sicherung“ aus einem großen Haus herauszunehmen oder eine „moderne Gensaat“ einzusetzen, anstatt altes, biologisches Saatgut zu nehmen?

Ich lasse mich lieber stur oder altmodisch nennen anstatt das Risiko einzugehen, eine nachweisbar erfolgreiche Ernährungstherapie zu ändern, damit sie mit den Attributen „moderner“, „neuer“ oder „besser“ ausgestattet werden kann. Der Hauptgrund für Änderungen ist in Wahrheit ja auch immer ein anderer als echte Verbesserungen. Egobefriedigung, Psychospiele und dieser kleine Grund namens Geld Verdienen, spielen die wirkliche Hauptrolle in diesem „Spiel“.

Ich kann von mir behaupten, dass ich mich mit der Öl-Eiweiß Kost sehr gut auskenne und daher kann ich hier auch sicher schreiben, dass das was vor allem in den letzten Jahren als Verbesserungen an der Öl-Eiweiß Kost oder sogar als verbesserte Öl-Eiweiß Kost verkauft wurde, nur schlechtere Kopien waren.

Theoretisch könnte mir vollkommen egal sein, wie andere Menschen ihr Ego befriedigen oder ihr Geld verdienen, doch es ist nun mal eine katastrophale Wahrheit, dass hierdurch die Wirksamkeit der Öl-Eiweiß Kost verfälscht und verringert wird und dadurch Menschen nicht in den Genuss einer erfolgreichen Ernährungstherapie kommen.

Daher werde ich mich immer mit meinem Namen für den Erhalt der Original Öl-Eiweiß Kost nach Dr. Johanna Budwig einsetzen und dafür kämpfen, dass diese so erhalten bleibt, wie sie mir Dr. Budwig beigebracht hat und wie die Öl-Eiweiß Kost es auch im Interesse vieler schwer kranker Menschen verdient hat. Ich möchte mich mit diesem Buch gerade bei all diesen fabelhaften Menschen bedanken, die mich in den letzten Jahren so sehr unterstützt, mich über lange Zeit dazu ermuntert und letztendlich „mit leichtem Druck“ davon überzeugt haben, dieses Buch doch noch zu schreiben. Ihnen allen gebührt mein herzlicher Dank!

Carpe diem

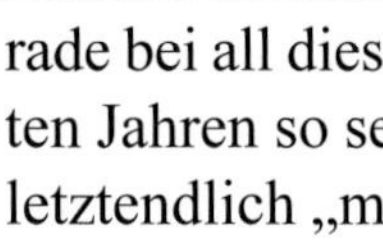

Lothar Hirneise

Die Öl-Eiweiß Kost

von 2003 bis 2013

Dieses Buch wurde von mir geschrieben, weil ich es für dringend notwendig hielt, Menschen darüber aufzuklären, was ich von Frau Dr. Budwig über die Öl-Eiweiß Kost lernen durfte, denn nach dem Tod von Frau Dr. Budwig 2003 hat sich eine Dynamik entwickelt, die ich leider sehr negativ betrachte. Es gibt seit ihrem Tod auf der ganzen Welt auf einmal unzählige Experten, die Bücher über die Öl-Eiweiß Kost schreiben, neue Rezepte herausbringen und angeblich verbesserte Varianten der Öl-Eiweiß Kost erfinden. Es gibt sogar einige, die sich trauen, Vorträge und Seminare über die Öl-Eiweiß Kost abzuhalten und dabei Ansichten vertreten, die weit von dem entfernt sind, was Frau Dr. Budwig geschrieben oder gesagt hat.

Es mag Ihnen vielleicht etwas seltsam vorkommen, dass ich ganz am Anfang dieses Buches über Dinge schreibe, die auf den ersten Blick nichts mit der eigentlichen Öl-Eiweiß Kost zu tun haben. Sie werden die Wichtigkeit jedoch spätestens dann verstehen, wenn sie im Internet etwas über die Öl-Eiweiß Kost nachlesen wollen und komplett Anderes lesen, als Frau Dr. Budwig oder ich vertreten. Damit Sie dies besser verstehen und auch richtig einschätzen können, habe ich einmal aufgeschrieben, was seit dem Tod von Frau Dr. Budwig passiert ist.

Auf der Beerdigung von Frau Dr. Budwig habe ich erstmals die gesetzlichen Erben und Neffen Arno und Armin Grunewald persönlich kennengelernt und mehrere Monate nach dem Tod von Dr. Budwig kontaktierten mich die beiden. Sie sind gemeinsam mit 80% bzw. 20% die gesetzlichen Erben. Sie sagten zu mir, dass ich der Einzige wäre der sich in den letzten Jahren intensiv mit der Öl-Eiweiß Kost beschäftigt hätte und diese auch als Einziger in Deutschland bzw. in der ganzen Welt in der Öffentlichkeit vertreten würde. Und da ich außerdem der einzige Mensch wäre, den ihre Tante jemals als Schüler akzeptiert hatte und mit dem sie jemals gemeinsam ein Buch geschrieben hätte (*Krebs - das Problem und die Lösung*) wäre ich doch der richtige Mann, um mit ihnen gemeinsam die Johanna-Budwig-Stiftung zu gründen. Ich hielt diese Idee zuerst einmal für sehr gut und so hatten die Gebrüder Grunewald, meine Frau und ich mehrere Meetings, um die Struktur der Stiftung zu besprechen. Dabei kam jedoch schnell heraus, dass unsere Ziele komplett unterschiedlich waren. Ich wollte unbedingt das onkologische Erbe der Öl-Eiweiß Kost erhalten und dieses auch an Krebspatienten exakt so weitergeben, wie ich es über Jahre von Dr. Budwig erlernt hatte. Doch vor allem Armin Grunewald war der Meinung, dass die Öl-Eiweiß Kost keine Ernährungstherapie für Krebskranke wäre.

Mir sagte er persönlich, er möchte „weg von Krebskranken“ und die Öl-Eiweiß Kost als „Kost/Diät für jedermann“ etablieren. Meine Ziele waren und sind jedoch vollkommen andere, und so beendeten wir unsere gemeinsame Arbeit, bevor sie richtig begonnen hatte. Danach hörte ich mehrere Monate nichts mehr von ihnen, bis ich einen Brief von ihrem Rechtsanwalt erhielt. Dieser wollte mir verbieten, die Bücher *„Öl-Eiweiß Kost“* und *„Krebs – das Problem und die Lösung“* weiterhin zu publizieren, plus ein paar andere „Nettigkeiten“. Selbstverständlich hatte ich Verlagsverträge mit Frau Dr. Budwig, und außerdem konnte und kann mir niemand verbieten, Seminare über die Öl-Eiweiß Kost zu halten.

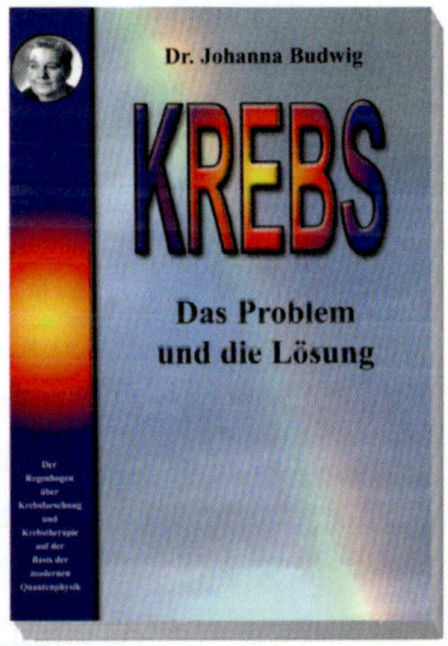

So kam es aber zu einem über Jahre dauernden Rechtsstreit, in welchem das Gericht am Ende zu meinen Gunsten festgestellt hat, dass ich gemeinsam mit Frau Dr. Budwig das Buch *„Krebs – das Problem und die Lösung“* verfasst habe und sogar ein Miturheberrecht an diesem Buch besitze. Daher stehen alle Rechte an diesem Buch ausschließlich mir zu und nicht den gesetzlichen Erben. Der komplette Inhalt des Buches *„Öl-Eiweiß Kost“* steht den gesetzlichen Erben und mir gemeinsam zu.

Vor allem um diesen zweiten Punkt habe ich intensiv gestritten, denn dies war für mich noch viel wichtiger als die Rechte an dem Buch *Krebs – das Problem und die Lösung*. Das Buch ***Öl-Eiweiß Kost*** beinhaltet alle Basisrezepte der Öl-Eiweiß Kost und hätte durch die gesetzlichen Erben zukünftig so verfälscht werden können, dass die Öl-Eiweiß Kost eines Tages nicht mehr im Original zur

Verfügung steht. Umso wichtiger war es mir, dass ich weiterhin im Besitz der Rechte an diesem Buch geblieben bin, selbst wenn ich diese mit den gesetzlichen Erben teilen muss.

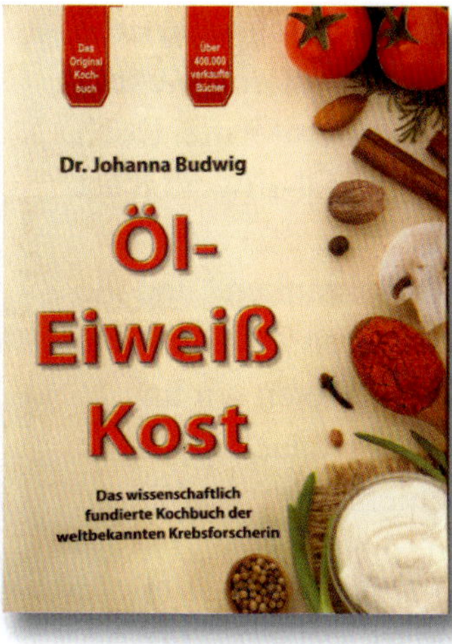

Inzwischen gründete Armin Grunewald die Johanna-Budwig-Stiftung mit seinem Sohn als offiziellem Vorstand, ihm selbst als „Verantwortlichen für die Wissenschaft", Helmut Jordan für die Presse und Hans-Gerd Harbers für die Finanzen. Die beiden letztgenannten Personen sind übrigens gleichzeitig die Geschäftsführer der Dr. Johanna Budwig GmbH und Co. KG und vertreiben Produkte im Namen von Dr. Johanna Budwig.

Die Internetseiten der Stiftung sind seit Jahren fast immer die gleichen und ich habe noch nicht herausgefunden, wie diese Stiftung das Erbe von Frau Dr. Budwig bewahrt und weiterentwickelt, also so wie es in der dortigen Satzung geschrieben steht. Stattdessen wird über TKTL1 berichtet und damit über Umwege auch über Dr. Coy und seine Tavarlin-Therapie. Dr. Budwig würde sich sicherlich im Grab umdrehen, wenn sie wüsste, dass ausgerechnet eine Stiftung, die ihren Namen trägt, indirekt Werbung für Kakaokekse, Nusskuchen und Erdbeermarmelade macht.

Zum Thema Krebs kann man dort lesen: „ ...dass die Öl-Eiweiß Kost unter bestimmten Voraussetzungen eine medizinische Krebstherapie positiv unterstützen kann, gleichwohl gilt: Sie ersetzt in keinem Fall eine medizinische Therapie".

Also von einer Stiftung welche den Namen Dr. Johanna Budwig trägt, hätte wohl jeder – und vor allem Dr. Budwig – etwas Anderes erwartet. Nach Ansicht der Stiftung ist also die Öl-Eiweiß Kost keine medizinische Krebstherapie und kann „richtige" medizinische Krebstherapien also allerhöchstens („unter bestimmtem Voraussetzungen") unterstützen. Leider steht dort nicht, was die Stiftung unter „medizinische Krebstherapien" versteht. Sicherlich jedoch gehört die Öl-Eiweiß Kost nach Meinung der Dr.-Budwig-Stiftung nicht dazu.

2008 veröffentlichte Armin Grunewald ein (Koch) Buch mit dem Titel: „*Die Öl-Eiweiß Kost nach Dr. Johanna Budwig*". Hauptsächlich ist das Buch bestückt mit Rezepten aus dem Buch: *„Öl-Eiweiß Kost“* von Dr. Budwig. Teilweise stellt er jedoch auch eigene Rezepte vor und erklärt auch seine persönliche Meinung zur Öl-Eiweiß Kost. Wörtlich schreibt er in seinem Buch:

*… **eine heilende Wirkung der Öl-Eiweiß Kost auf Krebs ist nicht nachgewiesen** – weswegen ich mich ihr in diesem speziellen Punkt nicht zu 100 Prozent anschließen kann.“*

Wow, kann ich da nur schreiben. Meines Wissens waren fast alle Patienten von Frau Dr. Budwig Krebspatienten. Ich konnte zwar auch ein paar Patientenakten mit Depressionen, Epilepsie oder multipler Sklerose einsehen, aber ich würde einmal ganz grob sagen, dass mindestens 98% aller Patienten von Frau Dr. Budwig mit einer Krebsdiagnose zu ihr kamen, denn hierfür war sie ja bekannt. Hinzu kommt, dass Frau Dr. Budwig in fast allen ihren Büchern und Artikeln ausführlich darüber geschrieben hat, was Krebs ist und wie man Krebs mit ihrer Öl-Eiweiß Kost behandeln kann. Krebs bestimmte mehr als 50 Jahre ihr Leben und auch in den Gesprächen mit mir ging es meistens um das Thema Krebs. Wenn Armin Grunewald jetzt also schreibt, dass eine heilende Wirkung auf Krebs durch die Öl-Eiweiß Kost nicht nachgewiesen ist, dann würde das ja bedeuten, dass Frau Dr. Budwigs Arbeit über 50 Jahre komplett: Umsonst? Nutzlos? Ohne Wirkung - oder was eigentlich war?

Ich wusste zwar aus unseren persönlichen Gesprächen, dass Armin Grunewald, ich nenne es mal: „So sein Problem mit seiner Tante und der Öl-Eiweiß Kost hatte“. Aber dass er glaubt, dass die Öl-Eiweiß Kost überhaupt keine heilende Wirkung auf Krebs hätte, da war sogar ich geschockt als ich das zum ersten Mal lesen musste.

Damit Sie mich richtig verstehen: Es ist das gute Recht von Armin Grunewald so zu denken und das auch noch öffentlich so zu vertreten. Das Problem hierbei ist nur, dass er in der Öffentlichkeit oftmals nicht nur als gesetzlicher Erbe gilt, sondern viele glauben, er wäre auch der geistige Erbe bzw. Nachfolger von Frau Dr. Budwig und hätte die Öl-Eiweiß Kost von seiner Tante erlernt um genauso wie sie damit Krebs therapieren zu können. Ich kann nicht beurteilen ob bzw. was er von seiner Tante bezüglich Öl-Eiweiß Kost gelernt hat, sondern ihn nur danach beurteilen, was er mir persönlich bzw. öffentlich gesagt oder geschrieben hat und das hat meiner Meinung nach nichts, aber auch gar nichts, mit der Öl-Eiweiß Kost seiner Tante zu tun. So schreibt er unter anderem auf seinem Internetportal über Omega-3-Fettsäuren:

> „Selbstverständlich können Sie auch drei- bis viermal pro Woche Fleisch verzehren wenn es Ihnen schmeckt. Das wichtigste Ziel ist die andauernde Versorgung des Körpers mit Omega-3-Fettsäuren".

Oder: „Bitte achten Sie beim Verzehr von Streichfetten wie Margarine aber darauf, ...".

Oder: „Sie dürfen gerne Eier essen."

Oder: „Zum Braten von Fleisch nehmen Sie gerne auch unser Oleolux"

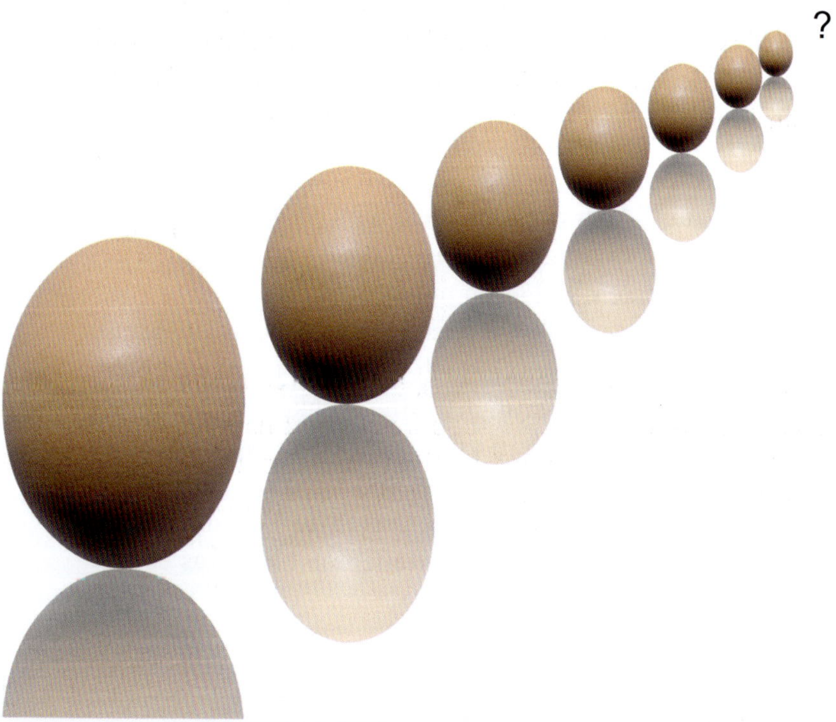

Es ist sicher kein Geheimnis, dass Frau Dr. Budwig in ihrem Standardwerk ***Öl-Eiweiß Kost*** kein einziges Rezept mit Fleisch oder Eiern hat und fast ihr gesamtes Leben dem Kampf gegen Margarine widmete. Wer also solche Sätze schreibt, hat sicherlich ein komplett anderes Verständnis von der Öl-Eiweiß Kost als Dr. Budwig oder ich.

Ich bitte um Verständnis, dass ich hier so viel zur Person Armin Grunewald schreibe, aber ich halte das für sehr wichtig, weil viele Menschen, vor allem in Deutschland und in den USA, immer noch glauben, dass er der Nachfolger von Frau Dr. Budwig wäre, aber stattdessen eine Ernährungsform propagiert, die mit der Öl-Eiweiß Kost von Dr. Johanna Budwig nur sehr wenig gemeinsam hat. Mir wäre auch nicht bekannt, dass Frau Dr. Budwig zu ihren Lebzeiten jemals irgendetwas mit ihrem Neffen in Bezug auf Öl-Eiweiß Kost unternommen hätte. Keine gemeinsamen Seminare, keine gemeinsamen Vorträge, keine gemeinsamen Bücher usw.

Wie wichtig das oben Geschriebene sein kann, möchte ich Ihnen einmal an einem Beispiel aufzeigen. Wenn man Dr. Budwigs Worte bzw. Gesamtsystem nicht richtig verstanden hat oder auch noch alles glaubt, was heute so alles an „wissenschaftlichen Studien“ vor allem über Omega-3-Fettsäuren veröffentlicht wird, dann versteht man natürlich auch nicht, warum Eier in der Öl-Eiweiß Kost so negativ sind. Wenn man Eier nämlich neutral betrachtet, haben diese das biologisch hochwertigste Eiweiß das man als Mensch essen kann und enthalten sehr viel Cystein. Also eigentlich ein optimales Lebensmittel für die Öl-Eiweiß Kost. Und wenn Ihnen jetzt ein „offiziell anerkannter Öl-Eiweiß Kost Experte“ erklärt, dass man diese Tatsachen erst vor wenigen Jahren entdeckt hat und Frau Dr. Budwig das noch nicht wissen konnte, dann mal Herz aufs Herz, sind Sie sich ganz sicher, dass Sie das nicht glauben würden und Eier evtl. in Ihre Öl-Eiweiß Kost mit einbauen würden? Oder „moderne Margarine“, oder „moderne glukosefreie Marmelade“, oder „moderne ???“!

Leider ist Dr. Budwig schon seit 2003 tot und kann sich nicht mehr gegen all diesen Unsinn wehren. Sie würde Ihnen sonst nämlich erklären, welch negativen Einfluss Eier auf den Blut-pH haben und dass sie die Wirkung des in der Öl-Eiweiß Kost sehr wichtigen Sauerkrautsaftes aufheben würden. Oder dass es schlicht und ergreifend keine „moderne Margarine“ geben kann, weil man Margarine nun einmal nicht produzieren kann ohne die räumliche Struktur komplett zu verändern, sodass jedes Gramm Margarine die Zellmembran negativ verändert. Oder dass "glukosefreie Marmelade" ...Aber ich glaube, das wissen Sie inzwischen selbst.

Sie sehen an dem Beispiel mit den Eiern, wie wichtig es ist, dass man nicht einfach Dinge verändert, nur weil es „Experten" schreiben oder unglaublich wissenschaftlich erklären. Wenn jemand ein Experte in der Öl-Eiweiß Kost war, dann Dr. Budwig. Daher halte ich mich an ihre Worte und an das, was ich persönlich von ihr lernen durfte. Und das ist nun mal, dass die Öl-Eiweiß Kost eine hervorragende Ernährungstherapie für Krebskranke ist und dass weder Fleisch noch Eier und schon gar nicht Margarine mit der Öl-Eiweiß Kost vereinbar sind.

Die Öl-Eiweiß Kost zu machen ist nicht immer einfach, wie übrigens jede konsequent durchgeführte Ernährungstherapie. Wenn Sie sich also zu der Öl-Eiweiß Kost oder zu einer anderen Kost wie z.B. Gerson, Makrobiotik oder Rohkost entscheiden, dann empfehle ich Ihnen dringend sich daran zu halten, was die Erfinder der jeweiligen Therapie geschrieben haben.

Ich habe dieses Buch geschrieben, um Ihnen die Genialität und die Einfachheit der Öl-Eiweiß Kost näher zu bringen. Ohne lateinische Worte oder komplizierte Erklärungen und ausschließlich die Original-Öl-Eiweiß Kost von Dr. Budwig, denn ich möchte Ihnen dabei helfen, dass Sie wieder gesund werden oder aber gesund bleiben. Ich hatte das unwahrscheinlich große Glück, mich persönlich vom Erfolg der Öl-Eiweiß Kost überzeugen zu können und glaube nicht, dass sie helfen kann, sondern ich weiß, dass sie Ihnen ganz sicher helfen wird. Doch dies ist nur möglich, wenn Sie auch wirklich die Öl-Eiweiß Kost nach Dr. Budwig machen und nicht irgendeine Pseudokost. Halten Sie sich an die Empfehlungen in diesem Buch und/oder an die Originalschriften von Frau Dr. Budwig, auch wenn diese nicht immer einfach zu verstehen sind.

Warum sollten Sie überhaupt eine „modernere Öl-Eiweiß Kost" machen? Was immer Ihnen diese „neuen Experten" versprechen, oder egal, wie klug diese daherreden, in einem Punkt unterscheiden sie sich gewaltig von der Öl-Eiweiß Kost von Frau Dr. Budwig – und das ist im Erfolg. Und genau darum geht es Ihnen doch, oder? Es geht Ihnen doch sicherlich nicht darum, wer nun in der universitären Frage recht hat, ob man nun Eier in der Öl-Eiweiß Kost essen darf oder nicht. Es geht Ihnen sicherlich auch nicht darum, als erster Mensch die Anwesenheit von Elektronenwolken in einem einfachen Diagnostikverfahren beweisen zu können. Ihnen ist sicherlich die Frage wichtiger: Wie erfolgreich war und ist die Öl-Eiweiß Kost, und kann sie Ihnen bei den Herausforderungen Ihres Lebens helfen oder nicht.

Frau Dr. Budwig und ihre Öl-Eiweiß Kost haben nachweislich sehr vielen Menschen geholfen und die Betonung liegt hier auf **nachweislich**. Genau hier unterscheidet sie sich erheblich von vielen anderen. Denn Dr. Budwig hat bewiesen, dass ihre Ernährungstherapie Krebskranken hilft und dies sogar oftmals in einem aussichtslosen Stadium. Dr. Budwig muss das im Gegensatz zu all diesen Personen nicht mehr beweisen. Und ich erlaube mir hier an dieser Stelle auf die von mir initiierte 3E-Studie (siehe Anhang in diesem Buch) hinzuweisen. Die Basistherapie aller Patienten in dieser Studie war nämlich die Öl-Eiweiß Kost.

Mir ist bewusst, dass ich mir mit diesen Zeilen nicht nur Freunde mache. Doch wenn nicht ich dazu stehe und Menschen zukünftig erzähle was die Original Öl-Eiweiß Kost ist, wer dann? Wer außer mir kann sagen, dass er direkt von Frau Dr. Budwig die Öl-Eiweiß Kost erlernen konnte? Wer außer mir erkennt so viele Fehler der Anderen? Und wer außer mir steht seit Jahren zu Voltaires Worten, die da heißen: „Wir sind nicht nur verantwortlich für das was wir tun, sondern auch für das was wir nicht tun.“ Ich bin zwar kein „Nichtdiplomat“ wie Frau Dr. Budwig, dennoch habe ich von ihr gelernt, dass man für seine Überzeugungen einstehen muss und dass es nicht immer einfach ist, anderen Menschen zu helfen.

Andererseits gibt es wunderbare Menschen, die sehr dankbar sind, dass Menschen wie Dr. Budwig oder meine Person sich trauen all diese Dinge anzusprechen. Und dann gibt es da noch großartige Mitstreiter auf der ganzen Welt die sehr viel Lebensenergie einsetzen um die Öl-Eiweiß Kost zu unterstützen. Ich habe „Öl-Eiweiß Kost-Freunde“ in vielen Ländern und überall auf der Welt beschäftigen sich Menschen mit Dr. Budwigs Erbe und manchmal überrascht es selbst mich, wenn mir Menschen in Ländern wie China, Vietnam, Indien, Kenia oder Russland von ihren Erfolgen erzählen. Aber auch in Europa kann man den Erfolg sehen. Es gab in Deutschland noch nie so viele Firmen die Leinöle verkaufen wie im 21. Jahrhundert und allein in Europa gibt es 10 Firmen die hierfür den Namen Budwig benutzen. Es gibt mehrere Autoren die über Leinöl schreiben und selbst in den beliebten Kochshows fällt ab und an das Wort Öl-Eiweiß Kost.

Leider hat der immer größer werdende Bekanntheitsgrad der Öl-Eiweiß Kost jedoch auch eine Kehrseite. Da Dr. Budwigs Bücher außerordentlich schwer zu verstehen sind und es gerade im nicht-deutschen Sprachraum keine Übersetzungen ihrer Hauptwerke wie z.B. : ***„Das Fettsyndrom“*** gibt, glauben immer mehr Menschen durch das Lesen weniger Zeilen, dass sie dieses Wissen mit einem anderen existierenden Wissen über Ernährung kombinieren könnten. Und so ist es erklärbar, warum es heute so viele „Experten“ vor allem in Europa und Amerika gibt. Doch leider ist dem überhaupt nicht so. Obwohl man die Öl-Eiweiß Kost als Anwender leicht erlernen kann, erfordert sie extrem viel Spezialwissen wenn man sie verstehen, ändern oder ergänzen will.

Erschwerend kommt hinzu, dass es zu Dr. Budwigs Zeiten nur jeweils eine Firma gab, die sie für Produkte wie Leinöl, Linomel, Kokos-

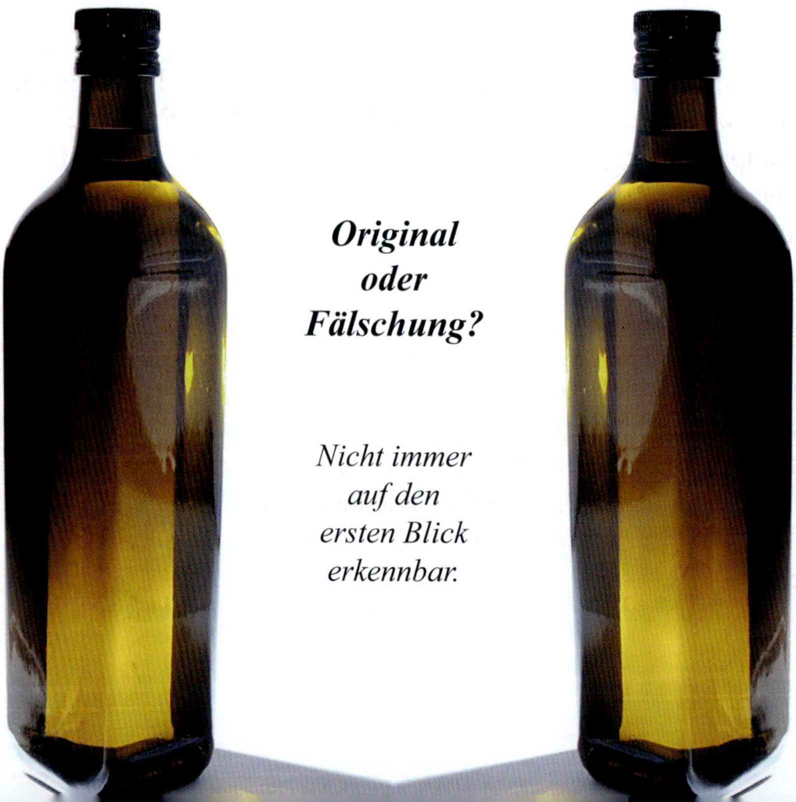
Original
oder
Fälschung?
Nicht immer
auf den
ersten Blick
erkennbar.

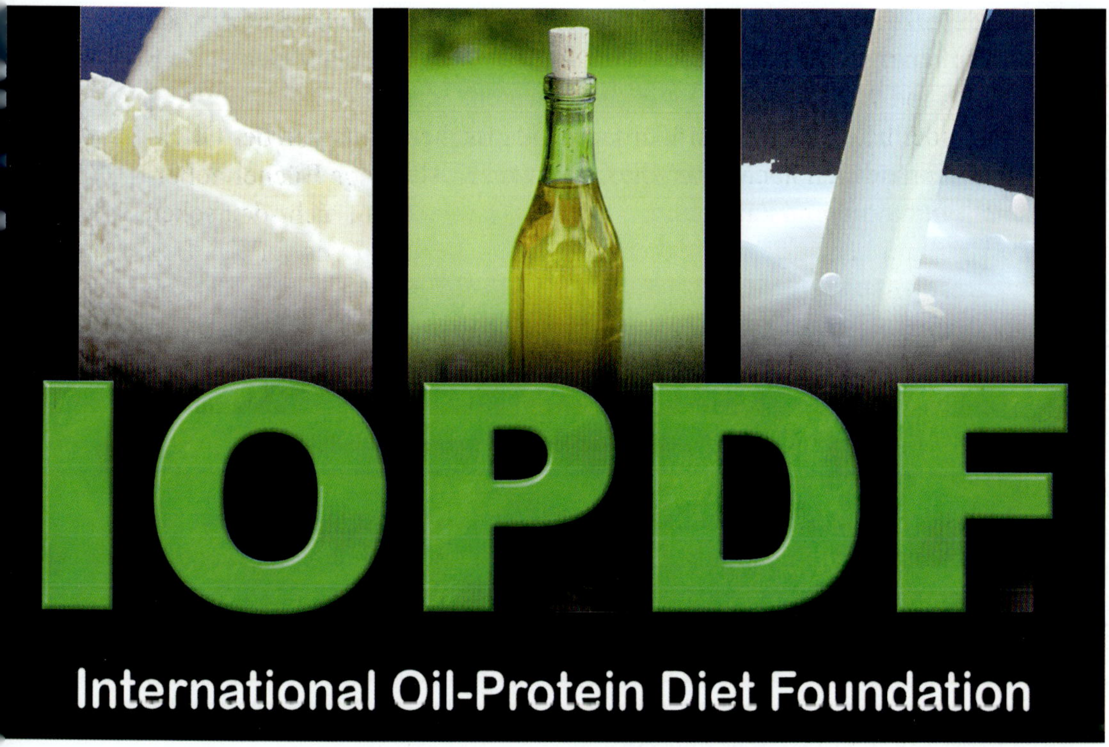

fett oder Leinsamen empfahl. Heute gibt es unzählige Firmen die behaupten sie würden z.B. gutes Leinöl oder andere gute Produkte für die Öl-Eiweiß Kost herstellen. Leider sind diese Öle bzw. Produkte oftmals überhaupt nicht zu gebrauchen. Auch in Deutschland wird z.B. unter dem Namen Dr. Johanna Budwig Leinöl verkauft, doch dies hat nach den IOPDF (Internationale Öl-Eiweiß Kost Stiftung) Richtlinien gerade einmal eine 3-Sterne-Qualität anstatt eine 5- oder 6-Sterne-Qualität wie es die IOPDF für die Öl-Eiweiß Kost fordert bzw. empfiehlt. So kommt laut Etikett die Leinsaat nicht aus Europa, das Leinöl wird nicht in einer permanenten Kühlkette geliefert und der Linolengehalt ist laut Etikett gerade einmal 57,7%. Speziell von einer Firma in Deutschland, die den Namen Dr. Johanna Budwig benutzt, erwarten sicherlich viele Verbraucher die höchstmögliche Qualität nach den Richtlinien der IOPDF.

Auch in Ungarn, Italien, England, Tschechien und weiteren Ländern habe ich Öle unter dem Namen Budwig gefunden, die eine Qualität hatten, auf die Frau Dr. Budwig meiner Meinung nach sicherlich alles

Andere als stolz gewesen wäre. Diese und weitere Gründe haben inzwischen dazu geführt, dass sich viele Patienten und Therapeuten seit Dr. Budwigs Tod nicht nur bei mir „beschweren", dass die Öl-Eiweiß Kost nicht (mehr) funktionieren würde. In Gesprächen finde ich dann meistens 3 Gründe heraus, warum die Öl-Eiweiß Kost nicht funktioniert bzw. nicht funktionieren kann:

1. Manche Patienten machen gar keine Öl-Eiweiß Kost, sondern eine andere Pseudo-öleiweißreiche-Kost wie z.B. Tavarlin nach Dr. Coy und glauben, sie sei so gut wie die Öl-Eiweiß Kost oder sogar eine „verbesserte" Öl-Eiweiß Kost.

2. Andere wiederum wenden die Öl-Eiweiß Kost nicht konsequent an und bauen sich „ihre eigene Öl-Eiweiß Kost" z.B. ohne Sauerkrautsaft zusammen.

3. Viele benutzen schlicht und ergreifend ungeeignete Produkte, weil sie hoffen, dass das Leinöl da im Regal oder der mit Joghurt gemischte Quark schon ausreichen würden.

Und immer öfter erlebe ich leider, dass Patienten alle drei oder zumindest zwei der oben genannten Fehler machen. Das Ergebnis ist dann logischerweise das, was mir dadurch häufig begegnet, nämlich eine „Öl-Eiweiß Kost" die nicht funktioniert. Glauben Sie mir, es wäre mir auch lieber, Ihnen etwas Anderes sagen zu können, doch leider ist der Erfolg der Öl-Eiweiß Kost abhängig von Elektronenwolken und Linolensäure. Wenn beide nicht in dem Maß und in der Qualität vorhanden sind, wie sie benötigt werden, wirkt die Öl-Eiweiß Kost auch nicht so, wie dies Dr. Budwig beschrieb. Andererseits erlebe ich immer wieder, dass die Öl-Eiweiß Kost, wenn sie konsequent und mit den richtigen Produkten angewandt wird, fast Unglaubliches bewirken kann, was viele Briefe bzw. Dankesschreiben an mich immer wieder beweisen.

Zusammengefasst kann ich sagen, dass die Öl-Eiweiß Kost auch heute, viele Jahre nach Dr. Budwigs Tod, immer noch eine nachweisbar erfolgreiche Ernährungstherapie ist und für mich weiterhin DIE Basistherapie meines 3E-Programmes darstellt.

Krebskranke, Herzkranke, Diabetiker, Epileptiker, Manisch-Depressive, ja wahrscheinlich jeder kranke Mensch kann von ihr profitieren. Auch wenn sich die konventionelle Medizin immer gegen die nicht-konventionelle Medizin stellen wird und sich ziemlich sicher auch im 21. Jahrhundert daran nichts ändern wird, SIE können es. Sie brauchen niemanden zu fragen, was Sie tun dürfen um wieder gesund zu werden. Sie brauchen keine Erlaubnis für die Öl-Eiweiß Kost und mit diesem Buch liegt dank Dr. Johanna Budwig ein Goldschatz vor Ihren Füßen, den Sie nur aufheben müssen. Es liegt an Ihnen, ob Sie sich danach bücken oder nicht.

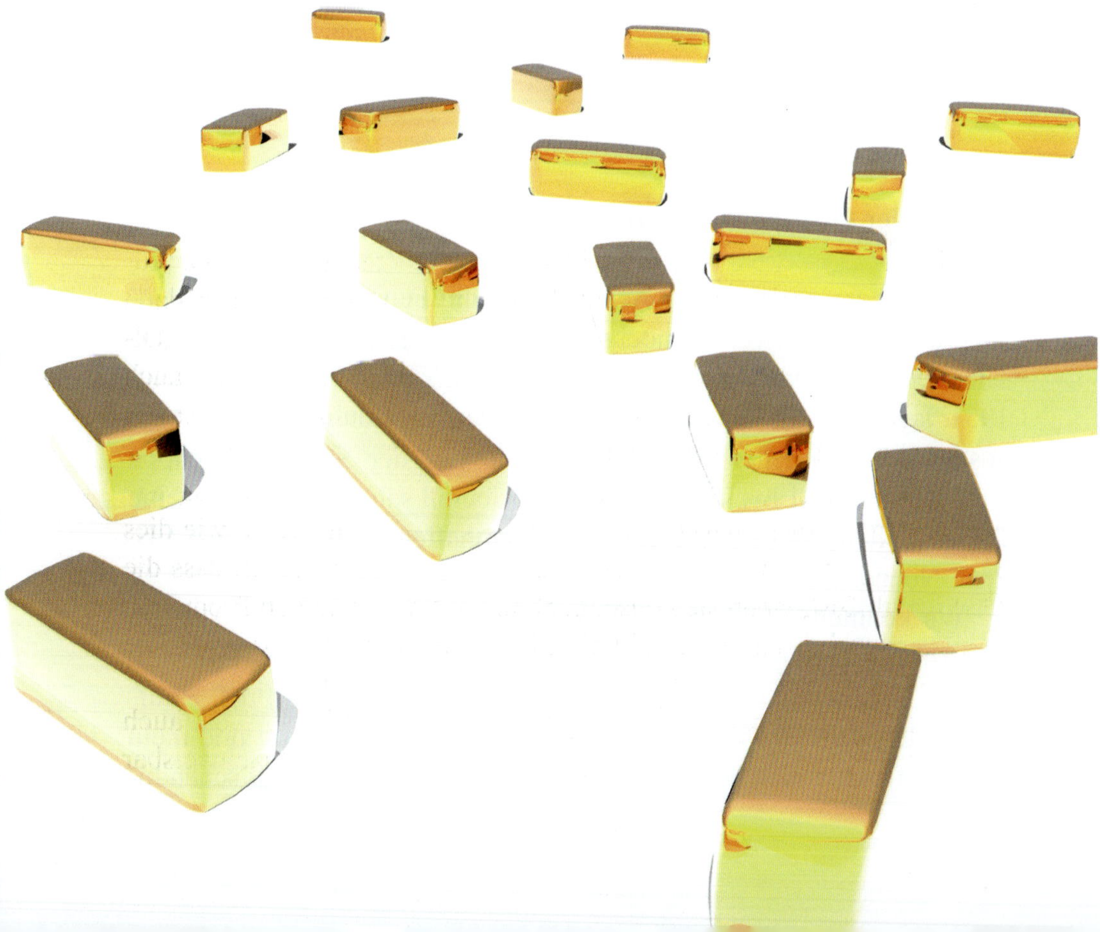

Interview mit Dr. Johanna Budwig

Dieses Interview führte ich im Juli 1998 in Dr. Budwigs Haus in Dietersweiler bei Freudenstadt. Anlass hierfür war die Planung des Buches: ***Krebs - das Problem und die Lösung****. Das Interview dauerte 3 Tage und ich habe dabei mehr als 20 Stunden Audiomaterial aufgezeichnet. Gemeinsam entschieden wir dann am Schluss, dass folgende Fragen in Buchform herauskommen sollten, da sie die Öl-Eiweiß Kost am besten in komprimierter Form erklären.*

Was ist der Grundgedanke Ihrer Therapie?

Ich war Obergutachterin für Arzneimittel und Fette im staatlichen Gesundheitsamt. Das war die höchste Stelle in unserem Staat, die zu entscheiden hatte über Neuzulassungen für Medikamente. Zu dieser Zeit, 1951, lagen bei mir mehrere Anträge für Neuzulassungen vor. Genauer gesagt, Medikamente zur Krebstherapie mit der Sulfhydrylgruppe (schwefelhaltige Eiweißverbindungen). Überall sah ich, dass Fette eine Rolle spielten, auch in Gutachten von namhaften Professoren wie z.B. Prof. Nonnenbruch.

Wir konnten Fette leider erst im Spätstadium feststellen und es gab keine chemische Größe um Fette überhaupt chemisch nachzuweisen. Zu diesem Zeitpunkt, 1951, hatte ich bereits zusammen mit Prof. Kaufmann, dem Direktor des Bundesinstitutes für Fettforschung und mein früherer Doktorvater, der gleichzeitig Direktor am pharmazeutischen In-

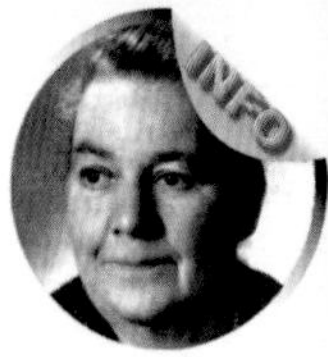

stitut war, die ersten chemischen Nachweise für Fett entwickelt. Dies wurde auch 1950 veröffentlicht in Neue Wege in der Fettforschung. Auf dem Wege der Papierchromatographie, die von mir entwickelt wurde, konnte ich 0,1 mg Fett analysieren und als hoch ungesättigtes oder ungesättigtes Fett charakterisieren. Dies haben wir dann umfassend veröffentlicht. Das waren die ersten Arbeiten, die überhaupt ermöglichten, die Linolsäure oder die Linolensäure nachzuweisen. Wegen der Wichtigkeit dieser Arbeiten bekam ich 6 Doktoranden zur Unterstützung. In dieser Situation fielen mir bei meiner Begutachtung der Medikamente zur Krebstherapie die Sulfhydrylgruppen auf. Ich hatte von Amtswegen das Recht bei den Firmen zurück zu fragen, wie sie denn begründen wollen, wie dieses Mittel (Sulfhydrylgruppe) bei Krebs helfen kann. Die Firmen, z.B. die Firma Knoll, die ihre diesbezüglichen Medikamente als Krebstherapie anwenden wollten, waren bereit, mir auf meine Anfrage die ganzen Abschriften der angelegten Kartei zu übersenden.

Dadurch bekam ich also Anfang 1951 eine ganz schnelle Übersicht, wo die Sache im Argen lag. Im gleichen Jahr erschien das Handbuch von B. Flaschenträger: Physiologische Chemie. Das Problem der selbsttätigen Sauerstoffaufnahme beim lebenden Substrat ist eine der elementarsten Fragen der ganzen Physiologie und eine der dunkelsten. Alle wissen, die schwefelhaltige Eiweißverbindung der Sulfhydrylgruppe ist in allen atmenden Geweben nachweisbar.

Es muss jedoch noch ein Partner anwesend sein im Wechselspiel mit dieser Sulfhydrylgruppe, weil die selbsttätige Sauerstoffaufnahme im lebenden System sich in einer Zickzackkurve vollzieht. Streng genommen steht fest, die Sauerstoffaufnahme ergibt kein Reaktionsprodukt, sondern erfolgt in einem Wechselspiel zwischen den positiv elektrisch geladenen Schwefelverbindungen im Eiweiß und irgendeiner fettigen Substanz, die wir nicht nachweisen können - weil keine Nachweise dafür vorhanden sind - die aber im Atemferment von Warburg eine große Rolle spielt.

Warburg erkannte, dass beim Warburgschen Atemferment bzw. der Zytochromoxydase Fette eine Rolle spielen bei der mangelnden Sauerstoffaufnahme und der Sauerstoffutilisation (der Nutzbarmachung im lebenden Substrat). Diese Blockade wollte er im Experiment mit Buttersäure überwinden. Dieser Versuch war ein Fehlschlag.

Bedeutet dies, dass Warburg als Erster versucht hat, mit Buttersäure mehr Sauerstoff in die Zelle zu bringen?

Nein. Mehr Sauerstoff in die Zelle zu bringen, hat schon der Entdecker des Ozons (von Helmholz) versucht. Er hatte nachgewiesen, dass wenn wir asphyktisch gewordene Tauben (d. h. wenn wir Tauben so ernähren, dass die Sauerstoffaufnahme blockiert ist) mit erhöhtem Ozon oder Sauerstoff behandeln, die Tiere dann schneller sterben und das ist auch noch heute so. Wenn man im Krankenhaus beim Menschen mit Sauerstoffnot die Sauerstoffbombe holt, stirbt der Kranke schneller.

Wenn Tiere durch bestimmte Ernährung, z.B. gebleichten Reis, asphyktisch gemacht werden, ersticken diese und es hilft weder erhöhte Sauerstoffzufuhr, noch hilft eine Aktivierung mit allen möglichen Mitteln. Man kannte z.B. zu dieser Zeit schon Vitamin A, B, C, D und E, doch das half nichts. Prof. Linus Pauling hat z.B. Tierexperimente gemacht und wusste genau, dass schon 1951 veröffentlicht wurde, dass alle Vitamine untersucht wurden um für das Atmungsferment von Warburg den Atmungsaktivator zu suchen. Doch es brachte gar nichts, auch nicht Vitamin C. Prof. Pauling - der übrigens alle meine Bücher von mir persönlich angefordert hatte und sie auch von mir bekam - hatte später niemals auf meine Arbeiten hingewiesen. Und dann kam Warburg 1926 auf die Idee, dass Fette eine Rolle spielen. Er wusste aber nicht welche und experimentierte mit Buttersäure. Übrigens: auch Sven György hat Versuche mit Fetten gemacht und schrieb schon 1952, dass die Stoffe zu leicht oxidierbar sind und wir sie nicht nachweisen können. In dieser Situation hatte ich nun meine neuen Wege in der Fettanalyse veröffentlicht, nämlich empfindliche und spezifische Nachweise zu bringen, schöne Färbungen. Ich konnte Fette genauestens analysieren und in die einzelnen Fettsäurekomponenten zerlegen.

Welche Auswirkungen haben diese Fettsäuren?

Sie bilden den elektrischen Gegenpol zum positiv geladenen Eiweiß im Zellkern. Sie befinden sich in der Zellmembran und sind als Lipoide (fettige Substanzen) schon lange erkannt. Man wusste nicht, warum im Falle der Tumorbildung die in Teilung befindlichen Zellen in so großer

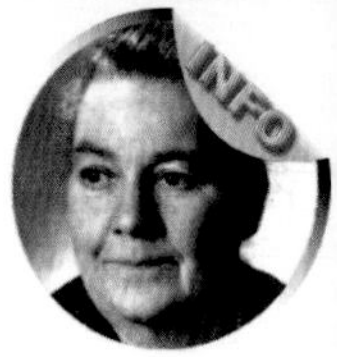

Menge vorliegen. In der heutigen Medizin folgt man immer noch der falschen Auffassung, mit dem Tumor wäre zuviel Wachstum verbunden. Das ist nicht richtig.

Ich habe schon 1956 wissenschaftlich veröffentlicht, dass beim Tumor viele in Teilung befindliche Zellen vorliegen und die Kernteilung bereits eingesetzt hat.

Es fehlt jedoch im Falle der Tumorbildung die Abschnürung der Tochterzelle, die dann zur Abstoßung der überlebten Zellen führt. Wenn das Blatt von Baum fällt, hat sich bereits eine Haut darunter gebildet und diese Funktion des Lebens zum normalen Wachstumsprozess ist unterbrochen, wenn die elektrisch aufgeladenen Fettsäuren fehlen.

Wie laden sich Fettsäuren elektronisch auf?

Ein wichtiger Physiker, Kenneth Ford, hat 1966 einmal gesagt, die elementare Funktion des Elektronenaustausches mit den Photonen der Sonnenenergie ist so intensiv, dass man den Eindruck gewinnt, die in den Elektronen (z.B. der Samenöle) gespeicherte elektrische Energie erkennt noch immer die Verwandtschaft zu ihren Ahnen in den Photonen der Sonnenenergie. Dies ist streng physikalisch bewiesen. Und diese Aufnahme der Sonnenenergie in den Samen, schon im grünen Blatt, ist auf ganz bestimmte Wellenlängen eingestellt. Die Wissenschaft nennt das über die Quantosomen. Die Quanten der Physik, der Wellenbewegung, sind auf die Photonen der Sonnenenergie eingestellt, d. h. andere Strahlen nehmen Sie gar nicht auf. Und wenn andere Strahlung, wie jetzt z.B. beim Castortransport (1998), auf die menschliche Funktionen einwirken, auf die elementare Funktion zwischen Fette und Eiweiß zur Sauerstoffaufnahme, dann wirken die Strahlen aus der Asche der Atombombe so radikal, dass diese Dipolarität, die im Wechselspiel in Bewegung bleiben muss, beim Lebensprozess auseinander gerissen wird und die Lebensfunktion zerstört. In der Physik werden diese Produkte in physikalischen Prozessen die die Dipolarität im Lebensprozess stören - also auseinanderziehen - die, sozusagen die rote Karte bekommen müssten, schon lange Radikale genannt.

Wenn man also eine normale Lebensfunktion, egal ob einen Samen oder einen Menschen, mit diesen Strahlen bestrahlt, dann ist der Eingriff in die Lebensfunktion so radikal, dass selbst Ratten und Mäuse bei diesen Versuchen der Quantenbiologie mit falschen Strahlen herumspringen, bis sie dann tot zu Boden fallen. Der Begriff radikal stammt aus der Physik und wurde später als Tarnung benutzt für die hocherhitzen Öle, die man nicht beim Namen nennen will, die aber genauso wirken.

Die Basisreaktion Sauerstoffaufnahme und Energiegewinn aus der Nahrung vollzieht sich in dem Wechselspiel positives schwefelhaltiges Eiweiß, elektronisch hoch aufgeladen mit den quantengemäß passenden Photonen der Sonnenenergie, gespeichert in den Samenölen unterschiedlicher Qualität. Diese Dipolarität ist unterschiedlicher Qualität und entscheidend für die Funktion der als lebensnotwendig erkannten Fettsäuren. Andere Fettsäuren, die eine kürzere Fettsäurekette haben, z.B. 4, 6 oder 8 Glieder, werden unter anderen Voraussetzungen in dem Lebensprozess mitverwertet.

Wir sprechen hier aber jetzt nur von den als lebensnotwendig erkannten Fettsäuren mit achtzehn Gliedern in den Kohlenwasserstoffketten (Kette mit 18 Gliedern) und mit hoher elektronischer Anreicherung. Es ist wissenschaftlich bekannt, dass die elektronische Energie z.B. in den Leinölfettsäuren so hochgradig ist, dass sich diese Energie als Elektronenwolke von der schweren Masse abhebt und bewegt. Sie müssen von dem Gedanken ausgehen: die schwere Materie, positiv geladen zieht nach unten; die Elektronen ziehen nach oben. In dieser Dipolarität kann der Mensch aufrecht gehen und in dieser Dipolarität hat der Mensch wie in der Quantenbiologie, von Prof. Dessauer 1954 nachgewiesen, mehr Fähigkeit Sonnenphotonen zu speichern als irgend ein anderes Lebewesen. Vor allem im Gehirn sind diese Elektronen hoch angereichert.

Was ist eine Elektronenwolke?

Wenn durch die Absorption von Photonen in den Elektronenverbindungen der Fette die Anreicherung der elektronischen Energie immer höher wird, dann ist in der Dipolarität zwischen Erdanziehung und Elektronen die Kraft der Elektronen so hoch, dass sie sich von der Fettsäure, die ja auch Kohlenstoffverbindungen enthält und schwere Materie ist, über der Kette mit Elektronen bewegt.

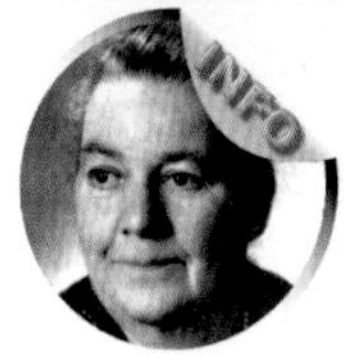

Was ist die Wichtigkeit der Wolke?

Kein Lebewesen hat so viel Energie, die Elektronen und Photonen in Depots zu speichern, wie der Mensch. Diese elektronische Energie, angespeichert im elektronischen Substrat des Menschen - insbesondere in den lebensnotwendigen hoch ungesättigten Fettsäuren - ist ein derart starkes Lebenselement für den Menschen, dass mit Recht schon vorher gesagt wurde, dies sind bestimmte Fettsäuren, die als lebensnotwendiges Lebensmittel erkannt wurden. Ohne diese kann der Mensch nicht leben.

Chemiker messen z.B. die Jodzahl der Fette und sagen, wenn Öle eine bestimmte Jodzahl haben, dann sind diese Öle ungesättigt. Wenn Öle - egal ob Sonnenblumen oder Leinöl - mit überhitztem Wasserdampf behandelt werden, dann können diese Öle zwar eine positive Jodzahl geben, aber es handelt sich dabei nicht um die lebensnotwendigen Fette mit 18 Gliedern in einer Kette, sondern sie bilden Querverbindungen zwischen den Fettsäuren wie ein großes Netz und sind höchst schädlich für den Stoffwechsel der Fette und wirken mit Eiweiß als Radikale.

Noch einmal, weil es so wichtig ist. Ich habe in den mit Wasserdampf behandelten Ölen Bestandteile nachgewiesen, die zwar eine positive Jodzahl geben, aber höchstes Gift für den Menschen darstellen.

Und dieses Gift versuchen Sie zu vermeiden in der Behandlung von Kranken?

Bei meiner Ernährungsberatung schalte ich diese Fette ausdrücklich aus. Diese Erfindung, die Ausschaltung dieser toxischen Öle, ist übrigens seit 1971 als volkswirtschaftlich wertvoll anerkannt. Man hat in der Fettindustrie bis jetzt die Produktion nachweislich nicht umgestellt, weil man sagt, dass sind Milliardenobjekte und wer gibt uns das Geld etwas Neues aufzubauen? Das ist verständlich. Ein weiteres Problem sind die Vertreter der Chemotherapie. Unsere Chemotherapie ist auf die Zerstörung des Tumors ausgerichtet, und es ist anerkannt, dass diese viele lebende Zellen und den ganzen Menschen zerstört. Alles, was also das Wachstum stört, ist tödlich, weil Wachstum als elementare Lebensfunktion zum Lebensprozess des Menschen gehört. Wir können mit schlechten Mitteln Gutes nicht erreichen.

Können Sie uns etwas mehr über die ungesättigten Fettsäuren und ihre netzartigen Verbindungen sagen?

Vergessen Sie für einen Moment bitte alles was Sie bisher gelesen haben. Die Fettsäuren bestehen bei Butter aus 4 Kohlenstoffverbindungen. Bei Kokos-, Ziegen- und Schaffett aus 6, 8, 10 oder 12 Kohlenstoffverbindungen. Bei der Kette mit 18 Kohlenstoffverbindungen fangen die ungesättigten lebensnotwendigen Fettsäuren erst richtig an. Im Olivenöl ist z.B. nur eine ungesättigte Bindung in der Fettsäure. Von einem Menschen, der einen Mangel an den lebensnotwendigen Fetten hat, wird diese nicht aufgenommen. Die heutige Propagierung des Olivenöls nützt also gar nichts. Die Fettsäureketten sind im unteren Bereich der Kohlenstoffkettenglieder Buttersäure. Kokosfett und Palmkernfett vorwiegend gesättigt. Dafür aber leichter mitverbrennbar beim Menschen, wenn die essentiellen Fettsäuren vorliegen. Die Fettsäuren mit 18 Gliedern sind die wichtigsten essentiellen Fettsäuren. Es gibt auch Fettsäuren mit bis zu 30 Gliedern. Fettsäuren mit 18 Gliedern, wie im Sonnenblumenöl oder im Leinöl, mit dem stärkerem Grad an Ungesättigtheit, sind für den Menschen wichtiger - vor allem für die Gehirnfunktion des Menschen.

Die Kohlenstoffverbindungen sind schwere Materie, auch in der Fettsäure. Wenn sich nun 2 Menschen beide Arme reichen, dann sind sie stärker miteinander verbunden, als wenn sie sich nur einen Arm reichen. Genauso ist es beim Kohlenstoff. Die Fettsäure im Olivenöl gilt nicht als lebensnotwendige Fettsäure, sie kann im Organismus nur mitverbrannt werden, wenn essentielle Fettsäuren ebenfalls vorhanden sind. Als lebensnotwendig gilt die elektronenreiche Linolsäure. In diesen zweifachen Doppelbindungen der Linolsäure ist besonders viel elektrische Energie. Diese Energie wandert und liegt nicht fest wie bei einer chemischen Verbindung, wie z.B. beim Kochsalz. Diese wandernde Energie zwischen Elektronen und dem positiv aufgeladenen Eiweiß mit Sulfhydrylgruppen ist ein wechselartiger Assoziierungsprozess im elektromagnetischen Feld. Diese ist sehr wichtig. Vielleicht kennen Sie das Bild von Michelangelo, wo Gott Adam erschafft (2 Finger, die aufeinander zu zeigen, sich aber nicht berühren). Das ist Quantenphysik, denn die Finger berühren sich nicht. Die Physiker, die ich kenne, Max Planck

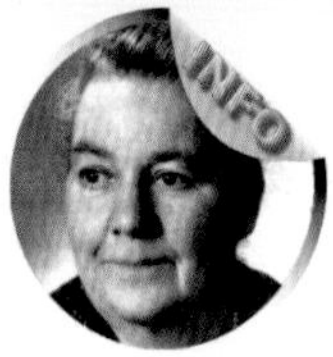

oder Albert Einstein oder Prof. Dessauer, vertreten alle den Standpunkt, der Mensch ist von Gott und zu Gott hin geschaffen. Sehen sie, im Zusammensein zwischen Mensch und Mensch gibt es doch auch eine Verbindung, ohne dass man den anderen direkt anfasst. Menschen, die immer behaupten, ich glaube nur das, was ich anfassen kann, die irren.

Die Dipolarität bei einer einfachen Doppelbindung im Olivenöl ist schwächer als beim Sonnenblumenöl, die zweifach gebunden ist. Diese zweifache Doppelbindung gilt schon als lebensnotwendig für den Menschen. Wenn aber dieselbe Kettenlänge von 18 Kohlenstoffen drei ungesättigte Fettsäureverbindungen hat, dann ist die elektronische Energie je nach Lagerung der Doppelbindung so stark wie ein Magnet. Wenn jetzt Doppelbindungen näher zusammen sind ist die Energie größer. Alle elektrische Energie, die in Bewegung ist, gibt Strom. Der fließt und verbreitet ein magnetisches Feld. Diese Elektronen haben ebenfalls ein magnetisches Feld. Sie können das z.B. am Fenster erkennen wenn es regnet. Wenn ein Tropfen herunterkommt, zieht er einen anderen Tropfen an und wird zu einem größeren Tropfen. Genauso ist es mit den Elektronen.

Diese elektronische Energie ist negativ aufgeladen. Die positiv geladenen Sulfhydrylgruppen des Eiweiß haften in den ungesättigten Bindungen, wo die Elektronen sind, und dort fügen sie ihre schwefelhaltigen Verbindungen ein.

Das ergibt die Lipoproteine. In diesem Wechselspiel zwischen den positiv und negativ aufgeladenen Teilchen wird der Lebensprozess aufrecht erhalten. Es entsteht dabei keine Verbindung und dies ist unser Lebenselement. Wenn an dieser Stelle ein radikaler Bruch erfolgt durch Fettsäuren, die keine elektronische Energie mehr abgeben sondern die quer verkettet sind wie ein Netz, dann kann in diesem Netz die Dipolarität nicht mehr aktiv wirken. Das ist die tödliche Wirkung der Radikale, weil sie an die Stelle der Ketten mit den Elektronenwolken ein Netz einflechten ohne Elektronenwolken, zwar mit ungesättigten Bindungen aber ohne Dipolarität.

Ich wusste sehr schnell, dass die dreifach ungesättigten Fettsäuren, die man Linolensäure nannte und die noch nie jemand vor mir isoliert hatte, 18 Kettenglieder hat und ihre Doppelbindungen nicht immer an der gleichen Stelle tragen. Sie haben eine so starke elektronische Energie, im Vergleich zu der schweren Materie in 18er Fettsäureketten, dass diese Energie biologisch weit höher ist als bei der nächsten Arachnidonsäure mit 20 Gliedern. Die höchste Elektronenansammlung ist bei der Kombination von Linol-Linolen-Fettsäuren im Leinöl. Die Linolensäure ist als konjugierte (Wechselwirkung benachbarter Doppelbindungen im Molekül, die durch eine Einfachbindung getrennt sind) Fettsäure noch wirksamer und ist im Zusammenspiel mit der Linolsäure, wie sie in der Leinölfettsäurekette vorliegt, noch stärker wirksam als essentielle Fettsäuren bei der Sauerstoffaufnahme. Dies konnte ich relativ leicht in meinen Experimenten überprüfen. Ich möchte dies noch einmal betonen: Die Kombination der 2fach ungesättigten Linolsäure mit der 3fach ungesättigten Lino-lensäure ist vor allem im Leinsamen sehr gut kombiniert. Natürlich ist die Qualität der Leinsaat sehr unterschiedlich. Rotblühende Leinsaat oder blaublühende Leinsaat sind natürlich unterschiedlich, auch ob die Leinsaat in der Kälte gezogen wird wie z.B. in Sibirien oder in Afrika.

Ist es diese Energie, die Krebs heilt?

Ja, diese Energie ist jetzt beweglich und wird leicht abgegeben. Genau diese Energie heilt den Krebs bzw. lässt ihn erst gar nicht entstehen. Wenn dieses Lebenselement vorhanden ist, kann erst gar kein Tumor entstehen. Dieses Lebenselement ist ein entscheidender Faktor im Immunsystem. Es wird heute sehr viel über die Immunabwehr geredet. Es gibt keinen wirksamen Faktor im Immunsystem außer der essentiellen Fettsäure. Nehmen wir z.B. eine Patientin mit einem Brusttumor. Ich bestrahle jetzt die Frau mit meinem Laser nicht direkt auf den Tumor, sondern tränke das umliegende Gewebe mit Fett und Eiweiß durch die Ernährung. Benütze meine Öle, z.B. ELDI-Öle zur äußeren Anwendung und bestrahle das gesunde Gewebe.

Ein anderer Fall. Ich hatte hier z.B. ein Kind mit einem Sarkom im Knochen. Das Kind sagte immer: „Da hat mich im Kindergarten jemand gestupst und ich bin auf einen spitzen Stein gefallen. Seither habe ich das.“ Die Ärzte sagen, das ist Unsinn, davon entsteht kein Sarkom. Und ich sage doch. Wenn beim Kind das Immunsystem schwach ist und es wird dann verletzt, dann kann das ein Auslöser sein.

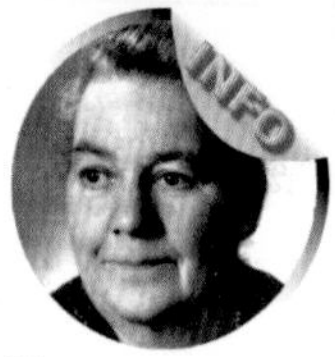

Müssen dann eigentlich nicht alle Menschen Krebs bekommen, die diese erhitzten Öle essen?

Es ist sehr wichtig, dass der Mensch als Einheit von Körper, Seele und Geist gesehen wird. Welcher Faktor im Augenblick vorrangig wirksam ist, kann sehr unterschiedlich sein. Ich bin heute noch überzeugt, wenn eine Frau ein sehr schlechtes Eheverhältnis hat, Tag für Tag Unterdrükkung und Sticheleien von ihrem Mann ertragen muss, dann kann ich ihr auch nicht mit Quark-Leinöl helfen. Alle 3 Faktoren gehören beim Menschsein zusammen. Ein weiteres Beispiel: Im November ist es hier sehr kalt. Angenommen, mehrere Menschen müssen eine Nacht im Freien verbringen. Dann nimmt der eine ein warmes Bad und alles ist O.K. Ein anderer bekommt dadurch Lymphogranulomatose und ein weiterer eine Lungenentzündung. Nicht jeder erkrankt gleich. Die Lebensfunktion des Menschen spielt immer eine sehr große Rolle.

Oder noch ein anderer Fall: Ich habe eine Patientin mit Lungenmetastasen; die Ärztin aus Ulm kam gleich mit. Ich habe sie beraten. Zuerst die Ernährungsumstellung und dann Ölwickel mit ELDI-Ölen, um die Metastasen schneller aufzulösen. Die Patientin wurde mit Ölen am ganzen Körper eingerieben, aber natürlich muss bei der Gestaltung der Ernährung und des Umfeldes der ganze Mensch berücksichtigt werden. Diese Kranke wusste, dass sie aufgegeben war. Ich baute die Ernährung in verschiedenen Stufen auf. Jetzt wohnt die Patientin in Ulm und geht entgegen meiner Beratung zum Yoga. Ich habe ihr in diesem Fall das Yoga verboten und ihr Autogenes Training empfohlen, damit sich ihr Körper beruhigt und ihr Körper ausgeglichen und ruhig ist. Manchmal ist Yoga bzw. Sport sehr wichtig, aber manchmal sollte der Patient dies nicht tun. Diese Führung des Kranken ist sehr wichtig. Es gibt keine gleiche Behandlung für jedermann. Der Patient muss auch selber fühlen, was ihm gut tut. Yoga allein kann die gesunde Basis der Ernährung nicht ersetzen.

Das heißt, Sie empfehlen nicht generell ein körperliches Training?

Richtig, man muss es immer individuell sehen. Ich würde einem Krebskranken mit Metastasen niemals erlauben zu joggen, Rad zu fahren oder

Yoga zu praktizieren. Er muss seinen Körper ruhig stellen. Ich bin in diesem Bereich eher ein Anhänger der Zen Philosophie. Sie gründet sich sehr auf den Faktor: Kommen lassen. Nicht untätig bleiben, sogar sehr tätig werden. Ich aktiviere bei meinen Beratungen, dass der Kranke nicht im Bett liegt, alle Viere von sich streckt und die anderen handeln lässt. Das ist falsch. Er muss selber mitarbeiten. Auf der anderen Seite habe ich leider sehr oft erlebt was es bedeutet, wenn die Angehörigen nicht mitmachen, wenn z.B. die Kost lieblos zubereitet wird und diese im Grunde die Behandlung ablehnen. Das gesamte Thema Sport muss sehr individuell betrachtet werden.

Sind Sie der Meinung, dass ein großer Tumor operiert werden sollte?

Dies kann man nicht allgemein sagen. Bestrahlung und Chemo lehne ich ganz ab, auch die Hormonbehandlung bei Unterleibskrebs. Operationen müssen jedoch sehr individuell betrachtet werden. Dies gilt auch für Tumore im Darm. Ich bin nicht dafür, dass so schnell ein künstlicher Darmausgang gelegt wird. Die überzüchtete Technokratie wird dem Menschen nicht mehr gerecht.

Wie kamen Sie dazu, Ihre Heilpraktikererlaubnis zu erwerben?

Ich habe meine Erkenntnisse auf naturwissenschaftlichem Gebiet als Expertin für Fette und Arzneimittel, gut geschult, in verantwortlicher Position erworben. Zunächst bemühte ich mich, die neuen Erkenntnisse über die Bedeutung der hochungesättigten Fette und die Schädlichkeit der denaturierten Fette bekanntzugeben. Das ist natürlich nicht zwangsläufig verbunden mit der Ausübung der Heilkunde.

Da aber die Zahl der kranken Menschen, die bei mir Hilfe suchten und fanden, anstieg, wuchsen auch die Angriffe der Ärzteschaft, die durch meine Ernährungsberatung einen Übergriff in ihren Bereich sahen. Bis 1968 waren diese Angriffe von Ärzten mir gegenüber erfolglos. 1968 kam ich zu der Erkenntnis, dass die Anwendung von Laserstrahlen nur dann möglich ist, wenn die Resonanzfähigkeit im biologischen Bereich - auf Grund meiner quantenbiologischen Kenntnisse - geschaffen wird.

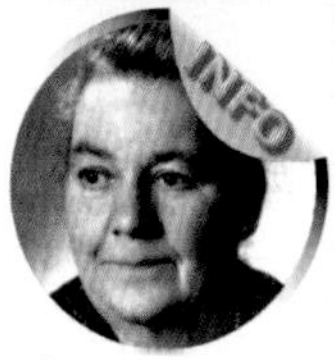

In den USA wurde damals veröffentlicht, dass die Absorptionsfähigkeit im lebenden Substrat noch überprüft werden müsse.

Ich schuf in dieser Hinsicht durch exakte spektroskopische Messungen über die Absorption von Licht in verschiedenen Ölen die so genannten ELDI-Öle = Elektronen-Differenzierungs-Öle. Dadurch war es mir sofort möglich, mit selbst für mich überraschenden großen Erfolg, den Stoffwechsel unter Anwendung des von mir gewählten Rubinlasers zum positiven umzustellen. Diese ELDI-Öle wirken sich, als äußere Öle angewandt, sehr günstig auf die Umstimmung des Stoffwechsels beim kranken Menschen aus. Bei meiner Erkenntnis der Grenzsituation über die Ausübung der Heilkunde, sagte ich mir selber, wenn ich nun mit Laserstrahlen behandle, dann ist das eine Behandlung von Kranken. Deshalb ließ ich mir die zusätzliche Erlaubnis auch zur Ausübung als Heilpraktikerin geben.

Sie studierten dann aber auch noch Medizin.

Das stimmt. Ich studierte 1955 und in den folgenden Jahren auch noch Medizin, ganz real mit Anatomie und allem was dazugehört. Durch die Erkrankung von Frau Martius (Ehefrau des bekannten Prof. Martius in Göttingen, ich offenbare hier kein unerlaubtes Geheimnis, weil dies durch alle Pressemitteilungen ging), wo ich zur Beratung hinzugezogen wurde, kam ich dann dazu, meine Therapie in verschiedenen Kliniken in Göttingen anwenden zu können. Dies erfolgte mit großem Erfolg, wie in meinem Buch Der Tod des Tumors, Bd. II dokumentiert ist. Dann kam jedoch eine Grenze, als sich industrielle Gruppen einschalteten und auch Professoren.

Da mir von diesen Gegnern meiner Sache immer wieder gesagt wurde, ich hätte ja nicht Medizin studiert, nahm ich mir in Göttingen die Zeit, um Medizin zu studieren. Ich erinnere mich noch sehr gut an diese Zeit, als ich in Göttingen arbeitete. Spät abends kam eine Frau zu mir, deren kleinem Kind wegen eines Tumors (Sarkom) der Arm amputiert werden sollte. Ich erklärte ihr was sie tun sollte, und schon bald konnte man das Thema Amputation ad acta legen und dem Kind ging es sehr schnell sehr gut. Da ich zu dieser Zeit auch noch Medizin studierte, wurde ich zum Amtsgerichtsdirektor bestellt, wegen des Antrages, dass ich vom Medizinstudium ausgeschlossen werden solle. Mir wurde vorgeworfen, dass ich durch die chirurgischen Kliniken gehen würde, mir Patienten aussuche und diese dort heraushole. Dann sagte ich: »Ich war noch niemals in der chirurgischen Klinik, ich weiß noch nicht mal wo diese ist.« Ich erklärte, dass die Mutter mich aufsuchte und nicht ich die Mutter. Ich fragte daraufhin, was ich denn hätte tun sollen. Sollte ich dem Kind etwa nicht helfen? Weil ich einem Patienten nachweisbar erfolgreich half (dokumentiert in dem Buch: *Der Tod des Tumors, Bd. II)*, gab es einen Antrag, mich vom Medizinstudium auszuschließen. Doch Gerichtsdirektor und Universitätsrat Dr. Henze lehnte dies ab und sagte: »Sie brauchen keine Angst zu haben. In meinem Amtsbereich wird Ihnen nichts geschehen. Es gibt sonst einen Skandal in der Wissenschaft.«

Dennoch kam ich zu dem Schluss, dass ich mich mit den Gegnern meiner Richtung besser als Akademikerin auseinander setze und nicht mehr als Studentin. Und ich glaube auch noch heute, dass dieser Entschluss richtig war.

Wo haben Sie die Möglichkeit gehabt, Ihre Position in Kongressen und Vorträgen im Ausland zu vertreten?

Ein sehr wichtiger Vortrag war 1964 im Hilton Hotel in Chicago, auf Einladung der American Oil Chemists Society. Bevor Prof. Kaufmann und ich die Gültigkeit meiner Erkenntnis - der Bedeutung der hoch ungesättigten Fette für die Lebensfunktion des Menschen - veröffentlichten, wollte Prof. Kaufmann sicher gehen und bestellte von der Firma Mack in Illertissen das Cytochrom gelb-grün gefärbt in Ampullen. Dies gilt als Vorstufe zum Hämoglobin, dem Blutfarbstoff, dessen Bildung beim Krebskranken darniederliegt.

Er gab mir das gelb-grüne Cytochrom auf Papier und sagte: „Fassen Sie das mal an und jetzt schauen Sie, ob das rot wird.“ Ich fasste es an und es wurde rot. Prof. Kaufmann daraufhin: „Haben Sie rote Farbe am Finger?“ Da lachte ich und sagte: „Nein, Herr Professor, das können Sie auch. Fassen Sie es doch einmal mit Ihren Fingern an.“ Es wurde rot und ich sagte: „Ich weiß doch, dass auch Sie inzwischen angefangen haben, Leinöl zu essen.“ Da sind die Zuhörer aufgestanden und haben

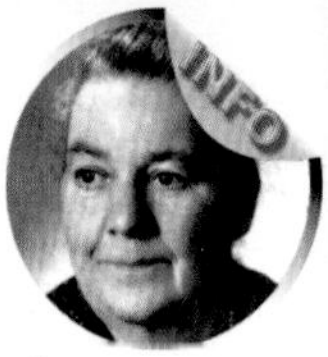

mir applaudiert. Dieser Vortrag wurde veröffentlicht in meinem Buch Kosmische Kräfte gegen Krebs. Ein anderer wichtiger Vortrag erfolgte in Tokio, wo ich als erste Frau auf einem Kongreß sprechen durfte. Abends im Hotel baten mich dann einige Frauen, dass ich doch einen Vortrag über die Rolle der Frau in der Welt halten sollte, weil es sehr groß in den Zeitungen stand, dass ich als erste Frau auf einem solchen Kongreß sprechen durfte.

Deshalb beeindruckt es mich nicht mehr, dass deutsche Ärzte, die zuwenig wissen von echter Wissenschaft, mir entgegen halten, dass sei alles nur Philosophie und keine Wissenschaft, wie das bis zum heutigen Tage geschieht. Ich habe aber den Eindruck gewonnen, dass der Trend in der Öffentlichkeit, mit der Erkenntnis der Bedeutung der natürlichen Basis für die Lebensfunktion des Menschen, auch in Deutschland so stark geworden ist, dass sich die nur ärztliche Doktrin diesem anschließen muss. Der aus Deutschland in die USA immigrierte deutsche Arzt Dr. Roehm veröffentlichte in den USA zugunsten meiner Arbeiten: Wer sind wir - wir Ärzte. Er nimmt in diesem Artikel Stellung dazu, dass es unter der ärztlichen Würde ist, die naturgemäße Basis der Lebensfunktion einfach ausklammern zu wollen, wie dies bei uns in Deutschland noch weitgehend versucht wird. Ich habe übrigens auf Anraten von Freunden in Innsbruck meine sämtlichen wissenschaftlichen Arbeiten wohlgeordnet zusammengestellt.

Wird eine Zelle bösartig, wenn sie zu wenig Sauerstoff erhält?

In Ihrer Frage ist insofern ein Fehler, weil Sie den Menschen auf die Zelle reduzieren. Das ist nicht möglich. Beim Menschen spielt das Lymphsystem für den Fettstoffwechsel eine ganz große Rolle. Man darf sich bei der Erörterung dieser ganzheitsmedizinischen Frage nicht auf die Zelle lokalisieren. Zurückgehend auf unser vorheriges Beispiel - wenn dieses Kind im Kindergarten auf den spitzen Stein fällt, dann ist es wichtig zu wissen, welche Immunkräfte im Körper tätig sind und welche nicht.

Sehen Sie, ein Arzt kommt mit seinem 12jährigen Kind zu mir. Ich lasse, wie schon erwähnt, immer den Kranken selber sprechen, auch bei Kindern. Der Junge war ganz glücklich, dass er jetzt sprechen durfte und sagte: »Also, jetzt will ich Ihnen einmal etwas sagen. Der Mann der da sitzt, das ist mein Vater. Aber die Frau daneben ist gar nicht meine Mutter, das ist seine Sekretärin und meine Mutter wohnt gar nicht bei uns. Wenn meine Mutter bei uns wohnt, dann schmeckt das Müsli. Und wenn diese Frau das Müsli macht, dann schmeckt das Müsli überhaupt nicht.«

Der Vater bekam einen hochroten Kopf. Sehen Sie, diese Dinge sind sehr wichtig. Man kann die Krankheit nicht auf die Zelle reduzieren. Wenn Menschen erfahren, dass sie von der Schulmedizin aufgegeben werden, dann frage ich auch einmal ob der Patient evangelisch oder katholisch ist. Und manchmal sagen die Patienten dann z.B. zu mir wie sehr es sie belastet, dass sie schon lange nicht mehr bei der Beichte waren. Dann sage ich den Patienten, dass wenn sie in 4 Wochen wiederkommen, sie doch zuvor bitte zur Beichte gehen sollen und ganz offen mit ihrem Pfarrer sprechen sollen, ich selber bin evangelisch. Ich nehme immer den ganzen Menschen ernst.

Was empfehlen Sie, wenn Menschen aus ideologischen Gründen keinen Quark essen wollen, oder weil sie ihn nicht vertragen?

Ein bekannter Professor aus Schweden, der ein Sanatorium für biologische Therapien leitet, und meine Behandlung sehr genau kennt, rief mich an weil er zu Präsident Bill Clinton gerufen wurde und dieser nach seinen Angaben leider keinen Quark verträgt. Ich habe ihm keinen Rat gegeben. Aber ich kann Ihnen folgendes sagen: Ich habe noch nie einen Patienten gehabt, der im Zusammenhang mit meiner Öl-Eiweiß Kost keinen Quark vertragen hat.

Was empfehlen Sie Menschen präventiv, damit diese erst gar keinen Krebs bekommen?

Als Öl nur Leinöl. An Fleisch lehne ich alles ab, was im Handel ist. Frischer Fisch ist O.K. Nichts aus der Gefriertruhe. Brot sollten sie selber backen. Etwas das länger haltbar ist als Leinöl und was sie aufs Brot streichen können oder zum Gemüse geben wäre z.B. Oleolux (Anleitung nächste Seite). Fruchtsäfte sollten möglichst selbst zubereitet werden.

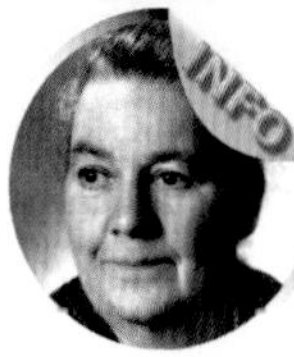

Kartoffeln sind ebenfalls O.K. Käse ebenfalls. Das elektromagnetische Umfeld in dem wir leben ist auch sehr wichtig. Die Textilien, die wir tragen, sind ebenfalls nicht ohne Bedeutung. Kunststofftextilien lehne ich ab, weil diese viel zu viel Kräfte verbrauchen.

Die modernen Schaumstoffmatratzen lehne ich ab, weil sie beim schlafen viel zu viel Energie rauben. Im Hausbau ist sehr viel Holz wichtig. Auch Teppiche sind wichtig, damit die Strahlung möglichst biologisch bleibt. Wichtig sind auch Edelsteine und Halbedelsteine, da sie eine gute biologische Strahlung haben und dadurch das Umfeld beeinflussen. Über die günstigen Auswirkungen von Edelsteinen könnte man ein ganzes Buch schreiben. Das Umfeld und die Lebensverhältnisse müssen möglichst biologisch sein. Die Lebensweise z.B. regelmäßiger Schlaf, ist sehr wichtig. Viele Krebskranke sind abends zu lange auf und liegen morgens zu lange im Bett. Auf unseren Etiketten bei Lebensmitteln befindet sich leider falsche oder irreführende Werbung.

Es gibt hunderte solcher Gesichtspunkte die man berücksichtigen muss. Ich würde niemals behaupten, dass ich Tumorkranke mit der Öl-Eiweiß Kost gesund mache, andererseits bekomme ich immer wieder Bestätigungen meiner Arbeit durch anerkannte Experten, z.B. dass sie in der Chir. Klinik in Helsinki 90 % und mehr Erfolge bei Anwendung der Erkenntnisse von Dr. Budwig haben und dies bei Fällen, in denen die Schulmedizin versagt. Dies liegt vor über Prof. Halme.

Wie beraten Sie Ihre Patienten?

Wenn die Patienten kommen sehe ich im allgemeinen 2 Stunden für das Erstgespräch vor. Meistens zwischen 15.00 Uhr und 17.00 Uhr. Ich lasse in der Regel den Patienten zuerst berichten - über seine Beschwerden, Behandlungen, Diagnosen die er kennt, die Krankengeschichte. Welche therap. Maßnahmen bei ihm bereits angewandt wurden usw. Bei diesem Bericht bringe ich auch das Umfeld des Patienten in Erfahrung: die Arbeitsstätte, welche Arbeit der Patient durchzuführen hat und auch die Lebensverhältnisse, z.B. in der Ehe, und die Ernährungsweise.

Nach dieser ersten halben Stunde nehme ich dann Stellung zu der gesellschaftspolitischen Situation. Ich erkläre, dass der Trend bei der Bundesärztekammer das Image des Arztes hochzuspielen, mit einem gewissen Zwang verbunden ist, dass der Arzt naturgemäße Heilweisen nicht anwenden darf. Dr. med. Loeckle hat sich z.B. schon seit vielen Jahren gegen den Zwang gewehrt und die öffentliche Diskussion darüber ist in der neuen juristischen Wochenschrift seit 1962 im Gange und blieb es über viele Jahre, alles unter dem Thema „Krebstherapie als Rechtsfrage".

Nachdem ich kurz zitiere, wie ich meine Behandlung in dem hier vorliegenden Falle ausrichten würde, gebe ich so um etwa 16.00 Uhr dem Patienten und seinen Angehörigen die Zeit sich zu entscheiden, ob sie den von mir aufgezeigten Weg beschreiten wollen, und zwar ganz oder gar nicht. Eine teilweise Behandlung in Verbindung mit meiner Sache, durch Ärzte - die durch die Bundesärzteordnung zu scharfe Auflagen haben gegen die Anwendung einer naturgemäßen Heilkunde - ist nicht möglich. Bis 1997 war dies von Seiten der Ärztekammer untersagt und daher meinerseits auch nicht möglich. Erst 1997 hat die Bundesärztekammer die Bundesärzteordnung dahingehend geändert, dass die Ärzte auch naturgemäße Heilmethoden mitanwenden dürfen. Wenn der Patient sich dann entscheidet, meine Beratung anzuwenden, werde ich Schritt für Schritt tätig. Ich nehme gründlich Stellung zu Ernährungsfragen und meine Anwendungen werden schriftlich dokumentiert.

Ich verwende seit 1968 umfassend die ELDI-Öle zur äußeren Anwendung zur Einreibung am ganzen Körper und zur gezielten Anwendung der Ölwickel oder Ölumschläge. Wo es erforderlich ist, wende ich diese ELDI-Öle auch rektal an. Bei meiner Beratung ist genauso wichtig, was ausgeschlossen wird. Die von mir erwähnten Produkte sind gemäß meiner Erfindungen und meiner Erfindertätigkeit hergestellt, um in diesen naturgemäßen Produkten die Haltbarkeit zu gewährleisten, und zwar ohne die Anwendung von Antioxidantien und Konservierungsmittel. Zu dieser Erfindertätigkeit gehört es legal hinzu - was meinerseits ausgeschlossen wird - da nach meinen Erkenntnis ein umfassender Komplex der industriell bearbeiteten Fette hochschädlich ist für die Lebensfunktion und ich muss diese Gruppe von Lebensmittel konsequent ausschalten. In dieser Hinsicht ist natürlich die Wirtschaftspolitik, aber auch die Ausbildung der Ärzte von meinen Beratungen betroffen und diese sind nicht immer einverstanden mit dem was ich den Patienten als Hilfe anbiete. Patienten, die zu mir kommen, müssen i.d.R. auf jeden Fall im

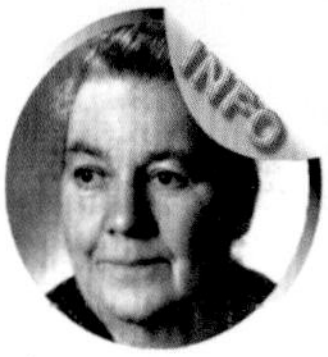

Abstand von 4 Wochen 3 mal wiederkommen. Sie bezahlen bei der 1. Beratung DM 1.000,- (500 €) bei der 2. und 3. ebenfalls. Danach überhaupt nichts mehr, obwohl sie manchmal über 10 Jahre regelmäßig wiederkommen. Sie können auch täglich zwischen 18.00 Uhr - 20.00 Uhr bei mir anrufen, bzw. erhalten per Fax Auskunft.

Gibt es auch Patienten, die nicht mehr wiederkommen?

Ich habe es in der letzten Zeit zunehmend erlebt, dass manche Patienten meine Beratung als so genannte Vorinformation wünschen und dies noch nicht einmal klar aussprechen. Sie wollen möglichst viel erfahren und dann bei ihrem Professor weiter behandelt werden. Unter dieser Voraussetzung ist klar, dass nicht gerade die ärmsten Patienten zu mir kommen. Ich habe 2 Jahre lang Alte und Arme umsonst beraten, doch dies hat nur sehr wenig gebracht, weil die sozialen Verhältnisse bei uns sehr kompliziert sind. Wenn Patienten zu mir kommen die betonen, wir sind dankbar, dass wir wirtschaftlich und in geistiger Einsicht unabhängig sind, dann verlange ich auch diesen Einsatz bei der Realisierung meiner Praxis.

Wenn schwer Krebskranke kommen, z.B. Bundestags- oder Landtagsabgeordnete oder andere Mitglieder Bonns, und vor der Frage stehen ob sie eine Chemotherapie machen sollen, aber dann in der Behandlung ihres Professors bleiben wollen weil der sagt, er will diese meine Erkenntnisse miteinbauen, führt dies in der Regel zu Komplikationen, weil dieser Arzt in Schulung und Denkvermögen nicht in der Lage ist, dieses ganzheitliche Verhalten meiner Therapie richtig zu beurteilen.

Ein Patient aus Kanada mit einem Tumor an der Hypophyse, sollte mit einer Chemotherapie behandelt werden. Ich hatte mit meiner Therapie sehr schnell einen guten Erfolg. Als dann von Seiten der Klinik immer mehr Druck ausgeübt wurde, jetzt die üblichen Chemikalien und Medikamente einzunehmen, die ihm die Klinik verordnet hatte antwortete er: »Frau Dr. Budwig hat eben eine andere Philosophie als Sie. Ich bleibe auf diesem Wege.« Es kommt also auf seine Entscheidungsfähigkeit und seine Unabhängigkeit von Professoren an. Diese vertreten oft mit Nachdruck ihr Besserwissen zum Nachteil der Patienten.

In der Diskussion stehen heute viele Fragen um kardinale Spurenelemente, Säure-Basen-Gleichgewicht, freie Radikale und Vitamine. Wie sehen Sie diese Diskussion?

Ich betone in diesem Zusammenhang, dass Vitamine schon seit Jahrzehnten bekannt und bedeutsam sind, ebenso das Säure-Basen-Gleichgewicht und die Spurenelemente wie Selen, Germanium und alle anderen. 1951 wurde bei der Suche nach einem Faktor der in der Lage ist, die darniederliegende Sauerstoffbilanz im biologischen Milieu wieder anzuregen, versucht, in dieser Hinsicht die eben genannten Produkte einzusetzen. Dies war auf der ganzen Linie nicht möglich. Weder Spurenelemente noch Vitamine waren in der Lage, die Funktion der Atemfermente wieder zu regulieren.

Ich möchte noch einen Faktor besonders erörtern. 1952 - nach bekannt werden meiner wissenschaftlichen Arbeiten - erkannte ein Wissenschaftler die Bedeutung der hochungesättigten Fette sehr genau. Er kam aus den USA nach Deutschland und kehrte wieder in die USA zurück. Zum Schutze der großen Konzerne nannte er diese Substanzen einfach Radikale, die radikal in die intakte Funktion der Atemfermente eingreifen, ohne dass die Ärzte oder die Öffentlichkeit dies verstand.

Dieser so genannte Wissenschaftler war maßgebend für die Fehlentwicklung verantwortlich, so dass nun hunderte von anderen Wissenschaftlern meine quantenbiologische Erkenntnisse mit dem gesamten Vokabular aufgriffen, aber den einen Punkt, was ausgeschaltet werden muss, im Dunkeln halten, nämlich die Pseudofette, Fette, die keine Fette sind. Ein Wissenschaftler in den USA, Professor der Naturwissenschaft, veröffentlichte: »Unsere Gesellschaft opfert sich auf dem Altar der Pseudowissenschaft, wenn sie nicht endlich zur Kenntnis nehmen will, was man dem Menschen heute als Nahrungsfett anbietet. Wir kommen an dieser Frage nicht vorbei.«

Fette sind die alle Lebenserscheinungen beherrschenden Substanzen die für geordnete Lebensfunktion, Wachstum und Aufnahme der Sonne verantwortlich mitwirken. Es gibt keine Hilfe für den Menschen über Vitamine, Spurenelemente usw., wenn er geschädigt ist durch falsche Fette. Wir müssen den Grund der Schädigung erkennen, wenn wir diesen Menschen helfen wollen. Es haben mich viele Ärzte nach meinen Vor-

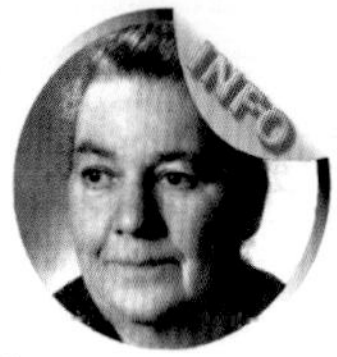

trägen gefragt: Was ist denn mit allem was wir gelernt haben? Ist das nichts mehr wert? Ich habe geantwortet: »Jeder tue das, was er kann.« Ob er mit Kaltwasser heilt oder mit Überhitzungsbädern, mit Psychologie oder über den Psychiater, alles kann er anwenden. Aber alles ist bei dem Menschen umsonst, der in seiner Grundbasis seiner Lebensfunktion, der Aufnahme des Sauerstoffs und der Sonnenenergie geschädigt ist. Diese Schädigung in der Basis der Lebensfunktion muss beseitigt werden. Die heute so viel diskutierte Abhängigkeit vom Säure-Basen-Gleichgewicht wird nur wieder geordnet, wenn man die hoch ungesättigten Fette als natürliche Basis in der Lebensfunktion im Blut und in der Lymphe des Menschen wieder durch eine natürliche Zufuhr von natürlichen Samenölen mit den hoch ungesättigten Fetten ordnet. Alle anderen Funktionen sind wichtig und bleiben wichtig, aber die Grundstörung muss beseitigt werden.

Welche Patienten nehmen Sie an bzw. würden Sie nicht annehmen?
(Achtung: Siehe hierzu auch Kapitel Fragen und Antworten)

Ich habe ein ganz klare Trennung, welche Patienten ich noch annehme und welche ich grundsätzlich ablehne. Wenn Krebskranke voller Metastasen sind - die Leber einbezogen ist und der Gesamtzustand von den behandelnden Ärzten sogar als moribund (unheilbar) bezeichnet wird - dies alles stört mich nicht, diese Patienten dennoch zur Beratung anzunehmen. Ich nehme diese Patienten nur dann an, wenn ich nach der mir vorliegenden Information zu der Überzeugung gelange, dass die Chance für eine gute Hilfe durch meine Beratung vorliegt. Die Grenze meiner Beratung sehe ich z.B. bei einem Patienten, bei dem ein künstlicher Darmausgang angelegt wurde, obwohl ich einen solchen Patienten schon seit 10 Jahren habe.

Ich habe beobachten können, wie oft die Stuhlausscheidungen auch in den Bauchraum gehen, und wir haben viele Operationen durchführen lassen. Ich kann das nicht bei jedem Patienten verantworten und veranlassen. Ich scheide also heute bei meiner Beratung grundsätzlich Patienten aus, bei denen ein künstlicher Darmausgang bereits angelegt wurde. Ich schalte auch Patienten mit Brustkrebs aus, bei denen der Arm schon sehr hochgradig durch Wasserretention angeschwollen ist. Die Schmerzen sind zu groß, weil auch Tumormassen unter dem Schulterblatt angesammelt sind. In diesem Falle nehme ich die P. nicht mehr an. Ich prüfe die Grenze sehr sorgfältig. Ich habe z.B. gute Erfolge bei Gehirntumoren erzielen können. Ich betone, dass bei den Patienten, die zu mir kommen, mehr als die Hälfte Ärzte sind und viele sind Angehörige von Ärzten. Meine wissenschaftlichen Erfolge, auch auf Grund der Übersetzung meiner Bücher, sind auf allen Kontinenten bekannt und deshalb kommen viele Patienten aus der ganzen Welt. Im Moment (1998) behandle ich Patienten aus Hawaii, den USA, Afrika, Neuseeland, Philippinen, Hongkong, Kanada und aus anderen Ländern.

Die Bemühungen von guten Ärzten meiner Sache zum Durchbruch zu verhelfen, sind weltweit im Gange. Im Besonderen auch bei Deutschen die in der Immigration leben. Ich beobachte bei den zahlreichen Ärzten, die in die USA immigriert sind, dass diese Verständnis für die Unterdrückung haben, der ich hier ausgesetzt bin. Ich erhalte viel Zustimmung von diesen Ärzten. Ein Onkologe in den USA, der sich öffentlich als Arzt sehr für die Durchsetzung meiner Sache einsetzte, war z.B. Dr. Roehm in Florida.

Wodurch lassen sich Kranke ablenken?

Das ist durch die vorstehende Ausführung schon fast erklärt. Die Ärzte haben in ihrer Schulung nur eine sehr enge Ausbildung, nicht real wissenschaftlich fundiert und in dieser Hinsicht ist das Kapital sehr stark wirksam. Die vordergründige Nennung von Spurenelementen und Vitaminen usw. die auch wichtig seien, irritiert die Kranken zu unrecht. Die Patienten kommen mit Händen von Vitaminen zu mir, die ihnen nicht helfen und die nur durch irreführende Werbung verordnet wurden. Auf diesem Wege kann man den Krebskranken in der Regel nicht helfen.

Wo glauben Sie, liegt denn die Schwierigkeit im Umdenken der Ärzte?

Dabei spielt das Verhalten der kassenärztlichen Vereinigung eine große Rolle, aber ich würde sagen, die Verhaltensweise derjenigen Ärzte, nicht alle, die nur streng nach dem Ritual der Vorschriften der Krankenkasse

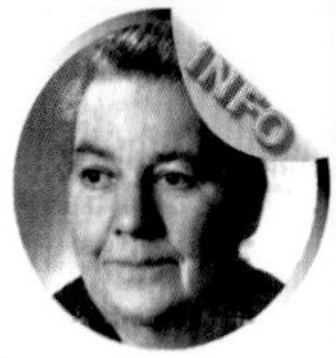

auf bequeme Art und Weise ihre Gelder kassieren wollen, sind nicht bereit umzulernen. Aber das hat es zu allen Zeiten gegeben, dass es gute und schlechte Vertreter in allen Berufen gibt. Hoffen wir, dass diejenigen, die ihr Wissen mit großer Verantwortung einsetzen zunehmen und erhalten bleiben.

In dieser Hinsicht erachte ich eine neue Richtung in den USA für sehr bedeutsam. Sie nennt sich die dritte Welle (The Third Wave). Auch bei uns in Deutschland ist diese dritte Welle, die an die neue Elite appelliert, schon sehr stark vertreten. Ich erfuhr dies über meine Patienten und über Lehrer. In der dritten Welle vertritt man die Auffassung, dass die gewählten Vertreter, vor allem im Bundestag, nicht mehr die Neigung, die Zeit und die Möglichkeit haben, der schnell vorwärts eilenden Information aus den Fachgebieten z.B. aus dem Internet zu folgen. Man appelliert nun an die Politiker, nicht nur die gewählten Vertreter oder deren Gutachter als Informanten zu hören, sondern die echte Elite mit Wissen und Verantwortung hinzuzufügen. Ich weiß z. B., dass Frau Clinton in den USA sich für diese Sache einsetzt. Sie hat z.B. mitgeholfen, dass ein von mir beratener Patient in das Gesundheitsministerium berufen wurde.

Ich bin überzeugt, dass die neue Elite mit wirklichem Wissen und mit wirklicher Verantwortung berufen ist, in allen Kontinenten für den wahren Fortschritt in der Medizin auf breitester Ebene einzutreten. Darin ist vor allem die Vorbeugung eingeschlossen. Ich stimme überein mit Frau Prof. Jutta Limbach, Präsidentin am Bundesverfassungsgericht, wenn diese veröffentlicht: „Wir können nicht mehr ein reiner Reparaturbetrieb bleiben für eine schlechte Politik. Die Politiker haben hier ihre Verantwortung, die Wissenschaft zu schützen und zu stützen, die den wahren Fortschritt vertreten, auch gegen die Macht der Konzerne."

Was würden Sie Politikern sagen?

Wenn ich einen Politiker gegenüber hätte, der ehrlich dazu bereit wäre, die große Fehllenkung der Spenden an Politiker zu korrigieren, dann würde ich ihm sagen, die politische Lenkung durch Spenden durch die Großkonzerne muss abgestellt werden. Denken Sie nur an die Spenden der politischen Wende 1983. Die Frage im Gesundheitswesen die jetzt,

1998, hochaktuell ist, muss anders angepackt werden. In anderen Ländern wird die naturgemäße Richtung auch von der Regierung besser unterstützt. Ein Beispiel hierfür ist die Universität von Melbourne in Australien. Es gibt dort folgende neue Grundsätze: Alle Medizinstudenten müssen in jedem Semester Colleges für Chemie und Biochemie besuchen und ihre Professoren müssen an den Diskussionen in den Colleges teilnehmen.

Krebskranke sollten die freie Wahl haben können, welche Therapie sie wählen wollen. Den Patienten muss auch die Gelegenheit gegeben werden, dass die Krankenkassen ihrer Verpflichtung nachkommen und die Anwendung einer naturgemäßen Therapie im Interesse der Patienten finanzieren.

Warum gibt es nicht genügend Naturwissenschaftler, die Sie unterstützen?

Es ist bei Naturwissenschaftlern genauso wie bei den meisten Menschen. Es steht schon in der Bibel so: Ein jeglicher sah auf seinen Weg. Und Menschen, die sich für ihre wissenschaftlichen Erkenntnisse dann auch noch voll einsetzen, gibt es sehr wenige. Wenn sie merken, dass der große Trend jetzt in diese Richtung geht, dann wollen sie dabei sein. Das merkt man heute schon an den Veröffentlichungen über hoch ungesättigte Fettsäuren und ihre Bedeutung. Die Flut der Papiere über hoch ungesättigte Fettsäuren oder gute Pflanzenöle in ihrer Bedeutung für die Lebensfunktion nimmt zu.

Die gleichzeitige Erwähnung, was diese naturgegebene Voraussetzung hindert, erwähnt aber niemand. Dr. Williams, ein Arzt von den Philippinen, der meine Sache als sehr bedeutsam veröffentlicht hat, schreibt z.B. im Internet, dass ich mir unglücklicherweise mit meinen Veröffentlichungen die Unilever (Fettproduzent) zum Gegner gemacht habe. Er schreibt, dass diese falschen Fette nun mal in unseren täglichen Produkten enthalten sind, wie z.B. Kuchen, Fertigwaren usw. Es gibt sogar Kliniken, die Leinöl in Kapseln gepackt ausgeben. Die Leiter dieser Kliniken sind sogar Nobelpreisträger. Sie haben zwar erkannt, wie wichtig Leinöl in der Ernährung ist, lassen aber die anderen Fette - die wir zu uns nehmen - unberücksichtigt.

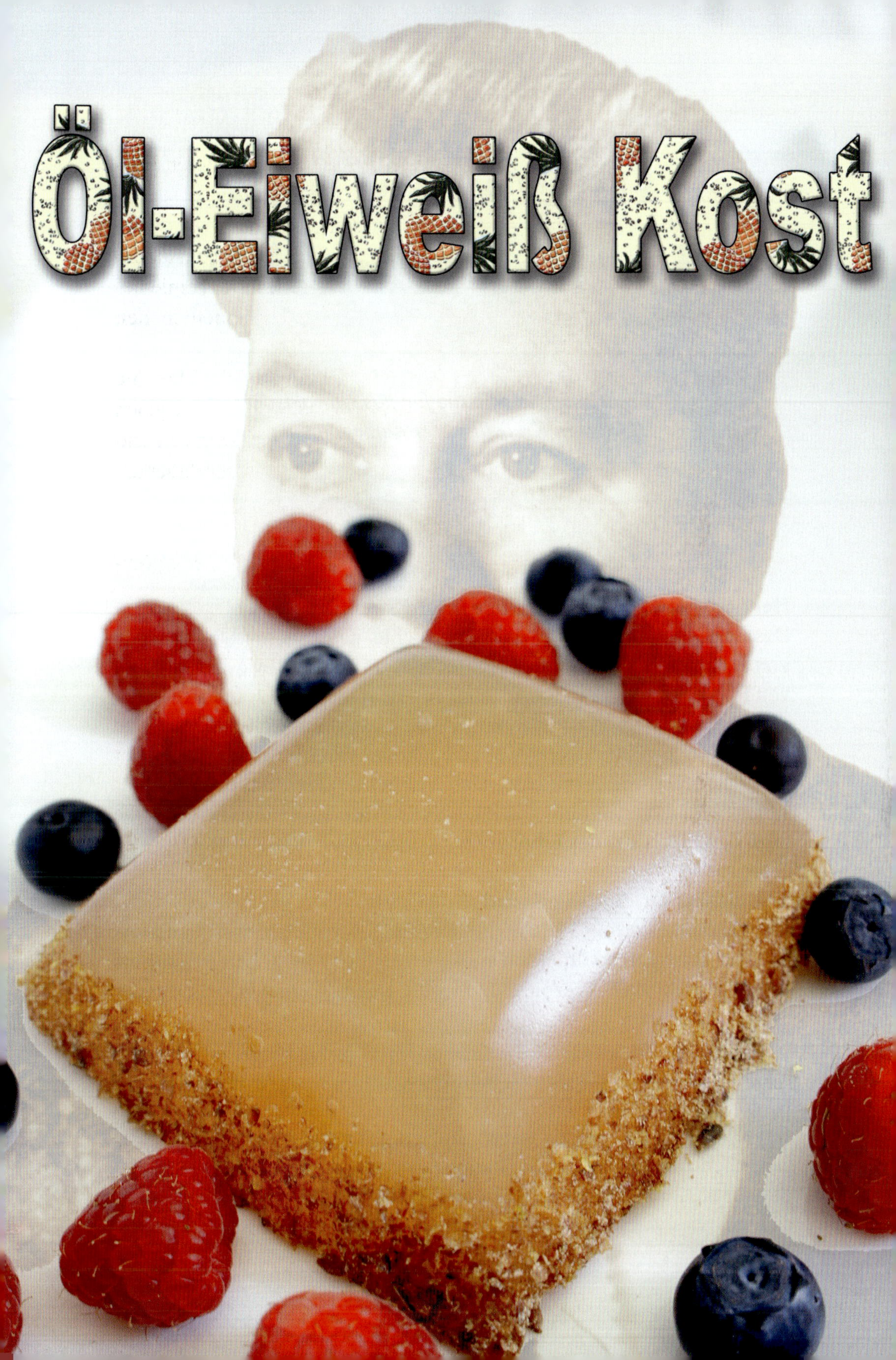
Öl-Eiweiß Kost

Interview mit Lothar Hirneise

Dieses Interview wurde für das slowakische Magazin Krebsflüsterer aufgenommen.

Herr Hirneise, wie kamen Sie zur Öl-Eiweiß Kost?
Das ist eigentlich eine verrückte Geschichte, denn ich musste Tausende von Kilometern reisen, um ausgerechnet im fernen Iowa in den USA von Frank Wiewel, dem Präsidenten von People against Cancer in Amerika, von Dr. Budwig zu erfahren. Er war es, der mir als Erster von Frau Dr. Budwig erzählte und er war es auch, der dann für mich bei ihr per Fax einen Termin ausmachte. Das Verrückte daran ist, dass ich nur wenige Kilometer entfernt von ihr wohnte. Aber Sie kennen ja sicherlich auch den Satz, dass der Prophet im eigenen Land nichts wert ist.

Wie alt war Dr. Budwig damals?
Sie war damals schon 89 Jahre alt, empfing aber immer noch Patienten und war geistig und körperlich außergewöhnlich rüstig. Leider lebte sie ansonsten sehr zurückgezogen und wollte eigentlich nichts mehr mit der Welt zu tun haben.

Haben Sie sich gleich gut verstanden?
Nein, überhaupt nicht. Dr. Budwig kam mir sehr unnahbar vor und ich war ihr bestimmt viel zu forsch und ging ihr mit all meinen Fragen sicherlich auf die Nerven. Sie lud mich trotzdem erneut zu sich ein und bot mir an, ihre Unterlagen (Patientendaten, eigene Statistiken usw.) zu sichten. Dies war ehrlich gesagt eine große Überraschung für mich und

gleichzeitig eine große Ehre, denn meines Wissens hatte sie dies zuvor niemals einer anderen Person erlaubt. Später sagte sie mir dann auch, dass ich dieses Glück eigentlich nur einem Umstand zu verdanken hätte, nämlich meinem großen logischen Verständnis, das bei mir ebenso sehr gut entwickelt ist und dass sie dies sehr schnell erkannt hätte.

Ich verbrachte in den nächsten Jahren viele Vor- und Nachmittage in ihrem Haus. Manchmal kochten wir etwas gemeinsam und ab und zu gingen wir auch in ein Restaurant nach Freudenstadt, um dort gemeinsam zu essen, weil in diesem Restaurant nach ihrer Anweisung gekocht wurde. In dieser Zeit gewöhnten wir uns immer besser aneinander. Ich lernte welche Fragen und vor allem wie ich Fragen zu stellen hatte, und Frau Dr. Budwig lernte immer besser meine vielen Fragen zu akzeptieren bzw. zu verstehen, dass ich das alles nur aus einem Grund machte, nämlich um ihr Wissen der Nachwelt zu erhalten. Und so kam es dann, dass sie mir anbot, noch einmal ein Buch zu schreiben und gemeinsam mit mir Vorträge zu halten.

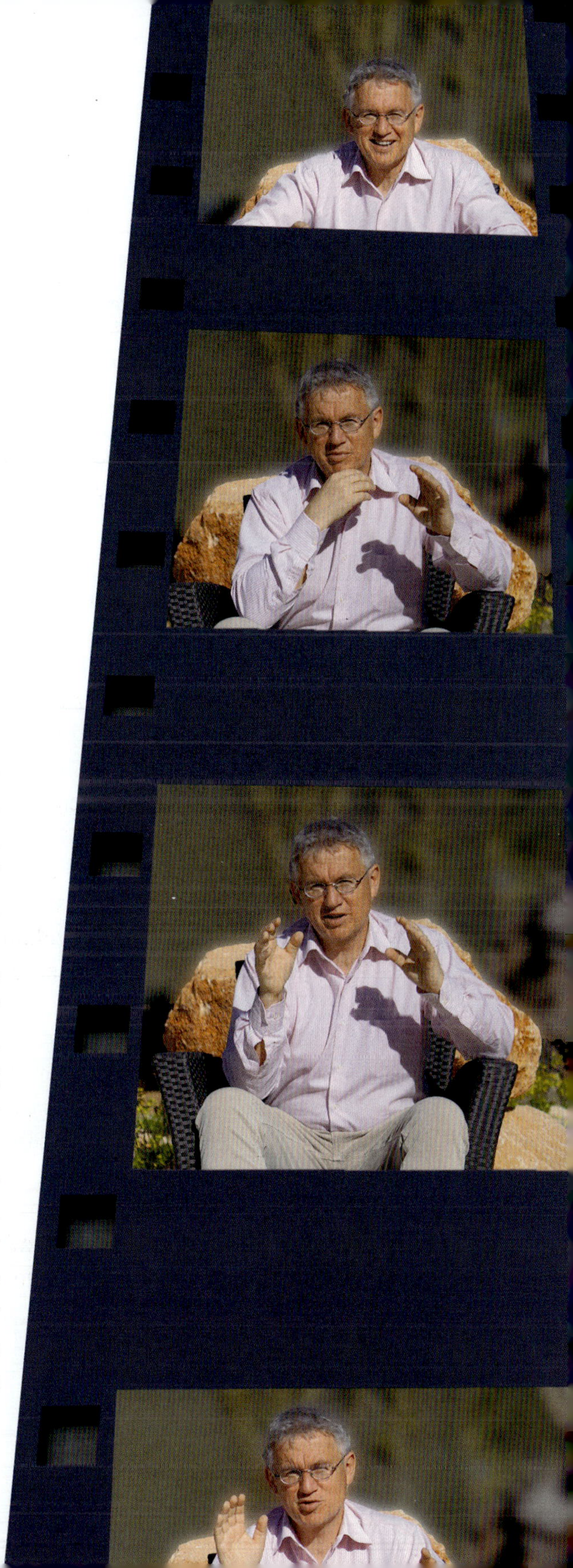

Was beeindruckte Sie an Frau Dr. Budwig am meisten?
Da gab es vieles. Einerseits eine Frau, die 70 Jahre lang für die Wissenschaft und für nichts Anderes gelebt hat. Dann der Mut sich über Jahre hinweg gegen eine übergroße Macht der Margarine- und Pharmaindustrie zu stellen ohne Rücksicht auf das eigene Leben. Außerdem waren da noch ihr unglaubliches Gedächtnis und ihr sehr großes Wissen verschiedener wissenschaftlicher Fakultäten wie Chemie, Biologie, Physik, Pharmazie und Medizin. Um dieses Wissen und die damit tief verbundene Kombinationsgabe bei der Beantwortung medizinischer Fragen habe ich Dr. Budwig immer bewundert.

Und was beeindruckte Sie so sehr an der Öl-Eiweiß Kost, dass Sie bis heute ein so großer Verfechter dieser Ernährungstherapie sind?
Das ist relativ einfach zu beantworten. Die Erfolge der Öl-Eiweiß Kost. Zuerst hatte ich das große Glück unzählige Dankesschreiben an Frau Dr. Budwig lesen zu können. Dankesschreiben halte ich übrigens bedingt für wichtiger und zuverlässiger in der Beurteilung einer Therapie als Studien. Dann waren da viele ehemalige Patienten, die ich entweder persönlich kennenlernen durfte oder die mich später kontaktierten und von ihren Erfolgen erzählten. Und dann sind da natürlich auch noch meine persönlichen Erfahrungen mit unzähligen Patienten, die ich in den letzten 15 Jahren selbst beraten habe. Alles zusammen hat mich davon überzeugt, dass die Öl-Eiweiß Kost eine der besten, wenn nicht sogar die beste Ernährungstherapie auf der ganzen Welt ist.

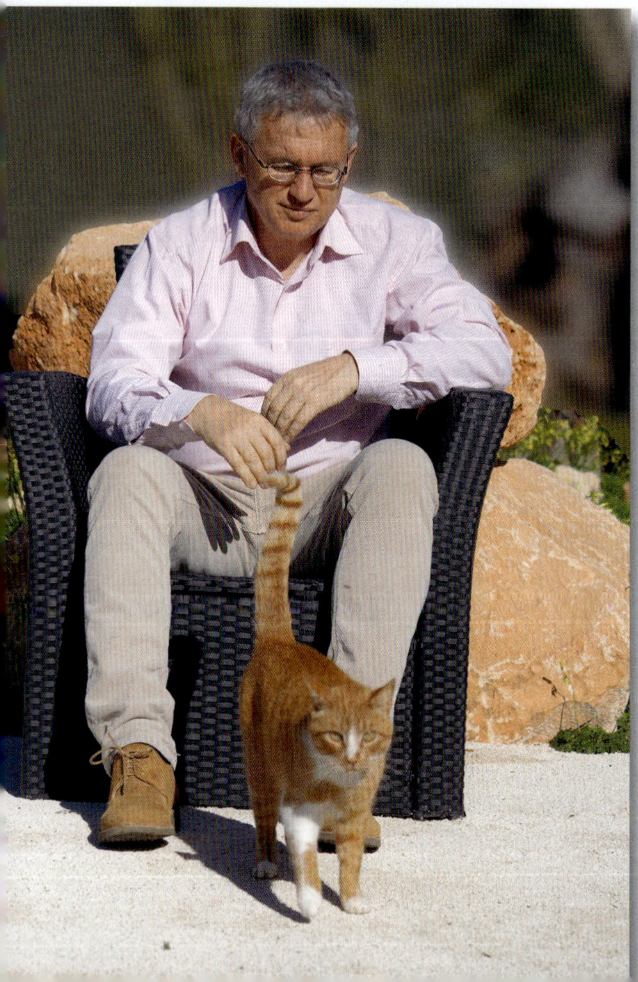

Warum funktioniert die Öl-Eiweiß Kost?

(siehe hierzu auch das Kapitel: Warum funktioniert die Öl-Eiweiß Kost)

Obwohl ich mich jetzt seit über einem Dutzend Jahren intensiv damit beschäftige, ist diese Frage meiner Meinung nach sehr schwer zu beantworten. Ich mache hier sicherlich nicht den gleichen Fehler wie viele Andere, die die Öl-Eiweiß Kost auf Lipoproteide oder ungesättigte Fettsäuren begrenzen. Natürlich weiß auch ich, welche Rolle Sauerstoff im Organismus spielt und wie wichtig Proteinverbindungen, Schwefelsäure und wasserlösliche Öle sind. Doch selbst Frau Dr. Budwig hat immer wieder zu ihren Patienten gesagt, dass sie ihnen nicht helfen kann, wenn z.B. familiäre Situationen sich nicht ändern. Ich sehe die Öl-Eiweiß Kost vor allem als wichtige Hilfe an, das energetische Ungleichgewicht eines Krebskranken wieder auszugleichen. Ob dabei nun Elektronen von einer Schale auf die Andere springen oder nicht ist mir inzwischen nur noch zweitrangig wichtig.

Die Wissenschaft entwickelt sich aber weiter und haben wir deshalb heute nicht mehr Möglichkeiten die Funktionsweise der Öl-Eiweiß Kost besser zu verstehen?

Ob sich die Wissenschaft wirklich weiterentwickelt, da bin ich mir nicht so sicher. Ich gebe Ihnen jedoch recht, dass wir heute mehr über Zellmembranen, Gene oder Mutationen wissen. Doch ich habe nichts wirklich Neues gefunden, das als Ergebnis eine Änderung der Öl-Eiweiß Kost nach sich ziehen würde. Ganz im Gegenteil. Bruce Liptons Arbeiten in Bezug auf Gene und Zellmembranen bestätigen Dr. Budwigs Arbeiten genauso wie die Entdeckung der Funktionsweise des p53 Apoptose Gens. Ich habe in den letzten Jahren Vieles gefunden, das die Richtigkeit der Öl-Eiweiß Kost bestätigte und mich immer wieder erneut gewundert, wie genial Frau Dr. Budwig schon vor über 30 Jahren über Dinge schrieb, die sie zu ihrer Zeit nicht nachweisen konnte.

Doch ehrlich gesagt interessiere ich mich nur noch bedingt für all diese Dinge, da ich im Gegensatz zu vielen Anderen weiß, wie erfolgreich die Öl-Eiweiß Kost ist und hier nichts mehr glauben muss. Da ich außerdem kein Wissenschaftler bin und theoretische Forschungen mich nur tangential berühren, geht es mir heute nur noch darum, das große Wissen Frau Dr. Budwigs in seiner Originalform zu erhalten und weiterzugeben.

Apropos Originalform? Was passierte eigentlich nach dem Tod von Dr. Budwig? Wie hat sie die Nachfolgerrolle geregelt?
Hätten Sie Frau Dr. Budwig gekannt, Sie würden mir diese Frage nicht stellen.

Wie meinen Sie das?
Sie hat mir mal bei einer Tasse Tee erzählt, dass sie glaubt, dass mit ihr die letzte Generation von ehrlichen Forschern aussterben würde, denen es nur um die Forschung und nicht um Geld ginge. Und ich glaube sie hatte recht. Sie war ihr ganzes Leben eine Einzelkämpferin und erlaubte niemals einem anderen Menschen, ihr nahezukommen. Ich dachte anfangs, das läge nur an ihrem hohen Alter. Später habe ich jedoch noch viele Menschen innerhalb und außerhalb ihrer Familie kennengelernt, die mir alle ausnahmslos bestätigten, dass diese Unnahbarkeit sie ihr ganzes Leben begleitet hatte. Und daher war es auch nie möglich, dass sie einen Nachfolger neben sich geduldet hätte.

Es gibt also keinen offiziellen Nachfolger?
Leider lautet die Antwort ganz klar ja.

Wie fördern Sie das Erbe von Dr. Budwig?
Seit 1999 bin ich der einzige Lehrer der Öl-Eiweiß Kost, der hierüber in ganz Deutschland bzw. weltweit Vorträge gehalten und Ausbildungen angeboten hat. Darüber hinaus leite bzw. berate ich seit 2006 das einzige internationale Zentrum (www.3e-zentrum.de), in welchem die Öl-Eiweiß Kost als Ernährungstherapie für Krebskranke angewandt wird. Außerdem habe ich in den letzten 15 Jahren weit mehr als 10.000 Gespräche mit meist finalen Krebspatienten geführt, um Krebskranken heute so helfen zu können, wie wir das bei Krebs21 (www.krebs21.de) oder im 3E-Zentrum tun. Und wie außerordentlich erfolgreich dies unser 3E-Team macht, können Sie z.B. in unserer Studie aus 2010 nachlesen (www.krebs21.de/3e-studie).

Gemeinsam mit mehreren anderen Personen aus europäischen und asiatischen Ländern habe ich außerdem 2012 die IOPDF (International Oil Protein Diet Foundation/Internationale Öl-Eiweiß Kost Stiftung) mitgegründet und sitze dort im Vorstand. Das Ziel der Stiftung ist, die Original Öl-Eiweiß Kost, wie ich sie von Dr. Budwig erlernen durfte, weiterzugeben. Hierfür haben wir ein Curriculum ausgearbeitet und bieten seit Herbst 2013 eine Ausbildung zum Öl-Eiweiß Kost-Berater an (Infos unter www.oeleiweisskost.de). Außerdem haben wir Programme für verschiedene Länder aufgelegt, damit Personen mit geringen finanziellen Möglichkeiten besseren Zugang zu Produkten bekommen, die für die Öl-Eiweiß Kost notwendig sind. So verkauft die IOPDF in verschiedenen Ländern z.B. Leinöl, Kokosfett, ELDI-Öle oder auch Literatur zu einem stark ermäßigten Preis. Die Stiftung verzichtet dabei bewusst auf die üblichen Profite bzw. Verkaufswege über Ladengeschäfte, um die wichtigsten Produkte für die ÖEK zu sehr niedrigen Preisen anbieten zu können. Mehr hierzu unter: www.iopdf.com

Dann sind sie doch der geistige Erbe Dr. Budwigs?
Nein, ganz bestimmt werde ich mich niemals als Erbe von Dr. Budwig bezeichnen. Doch es ärgert mich immer noch, wenn Menschen in Deutschland oder auch in den USA sich als „die Öl-Eiweiß Kost Experten" aufspielen und komplett andere Dinge vertreten wie Frau Dr. Budwig und oftmals aus Unkenntnis mehr schaden als helfen.

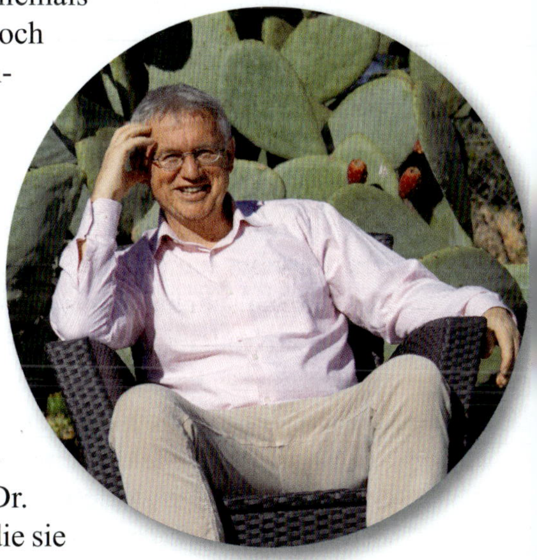

Kennen Sie uns zwei oder drei Beispiele nennen?
Inzwischen geht es soweit, dass in Amerika sogar Bücher unter dem Namen Dr. Johanna Budwig veröffentlich werden, die sie gar nicht selber geschrieben hat wie z.B. das Buch: *The Budwig Cancer & Coronary Heart Disease Prevention Diet by Dr. Johanna Budwig* (Die Budwig Präventions Kost für Krebs und koronare Herzkrankheiten). Das Buch kam 2011 auf den Markt, also 8 Jahre nach Dr. Budwigs Tod und der Verlag schämt sich nicht, seine Kunden zu betrügen, indem er Dr. Johanna Budwig als Autorin angibt. Anscheinend soll das Buch neue Rezepte und Forschungen enthalten. Ich kann mir jedoch nicht vorstellen, dass Frau Dr. Budwig ihren Krebs-

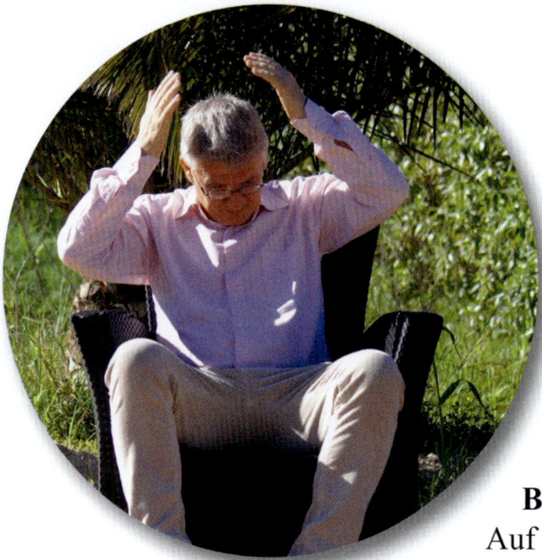

patienten Kartoffelpüree mit Mandelmilch empfohlen hätte. Ganz sicher hätte sie aber niemals geröstete Mandeln empfohlen, die man in Leinöl anbraten soll! Solche Bücher schaden Krebspatienten und dem Ansehen der Öl-Eiweiß Kost.

Zwischenfrage: Wissen Sie wer das Buch geschrieben hat?

Auf Seite 5 steht: Projekt Editor: Armin Grunewald. Also ich bin mir sicher, dass Frau Dr. Budwig weder ihrem Neffen noch sonst irgend jemandem beigebracht hat etwas in Leinöl anzubraten, denn das ist das Letzte was man in der Öl-Eiweiß Kost machen sollte. Solche Bücher schaden extrem dem Ansehen von Dr. Budwig und jedem der sich ehrlich für die Öl-Eiweiß Kost einsetzt.

Weitere Beispiele?

Ein anderes Beispiel wäre z.B. die DVD: *A day in the Budwig diet* von einer in Amerika lebenden Brasilianerin namens Ursula Escher und soll eine Unterweisung in die Öl-Eiweiß Kost sein. Doch leider beinhaltet sie sehr viele Fehler (Falschaussagen über Kefir, Yogurt, Sonnenlicht, Erfolgsraten usw.) und ist ein Musterbeispiel dafür, dass zwar jemand vielleicht etwas Gutes machen wollte, aber dann wegen mangelndem Wissen einer Sache mehr schadet als nützt.

Es gäbe noch viele solcher Beispiele vor allem aus Deutschland, Spanien und den USA. Diese beiden stehen exemplarisch für viele „Öl-Eiweiß Kost Experten", die es teilweise vielleicht sogar gut meinen, aber in Wirklichkeit nur schaden. Denn was passiert denn durch solche katastrophalen Empfehlungen? Die Öl-Eiweiß Kost funktioniert schlecht bzw. gar nicht und am Ende sagen die Patienten, dass die Öl-Eiweiß Kost nicht funktionieren würde bzw. eben keine gute Ernährungstherapie wäre. Hinzu kommt, dass viele kranke Menschen eine große Hoffnung in die Öl-Eiweiß Kost setzen, meist weil sie krebskrank sind, und dann aus Geldgier, Unwissenheit oder einfach aus Unvernunft eine „Öl-Eiweiß Kost" empfohlen bekommen, die mit der von Frau Dr. Budwig zum großen Teil nichts mehr zu tun hat. Ich kann Ihnen nur empfehlen, lesen Sie bitte die Originalliteratur von Frau Dr. Budwig und halten Sie sich bitte an das was dort steht. Und wenn sich jemand als „Öl-Eiweiß Kost-Experte“ ausgibt, dann fragen sie ihn doch bitte, von wem er die Öl-Eiweiß Kost gelernt hat.

Wie kam es zur Entwicklung der Öl-Eiweiß Therapie (ÖET)?
Ich habe in den letzten Jahren durch meine tägliche Arbeit mit meist finalen Krebspatienten permanent dazu gelernt und mir Gedanken gemacht, was ich verbessern kann. Im Gegensatz zu vielen anderen, ging es mir aber nie um eine Verbesserung oder Veränderung der Öl-Eiweiß Kost, sondern darum, wie kann man die Öl-Eiweiß Kost besser mit anderen Therapien kombinieren, die ebenfalls bewiesen haben, dass sie schwerkranken Menschen helfen können.

Das heißt, dass sie die Öl-Eiweiß Kost nicht abgeändert haben?
Gant bestimmt nicht. Ich halte das für falsch und gefährlich, denn die Öl-Eiweiß Kost ist genauso wie die Gerson Therapie oder die Makrobiotik ein in sich geschlossenes System, wo man nicht einfach mal hier oder da etwas ändern kann. Ich habe in Bezug auf die Ernährung und Beachtung des magnetischen Umfelds alles exakt so belassen wie ich es von Frau Dr. Budwig erlernen konnte und habe nur Entgiftungsmaßnahmen und vor allem energetisches Arbeiten hinzugefügt.

Das 3E-Programm?
Nein, das ist so nicht richtig. Das 3E-Programm beinhaltet im Gegensatz zur Öl-Eiweiss Therapie auch zytostatische Therapien wie Galvano Therapien oder Apoptose einleitende Medikamente wie Hochdosis Vit. C i.v. Die Öl-Eiweiss Therapie ist dagegen für Menschen, bei denen noch keine Symptomeigendynamik im Sinne der Kausanetik (www.kausanetik.com und Kapitel Kausanetik) eingetreten ist, oder aber für Patienten, die grundsätzlich zytostatische Therapien ablehnen.

Viele Menschen haben Probleme mit der Öl-Eiweiß Kost weil sie z.B. gegen Milchprodukte sind oder weil sie eine Laktose Intoleranz haben. Was raten Sie diesen Menschen? Gibt es hier z.B. Ersatzstoffe für Quark?

Hier muss man zwei Gruppen von Patienten unterscheiden. Die Erstere sind Menschen mit einer Laktoseintoleranz. Meine Erfahrung damit ist, dass von 20 Menschen mit dieser Diagnose 10 gar keine haben und neun davon „geheilt“ werden können, wie z.B. durch einfache Maßnahmen wie Saftfasten in Kombination mit Leinsamen, genauso, wie es Frau Dr. Budwig mit ihren Patienten gemacht hat. Und Menschen, die keine Milchprodukte essen, wollen oder können, sollen erst gar nicht die Öl-Eiweiß Kost machen.

Sie empfehlen also nicht allen Krebskranken die Öl-Eiweiß Kost?
Ich halte die Öl-Eiweiß Kost für eine der wichtigsten Krebstherapien der Welt. Ich habe aber auch gelernt, dass es sich nicht lohnt, Menschen von irgendetwas überzeugen zu wollen, denn in den meisten Fällen ändern Menschen sowieso nicht ihre Meinung, egal wie gut die Argumente sind. Denken Sie doch nur einmal an Anhänger der CSU und der Grünen. Daher habe ich schon vor vielen Jahren damit aufgehört, missionarisch unterwegs zu sein. Wenn jemand etwas gegen Milch hat, dann kann er ja Gerson, Rohkost oder sonst eine Ernährungstherapie machen wenn er Krebs hat. Das ist für mich absolut okay. Ich bin gerne für die Menschen da, die mehr über die Öl-Eiweiß Kost lernen wollen, will aber niemanden zur Öl-Eiweiß Kost missionieren.

Gibt es wichtige Punkte der Öl-Eiweiß Kost, die mit Frau Dr. Budwig gestorben sind?
Leider ja. Da wäre zuerst einmal die Laserbestrahlung, die ich für genial halte oder neue Diagnostikmöglichkeiten über Cytochromoxydase. Auch die Weiterentwicklung der Rezepte, angepasst an heutiges Kochen, das Beachten magnetischer Felder, die heute viel besser messbar sind oder neue ELDI-Öle wären mit Frau Dr. Budwig möglich.

Über ELDI-Öle gibt es sowieso nur wenig Geschriebenes.
Das ist korrekt. Frau Dr. Budwig und ich planten jedoch in einer Neuveröffentlichung des Öl-Eiweiß Kost Buches mehr darüber zu schreiben. Leider kam ihre Erkrankung dazwischen, sodass es nie zur Veröffentlichung neuer Rezepte oder neuer ELDI-Öle kam.

Ein paar Neuigkeiten gibt es dennoch. Durch die Intervention der IOPDF gibt es seit 2013 die Möglichkeit ELDI-Öl R gleich in mehreren

Ländern preisgünstig zu kaufen. Außerdem gibt es jetzt ELDI-Öle auch noch bei Nexus-Health (www.nexus-health.com) in Bio Qualität.

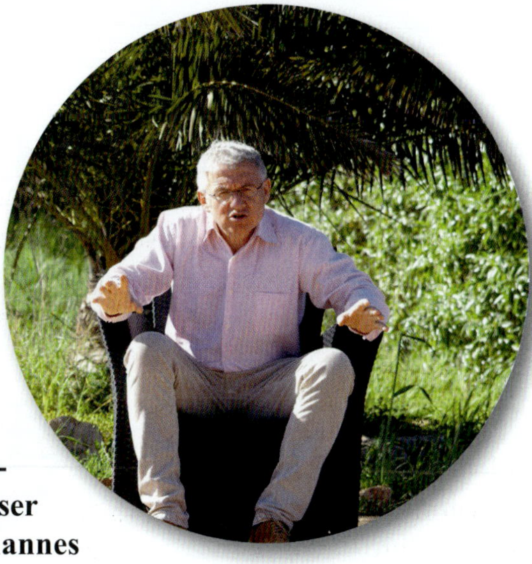

Sie haben vorher schon mal die Tavarlin Kost angesprochen. Der Erfinder dieser Kost, der Biologe Dr. Johannes Coy, hat ein Buch über Krebsernährung und ein Kochbuch für Krebskranke herausgebracht. Dabei fällt häufig das Wort öl-eiweißreiche Kost. Ist Dr. Coys Tavarlin Konzept eine Verbesserung der Öl-Eiweiß Kost?
Ich kann nur sagen, Gott sei Dank muss Frau Dr. Budwig das nicht mehr miterleben. Glauben Sie wirklich, in der Öl-Eiweiß Kost wäre Platz für Nusskuchen und Büffel-Salami? Ich kann nur hoffen, dass nicht viele Krebskranke ihren Verstand ablegen, wenn sie solche Bücher lesen und all diese Sachen essen, nur weil jemand mit einem Doktortitel so etwas schreibt und das Ganze unter den Fähnchen Wissenschaft und neue Erkenntnisse vermarktet. Das dahinterliegende Prinzip **„Zucker weg gleich Tumor weg"** ist sowieso falsch, denn sonst müssten Krebskranke ja nur auf Kohlenhydrate verzichten, und alles würde gut.

Solche falschen Gedankengänge hatten schon lange vor Dr. Coy Ärzte in den USA, Mexiko und auch hier in Deutschland ausprobiert, und jedes Mal hatte es erschreckende Auswirkungen für Krebskranke. Denken sie doch nur einmal an die vielen Toten durch die IHT-Therapie (Insulininduzierte hypoglykämische Therapie), die auch das Prinzip „Zucker weg = Tumor weg" als oberstes Prinzip vorgab. Was war das Ergebnis? Es gab sehr viele Todesfälle, weswegen IHT auch schnell verboten wurde.

Neueste Studien zeigen, dass Ketonkörper, wie sie in der Dr. Coy-Kost vermehrt entstehen, Krebszellen sogar füttern und das Krebswachstum anheizen können. Aus diesem Grund sollten Krebskranke keine (ketogene) Ernährungstherapie machen, die keine bzw. nur sehr wenige Kohlenhydrate enthält und bei der vermehrt Ketonkörper entstehen.

Ein weiteres Problem mit Tavarlin ist, dass, wenn sie nicht funktioniert, manche Menschen glauben, dass eine öl-eiweißreiche Kost grundsätzlich nicht gut für Krebskranke ist. Deshalb werde ich nicht müde werden und mich gerne wiederholen: Tavarlin hat nichts, aber auch gar nichts, mit Dr. Budwigs Öl-Eiweiß Kost zu tun!

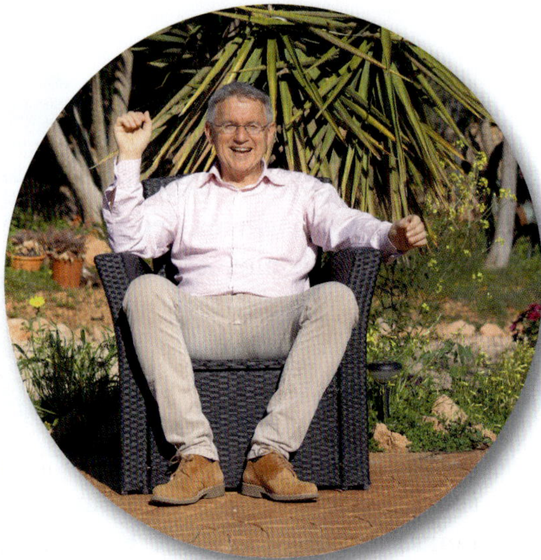

Das waren aber deutliche Worte.
Wissen Sie, in meinem Buch benutze ich Voltaires Worte: „Wir sind verantwortlich für das was wir tun, aber auch für das was wir nicht tun." Und genau das mache ich hier. Wer mich persönlich kennt, weiß, dass ich kein Dickschädel bin und niemals das diplomatische Parkett der Medizin verlassen habe. Doch manchmal muss man Dinge auch beim Namen nennen. Andere nennen das, was Dr. Coy vertritt, ein Verbrechen an Krebskranken. Ich sage nur, schalten Sie Ihr Gehirn ein und überlegen Sie einmal selbst, ob Sie als Krebskranker Kakaokekse und Erdbeermarmelade essen sollten. Ich kann nur jeden Krebskranken vor Dr. Coys Ernährungsform warnen und dazu raten, sich an eine bewährte Kost wie Öl-Eiweiß Kost Rohkost, Gerson oder Makrobiotik zu halten.

Wie kam es dazu, dass Sie Anfang 2013 eine eigene Serie von Öl-Eiweiß Kost Produkten herausbrachten bzw. eine Marke beim Deutschen Patentamt haben eintragen lassen?
Ich beschäftige mich intensiv damit, wie man die Öl-Eiweiß Kost verbessern könnte. Vor allem die Qualität des Leinöls spielt eine bedeutende Rolle. Wir haben heutzutage ganz andere Möglichkeiten die Qualität eines Öles zu messen und bei diesen Messungen kam heraus, dass die Kühlung eine weitaus größere Rolle spielt, als ich selbst noch bis vor kurzer Zeit angenommen hatte. Heutzutage wird zwar zu Recht viel Wert auf Bio gelegt, doch fast niemand beachtet mehr die Verarbeitung, die Lagerung und den Versand von Bio Produkten. Als ich eines Tages eine

Ölmühle im Ausland besuchte, zeigte mir der Besitzer dort seine eigenen sehr aufwendigen Messungen und den Einfluss vor allem von Wärme auf die Qualität eines Öls. Danach stellte ich meine eigenen Forschungen an und sprach auch mit deutschen Ölproduzenten. Das Problem war aber immer das Gleiche: Jeder sagte, dass kein Endverbraucher dazu bereit wäre, erhöhte Preise für eine deutlich bessere Qualität zu bezahlen. Da ich keinen Produzenten für eine Zusammenarbeit finden konnte, machte ich mir selbst Gedanken darüber, wie man Leinöl mit so wenig Hitze wie möglich pressen kann und dieses danach so kühl als möglich bis zum Endverbraucher oder ins Kühlregal eines Ladens bringen kann. Das Ergebnis dieser Überlegungen war dann die Produktion meines eigenes Leinöls, das übrigens trotz erheblichem Mehraufwand (Pressung, Kühlkette, Styropor-Versand usw.) nicht teurer verkauft wird als manche andere Leinöle auf dem Markt (mehr Infos unter: www.nexus-health.com).

Eine Marke habe ich eintragen lassen, um mich von den vielen Budwig-Marken außerhalb Deutschlands, aber auch in Deutschland, zu unterscheiden. Es ist teilweise katastrophal was unter dem Namen Budwig verkauft wird. Allein in Europa gibt es mehr als ein Dutzend Firmen die Produkte mit dem Namen Budwig verkaufen. Was da alles im Namen von Frau Dr. Budwig verkauft wird, ist teilweise nicht mehr mit anzusehen. Aus diesem Grund habe ich verschiedene Namen mit dem Patentamt in München „diskutiert“ und am Ende haben sie mir erlaubt, den Namen: ***Öl-Eiweiß Kost nach Lothar Hirneise*** eintragen zu lassen. So ist es mir möglich, seit 2013 Produkte zu produzieren, die 100% für die Öl-Eiweiß Kost geeignet sind, nicht kopiert werden können, und bei denen Verbraucher wissen, dass diese von höchster Qualität sind.

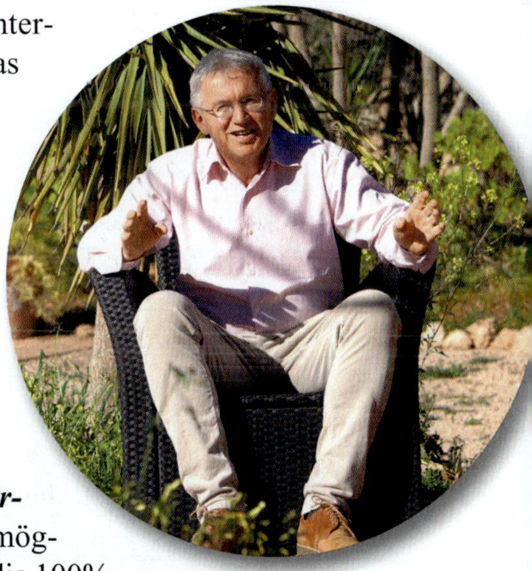

Natürlich ist mir bewusst, dass fast alle Produzenten behaupten, dass sie ebenfalls eine Super-Qualität produzieren und dass deren Produkte auch für die Öl-Eiweiß Kost geeignet wären. Ich kann nur sagen, glauben Sie mir kein Wort, sondern vergleichen Sie einfach Qualität und Preis. Meines Wissens ist unser Öl das Einzige, welches in Deutschland eine permanente Kühlkette und eine 6-Sterne Qualität nach IOPDF hat. Dieser Aspekt wurde gerade in Deutschland in den letzten Jahren vor allem aus Kostengründen stark vernachlässigt, obwohl dies in anderen Ländern manchmal schon obligat ist. Wir benutzen übrigens ausschließlich Öle in Bio-Qualität und dies gilt nicht nur für unser Leinöl, sondern auch für unsere ELDI-Öle, wo die Kühlung und Bio-Qualität sogar eine noch wichtigere Rolle spielen.

Wie sehen Sie die Zukunft der Öl-Eiweiß Kost?
Für mich persönlich ist es das Wichtigste, das Erbe von Frau Dr. Budwig im Original zu erhalten. Daher wehre ich mich auch gegen Änderungen wie z.B. Honig oder Kohlenhydrate zu reduzieren und das dann unter dem Deckmantel von Verbesserungen verkaufen zu wollen. Glauben diese Personen denn wirklich, Frau Dr. Budwig hätte sich über Glukose oder über die Milchproblematik nicht auch Gedanken gemacht? Tatsache ist und bleibt doch, dass niemand 100% genau weiß, warum die Öl-Eiweiß Kost so gut funktioniert. Solange wir das nicht wissen, können wir auch nicht Dinge einfach verändern. Dies könnte gerade für Krebskranke katastrophal sein. Was wir jedoch tun können, ist, uns zu überlegen, ob es andere Therapien gibt, die man mit der Öl-Eiweiß Kost kombinieren kann.

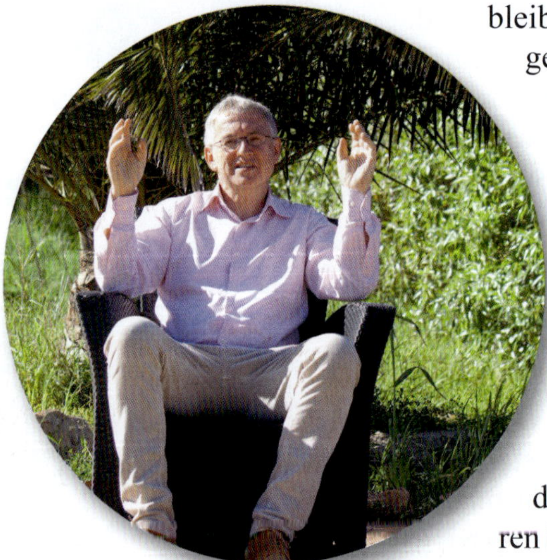

Aber Achtung, ich rede hier nicht von zusätzlichen Vitaminpillen oder neueren Nahrungsmitteln, sondern in erster Linie von Ursachen aufdeckenden Therapien oder Entgiftungsmaßnahmen. Dr. Budwig war ja selbst ein großer Anhänger von Sebastian Kneipp. Ich kann mich noch sehr gut an ein Gespräch mit ihr über Pfarrer Kneipp erinnern und wie sie dessen Wasser- und Ordnungstherapie lobte. Hier sehe ich viele Ansatzpunkte für die Öl-Eiweiß Therapie und arbeite seit Jahren daran, wie man solche Therapien verbinden kann, ohne die positiven Effekte der Öl-Eiweiß Kost zu mindern. Doch dies ist im Detail viel schwieriger als es zuerst erscheint. Ich habe Jahre gebraucht, bevor ich wusste, was man zusätzlich tun kann und noch wichtiger, was man lieber nicht zusätzlich tun sollte, gerade wenn es z.B. um orale Vitamine geht.

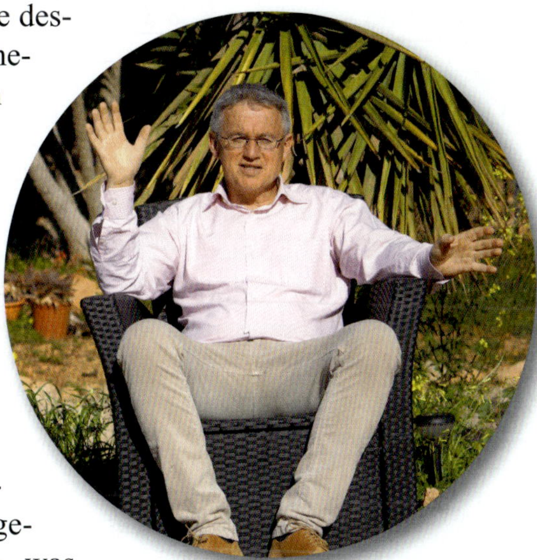

Ein weiterer wichtiger Punkt für mich ist die Anpassung der Öl-Eiweiß Kost an örtliche Gegebenheiten. Ich war z.B. 2010 in Saigon wo ich eine Gruppe von Vietnamesen kennenlernte, die Anhänger der Öl-Eiweiß Kost sind. In einem Land wie Vietnam ist es auf den ersten Blick eigentlich unmöglich Krebskranken eine Öl-Eiweiß Kost zu empfehlen, da die Ernährungsgewohnheiten total anders sind. Ich bin trotzdem davon überzeugt, dass man die Grundprinzipien der Öl-Eiweiß Kost in jedem Land anwenden und so vielen Krebskranken helfen kann. Dies ist zwar viel Arbeit, ist aber möglich und würde gerade Menschen in armen Ländern in Asien oder Afrika sehr helfen, die keine finanziellen Möglichkeiten haben wie wir hier im Westen.

Gemeinsam mit der IOPDF-Stiftung bin ich davon überzeugt, dass wir die Öl-Eiweiß Kost in vielen Ländern als eine kostengünstige Ernährungstherapie etablieren können und damit vielen Menschen helfen, die sonst keinen Zugang zu kostenintensiven Krebstherapien haben.

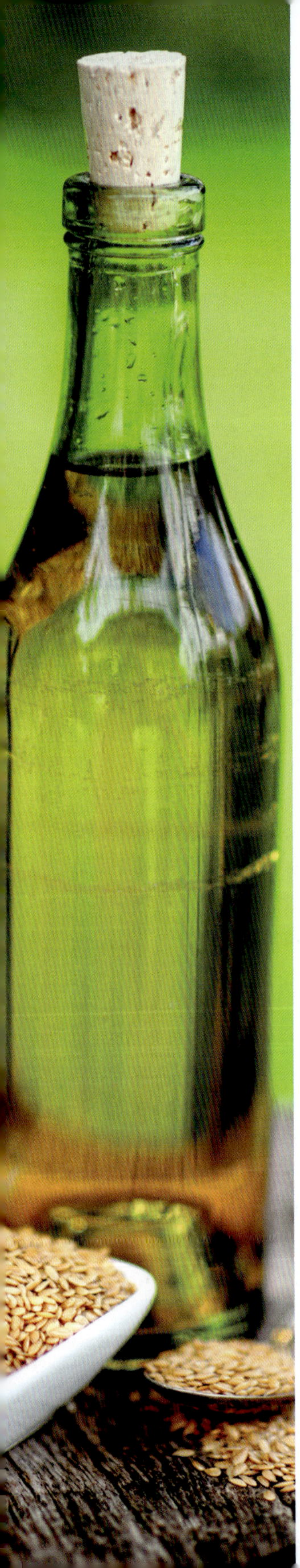

Basiswissen

Die meisten Menschen sind zwar beeindruckt, wenn Sie die Originalworte von Frau Dr. Budwig lesen, doch meine Erfahrung mit vielen Patienten zeigt, dass ihre Sätze nicht immer sehr begreiflich waren. Man könnte auch sagen, es war nicht gerade Dr. Budwigs größte Stärke sich sehr verständlich auszudrücken.

Hinzu kommt, dass ihre Bücher voller Fremdworte für Normalverbraucher sind. Oder wussten Sie schon immer was Cytochromoxydase C und Elektronenwolken sind und warum diese in unserem Körper so sehr benötigt werden? Ich gebe gerne zu, dass ich 1998 auch nicht wusste warum Cytochromoxydase C so wichtig ist und all dieses Wissen nur durch meine gemeinsame Arbeit mit Frau Dr. Budwig erlernte. Gott sei Dank benötigt man all dieses Wissen nicht um die Öl-Eiweiß Kost anzuwenden oder um sie zu verstehen. Daher gehe ich auf dieses Spezialwissen erst gar nicht näher ein.

Als ich begann, die Inhaltsangabe für dieses Buch zu schreiben, habe ich mich an das anfänglich mit Frau Dr. Budwig gemeinsam erarbeitete Konzept gehalten. Vor allem das ursprüngliche Öl-Eiweiß Kost Buch in neuer Form mit vielen farbigen Bildern lag ihr sehr am Herzen. Aber auch Basiswissen über Fett war ihr wichtig, da sie sich immer wieder darüber ärgerte, dass Menschen nicht einmal den Unterschied zwischen geharteten und gesättigten Fetten kennen würden. Aus diesem Grund möchte ich Ihnen auf den nächsten Seiten so einfach wie möglich ein Basiswissen über Fett vermitteln, das Ihnen im täglichen Umgang mit Nahrung im Allgemeinen und mit der Öl-Eiweiß Kost im Speziellen hilft.

Was Sie schon immer über Fett wissen wollten

Wenn jemand im 21. Jahrhundert ein Buch über ein bestimmtes Ernährungsthema schreiben möchte, dann ist das in den meisten Fällen relativ einfach. Es gibt nämlich für alles Labordaten oder irgendwelche Studien, die dessen Argumentation unterstützen werden. Natürlich gibt es auch immer Gegenargumente, aber diese werden fast immer in den Büchern entweder verschwiegen oder verniedlicht, obwohl die Autoren diese auch kennen müssten – wenn sie richtig recherchiert haben. Dieses Wirrwarr hat in den letzten Jahren dazu geführt, dass alle paar Jahre neue Diäten und „wissenschaftliche Tatsachen" auf den Markt kommen und weltweit extrem unterschiedliche Fakten an Universitäten unterrichtet werden.

Ohne Zweifel gibt es auch Gemeinsamkeiten an Universitäten, z.B. in der Physiologie, oder dass wir alle Eiweiße, Kohlenhydrate und Fette benötigen. Doch selbst dieses Basiswissen, dass man heutzutage in fast jeder Schule lernt, muss hinterfragt werden. Denn wie sonst ist es denn möglich, dass Menschen in Afrika unter extremsten Bedingungen überleben und manche Menschen bewusst über eine sehr lange Zeit sehr wenig oder gar nichts essen, ohne sterben zu müssen. Oder denken Sie nur einmal an die Gefangenen von Tazmamart in Marokko, die 18 Jahre im Dunkeln gelebt haben und von nichts Anderem als Wasser und Bohnen leben mussten. Die Praxis holt hier schnell alle Theorien über Ernährung ein, und wir müssen bereit sein, unser Wissen über Ernährung immer wieder aufs Neue zu überdenken.

Keine Angst, ich will Ihnen hier kein unnötiges Wissen aufzwängen, sondern nur das notwendige Basiswissen vermitteln, damit Sie die Öl-Eiweiß Kost besser verstehen können. Denn wenn man einmal ein paar Tatsachen kennt, dann können zukünftig Andere Ihnen nicht mehr so leicht ein X für ein U verkaufen.

Was sind Fette und was Öle?
Fette und Öle sind chemisch gesehen Moleküle die man Triglizeride nennt. Tri (drei) deshalb, weil drei Fettsäureketten zu einem Glycerolmolekül zusammengeformt sind. Sind die Triglizeride flüssig, nennt man sie Öle, sind sie solide, nennt man sie Fette.

Was sind Bindungen und Doppelbindungen?
Fette setzen sich aus nur drei Elementen zusammen: C (Kohlenstoff), H (Wasserstoff) und O (Sauerstoff). Diese binden sich zusammen durch Elektronenpaare und wenn ein Elektronenpaar zwischen den Elementen ist, dann nennt man dies eine einfache Bindung. Wenn zwei Elektronenpaare dazwischen sind, dann nennt man diese Bindung eine Doppelbindung. Chemiker zeichnen dies dann so:

Einfache Bindung: C - C   Doppelte Bindung: C = C

Links und rechts am Ende sehen Fettsäuren immer gleich aus. Links gibt es die sogenannte Methylgruppe (H_3C) die so aussieht:

```
  H
  |
H-C-
  |
  H
```

Rechts gibt es die Carboxylgruppe (COOH) die folgendermaßen aussieht:

```
    O
   //
  C
   \
    O-H
```

Zwischen der Methylgruppe und der Carboxylgruppe gibt es gesättigte oder ungesättigte Fettsäuren in verschiedenen Längen.

Was sind gesättigte Fettsäuren?

Besitzen in einer Fettsäurenkette alle Kohlenstoffe auf beiden Seiten eine einfache Bindung mit Wasserstoff, dann werden diese Fette gesättigt genannt.

```
H H H H H H H H H H H H H H
| | | | | | | | | | | | | |
C-C-C-C-C-C-C-C-C-C-C-C-C-C
| | | | | | | | | | | | | |
H H H H H H H H H H H H H H
```

Was sind einfach oder mehrfach ungesättigte Fettsäuren?

Besitzen in einer Fettsäurenkette zwei Kohlenstoffe eine Doppelbindung, dann werden diese Fette ungesättigt genannt. Ist z.B. wie beim Olivenöl eine Doppelbindung vorhanden, dann nennt man dies ein einfach ungesättigtes Fett. Gibt es zwischen den Kohlenstoffelementen mindestens zwei Doppelbindungen, nennt man dies ein mehrfach ungesättigtes Fett.

```
H H H H H H H H H H H H H H
| | | | | | | | | | | | | |
C-C-C=C-C-C-C-C-C-C-C-C-C-C
| |     | | | | | | | | | |
H H     H H H H H H H H H H
```

Eine Doppelbindung –
einfach ungesättigtes Fett

```
H H H H H H H H H H H H H H
| | | | | | | | | | | | | |
C-C-C=C-C-C=C-C-C-C-C-C-C-C
| |     |     | | | | | | | |
H H     H           H H H H H H H H
```

Zwei Doppelbindungen =
mehrfach ungesättigtes Fett

Warum sollte ich wissen, was eine gesättigte oder ungesättigte Fettsäure ist?
Es gibt ein paar wenige Grundsätze in der Öl-Eiweiß Kost. Der Wichtigste ist für mich:

Erhitzen Sie niemals ungesättigte Fette

Wenn Sie jedoch nicht wissen, was ein ungesättigtes Fett ist, so können Sie sehr schnell auf die falsche Werbung hereinfallen, denn viele Firmen werben z.B. mit Bratenöl. Aber egal ob es sich um Raps- oder Sonnenblumenöl gehört und egal, wie viele „TV-Koch Experten" auch zukünftig Öle in der Pfanne erhitzen, SIE werden diesen Fehler nicht (mehr) begehen und nur gesättigte Fette erhitzen.

Krebs wird bei der Öl-Eiweiß Kost vor allem aus einer energetischen Sicht gesehen. Je besser sie es schaffen, Ihrem Körper Energie zuzuführen, desto vorteilhafter ist dies für Sie. So lange es Ihnen möglich ist, mehr Energie zuzuführen als der Tumor verbraucht, so lange müssen Sie nicht sterben. Dies ist übrigens der Grund, warum manche Menschen teilweise über Jahrzehnte mit Tumoren leben ohne sterben zu müssen, aber leider auch der Grund, warum manche Menschen sterben müssen, die nur einen kleinen Tumor haben, dieser jedoch sehr energieraubend ist, wie z.B. bei Pankreastumoren.

In der Öl-Eiweiß Kost geht es jetzt darum, einerseits dieses Energieungleichgewicht auszugleichen über mehrfach ungesättigte Fettsäuren und andererseits die schlimmsten Energieräuber bzw. Zellmembranzerstörer zu vermeiden, vor allem Transfettsäuren. Da Transfettsäuren entstehen, wenn sie mehrfach ungesättigte Fettsäuren erhitzen, sollten Sie wissen, wo diese drin sind.

Übrigens, Kohlenstoff Doppelbindungen sind erheblich energiereicher als Einfachbindungen. So werden bei der Bildung von Doppelbindungen ca. 615 kJ·mol−1 frei und bei einer Einfachbindung nur 345 kJ·mol−1. Da Doppelbindungen logischerweise eine höhere Elektronendichte haben, können diese auch einfacher so genannte „Additionsreaktionen" eingehen, was nichts anderes bedeutet, als dass diese extrem reaktiv mit anderen Elementen wie Sauerstoff oder Wasserstoff sind.

Aber auch die Absorption von Licht ist bei mehrfach ungesättigten Fetten um das mehr als einhundertfache größer als bei gesättigten Fetten.

Anders ausgedrückt bedeutet dies, dass wenn Sie energiereiche ungesättigte Fette zu sich nehmen, Licht viel besser aufnehmen und verarbeiten können. In Dr. Budwigs Büchern spricht sie immer wieder darüber, wie wichtig genau dieser Aspekt für Krebskranke ist.

Was ist der Hauptvorteil eines gesättigten Fettes?

Gesättigte Fette haben den Vorteil, dass sie nicht ranzig werden können und durch Erhitzen nur sehr schwer Transfettsäuren entstehen. Daher sollten Fette die Sie in der Pfanne erhitzen wollen, immer gesättigte Fette sein und nicht flüssig. Also z.B. Kokosfett, Palmfett und als letzte Alternative bzw. als Ausnahme falls die beiden anderen Fette nicht verfügbar sind wie z.B. im Urlaub oder im Restaurant: Butter.

Was sind gehärtete Fettsäuren, auch Transfettsäuren genannt?

Wenn zwischen zwei Kohlenstoffatomen eine Doppelbindung ist, dann liegen die dazugehörigen Wasserstoffatome auf einer Seite. Sie sollten außerdem wissen, dass die Kohlenstoffkette immer dann einen Knick macht, wenn einen Doppelbindung vorliegt. Dieser Knick spielt eine wichtige Rolle wie Fettsäuren im Körper agieren. Wenn jetzt diese Kohlenstoffketten, meistens aus Gründen der Haltbarmachung, z.B. durch Erhitzen zerstört werden, springt ein Wasserstoffatom auf die andere Seite (trans).

```
H H H H H H   H H H H H H H
| | | | | |   | | | | | | |
C-C-C=C-C-C=C-C-C-C-C-C-C-C
| |     |   | | | | | | | |
H H     H   H H H H H H H H
```

Ein Wasserstoffatom ist auf die andere Seite gesprungen

<u>CIS</u> <u>TRANS</u>

```
CIS       TRANS

H H       H
| |       |
C=C       C=C
            |
            H
```

Zuerst einmal sieht eine Transfettsäure nicht besonders spektakulär aus, ist doch nur ein Wasserstoffatom auf die andere Seite gesprungen. Die Auswirkungen auf den Körper sind jedoch verheerend. Transfettsäuren beeinflussen notwendige Enyzmreaktionen negativ und destabilisieren vor allem Zellmembranen. Allein diese beiden Tatsachen können zu so vielen unterschiedlichen Krankheiten führen, dass man Transfettsäuren unbedingt vermeiden sollte. Dass dies 60 Jahre nachdem Dr. Budwig dies angeprangert hat, so langsam auch in die Köpfe von Politikern kommt, können Sie daran erkennen, dass immer mehr Staaten Transfettsäuren entweder verbieten oder wie z.B. in Dänemark und Island auf maximal 2% eingrenzen. Hier können Sie aber leider auch erkennen, wie gut Lobbyisten ihre Arbeit immer noch machen. Obwohl es seit Jahrzehnten bekannt ist, wie gefährlich Transfettsäuren sind, hat man sie immer noch nicht verboten und selbst in Staaten wie New York oder Kalifornien, wo Transfettsäuren sogar teilweise ganz verboten wurden, werden diese Gesetze schnell und einfach untergraben.

Klar ist, dass nur wir Verbraucher etwas ändern können, solange Politiker auf der ganzen Welt wie Dominosteine umfallen und sich von Lobbyisten davon „überzeugen“ lassen, dass Transfettsäuren „nicht so schlimm“ sind. Und da sich Politiker bekanntlich niemals ändern, liegt es also an uns, erstens die Finger von Transfettsäuren zu lassen und zweitens anderen Menschen zu sagen, wie gefährlich diese sind.

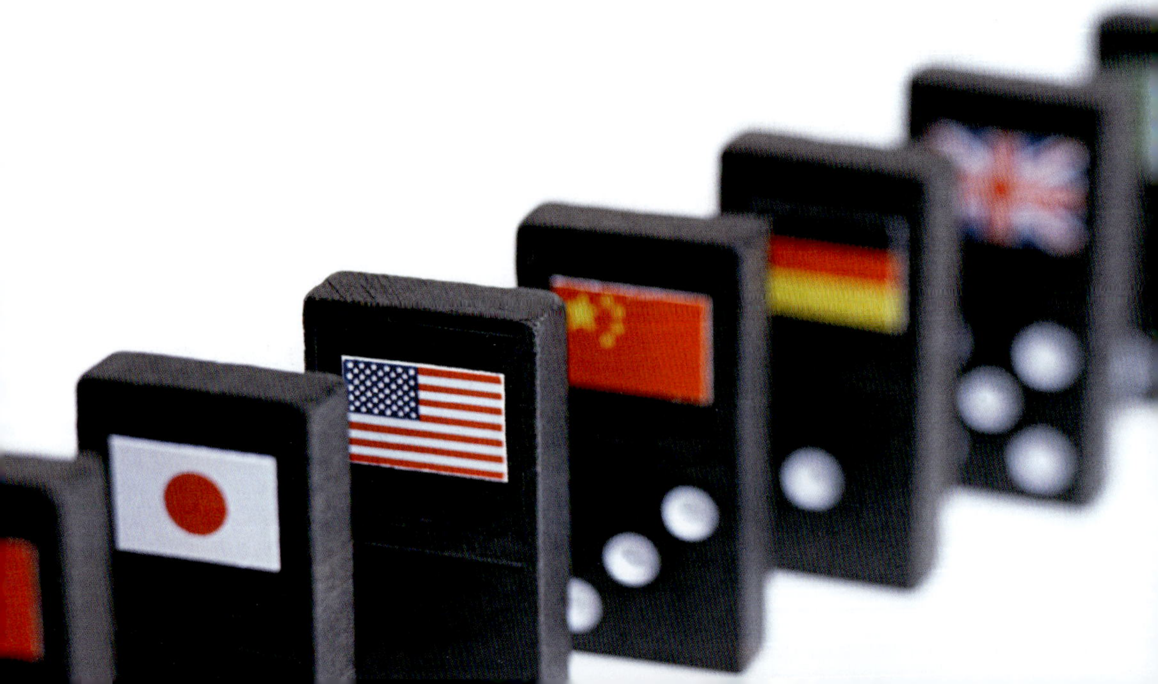

Warum sind Transfettsäuren denn so ungesund?

Vereinfacht ausgedrückt ist das Hauptproblem, dass Transfettsäuren sich leider genauso in Zellen, vor allem in Membranen, einbauen können wie Cis-Fettsäuren. Doch leider verhalten sie sich überhaupt nicht so. Ein Beispiel: Biologische Ölsäure ist bekannterweise flüssig, genauer gesagt liegt der Schmelzpunkt schon bei 13° C. Nicht so wenn die Ölsäure in der Transform vorliegt. Dann ist das gleiche Fett hart und der Schmelzpunkt erhöht sich auf 44° C. An diesem Beispiel können Sie sehen, wie EXTREM eine Transfettsäure das Verhalten einer Fettsäure verändert.

Ein anderes Beispiel ist wie schnell Enyzme Fette zerlegen. Cis-Fettsäuren können viel rascher zerlegt werden und stehen so dem Körper für verschiedene Aufgaben sehr schnell zur Verfügung. Katastrophal wirkt sich dies vor allem für unser Herz aus, da dieses sich hauptsächlich von Fett ernährt. Wenn dessen Hauptnahrung aus Transfettsäuren besteht, dann muss man sich nicht wundern, dass dies zu großen Herzproblemen führt. Andererseits verstehen Sie jetzt auch besser, warum ich zuvor geschrieben habe, dass die Öl-Eiweiß Kost eine optimale Kost für Menschen mit kardiologischen Herausforderungen ist.

So richtig katastrophal wirken sich Transfettsäuren jedoch an der Zellmembran aus. Wenn diese aus Mangel an Cis-Fettsäuren eingebaut werden, dann verändern sich dort die Rezeptoren und leider auch die Spannung. Durch veränderte Rezeptoren können logischerweise bestimmte Stoffe schlechter (Insulin...) oder manchmal auch besser (Natrium...) in das Innere der Zelle gelangen. Beides hat fatale Auswirkungen. Im ersten Fall entsteht z.B. Diabetes und im zweiten Fall verändert sich durch die veränderte Natrium-Kalium Pumpe die Membranspannung. Diese ist wie allseits bekannt gerade bei Krebs deutlich niedriger. Durch diese Veränderungen werden alle Tore für allergische Reaktionen und Störungen des Immunsystems ganz weit geöffnet. Wir brauchen uns also nicht mehr zu wundern, dass es immer mehr Krankheiten in diesen Bereichen gibt.

Allgemein kann man sagen, dass Transfettsäuren im Körper dazu führen, dass der Elektronenfluss bzw. die molekularen Strukturen gestört werden und es so zu energetischen Veränderungen einzelner Zellgruppen kommt. Leider sind dies alles sehr langsame Prozesse und wir bemerken sie erst nach Monaten bzw. Jahren. Die gute Nachricht ist jedoch, dass die meisten dieser Prozesse reversibel sind und wir mit guten Fettsäuren und einer biologischen Ernährung mehr erreichen können als an Universitäten unterrichtet wird.

Wo sind Transfettsäuren drin?

Zuerst einmal überall wo „Pflanzenfett, gehärtet oder teilgehärtet" oder „partiell hydrogenierte Pflanzenöle" auf der Verpackung steht. Im Grunde genommen in allen Produkten in denen erhitzte ungesättigte Fette stecken, also Schokolade, fast alles beim Bäcker, alle „Riegel" und was man sonst noch an einer Tankstelle oder in der Süßwarenabteilung eines Kaufhauses bekommen kann. Aber auch in Pommes frites, Bratensaucen, Kartoffelchips, Salatcroûtons und in vielen Broten.

Sie sehen, es ist gar nicht so einfach, Transfettsäuren im üblichen Alltag aus dem Weg zu gehen. Wenn man sich aber einmal die Mühe gemacht hat und sich mit dem Thema auseinandergesetzt hat, dann ist es auch nicht mehr sehr schwer Transfettsäuren zu vermeiden. Übrigens, heute ist es ja total im Trend, im Fernsehen Kochsendungen zu präsentieren und kaum ein Koch kommt um das Thema gesundes Essen herum.

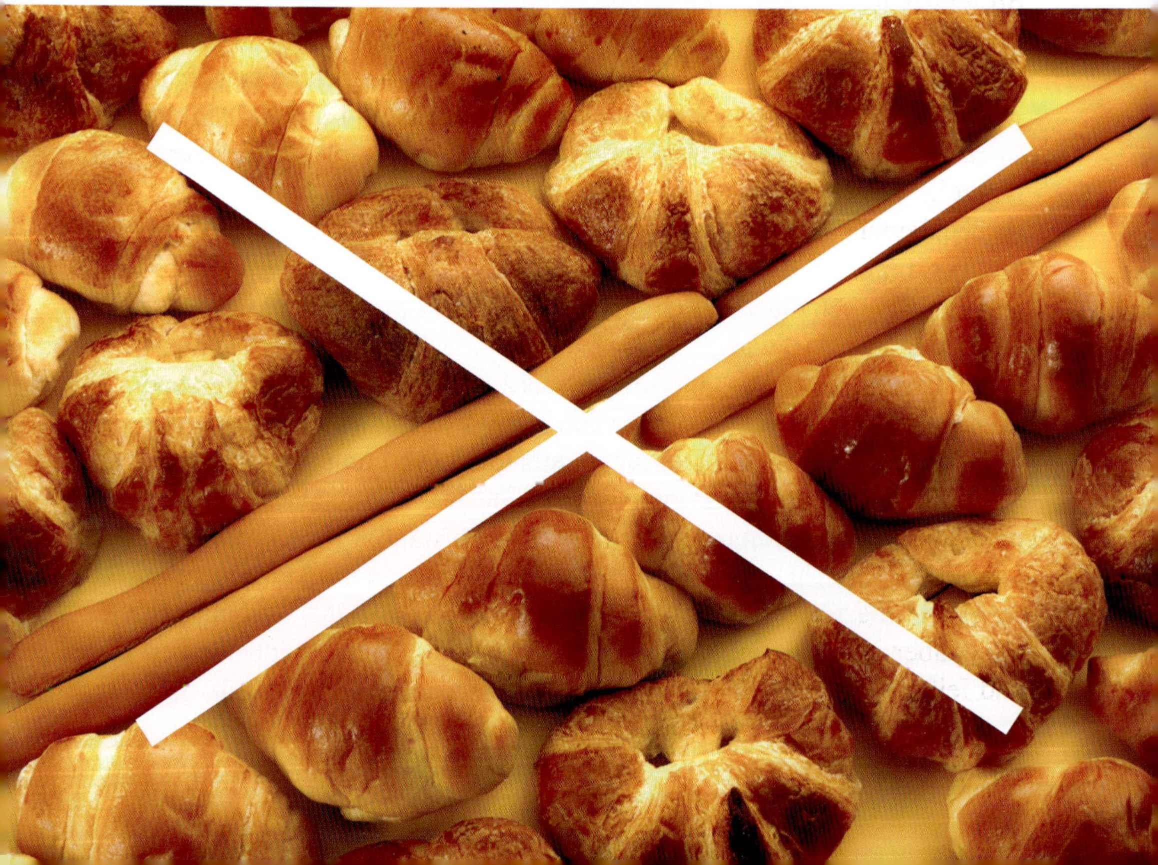

Inzwischen schreiben sogar „Starköche“ wie z.B. Alfons Schuhbeck Bücher über Leinöl und verbreiten darin Geschichten über Dr. Budwig die schlicht und ergreifend unwahr sind. Leider sind es ausgerechnet viele dieser „Starköche“, die nichts von Transfettsäuren verstehen. Der häufigste Fehler ist hier sicherlich, dass sie in den TV-Shows - genauso wie viele Hausfrauen und Hausmänner in der täglichen Küche - Öle erhitzen und so Transfettsäuren kreieren. Achten Sie also darauf, dass Sie diesen Fehler nicht auch begehen und erhitzen Sie nur Kokosfett bzw. andere gesättigte Fette.

Warum ist Margarine so ungesund?

Dass wir als Verbraucher angelogen werden, ist sicherlich auch für Sie kein Geheimnis. Auch heute noch wird uns das Märchen von gesunder Margarine aufgetischt und welche gesunden Fettsäuren darin enthalten wären. Was Ihnen jedoch nicht erzählt wird, ist, mit welchen Verfahren eigentlich die Industrie aus einer Flüssigkeit (Öl) ein streichbares Produkt (Margarine) macht. Fettsäuren mit mehreren Doppelbindungen liegen logischerweise im dreidimensionalen Raum in fast kreisförmiger Struktur vor. Das ist der Grund warum Öle flüssig sind. Um daraus ein streichfähiges Produkt zu machen, müssen diese Strukturen extrem verändert werden, genauer gesagt in eine räumliche Form ähnlich der von gesättigten Fettsäuren.

In vielen Büchern wird nur noch diskutiert, wie viele bzw. ob überhaupt Transfettsäuren bei der heutigen Margarineherstellung entsteht. Doch niemand diskutiert darüber, dass bei jeder Veränderung dieser räumlichen Strukturen die Elektronenwolken bzw. deren Aktivität verloren geht und dadurch das Energieniveau extrem nach unten geht. Hinzu kommt, dass sich diese Fette leider sehr schnell in unsere Zellmembranen einbauen und sich damit katastrophal auf den Zellstoffwechsel auswirken. Allein die Produktion von Margarine ist schon unappetitlich. Damit unerwünschte Farbstoffe, Geschmacksstoffe, Fettsäuren und Trübstoffe entfernt werden können, setzt man Hexan, Phosphorsäure, Natronlauge und Bleicherde ein. Damit werden die Samen entsäuert, gebleicht, entschleimt und gedämpft, um das Ganze dann noch zu härten und zu kneten. Ich könnte Ihnen jetzt an dieser Stelle noch einiges über Fetthärtung, Katalysatoren, Rekombination, Modifizierung und Teilhärtung erzählen, doch man kann das Ganze relativ schnell abkürzen:

Essen Sie niemals Margarine,
egal was auf der Verpackung steht
und egal was Ihnen die Werbung verspricht.

Soll ich zusätzlich noch Fischöle zu mir nehmen?
Weltweit wird heute Werbung für die angeblich so gesunden Fischöle mit viel Omega-3-Fett gemacht, oftmals sogar noch in Kapseln abgepackt. Was Hersteller Ihnen jedoch meistens nicht sagen, ist, dass viele dieser Öle bei der Produktion durch Destillation, Dampfrückgewinnung und Flüssigkeitsextraktion im Grunde genommen zerstört sind, da bei allen Verfahren hohe Temperaturen oder / und hoher Druck zur Anwendung kommt. Wenn diese Öle dann auch noch in Kapseln abgepackt werden, in denen grundsätzlich auch noch Sauerstoff ist, wundert es einen nicht mehr, dass diese nicht die gleiche, oder im schlimmsten Fall sogar eine kontraproduktive Wirkung haben. Daher: Sparen Sie Ihr Geld für diese überteuerten Produkte, die Ihnen oftmals auch noch schaden.

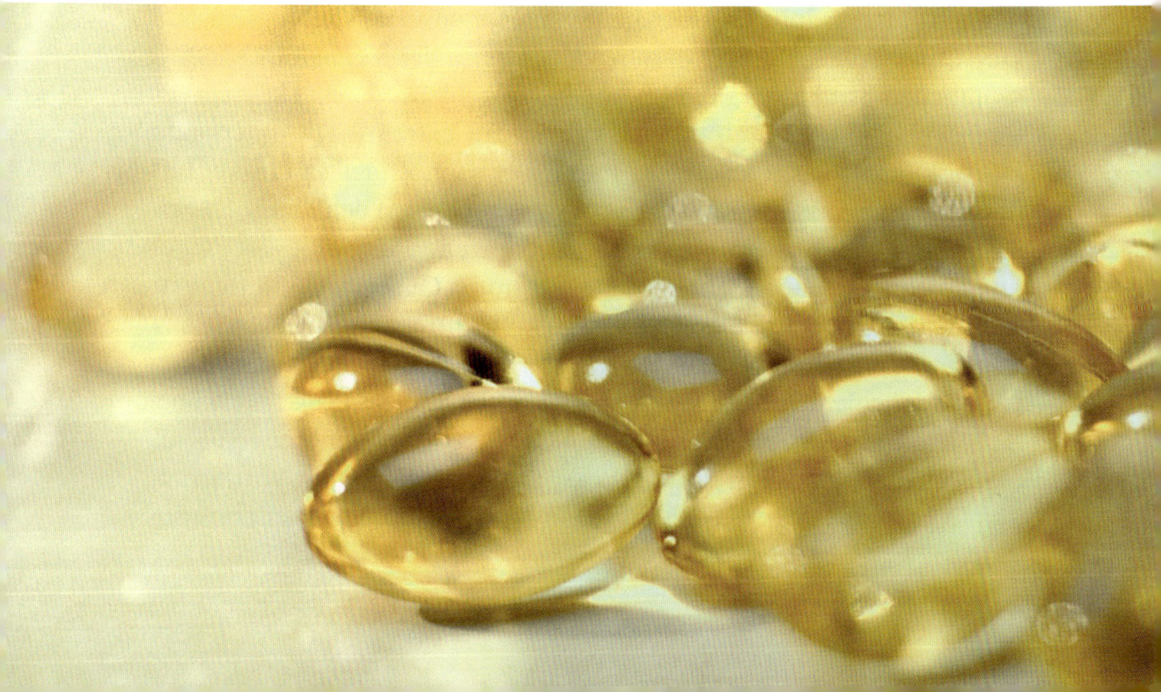

Öl-Eiweiß Kost und Cholesterin?

Es gibt kaum etwas in unserer Ernährung, über das in den letzten Jahrzehnten mehr Mythen aufgebaut wurden als über Cholesterin. Viele Menschen wissen noch nicht einmal, dass Cholesterin kein Fett ist, sondern ein Alkohol mit hormonähnlicher Struktur, der ummantelt ist mit einem Gemisch aus Fett und Eiweiß. Wahrscheinlich haben Sie schon oft gelesen, warum Cholesterin so ungesund sein soll. Aber wussten Sie auch, dass Cholesterin:

- Hormone aufbaut die uns helfen Stress abzubauen und somit indirekt vor Herzinfarkt und Krebs schützen?
- Am Aufbau unserer Sexualhormone beteiligt ist?
- Geschädigte Zellen in unserem Körper mitrepariert?
- In hoher Dosierung in der Muttermilch vorkommt?
- Eine sehr wichtige Rolle im Aufbau der Darmwand spielt?
- Wichtig ist für unsere Serotonin Rezeptoren und daher für unser „Wohlgefühl" bedeutend ist?
- Uns vor freien Radikalen schützt?
- Mithilft Vitamin D aufzubauen?

„Aber hohe Cholesterinspiegel verursachen doch Herzkrankheiten" werden Sie jetzt vielleicht denken, „ich habe das doch schon hundertmal gelesen und im TV gesehen, da muss doch was dran sein." Leider kommen solche Nachrichten jedoch fast immer von Quellen, die von solchen Informationen Profite machen. Wussten Sie z.B. , dass:

- 16 Jahre nach der berühmten Framingheim Studie (1948-1988) eine weitere gemacht wurde, in der die Forscher herausfanden, dass die Hälfte der Menschen mit einem Herzinfarkt niedrige Cholesterinspiegel hatten?

- Im Journal Laboratory Investigations eine Studie mit 22.000 Personen aus 14 Ländern veröffentlich wurde, die aufzeigte, dass es keinen Unterschied bzgl. Arterienverkalkung gab trotz der unterschiedlichen Ernährungsweisen.

- 1989 im Lancet Magazin eine Studie zeigte, dass die am längsten lebenden Frauen diejenigen sind mit einem hohen Cholesterinspiegel sind?

- 2001 eine weitere Studie im Lancet Magazin über das "Honolulu Herz Programm" veröffentlicht wurde, die aufzeigte, dass, je früher bei älteren Menschen der Cholesterinspiegel heruntergeht, desto höher die allgemeine Gefahr ist, zu sterben?

Und was können wir daraus lernen? Hören Sie vor allem auf, Statine einzunehmen, um Cholesterinwerte zu senken, und machen Sie sich nicht verrückt, wenn ein Wert etwas höher ist, als er sein soll. Übrigens, da aktive Tumore Cholesterin mögen, sind niedrige Cholesterinwerte bei Krebskranken nicht grundsätzlich als etwas Positives anzusehen, sondern könnten evtl. eine starke Aktivität der Tumorzellen anzeigen.

Gesund alt zu werden, hängt von viel mehr ab als von Blutwerten!

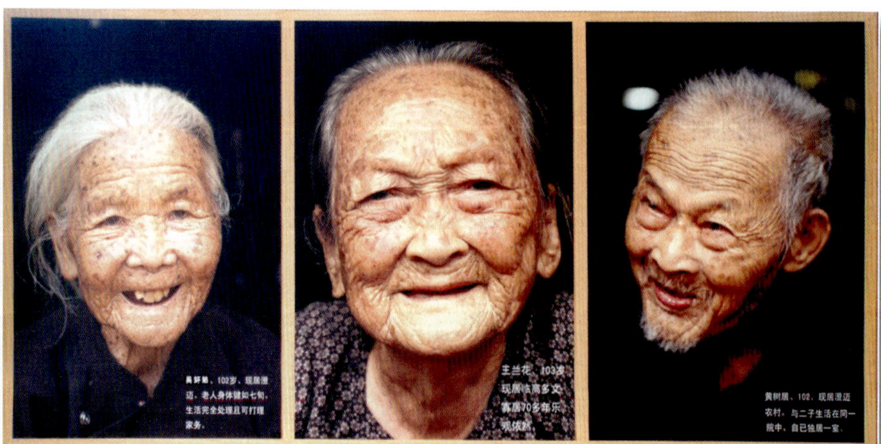

Warum funktioniert die Öl-Eiweiß Kost?

Um die Öl-Eiweiß Kost verstehen zu können, muss man sich etwas in die Tiefen der Physik begeben bzw. besser verstehen, was Frau Dr. Budwig unter Evolution, Natur, Leben, Wachstum und Elektronen verstand. In ihren Büchern, aber auch in Gesprächen mit mir, nannte sie verschiedene Erklärungen was Krebs ist und wie die beste Therapie hierfür aussieht. Diese Erklärungen dienen aber nicht nur dazu, Krebs besser zu verstehen, sondern Krankheiten im Allgemeinen.

Veränderungen unserer Zellmembranen und die negative Beeinflussung unserer Mitochondrien durch falsche Fette können nicht nur Krebs erzeugen, sondern sind das Grundübel vieler Krankheiten. Denken Sie nur einmal an Diabetes. Mehr als 90% aller Diabetiker (Mellitus 2) haben eine genügende Insulinproduktion, aber leider funktioniert das Insulin an den Zellmembranen nicht mehr richtig. Anstatt sich nun Gedanken darüber zu machen, warum die Zellmembranen das ja vorhandene Insulin nicht mehr richtig annimmt, entwickeln Pharmafirmen lieber künstliche Insuline, die Zucker besser huckepack durch die Membranen transportieren können. Doch damit geht der Diabetes nicht weg, sondern ist nur besser kontrollierbar. Die Lösung ist hier logischerweise eine Veränderung der Membranen durch die richtigen Fette.

Als ich die vielen Dankesschreiben an Dr. Budwig studierte, viel mir auf, dass manche Patienten sich nicht nur wegen ihrer Gesundung von einer Krebserkrankung bedankten, sondern ab und zu auch ein Patient schrieb, dass er auch kein Insulin mehr benötigte. Zum damaligen Zeitpunkt waren mir diese Zusammenhänge nicht so klar wie heute, und Dr. Budwig musste mir noch alles genauestens erklären.

Heute bin ich der Meinung, dass die Öl-Eiweiß Kost neben Krebs bei vier weiteren Krankheiten schneller und effektiver helfen könnte als viele etablierten Therapien. Bei Diabetes durch die Veränderung der Zellmembran und bei koronaren Erkrankungen (Herzkrankheiten) durch den höheren Energiezufluss zum Herzen. Bei Depressionen bzw. Manisch/Depressiven und bei Epileptikern durch die Veränderungen des Gehirnstoffwechsels.

Bezüglich Epilepsie hatte Dr. Budwig persönliche Erfahrungen und schrieb in ihrem Buch ***„Das Fettsyndrom“***: *„Das Erscheinungsbild beim epileptischen Anfall bietet eindeutige Merkmale für Sauerstoffnot und unnatürlichen Abbau der Gehirnsubstanz. Liegt ein Trauma vor als Ursache der Erkrankung, so werden die Verhältnisse anders gelagert sein als bei der Entstehung der Epilepsie ohne äußerlich erkennbare Ursache. Die eindeutigen Symptome beim Anfall gaben mir Veranlassung, die Ernährungstherapie an 25 Epileptikern durchzuführen. Wir sahen dabei viele gute Auswirkungen. Die exakte Fortführung scheiterte an der Tatsache, dass die gesamte Umstellung der Ernährung für eine Anstalt mit großer Schweinezucht unbequem war und auf Widerstand stieß. Die guten Erfolge waren offenbar, auch wenn viel Zeit erforderlich war. Bei der Anwendung meiner Ernährungstherapie z.B. bei Krebskranken, also bei der sachgemäßen Versorgung dieser Kranken mit den biologisch hochwertigen Fetten und Eiweiß-Stoffen, wurde oft in wenigen Tagen der außerordentlich starke günstige Einfluss auf die Psyche, auf die seelische Verfassung dieser Kranken deutlich. Man sprach in der Klinik von meiner starken psychotherapeutischen Fähigkeit.*

Man wollte die eindrucksvolle, nicht wegzuleugnende Besserung dieser Kranken auf diesen Nenner bringen. Ich glaube nicht so sehr, daß der psychotherapeutische Faktor hier entscheidend war. Natürlich braucht der rechte Arzt immer auch bei derartigen Kranken, die, als sie mir übergeben wurden, fast immer wussten, dass sie an einem inkurablen Krebs litten, auch ein gütiges Wort. Es wäre aber ein trauriges Kennzeichen für unsere Ärzte, wenn dieses Wort so stark bei unserer Ärzteschaft fehlen sollte, dass dies allein genügt hätte, meine Kranken gesund zu machen. Es ist vielmehr so, dass die Zufuhr der Fette, deren Nerven und Gehirn so dringend bedurften, dass die Zufuhr dieser Nahrung sich so schnell derart auswirkte, dass die Menschen im wahrsten Sinne des Wortes innerhalb von wenigen Tagen aufatmeten, sich erleich-

tert fühlten und eine gewisse Entspannung der Nerven deutlich empfanden. Das ist nicht nur bei Krebskranken der Fall. Es ist vielmehr so, dass die Erkrankung an Krebs den extremen Fall der Erschöpfung darstellt.“

Diese Erkenntnisse decken sich mit meinen. Auch ich konnte in den letzten Jahren oftmals die positiven Effekte der Öl-Eiweiß Kost auf die Psyche beobachten. Wenn man z.B. neuere Erkenntnisse der Epilepsie- und Depressionsforschung heranzieht, welche den Einfluss gezielter Ernährung bei diesen Krankheiten bestätigt, dann versteht man viel besser, dass Dr. Budwig hier auf dem richtigen Weg war.

Es würde den Rahmen dieses Buches bei Weitem sprengen dies im Detail zu erklären. Meine persönlichen Erfahrungen, gepaart mit den deutlich umfangreicheren Erfahrungen Dr. Budwigs, zeigen jedoch deutlich, dass bei diesen Erkrankungen die Öl-Eiweiß Kost viel schneller helfen kann als bei Krebs und vor allem relativ schnell messbare Ergebnisse hervorbringt. Vor allem bei Diabetes und bei Herzkrankheiten ist man nicht so abhängig von der zusätzlichen Mitarbeit des Patienten wie bei Krebs und deshalb könnte man hier schnelle positive Ergebnisse produzieren.

Wenn, ja wenn es da nicht Interessen mächtiger Pharmafirmen gäbe, die Milliarden mit Betablockern und Insulin verdienen. Nach meinen Erfahrungen mit der konventionellen Onkologie sehe ich schwarz, dass es hier jemals zu irgendwelchen Studien kommen wird. Sollten Sie jedoch Diabetiker oder Epileptiker sein oder an einer Depression oder Herzkrankheit leiden, dann kann ich Ihnen die Öl-Eiweiß Kost sehr ans Herzen legen.

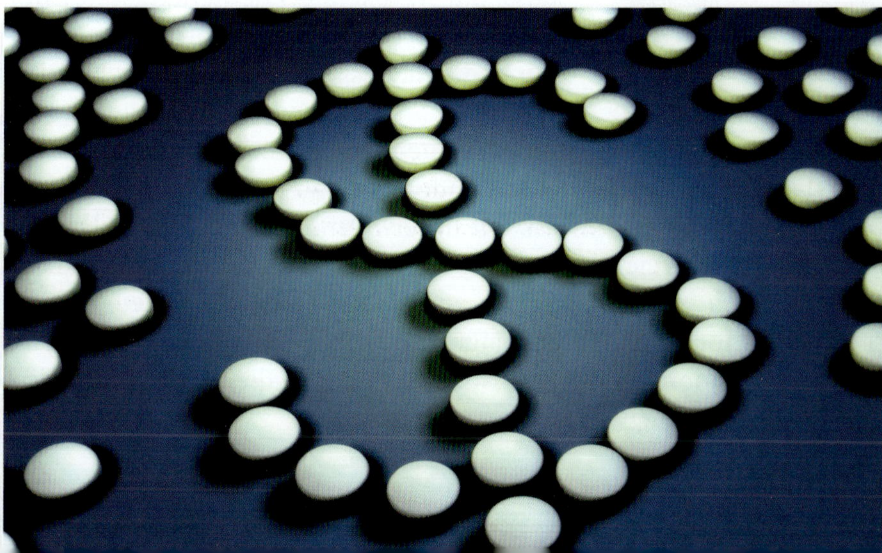

Und wie entsteht nun Krebs?

Hierfür gibt es von Frau Dr. Budwig Erklärungen auf der energetischen und der physiologischen Ebene. Lassen Sie uns zuerst einmal die einfache physiologische Erklärung betrachten.

Dr. Budwig fand heraus, dass Blutproben von Krebskranken weniger Phospholipide haben. Für Dr. Budwig war dies die Erklärung dafür, dass Pathologen bei Krebszellen immer wieder veränderte und / oder eine vermehrte Anzahl von Chromosomen finden, da die Zellen beginnen sich zu teilen, aber keine komplette Zellteilung schaffen, da nicht genügend Phospholipide vorhanden sind.

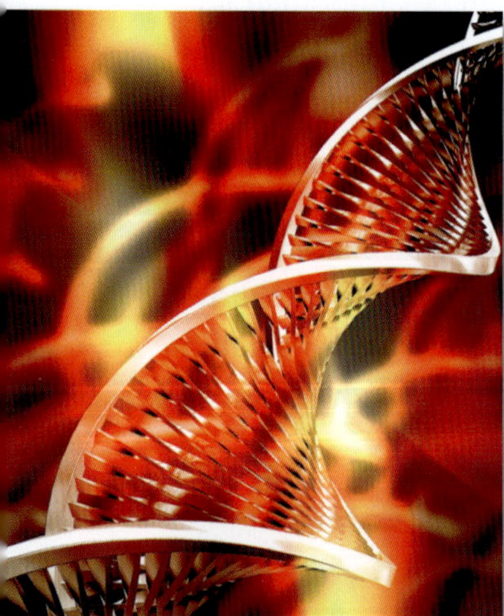

Zu Dr. Budwigs Zeiten gab es noch keine Genetik wie heute und sie wusste natürlich nichts von Telomeren (Enden der Chromosomen). Doch heute wissen wir, dass Gene wie das p53 bei Krebs eine wichtige Rolle spielen und Zellen nur dann endgültig absterben können, wenn diese Telomere kurz genug sind. Telomere kürzen sich aber nur bei kompletten Zellteilungen und so lässt sich auch erklären, dass Tumore schnell wachsen können ohne dass die Mitoserate (Zellteilungsrate) von Krebszellen beschleunigt stattfindet, sondern nur dadurch, dass alte Zellen nicht absterben (können).

Basierend auf der Erkenntnis über die mangelnden Phospholipide und dem dadurch im Körper entstehenden geringeren Sauerstofftransport bzw. dem negativen Einfluss auf unser Hämoglobin fand Dr. Budwig heraus, dass wenn sie Patienten Lipoproteide verabreichte, sich die Blutwerte deutlich veränderten bzw. verbesserten. Hierfür testete sie verschiedene Lipoproteid-Mischungen und am Schluss zeigte sich, dass eine Kombination von Leinöl, Milch und Quark die besten Ergebnisse erzielte. Leinöl ist insofern außergewöhnlich, weil der hohe Gehalt an Linolensäuren mit drei Doppelbindungen und zwei Elektronenwolken extrem reaktiver ist als jedes andere Öl auf unserem Planeten und dadurch auch deutlich besser seine Energie an uns abgeben kann als andere Öle. Und Quark ist in Kombination mit Milch, die nicht nur das Aminosäureprofil von Leinsamen ausgleicht, sondern auch noch das Lipoproteid stabilisiert, ein Lieferant von schwefelhaltigen Aminosäuren wie Cystein oder Methionin und verbraucht wenig Verdauungsenergie.

Durch den Einsatz dieses Lipoproteids gelang Dr. Budwig etwas, an dem der Nobelpreisträger Dr. Otto Warburg vorher über viele Jahre gescheitert war, nämlich zu beweisen, dass ein verbesserter Sauerstofftransport, auch in Krebszellen, durchaus möglich ist. Mit den heutigen Möglichkeiten des Internets bzw. der Stellung der Frau in unserer Gesellschaft hätte dies sicherlich zu einem Nobelpreis geführt und die Öl-Eiweiß Kost hätte sich zu etwas ganz Großem entwickelt. Doch leider fand dies alles in den 50er Jahren statt und führte dadurch zu folgenden Herausforderungen:

1. Eine Frau behauptet eine Lösung für das große Problem Krebs gefunden zu haben.

Frauen sind selbst heute noch in der Wissenschaft nicht besonders anerkannt und haben kaum Aufstiegschancen. Sehen Sie sich doch einmal die Liste der Chemie- und Physik-Nobelpreisträger der letzten Jahre an, und Sie werden keine einzige Frau finden. Und wenn Sie jetzt noch in das Jahr 1952 zurückgehen, dann können Sie vielleicht erahnen, warum eine Frau kein Gehör fand, egal, wie genial sie war.

2. Krebszellen müssen nicht getötet, sondern zur Teilung gebracht werden.

In der konventionellen Medizin hat sich bis heute die Meinung festgesetzt, dass Krebszellen etwas Böses sind und unbedingt getötet werden müssen. Dies war jedoch nicht immer so und vor 50 Jahren gab es durchaus auch in der konventionellen Medizin Diskussionen, ob sich Krebszellen nicht wieder zu gesunden Zellen zurückverwandeln bzw. einen natürlichen Tod sterben können.

Mächtige Interessen der Pharmaindustrie haben es jedoch geschafft, dass an allen Universitäten leider immer noch das Märchen der bösen

Krebszellen, die sich nicht mehr verwandeln können, unterrichtet wird und noch schlimmer, sich in den Köpfen fast aller Ärzte festsetzt. Und wenn dann mal amerikanische Forscher wie Dr. Illmensee oder Dr. Leroy Stevens beweisen, dass das mit den bösen Krebszellen bzw. die Genmutation als Ursache so nicht in Frage kommt wie es an Universitäten unterrichtet wird, dann werden diese Studien schnell ad acta gelegt. Und selbst ein deutscher Universitätsprofessor wie Michael Ristow, der mit seinen Frataxin-Studien 2006 in Jena und Potsdam bewies, dass der Stoffwechsel von Krebszellen sehr wohl stark beeinflussbar ist, wird ignoriert, weil ja nicht sein kann was nicht sein darf.

Ich glaube inzwischen nicht mehr, dass sich irgendetwas in den nächsten Jahrzehnten ändern wird, weil viel zu viele Menschen von dem bestehenden System profitieren und es einfach zu wenig Gründe gibt dies zu ändern. Und ob es uns gefällt oder nicht, aber die Gesundheit von Menschen steht leider nicht so weit vorne in der Hackordnung der Medizin wie wir das gerne hätten. Daher liegt es an uns, an jedem Einzelnen, Dinge selbst in die Hand zu nehmen. Und Gott sei Dank gehören Sie zu diesen, denn sonst würden Sie mein Buch ja nicht gerade lesen.

3. Eine Ernährungsform kann Krebs heilen

In den 50er Jahren gab es eigentlich nur zwei Krebstherapien, die Operation und die Bestrahlung. Doch zwei weitere waren dabei sich zu etablieren, die Chemotherapie und verschiedene Ernährungstherapien wie die Öl-Eiweiß Kost, die Gerson Therapie oder die Kuhlsche Therapie. Doch leider waren Menschen wie Dr. Budwig, Dr. Gerson oder Dr. Kuhl als Persönlichkeiten nicht gerade gute Teamplayer. Daher hatten es Lobbyisten schon damals sehr leicht, nur die Therapien durchzusetzen, an denen man schnell und einfach Geld verdienen konnte. Und leider gab es auch damals schon keine Politiker, die sich für Sachen anstatt für Parteien einsetzten. Und so kam es, dass sich nur Chemotherapie als dritte Therapieform durchsetzte.

Wenn man alle drei Gründe etwas genauer betrachtet, dann kann man sehr wohl verstehen, dass sich die Öl-Eiweiß Kost nie so durchsetzen konnte wie sie es eigentlich verdient hätte. Auch die Person Dr. Budwig hat leider nicht dazu beigetragen, dass sich die Öl-Eiweiß Kost so verbreiten konnte wie sie es sicherlich verdient hätte. Sie war eine mutige Kämpferin der Sache, doch das Wort Diplomatie fehlte in ihrem Wortschatz im Grunde genommen komplett. Teilweise kann ich ihr Verhalten gut verstehen, denn manchmal geht es mir genauso wie ihr. Wenn man anderen Menschen helfen möchte und dann dafür permanent angefeindet wird, dann verliert man an manchen Tagen schon mal die Lust daran. Wenn man Großes in der Welt erreichen will, dann geht das meiner Meinung nach nur über Diplomatie, denn recht haben die Anderen aus ihrer Sicht nun mal auch. Allein durch gute Argumente kann man leider nur wenige Menschen von einer Sache überzeugen.

Und dass das auch heute noch gültig ist, konnte ich in den letzten Jahren auf der ganzen Welt sehen. Wie oft habe ich mich in meinem Leben schon mit Genies getroffen, die unglaublich erfolgreiche oder erfolgsversprechende Krebstherapien er- oder gefunden hatten und diese vor allem deshalb keiner kennt, weil diesen Protagonisten das Wort Diplomatie vollkommen unbekannt ist. Über die Jahre habe ich deshalb die Erkenntnis gewonnen, dass der alte Satz: „Genie und Wahnsinn liegen nahe beieinander“ durchaus seine Berechtigung hat.

Mut ist der Schlüssel zum Paradies

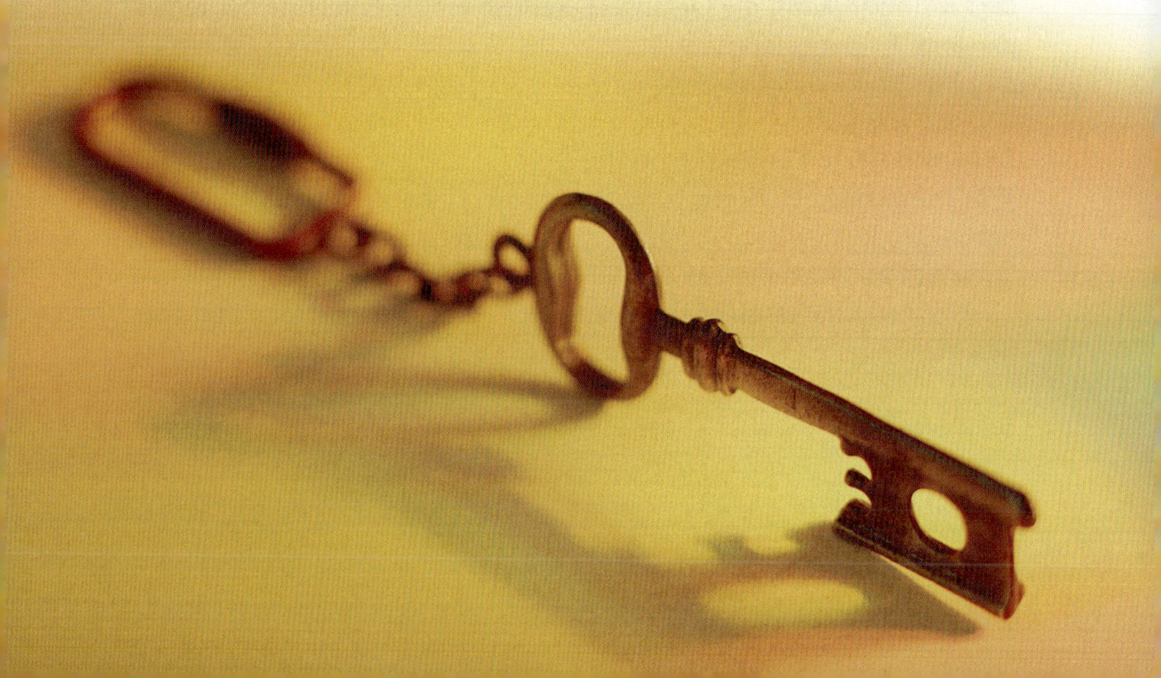

Die energetische Sichtweise der Öl-Eiweiß Kost

Für mich ist der Erfolg der Öl-Eiweiß Kost eigentlich nur aus einer energetischen bzw. man könnte auch sagen aus einer physikalischen Sichtweise erklärbar. Leider hat die Physik jedoch innerhalb der Medizin nicht einmal annähernd den Stellenwert der Chemie oder Biologie, was ich für tragisch halte, denn gerade die Physik hat meiner Meinung nach viel bessere Erklärungsmuster für die Onkologie zu bieten als die meisten anderen Fakultäten.

Im Gegensatz zu Frau Dr. Budwig versuche ich, mit den nächsten Zeilen so einfach als möglich zu erklären, wie die Öl-Eiweiß Kost funktioniert, und warum die Öl-Eiweiß Kost so eine große Hilfe bei Krebs darstellt.

Lebensbatterie Fett und Eiweiß

Wir alle kennen Batterien und dass diese einen Plus- und Minuspol haben. Und wir wissen auch, dass sich Batterien entladen und wieder aufgeladen werden müssen. Genau so ist es mit uns Menschen. Unsere „Lebensbatterie" muss permanent wieder aufgeladen werden und dies geschieht durch:

1. **Tageslicht**

2. **Nahrung**

1. Tageslicht

In der Physik ist die Frage ob Licht aus Teilchen oder Wellen besteht immer noch eine vieldiskutierte Frage. Auch das Thema Elektronen gehört hierzu. Elektronen sind negativ geladene Elementarteilchen und wurden erstmals 1897 durch den Briten Joseph John Thomson nachgewiesen. Frau Dr. Budwig schloss sich Max Plancks bzw. Werner Heisenbergs Meinung an und für beide waren Elektronen Materie und Energie gleichzeitig. Dies bedeutet, dass Elektronen Energie abgeben bzw. aufnehmen können und dadurch immer von einem elektromagnetischen Feld umgeben sind. O-Ton Dr. Budwig: „Die Elektronen sind in ihren Ladungen, ihrem Energiereichtum, den Wellenlängen und ihrer energetischen Gestalt ungeheuer unterschiedlich.“ Eine für die Öl-Eiweiß Kost wichtige Elektronenwelle ist das Sonnenlicht. Der Physiker L. de Broglie nannte das Sonnenlicht die reinste Form des elektromagnetischen Feldes und für Frau Dr. Budwig war Sonnenlicht die „schnellste, feinste von Trägheit und Ladung freieste in der Gesamtheit der Erscheinungsformen der Energie.“

Dies hört sich für einen Nichtphysiker alles sehr hochkompliziert und ziemlich unverständlich an. Frau Dr. Budwig wollte damit jedoch ausdrücken, wie wichtig Tages- und Sonnenlicht für unser Leben ist. Originalton Dr. Budwig: „Die Resonanz-Absorption der lebensnotwendigen Aufnahme der Sonnen-Elektronen wird gestört, wenn der Mensch die zur Reso-

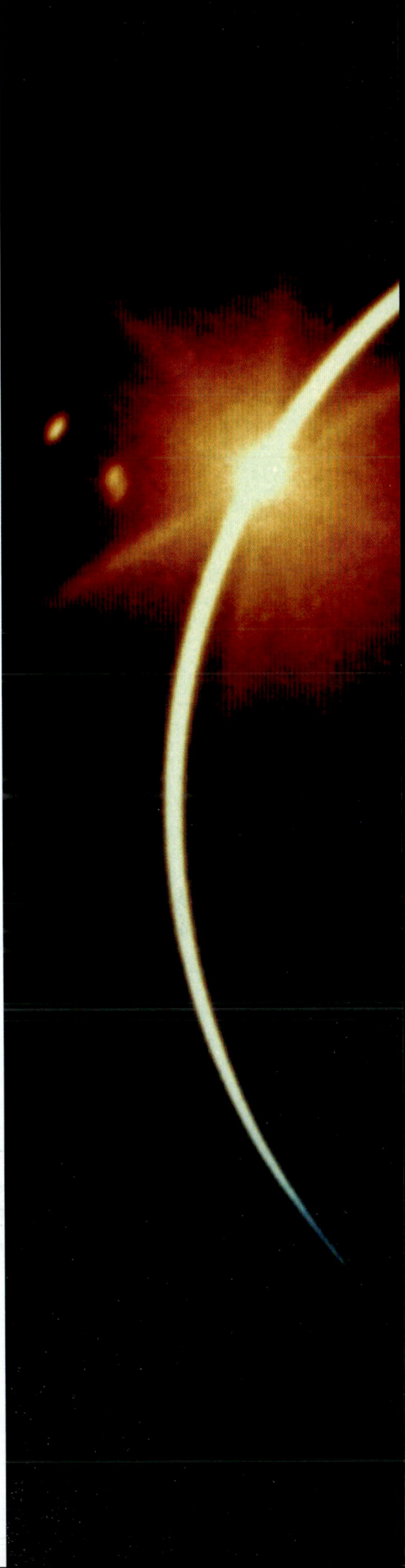

nanz entscheidend wichtigen elektronenreichen Systeme aus der Nahrung entfernt.“ Für Nichtphysiker bedeutet dieser Satz, dass vor allem durch die Nahrungs- und Pharmaindustrie (Chemikalien, Konservierungsmittel, Vieh-Mästung, künstliche Strahlung usw.) der Elektronenreichtum unserer Nahrung bzw. das elektromagnetische Umfeld von uns Menschen derart negativ verändert wird, dass hierdurch Krebs entstehen kann. Ich will nicht tiefer in diese auch für mich wirklich interessanten Fragen eintauchen, aber sie hat für die Öl-Eiweiß Kost eine gewisse Bedeutung, wenn es darum geht, besser erklären zu können, warum sie kranken Menschen helfen kann.

Dr. Budwig schreibt hierzu wörtlich: *„Die neue Erkenntnis besagt, dass der Mensch nicht nur die Sauerstoffaufnahme, die Atmung, behindert, wenn er sich an Stelle der hochungesättigten Fette unbiologische Fette einverleibt, er behindert durch lebensfeindliche Fettnahrung ebenso die Aufnahme der Sonnen-Elektronen. Licht und Luft sind für die Lebensfunktion von zentraler und fundamentaler Bedeutung. Die hochungesättigten Fette sind entscheidend wirksam bei der Autooxydation im lebenden Substrat. Dies bewies und betonte ich seit 1952. Diese elektronenreichen Fette wurden nun als "heliophile" Substanzen erkannt, die im lebenden Substrat wichtig sind für die geordnete Aufnahme, Speicherung und Nutzbarmachung der für alles Leben unerlässlichen Sonnenenergie.“*

Dr. Budwig beschreibt hier die Wichtigkeit, dass wir Menschen von den Elektronen der Sonne abhängig sind und dass die Aufnahme derselben nur dann möglich ist, wenn wir die richtigen Fette essen. Weiter sagt sie: *„Die „Bestrahlung“ mit den Elektronen der Sonne liefert die beste Lebenskraft für die Krebskranken. Diese „Bestrahlung“ reicht aus und ist hochwirksam, wenn die heliophilen Elektronen im lebenden Molekül vorhanden sind in der Gestalt der hochungesättigten Fette. Diese regulieren die Aufnahme von Licht und Luft und die elektro-motorische Kraft für die Lebensfunktion, die in ihrer elektronenreichen dipolaren Grundlage der Entropie entgegenwirkt.“*

Ich „übersetze“ Ihnen diese Worte einmal in eine einfachere Sprache. Was Dr. Budwig hier ausdrückt, ist nichts Anderes als die Beschreibung, wie wichtig Tageslicht für unsere Gesundheit ist. Es reicht nicht, Elektronen nur über Nahrung aufzunehmen, sondern es ist wichtig, dass wir uns so ernähren, dass unsere Zellen in der Lage sind, das von der Sonne

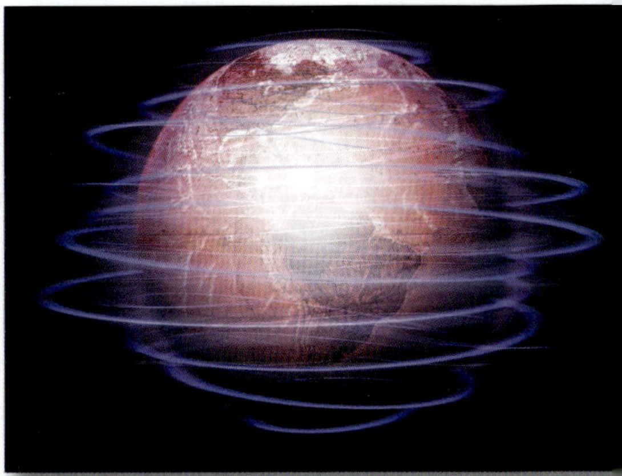

kommende Licht aufnehmen und verarbeiten zu können. Achtung, das Wort Licht ist hier leider etwas verwirrend, denn meiner Meinung nach sollte man Sonnenstrahlung oder kosmische Strahlung sagen, solange es keine klare Definition für das Wort Licht gibt. Der Einfachheit halber werde ich jedoch weiterhin das Wort Licht benutzen.

Medizinisch gesehen bedeutet das Geschriebene, dass Menschen sich mehr draußen aufhalten müssen, je kränker sie sind. Leider ist es in der heutigen Medizin jedoch eher umgekehrt. Je kränker jemand ist, desto eher befindet er sich „im Haus“, was ein katastrophaler Fehler sein kann.

Gerade wenn Menschen sich schon in einem sehr späten Stadium der Erkrankung befinden, sind sie oftmals nicht in der Lage genügend zu essen und guter Rat ist dann sehr schwer. Ich lernte von Frau Dr. Budwig sich in solchen Fällen auf folgende drei Punkte zu konzentrieren:

1. ELDI-Öle als Ganzkörpereinreibungen und falls möglich als Einlauf

2. Nur frisch gepresste Säfte und als Nahrung über den Tag verteilt falls irgend möglich das Frühstücksmüsli in verschiedenen Varianten

3. Sich so viel als möglich draußen aufhalten

Ich habe mit diesen drei relativ einfachen Maßnahmen erleben dürfen, wie sich selbst extrem schwache Menschen erholten. Ich erinnere mich noch gut an eine Frau, die mich anrief und fragte, ob sie mich kurz vor einem Vortrag sprechen könne. Ich bejahte und eine Stunde vor meinem Vortrag kam sie gemeinsam mit ihrer im Rollstuhl sitzenden über 80 Jahre alten Mutter, die an Brustkrebs mit Lebermetastasen erkrankt war und nur noch wenig Lebensenergie hatte. Sie konnte kaum selbst sprechen und die Tochter erzähle mir, dass die Mutter keinen Hunger mehr hat und fast nichts mehr aß. Ich schlug vor, eine Woche lang konsequent die drei oben erwähnten Maßnahmen durchzuführen und sich dann wieder bei mir zu melden. Danach hörte ich ca. 2 Monate gar nichts mehr und hatte die beiden eigentlich schon fast wieder vergessen. Bis ich einen Telefonanruf von der Tochter bekam und mir diese erzählte, dass ihre Mutter gerade im Garten Rosen schneiden würde. Auf meine Nachfrage erzählte sie mir dann, dass die Mutter innerhalb von zwei Wochen wieder essen und schon nach 4 Wochen wieder etwas gehen konnte. Man konnte jeden Tag sehen, wie es mit ihr besser und besser wurde und sie wollte jetzt von mir wissen, wie es weitergehen soll.

Ich habe mehrmals in meinem Leben sehen können, wie erfolgreich Dr. Budwigs theoretische Betrachtungen in der Praxis funktionieren, wenn, ja wenn sie konsequent durchgeführt werden. Wenn man selbst einmal solch einen Fall erleben durfte und vor allem wie schnell es einem schwer kranken Menschen besser gehen kann, dann sieht man Dr. Budwigs Worte in einem ganz anderen Licht.

Aber auch andere große Forscher hatten sich mit dem Thema Licht schon lange vor Dr. Budwig auseinandergesetzt. So schrieb schon ca. 50 Jahre vorher der Anthroposoph Rudolf Steiner: *„Es gibt ein Grundwesen unseres materiellen Erdendaseins, von dem alles Materielle nur durch Verdichtung zustande gekommen ist. Jede Materie auf der Erde ist kondensiertes Licht! Es gibt nichts im materiellen Dasein, was etwas Anderes wäre als in irgendeiner Form verdichtetes Licht. Wo Sie hingreifen und Materie anfühlen, da haben Sie überall kondensiertes Licht.*

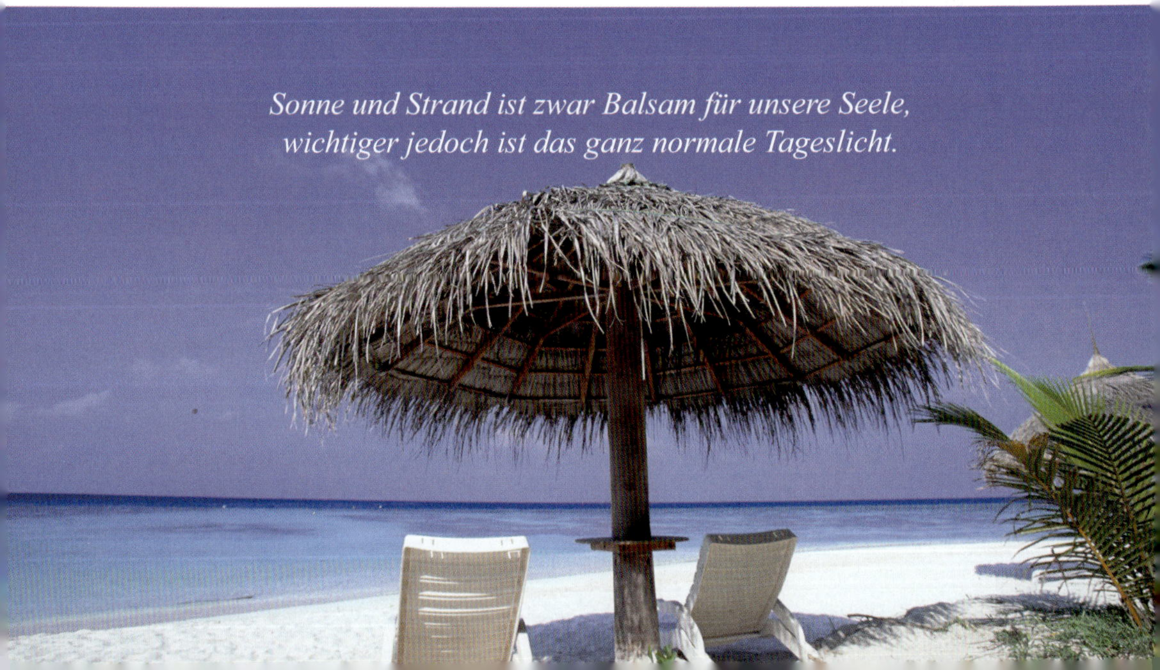

Sonne und Strand ist zwar Balsam für unsere Seele, wichtiger jedoch ist das ganz normale Tageslicht.

Zusammengepresstes Licht. Materie ist ihrem Wesen nach Licht. Insofern der Mensch ein materielles Wesen ist, ist er aus Licht gewoben.“

Rudolf Steiner wie auch Dr. Budwig haben in ihren Schriften immer und immer wieder auf die Wichtigkeit von Licht hingewiesen und dass wir Menschen nun mal Heliotropen sind, die Licht brauchen und Licht benutzen. Doch habe ich nirgendwo anders als bei Dr. Budwig so deutlich und nachvollziehbar lesen können, WARUM das so ist und vor allem, WIE das Aufladen der Lebensbatterie funktioniert bzw. welche Wichtigkeit vor allem die Linolensäure bzw. Elektronenwolken spielen.

Weil es so wichtig ist, wiederhole ich mich gerne an dieser Stelle noch einmal: Je kränker jemand ist, desto mehr sollte er sich im Freien aufhalten!

2. Nahrung

Obwohl für mich die Öl-Eiweiß Kost die wichtigste Ernährungstherapie darstellt, bin ich auch ein großer Freund der Gerson- oder der Rohkost. Der Grund hierfür ist relativ einfach, nämlich weil ich in den letzten Jahren auf meinen Forschungsreisen viele Schwerkranke kennengelernt habe, die durch eine dieser Therapien gesund geworden sind. Daher muss ich auch nicht glauben, ob diese erfolgreich sind oder nicht, ICH WEISS ES.

Wenn man jetzt Gerson, Rohkost und die Öl-Eiweiß Kost betrachtet, dann findet man zuerst einmal nur wenig Gemeinsamkeiten und auch die Theorien dahinter klaffen doch ziemlich weit auseinander. Doch alle drei Therapien haben eine Gemeinsamkeit: Sie achten auf die Zufuhr von Elektronen. Rohkost und Gerson durch den extrem hohen Anteil von Rohkost und Budwig durch Leinöl.

Gemeinsam haben sie, dass die Aufnahme der kosmischen Strahlung, also die Aufnahme der Sonnenenergie in den Zellmembranen, sich extrem erhöht. Vielleicht liegt ja hier das Geheimnis warum ausgerechnet diese drei Ernährungstherapien so erfolgreich sind. Dadurch verändert sich das energetische Milieu auf körperlicher und geistiger Ebene deutlich – und dadurch Krebszellen! Denn wie schrieb Frau Dr. Budwig:

*„Die Tumor-Bildung kommt etwa wie folgt zustande: In den Partien im Organismus, wo normalerweise viele Wachstumsprozesse stattfinden, das ist die Haut- und Schleimhautpartie, das sind die Drüsen-Organe, die zu dem inneren Epithel, zu der inneren Haut gehören, wie Leber, Pankreas, oder die Drüsen im Magen und Darm, kommen die Wachstumsvorgänge zum Erlahmen. Die Wachstumsrichtung ist gestört, weil die Zweipoligkeit durch Fehlen der ungesättigten Fette aufgehoben ist. Die oberflächenaktiven Fette fehlen, die Substanz bleibt liegen, ohne dass die Zellen voll zur Ausreifung gelangen und abgestoßen werden. Ich sage mit allem Nachdruck: **Es ist unrichtig, das Geschwulst-Problem als Wucherung, als zu viel Wachstum zu deuten und wachstumshemmende Mittel und Methoden einzusetzen.**“*

Dieser letzte Satz gehört für mich zum Wichtigsten was Dr. Budwig überhaupt geschrieben hat. In einem Satz beschreibt sie die komplette Problematik der gesamten Onkologie bis zum heutigen Tag. Krebs ist kein Problem der Wucherung und somit sind wachstumshemmende Mittel wie Chemotherapien und Bestrahlungen falsch bzw. lösen nicht das Problem der Onkologie. Ihrer und meiner Meinung nach baut eine gesamte Fakultät der Medizin auf ein falsches theoretisches Konstrukt auf und daher ist es auch kein Wunder, dass es seit über 50 Jahren fast keine Fortschritte gibt. Die Onkologie ist sogar dazu verdammt, auch zukünftig keine Fortschritte machen zu können, da einfach die dahinter stehende Theorie komplett falsch ist.

Zusammenfassend bedeuten Dr. Budwigs Worte, dass es bei der Behandlung von Krebs nicht darum geht, Krebszellen zu töten, sondern ganz im Gegenteil. Sinn einer Krebstherapie ist den Körper in einen verbesserten energetischen Zustand zu bringen. Nur so ist der Körper in der Lage die veränderten Zellen wieder in eine „normale Zellteilung“ zu bringen und somit auch einen „normalen Zelltod“ einzuleiten.

Unsere Zweipoligkeit besteht also aus dem elektrisch positiv geladenen Zellkern und den elektrisch negativ geladenen, hochungesättigten Fettsäuren in der Zellmembran. Wenn jetzt ein Pol gestört ist, und zwar egal welcher, dann gibt es logischerweise Probleme bei der erneuten Aufladung. In der Öl-Eiweiß Kost wird zwar hauptsächlich über Leinöl diskutiert, doch hochwertiges Eiweiß spielt genauso eine wichtige Rolle. Es reicht nicht, nur gutes Leinöl zu kaufen, sondern die gesamte Nahrung muss biologisch sein, sprich elektronenreich. Vereinfacht ausgedrückt könnte man hier auch sagen, dass Krebs nicht in einer sauerstoffreichen Umgebung entstehen kann. Leinöl besitzt zwei bzw. drei hoch energiereiche Doppelbindungen. Diese beeinflussen alle inneren und äußeren Zellmembranen und sorgen für einen hocheffektiven Sauerstofftransport.

Ich erlaube mir hier noch etwas Ergänzendes zu Dr. Budwig zu schreiben. Das Aufladen unseres energetischen Haushaltes ist zwar abhängig von Sonnenenergie und Elektronenwolken, doch die Zirkulation bzw. die Verteilung dieser Energie in unserem Körper bestimmen wir zu einem großen Teil mit. Es liegt also an Ihnen, für was Sie Energie verbrauchen. Anders ausgedrückt, je besser Sie in der Lage sind, unnötig Energie durch Stress zu verbrauchen, desto größer ist ihre Chance gesund zu bleiben bzw. zu gesund zu werden. Hierzu passen auch sehr gut die Ansichten der deutschen Forscherin Waltraud Fryda, die in ihrem Standardwerk: *„Adrenalinmangel als Ursache der Krebsentstehung"* sehr schön beschreibt, wie Stress zu einem Adrenalinmangel führt und so durch die gestörte Harmonie mit Insulin Krebs entsteht.

Ich habe mehr als 10.000 Gespräche mit meist finalen Krebspatienten geführt und kann nur bestätigen, dass Dr. Budwig und auch Dr. Fryda mit ihren jeweiligen Ansätzen so was von recht hatten. Krebs und Stress sitzen in einem Boot und den dadurch gestörten Energiehaushalt konnte ich bei fast jedem Patienten innerhalb kürzester Zeit erörtern. Was das ganze Thema erschwert, sind die unterschiedlichen Definitionen des Wortes Stress und die unterschiedlichen Wahrnehmungen von Patienten, denn manchmal empfinden selbst extrem gestresste Menschen keinen Stress. Doch über viele Jahre habe ich gelernt die richtigen Fragen zu stellen und ein Gespür für dieses Thema zu bekommen. In meinem 3E-Programm spielen daher Anti-Stress-Techniken eine Hauptrolle, denn was nützt einem Patienten die beste Ernährung, wenn er die gerade aufgeladene Lebensbatterie sofort mit einem stressigen Umfeld wieder entleert.

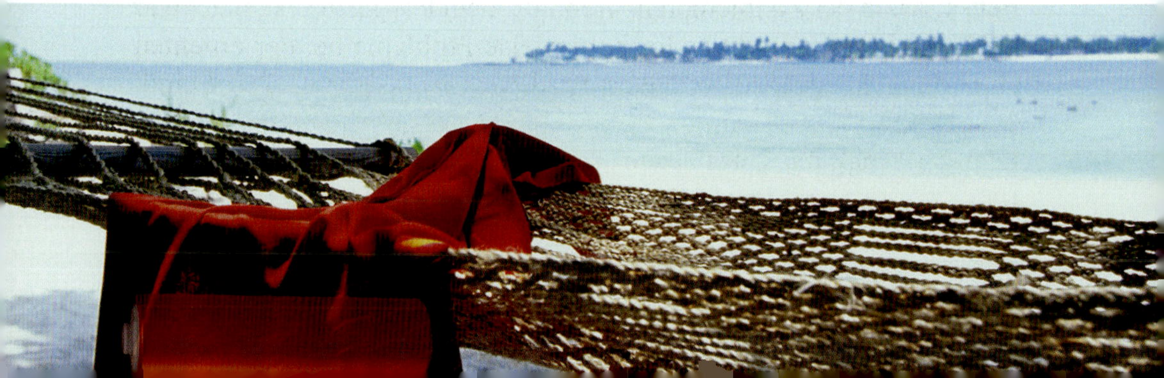

Weiteres Basiswissen

Zur Öl-Eiweiß Kost gehören Bestandteile wie Leinöl, Quark, Milch, Sauerkrautsaft, Buchweizen und ELDI-Öle, aber auch das Wissen um die richtige Kleidung und welche Matratzen man benutzen sollte. Auf den nächsten Seiten möchte ich Sie etwas tiefer in diese Materie einführen und Ihnen auch erklären, warum all diese Dinge für Ihre Gesundheit so wichtig sind.

Kokosfett

Kokosfett hat bis zum heutigen Tag bei vielen Verbrauchern einen negativen Ruf. Dies liegt hauptsächlich daran, weil viele glauben, gesättigte Fette seien etwas Negatives. Doch dies ist katastrophal falsch und führt leider oftmals dazu, dass gesättigte Fette zugunsten von ungesättigten Fetten vermieden werden. Lassen Sie mich deshalb einmal etwas ausführlicher erklären, warum in der Öl-Eiweiß Kost das Kokosfett so eine überragende Rolle spielt.

Zuerst einmal besteht Kokosfett aus so unterschiedlichen Fettsäuren wie Capryl-, Stearin-, Laurin-, Caprin-, Palmitin-, Öl- und Myristinsäure. Viele Forscher machen nicht nur den Fehler, dass sie denken, dass gesättigte Fette etwas Schlechtes wären, sie glauben auch noch, dass alle gesättigte Fette wie Kokosfett, Palmfett oder Schweineschmalz im Körper gleich agieren würden. Doch dem ist überhaupt nicht so und keine Angst, die Mär dass Kokosfett ihre Arterien verklumpt ist Nonsens und das Gegenteil stimmt sogar!

Lassen Sie uns einmal anschauen wie Fette verdaut werden. Kurz- und mittelkettige Fette wie Kokosfett werden in unserem Verdauungstrakt komplett anders behandelt als langkettige Fettsäuren. Man könnte auch sagen: Flüssige Öle mit mehrfach ungesättigten Fettsäuren werden anders verdaut als solide gesättigte Fette wie Palm, Kokos oder Butter. Langkettige Fette werden im Magen anverdaut und dann im Dünndarm in kleine Tröpfchen emulgiert. Dort lagern sich dann Enzyme der Pankreas an und zerlegen das Fett zu Micellen (Aggregate, die sich z.B. in

Wasser zusammenlagern), welche dann in die Zellen der Darmschleimhaut aufgenommen werden.

Mittelkettige Fette verlassen den Magen schon stark verändert und benötigen weder fettspaltende Enzyme noch Gallensäure für deren Verdauung. Dadurch kommen Sie sehr schnell über die Pfortader zur Leber und zirkulieren auch nicht so häufig im Blut wie anderes Fett, da die Leber dieses Fett schnell in Energie umwandeln kann. Daher ist es auch nicht richtig, dass diese Fette vermehrt zur Arterienverkalkung beitragen würden. Ein weiterer Vorteil ist, dass sie weniger Verdauungsenergie benötigen und gleichzeitig schnelle Energie liefern, was für Krebskranke eine äußerst wichtige Rolle spielt.

Ein weiterer Grund für den Einsatz von Kokosfett ist, dass es durch die besondere Verdauung dazu beiträgt, dass andere Stoffe wie Magnesium, Kalzium, bestimmte B-Vitamine, fettlösliche Vitamine (A, D, E...) und auch bestimmte Proteine besser resorbiert werden können. Dies gilt übrigens auch für künstliche Vitamine. Für die Öl-Eiweiß Kost spielt eine übergeordnete Rolle, dass gesättigte Fette sich nicht zu Transfettsäuren verändern, wenn man sie erhitzt.

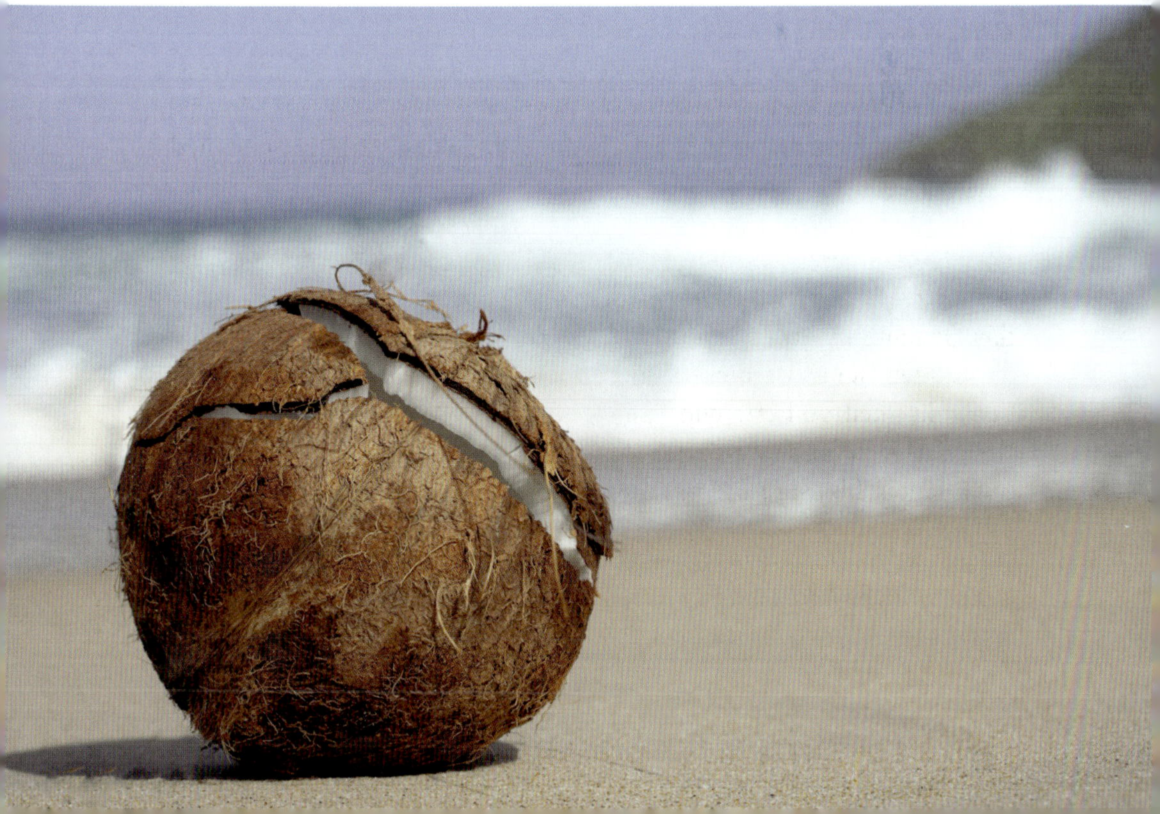

In der Naturmedizin spielt Kokosfett eine bedeutende Rolle in der Behandlung von Entzündungen, bakteriellen und viralen Infekten und sogar gegen Pilze. Genauer gesagt sind es die Laurinsäure (c12), Kaprinsäure (C10) und die Caprylsäure (C8), welche mikrobielle Aktivitäten verhindern. Ich habe bei meinen Recherchen mehr als 300 Studien gefunden, welche das gerade beschriebene bestätigen, bis hin zu der bekannten AIDS Studie des philippinischen San Lazaro Hospitals, die bewies, dass Kokosfett sogar in der Lage ist bei Aidskranken die Viruslast zu senken und den CD4 Status zu erhöhen. Weitere Studien zeigen positive Wirkungen bei so bekannten Viren wie Influenza, Herpes Simplex oder dem Epstein-Barr Virus.

Kokosfett kann sogar bei Antibiotika resistenten Keimen noch wirken und ein absolutes Wundermittel ist es bei Giardia Parasiten im Dünndarm. Für Krebskranke wichtig könnte auch der positive Einfluss auf den Candida albicans Pilz sein, der, wie wir heute wissen, bei Krebskranken eine sehr negative Rolle spielen kann.

Sie sehen, Kokosfett ist eine in der nicht-asiatischen Welt leider komplett unterschätzte Wohltat für unseren Körper und wir sollten Frau Dr. Budwig dankbar dafür sein, dass sie dies schon zu einem Zeitpunkt wusste, als in Deutschland nur wenige Hausfrauen Kokosfett in der Küche benutzten.

Ein kleiner Tipp am Rande: Kokosfett kann als mittelkettige Fettsäure dabei helfen, gespeichertes Fett abzubauen und ist somit nicht nur bei Bodybuildern und Models ein sehr beliebtes Nahrungsmittel um effektiv und schnell Gewicht in Form von Fett zu verlieren.

Was ist Leinöl?

Leinöl wird aus der Flachspflanze gewonnen und heißt auf Latein: Linum Usitatissimum. Das Wort Usitatissimum bedeutet übersetzt: ***Äußerst nützlich*** und genau das ist diese Pflanze, denn die Fasern dienen zur Leinenherstellung und die Samen sind hoch energiereich bzw. enthalten wichtige Fett- und Eiweißstoffe. Man kann daraus Farben, Firnisse und sogar Fußböden in Form von Linoleum machen. Und ich finde, sie erfreut auch unsere Augen, da sie einzeln schon eine sehr schöne Pflanze ist, aber in großer Stückzahl als Flachsfeld einfach nur wunderschön aussieht.

> Gute Weiber gönnen einander alles, ausgenommen Kleider, Männer und Flachs.
>
> *Jean Paul (1763 - 1825)*

Daher ist es auch kein Wunder, dass Flachs schon im alten Testament erwähnt wurde und lange davor schon die alten Ägypter sie zu schätzen wussten, denn die höchste Göttin Isis war gleichzeitig auch die Schutzherrin des Leins. Über 6.000 Jahre kann man in Büchern die Geschichte von Flachs nachlesen und ist somit wahrscheinlich die älteste schriftlich erwähnte Pflanze. Vor allem Leinen als Tuch und medizinische Anwendungen trugen zu ihrer Berühmtheit bei. So empfahl schon 400 vor Christus der berühmte Hippokrates Flachs gegen Gicht. Erst im 19. Jahrhundert und durch die große Verbreitung der Baumwolle wurde Leinen zurückgedrängt. Und heute, im 21. Jahrhundert, spielt Leinen, ja man könnte auch sagen die gesamte Pflanze, leider keine große Rolle mehr.

Man unterscheidet heute vor allem Faserlein und Öllein. Faserlein wird in Europa vor allem in Frankreich und international in China und Russland angebaut. Öllein wird weltweit in großen Mengen fast nur noch in Kanada angebaut und immer häufiger auch in China. In Deutschland ist der Anbau in den letzten 20 Jahren um über 90% gesunken und spielt in unserer Agrarwirtschaft keine Rolle (mehr). Daher ist es auch nicht einfach, als Hersteller von Leinöl gutes europäisches Leinöl einzukaufen. Eine kleine Anekdote am Rande: Frankreich baut sehr viel

Leinsaat an, doch Leinöl ist in Frankreich verboten. Ich kenne übrigens in Europa kein anderes Land, welches so hart gegen nicht-konventionelle Medizin vorgeht wie Frankreich.

Wie erkenne ich ein gutes Leinöl?

Gutes Leinöl ist leider von vielen Faktoren abhängig. Da ist zuerst einmal der Leinsamen. Wie gesund ist die Erde in der sie wächst und wie viele Chemikalien werden eingesetzt? Es wird meistens völlig außer Acht gelassen, aus welchem Land der Leinsamen kommt. In Deutschland wird sehr oft kanadischer und immer öfter auch chinesischer Leinsamen verwendet. Doch wie gut übersteht der Leinsamen die lange Fracht auf den feuchten Schiffen bzw. welche Chemikalien werden auf den Schiffen benutzt?

Die meisten „Fehler“ werden jedoch bei der Verarbeitung gemacht. Wie oft habe ich gesehen, dass Ölmühlen einen guten Leinsamen hatten, aber am Ende kam dennoch ein minderwertiges, ja oftmals sogar zerstörtes Produkt heraus, nur weil der Hersteller zu wenig über richtige Pressung, Wärme und Lagerung wusste. Und glauben Sie mir, jede Ölmühle behauptet IHR Leinöl wäre das Beste und Hochwertigste und ... Wer würde schon zugeben, dass er KEIN Experte auf SEINEM Spezialgebiet wäre. Das ist so wie wenn Sie einen Taxifahrer fragen, ob er ein guter Autofahrer ist. Bitte verstehen Sie mich nicht falsch, ich habe ein paar gute Ölmühlen in meinem Leben gesehen, aber leider auch einige „Experten“, die mir alles mögliche erzählten was für ein gutes Leinöl sie herstellen würden und dem war überhaupt nicht so.

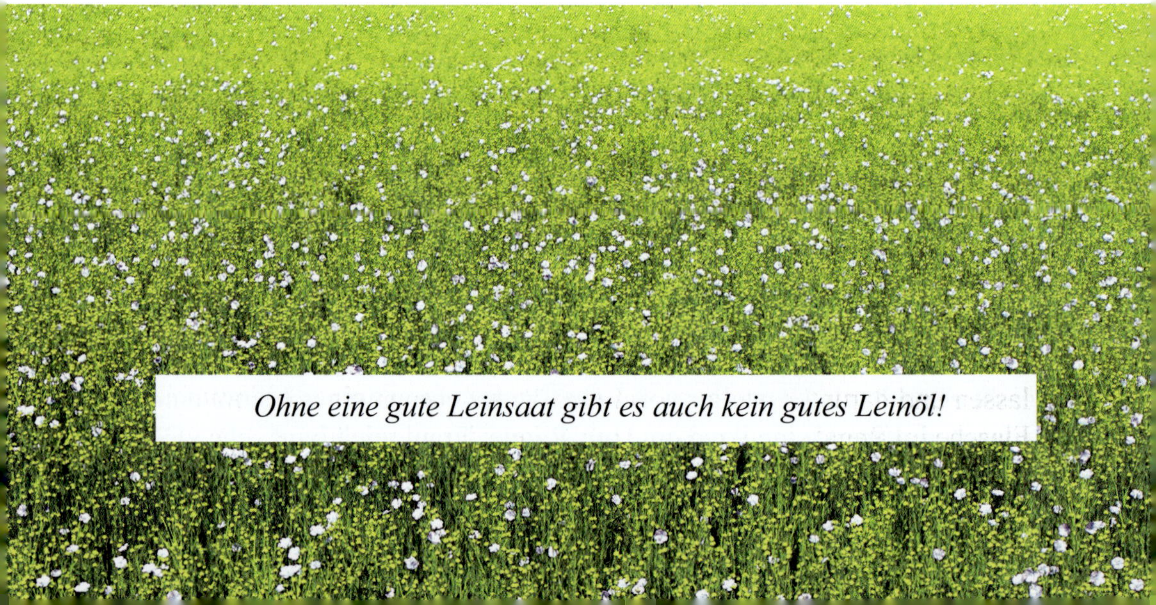

Ohne eine gute Leinsaat gibt es auch kein gutes Leinöl!

Aber auch Ladengeschäfte machen Fehler. Mangelnde Kälte und zu lange und falsche Lagerungen können ein Produkt noch kurz vor dem Verkauf zerstören. Ich habe sogar schon Leinöle in Regalen gesehen, wo direkt darüber eine heiße Lampe war.

Wärme und Licht sind hierbei die Hauptfeinde von Leinöl. Licht verstärkt Reaktionen in der Flasche teilweise extrem. Doch viel wichtiger für die Qualität eines Öles ist die Kühlung. Während es heute schon viele Leinöle auf dem Markt gibt, die lichtgeschützt verpackt sind, kümmern sich Firmen nur wenig um das eigentlich viel größere Problem der Kühlung. Der Grund hierfür ist ganz klar. Es sind damit erheblich größere Kosten verbunden, als nur eine dunkelbraune oder schwarze Flasche zu kaufen. Soll das Öl nämlich kühl zum Kunden kommen, muss es in einer permanenten Kühlkette bleiben und das erfordert eine spezielle Umgebung bei der Pressung, eine sofortige gekühlte Lagerung und eine Versandtechnik, die mindestens Styropor verwendet. Ich kenne in Europa, Asien und Amerika nur wenige Firmen die Leinöl auf diese Weise produzieren können und in Deutschland kenne ich bisher z.B. keine einzige Firma.

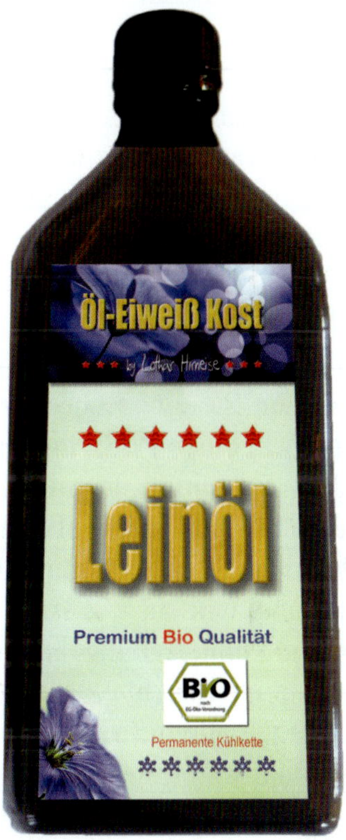

Leider wird heute nur noch getestet, ob ein Öl Transfettsäuren enthält oder nicht. Doch für den Erfolg der Öl-Eiweiß Kost ist die noch vorhandene Aktivität der Elektronenwolken wichtig und diese kann teilweise schon zerstört sein lange bevor sich Transfettsäuren in einer Flasche gebildet haben. Ich lasse seit Jahren Öl testen und schaue mir auch an wie andere Firmen die Qualität eines Öls testen. Ein Beispiel: 2007 habe ich das Leinöl verschiedener deutscher Firmen gaschromatographisch testen lassen und darunter war auch ein Leinöl, welches in einer hellbraunen Flasche im Regal stand und ein Haltbarkeitsdatum von über einem Jahr hatte. Ich war mir sicher, dass sich in diesem Öl schon Transfettsäuren gebildet hatten. Doch zu meiner eigenen Überraschung zeigte die Gaschromatographie keine Transfettsäuren an. Dafür hatte das Öl jedoch weit weniger Linolensäure als andere Leinöle und schnitt im Trocknungstest deutlich schlechter ab als andere Öle. Allein daran können Sie sehen, dass Öle schon lange negativ verändert bzw. produziert werden, bevor sich Transfettsäuren bilden.

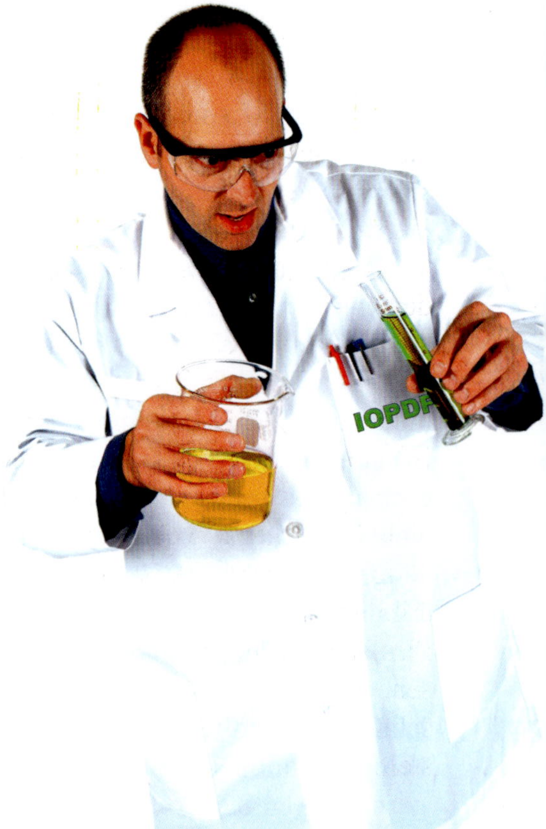

Wenn Sie ganz sicher sein wollen ob ihr Leinöl gut ist, dann benötigen Sie einen Gaschromatographen, einen PPSL mit Spezialfilter für einen Lumineszenz Emmisionstest und aufwendige Peroxidtests, gesichert durch UV-Photospektronomie, da Hersteller nämlich genau wissen, wie sie einfache Peroxidtests zu ihren Gunsten verfälschen können. Ich gehe einmal davon aus, dass die meisten Endverbraucher noch nicht einmal wissen, von welchen Tests ich hier rede und für was die alle gut sind. Sie können als Endverbraucher nicht jedes Öl zuerst tagelang testen um zu sehen wie reaktiv es noch ist, sondern müssen sich auf den Hersteller verlassen können.

Vertrauen Sie auch keinen Testverfahren. Jede Mühle kann ein gutes Öl testen lassen und morgen ein schlechtes produzieren. Zweitens wird meistens nur getestet, ob bzw. wie viele Transfettsäuren enthalten sind. Doch es gibt andere Punkte die ein gutes Öl ausmachen (Lichtabstrahlung, Vit. E Gehalt usw.) und die von einem Gaschromatographen im Labor nicht erfasst werden können bzw. deren Testung sehr teuer ist.

Peroxid-, Vitamin E- und Photonenmessungen sind deutlich aussagefähiger als die Suche nach Transfettsäuren mit Gaschromatographen, da man diese auch mit Antioxidantien leicht täuschen kann. Leider sind diese Messungen jedoch sehr teuer und Leinöl würde sicherlich doppelt so viel kosten, wenn die Hersteller bei jedem Produktionsintervall solche aufwendigen Tests machen würde. Hinzu kommt, dass Messungen sowieso nur die eine Seite der Medaille sind. Denken Sie nur einmal an Margarine. Es gibt heute Margarine, die keine oder wenig Transfettsäuren enthält und auch bei anderen Tests relativ gut abschneiden würde - und trotzdem extrem ungesund ist.

Unter diesem Gesichtspunkt hat die IOPDF (Internationale Öl-Eiweiß Kost Stiftung) eine Tabelle aufgestellt (Download der Tabelle zum mitnehmen zum Einkauf unter www.IOPDF.com), was ein gutes Leinöl ist und ganz wichtig, wie man dies als Verbraucher anhand von einfachen, objektiven Punkten feststellen kann ohne teure Messungen. Obwohl ich gerne noch ein paar zusätzliche Punkte zur besseren Bewertung hätte wie Geschmack (leider nicht objektiv), Trocknungsteste, feste Anteile im Öl oder auch Minus-Punkte für z.B. Lein- oder ELDI-Öle in Plastikflaschen, finde ich folgendes Bewertungsschema trotzdem einen sehr guten Ansatz dafür, wie man als Verbraucher relativ einfach und schnell die Qualität eines Lein- oder Eldiöls (und anderer Öle!) feststellen kann.

Die IOPDF vergibt für jedes erfüllte Kriterium einen Stern. Das beste Öl hat somit 6 Sterne und das schlechteste bekommt gar keinen Stern. Lassen Sie uns einmal die 6 Kriterien im Einzelnen betrachten:

Kriterium 1: Kühlkette

Untersuchungen haben gezeigt, dass neben der Verarbeitung des Leinsamens die Kühlung das wichtigste Kriterium für ein gutes Leinöl ist. Kaufen Sie daher im Laden nur Leinöle die in einem Kühlregal gelagert sind und in einer permanenten Kühlkette geblieben sind. Sollten Sie übers Internet einkaufen, muss das Leinöl in einer Styroporverpackung geliefert werden.

Kriterium 2: Lokaler Leinsamen

Wochenlanger Transport auf Schiffen und manchmal zusätzlich eingesetzte Chemikalien können Leinsamen großen Schaden zufügen. Achten Sie daher darauf, dass Sie nur Leinöl kaufen, dessen Leinsamen aus Deutschland oder Europa stammt. Sie können das daran erkennen, dass unter dem Bio-Siegel steht: ***EU-Landwirtschaft.***

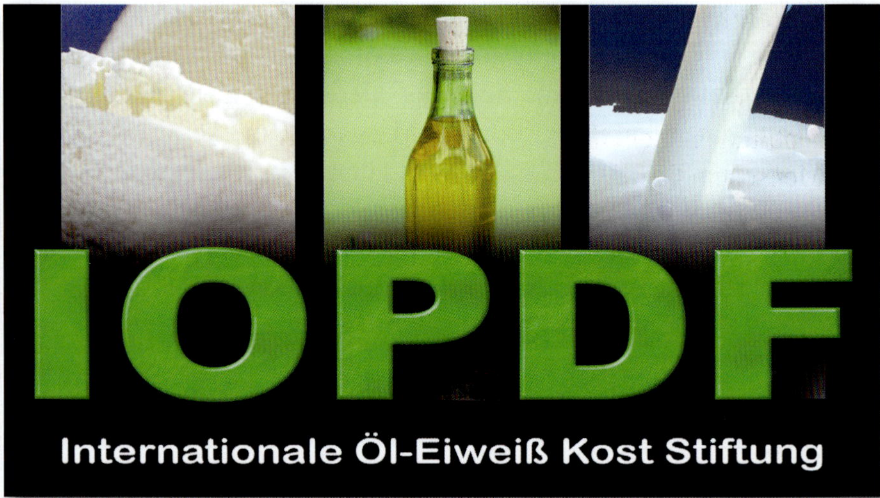

Kriterium 3: Omega-3-Fettsäuren Gehalt
In der Öl-Eiweiß Kost geht es um Linolensäure (Omega-3). Kaufen Sie nur Leinöle mit einem hohen Omega-3 Gehalt (55-63%).

Kriterium 4: Bio-Qualität
Es ist ein großer Unterschied, ob Leinsamen in biologisch kontrollierter Erde heranwächst oder in Böden konventioneller Landwirtschaft. Kaufen Sie daher nur Leinöle mit Bio-Qualität, es sei denn, Sie kennen die Ölmühle persönlich und wissen, welchen Leinsamen die Mühle verarbeitet.

Kriterium 5: Glasflasche
Lein- und Elektronen-Differenzierungs-Öle gibt es in Glas und Plastikflaschen bzw. in Kanister, die meistens aus Weißblech sind. Verbraucher sollten nur Öle in Glasflaschen kaufen. Vermeiden Sie grundsätzlich Plastikflaschen, da diese stark giftige Weichmacher enthalten können.

Kriterium 6: Licht
Leinöl sollte lichtgeschützt abgepackt und gelagert werden. Kaufen Sie daher nur Flaschen in dunkelbraunen oder dunkelgrünen Flaschen.

Und welches Leinöl soll ich jetzt kaufen?

Leinöl schmeckt den wenigsten Menschen nicht besonders, da Öle aus Sonnenblumen oder Oliven geschmacklich einfach viel besser sind. Fast alle Menschen die ich kenne, kaufen Leinöl, weil sie wissen, dass es einfach gesund ist für sie. Doch was nützt Ihnen ein Leinöl, das kaum noch Elektronenwolken hat? Achten Sie daher beim Kauf sehr sorgfältig darauf, von wem Sie ihr Leinöl kaufen, vor allem wenn Sie Leinöl als Teil einer Therapie einsetzen.

Die meisten Menschen kaufen ihr Leinöl im Laden oder lassen es sich nach Hause schicken. Wenn Sie auch zu dieser Gruppe gehören, beachten Sie bitte folgende Punkte:

1. Leinöl in der 1 und 2 Sterne Qualität sollten Sie grundsätzlich vermeiden.

2. Kaufen Sie ein Leinöl, das **mindestens 55% oder mehr Omega-3 Fettsäuren (Linolensäure) enthält**. Denn das ist es was Sie für die Öl-Eiweiß Kost brauchen. Außerdem zeigt es, dass der Hersteller bei der Pressung mit dem Saatgut vorsichtig umgegangen ist bzw. überhaupt ein gutes Saatgut gekauft wurde.

3. Kaufen Sie kein Leinöl, dessen Leinsamen nicht aus Europa stammt. Ich behaupte natürlich nicht, dass alle Öle aus Kanada oder China grundsätzlich schlecht sind, aber der Samen hat logischerweise einen langen Weg hinter sich, was energetisch gesehen sehr negativ ist und außerdem sind die Kontrollen vor allem in Asien nach Aussagen vieler Fachleute leichter umgehbar als in Europa. Kaufen Sie also nur Öl dessen Leinsamen in Deutschland / Europa gewachsen ist. Sie können dies übrigens bei Bio-Produkten daran erkennen, dass auf dem Etikett steht: DE-ÖKO-000 und dann **Nicht-EU Landwirtschaft** oder **EU / Nicht-EU Landwirtschaft**. Wir haben in Europa inzwischen einen wirklich hohen Bio-Standard erarbeitet und Sie als Endverbraucher können hiervon profitieren. Nutzen Sie es also und kaufen Sie Produkte mit dem Label: **EU-Landwirtschaft**.

4. Leinöle mit 3 und 4 Sterne sind teilweise sehr preiswert. Sollten Sie aus finanziellen oder logistischen Gründen kein 5 oder 6 Sterne Leinöl kaufen können, dann achten Sie zuerst einmal darauf, dass es im Kühlfach steht und dann auf: **EU-Landwirtschaft**.

5. Das Haltbarkeitsdatum sollte maximal 2-3 Monate betragen.

6. Kaufen Sie möglichst kleine Mengen, die sie innerhalb von 2 Wochen nach der Öffnung der Flasche verbrauchen.

7. 4 Sterne müssen nicht grundsätzlich besser sein als 3 Sterne, denn was nützt einem Bio-Leinsamen, wenn dieser nicht richtig verarbeitet wird. Hinzu kommt, dass viele annehmen, dass NICHT-BIO grundsätzlich schlechter ist als Bio. Dem ist jedoch überhaupt nicht so. Ich kenne persönlich Ölmühlen, die sehr gutes Leinöl in einer Bio-Qualität produzieren, aber nicht bereit sind, für ein Bio-Logo so viel Geld auszugeben. Und andererseits kenne ich Ölmühlen, die das Bio-Logo auf ihren Leinölflaschen haben, aber den Leinsamen nicht korrekt verarbeiten.

8. Wenn Sie sich Leinöl nach Hause senden lassen, sollte dies immer in Styropor verpackt geliefert werden.

9. Wenn Sie krank sind, kaufen Sie nur 5 oder 6 Sterne Leinöl. Diese sind auch nicht oder nur gering teurer als 3 oder 4 Sterne Öle, haben aber den großen Vorteil der permanenten Kühlkette.

10. Freuen Sie sich, wenn das von Ihnen gekaufte Leinöl mit der Zeit bitter wird. Dies ist ein gutes Zeichen und zeigt, dass es noch reaktiv war, als Sie es gekauft haben.

Schauen Sie sich also unbedingt den Hersteller des Leinöls genau an. Fragen Sie ihn, woher er seinen Leinsamen bezieht, ob es z.B. Bio Ware ist und wie er die Ware an Sie oder an das Ladengeschäft versendet. Mit Leinöl ist es ähnlich wie mit Kosmetikprodukten. Man wechselt seinen

Hersteller nicht jeden Monat und da lohnt es sich, einmal etwas mehr Zeit zu investieren um heraus zu bekommen, ob das was man da kauft auch den eigenen Ansprüchen entspricht. Und bei vielen Menschen geht es sogar um deren Gesundheit.

Soll ich Leinöle mit Zusätzen wie Lignane oder DHA kaufen?

Laut Dr. Budwig darf in der Öl-Eiweiß Kost nur pures Leinöl benutzt werden. Mir ist bewusst, dass es zu Lignanen, DHA usw. durchaus positive Forschungen gibt und dies sich natürlich auch am Markt bemerkbar macht. Ich bin auch nicht grundsätzlich gegen andere Öle. Nur für die Öl-Eiweiß Kost sind sie definitiv nicht optimal, da Dr. Budwig zu Recht wert legte auf einen großen Omega-3 (Linolensäure) Anteil in der Ernährung.

Hinzu kommt die energetische Minderwertigkeit der Zusätze. So wird DHA (Docosahexaensäure) entweder durch die Aufarbeitung von Fischölen aus Fischabfällen hergestellt oder durch die biotechnologische Gewinnung durch Züchtung DHA bildender mikroskopischer Algen gewonnen. Biologisches DHA aus Fischen wirkt sicherlich anders im Körper eines Menschen als diese industriell gefertigten Beigaben. Zusätzlich wirkt sich das notwendige Schütteln der Lignan-Öle negativ auf die Oxidation aus.

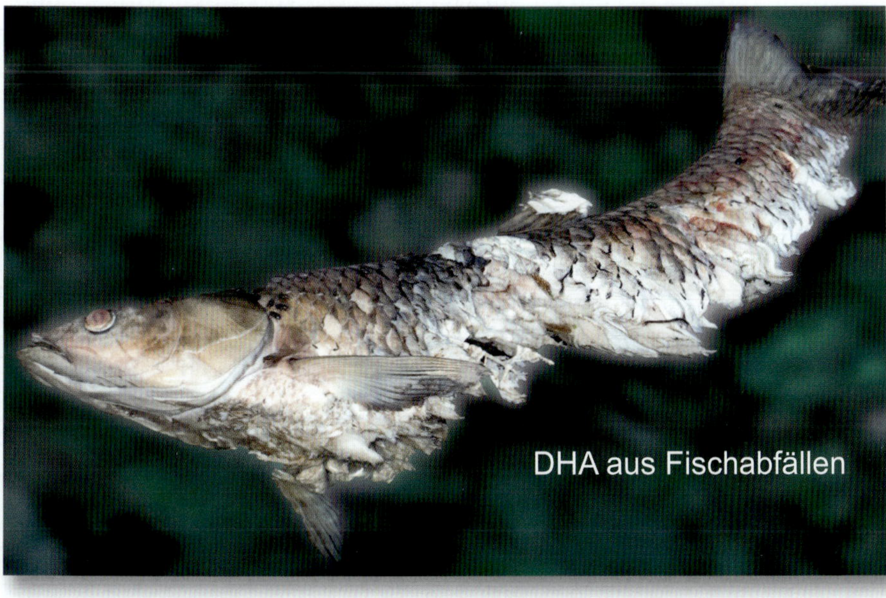

DHA aus Fischabfällen

Zusammenfassend bekommt man also ein für die Öl-Eiweiß Kost minderwertigeres Öl und muss dies auch noch teuer bezahlen. Investieren Sie daher lieber in ein gutes Leinöl anstatt irgendwelche Leinölmischungen zu kaufen, die am Ende weniger Omega-3 (Linolensäure) Verbindungen enthalten.

Soll ich Leinöle kaufen, die mit anderen Ölen gemischt wurden?
Oftmals werden Leinöle mit anderen Ölen gemischt wie Sonnenblumenöl, Borretschöl, Arganöl usw. Das Ganze wird dann auch noch als Omega-3 Öl verkauft, weil es sich in den letzten Jahren als verkaufsfördernd herausgestellt hat, wenn man mit dem Begriff Omega-3 wirbt. Einmal davon abgesehen, dass mit dem Begriff Omega-3 sehr viel Unsinn verbreitet wird, haben diese Mischungen alle einen großen Nachteil: sie haben WENIGER Omega-3-Fettsäuren als Leinöl. Da Leinöl von allen Ölen den höchsten Omega-3 Anteil hat, wird dieser logischerweise grundsätzlich geringer wenn man es mit einem anderen Öl kombiniert.

Ein Beispiel: Manche Firmen mischen Leinöl mit Sonnenblumenöl und verkaufen das dann auch noch als Omega-3-Öl. Doch rechnen Sie doch einmal selbst: Gutes Leinöl hat ca. 63 % Omega-3-Fettsäuren und Sonnenblumenöl gerade mal 1%. Gemischt ergibt dies logischerweise nur noch 32% Omega-3-Fettsäuren anstatt 63% wie im Leinöl. Der Grund für so eine Mischung ist sicherlich nicht darin zu suchen, dass man dem Verbraucher ein Öl mit viel Omega-3 verkaufen will, sondern liegt eher darin, dass man es besser vermarkten kann und weil Sonnenblumenöl natürlich sehr viel billiger ist als Leinöl. Wenn Sie also ein Öl mit viel Omega-3-Fettsäuren kaufen wollen, dann gibt es nur eins: Leinöl.

Umschläge und Masken

Leinsaat wurde in der Medizin schon immer als Heilmittel für verschiedene Krankheiten angewandt. Schon Hippokrates benutze es bei Gicht und bis ins heutige Jahrhundert wird es in der Naturmedizin vor allem bei entzündlichen Prozessen eingesetzt. Nachfolgend möchte ich Ihnen zwei bewährte „Rezepte" zeigen, die sich bewährt haben.

Gesichtsmaske

Die Maske hilft Ihnen die Haut zu reinigen und wirkt sehr gut dabei Problemhaut zu normalisieren. Gerade für junge Menschen mit unreiner Haut ist dies eine chemiefreie und preiswerte Alternative zu den handelsüblichen Produkten. Sie können die Mixtur übrigens auch als Ganzkörper Peeling benutzen und Ihre Haut wird es Ihnen in Form von Weichheit und Geschmeidigkeit bedanken.

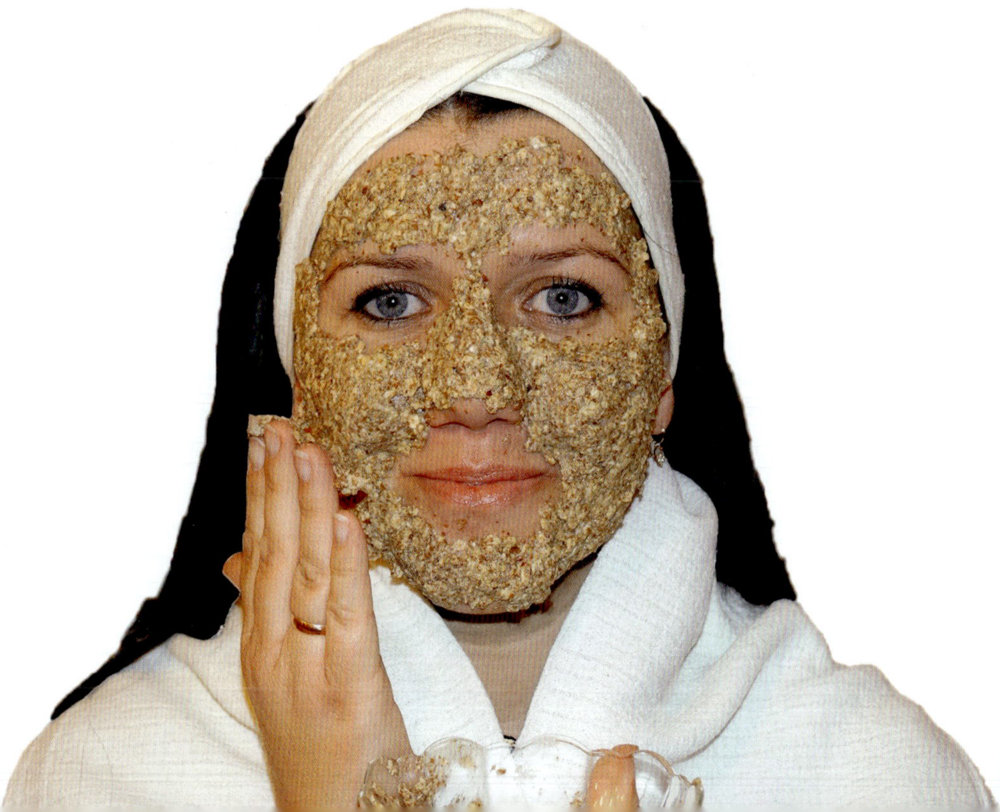

Anwendung:
Mischen Sie frisch gemahlene Leinsaat und Weizenkleie (je zwei Esslöffel) zu gleichen Teilen und rühren Sie es unter Hinzufügung von heißem Wasser an.

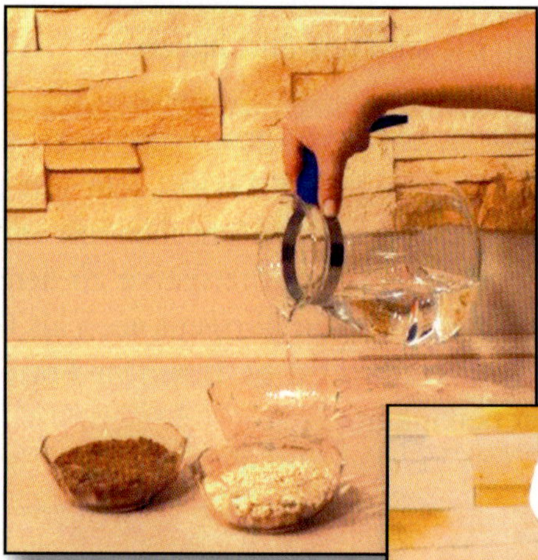

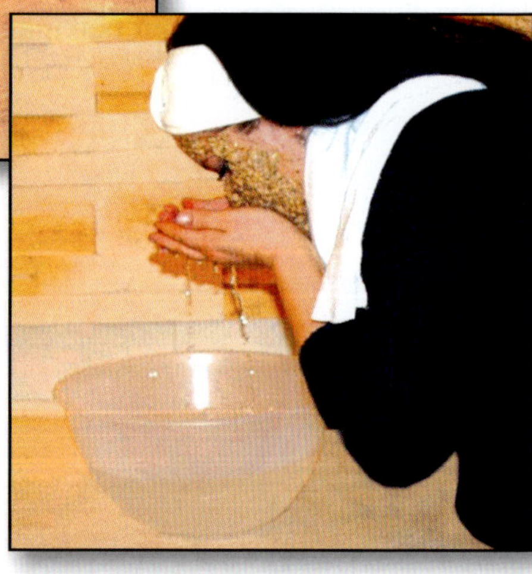

Befeuchten Sie Ihr Gesicht etwas und massieren Sie die Paste kreisförmig ein. Lassen Sie die Maske ca. 10 Minuten trocknen, währenddessen diese Ihre Haut mit den essentiellen Fettsäuren versorgt. Danach die Maske einfach abwaschen.

Sie werden schon nach wenigen Anwendungen spüren wie sehr Ihnen diese einfache aber effektive Maske helfen wird, eine schönere Haut zu bekommen.

Umschlag
Wer hat sich noch nie gestoßen oder beim Sport verletzt und kam mit blauen Flecken nach Hause? Wer kennt nicht die Schmerzen eines Tennisellbogens oder andere Sehnenschmerzen? Und wer hat sich noch nie Muskeln so verzogen, dass er sich ohne Schmerzen kaum bewegen konnte? Neben ELDI-Öl Salbei können hier Leinsaat-Wickel wahre Wunder bewirken und Ihnen nicht nur Schmerzen wegnehmen, sondern vor allem die Heilung deutlich beschleunigen.

Anwendung:
Nehmen Sie frisch gemahlene Leinsaat und rühren Sie es unter Hinzufügen von heißem Wasser an. Lassen Sie es dann 10 Minuten ziehen. Streichen Sie danach die Paste am besten in der Mitte auf ein Leinen- oder ein Baumwolltuch. Falten Sie das Tuch so zusammen, dass die Paste rundum mit dem Tuch bedeckt ist und legen Sie es auf die verwundete Stelle. Umwickeln Sie das Ganze mit einem trockenen (Hand) Tuch und lassen Sie es dort für mindestens zwei Stunden oder auch über Nacht.

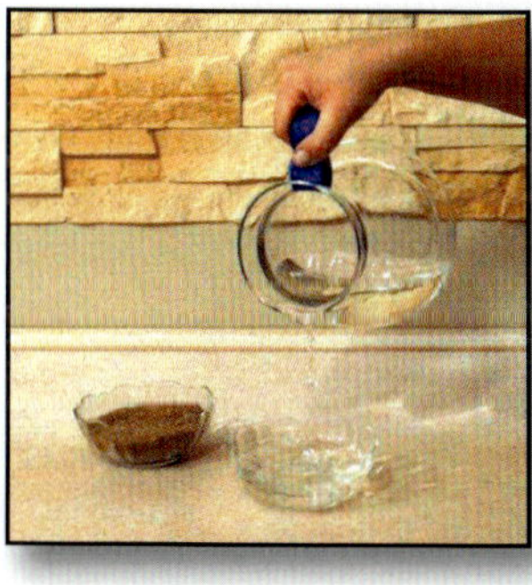
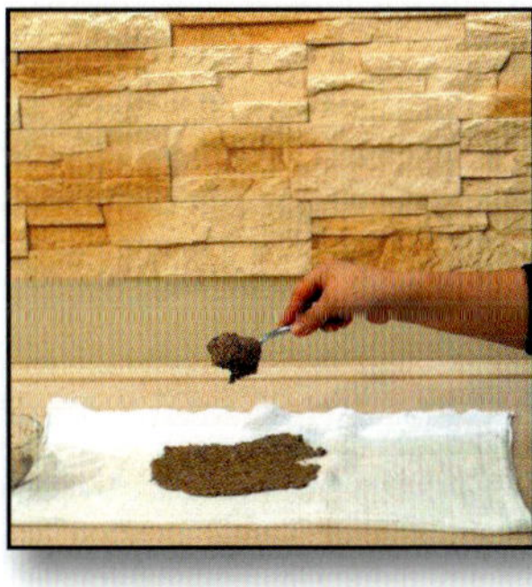
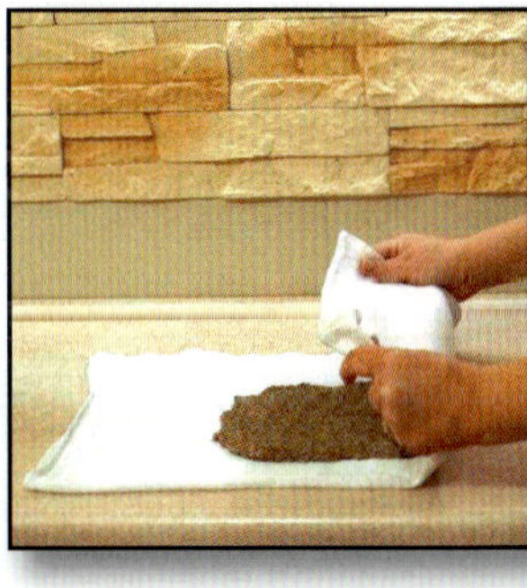
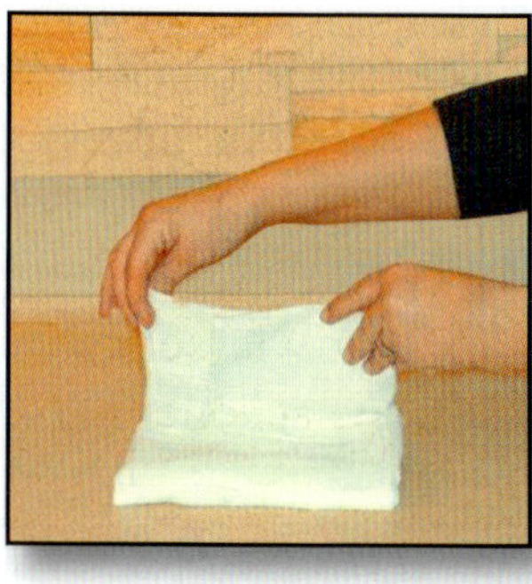
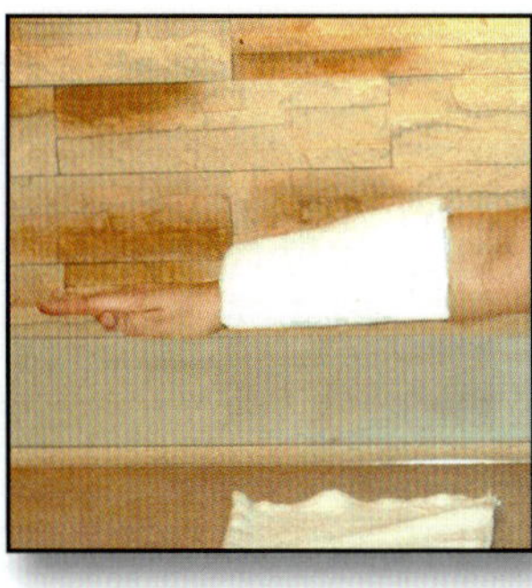
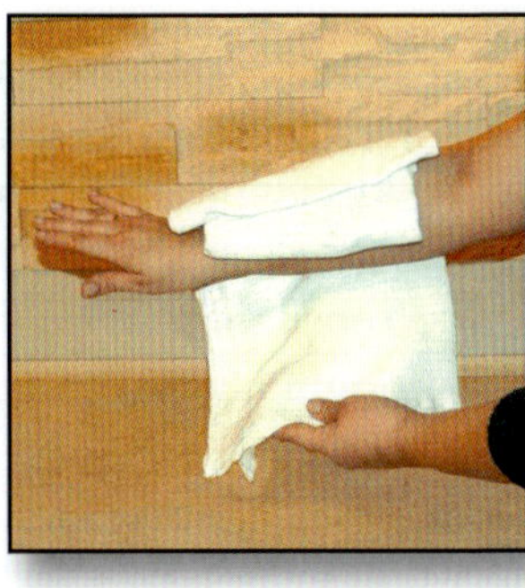

ELDI-Öle

Elektronen-Differenzierungs-Öle

Krebs ist aus einer ganzheitlichen Sicht zuerst einmal ein energetisches Problem. Daher spielt die Aufnahme von Energie eine absolut übergeordnete Rolle in der Öl-Eiweiß Kost. Auch Frau Dr. Budwig machte sich diese Gedanken und überlegte sich, wie sie es erreichen könnte, ihren Patienten zusätzlich zu Nahrung und Tageslicht Energie zuzuführen. Doch lassen wir Dr. Budwig selbst zu Wort kommen: *„In dem Buch **Licht und Materie** verlegt der Physiker L. DE BROGLIE schwerpunktmäßig seine Forschung auf die Strahlungsfähigkeit aller Materie. Dafür erhielt er den Nobelpreis. Die Weiterentwicklung dieser mathematischen Aussagen gestatteten mir weitere Erkenntnisse und mathematische Ableitungen über die Verdichtung von Licht zu Materie.*

Die Richtigkeit dieser meiner mathematischen Ableitungen fand ihre Bestätigung bei der Gestaltung der realen Erfindungsgegenstände in Form der Eldi-Öle 1968. Diese gestatteten sogar - entgegen dem Stande der Wissenschaft 1968 - das Laserlicht auf die lebende Substanz einwirken zu lassen, eben weil ich die Resonanz der Lichtquanten in spezifischen Wellenlängen beherrschen konnte durch die entsprechenden Frequenzbedingungen der Elektronen-Systeme in den Eldi-Ölen mit den hochungesättigten Fettsäuren. Die Weiterentwicklung dieser Öle, auch abgestimmt auf die Aufnahme, Speicherung und Nutzbarmachung der Sonnenenergie, war nur ein kleiner Schritt."

Was ein kleiner Schritt für Dr. Budwig war, zeigte sich später als ein großer Schritt in der therapeutischen Konsequenz. Dr. Budwig war es gelungen, Öle so zu mischen, dass diese angewandt auf der Haut einem Menschen entweder Energie zuführten, oder wie sie an vielen Brustkrebspatientinnen bewies, das Licht eines Lasers so zu streuen, dass es möglich war Haut mit einen Laser mehrere Minuten zu bestrahlen ohne diese zu verbrennen. Wie alles Geniale im Leben, einfach und effektiv

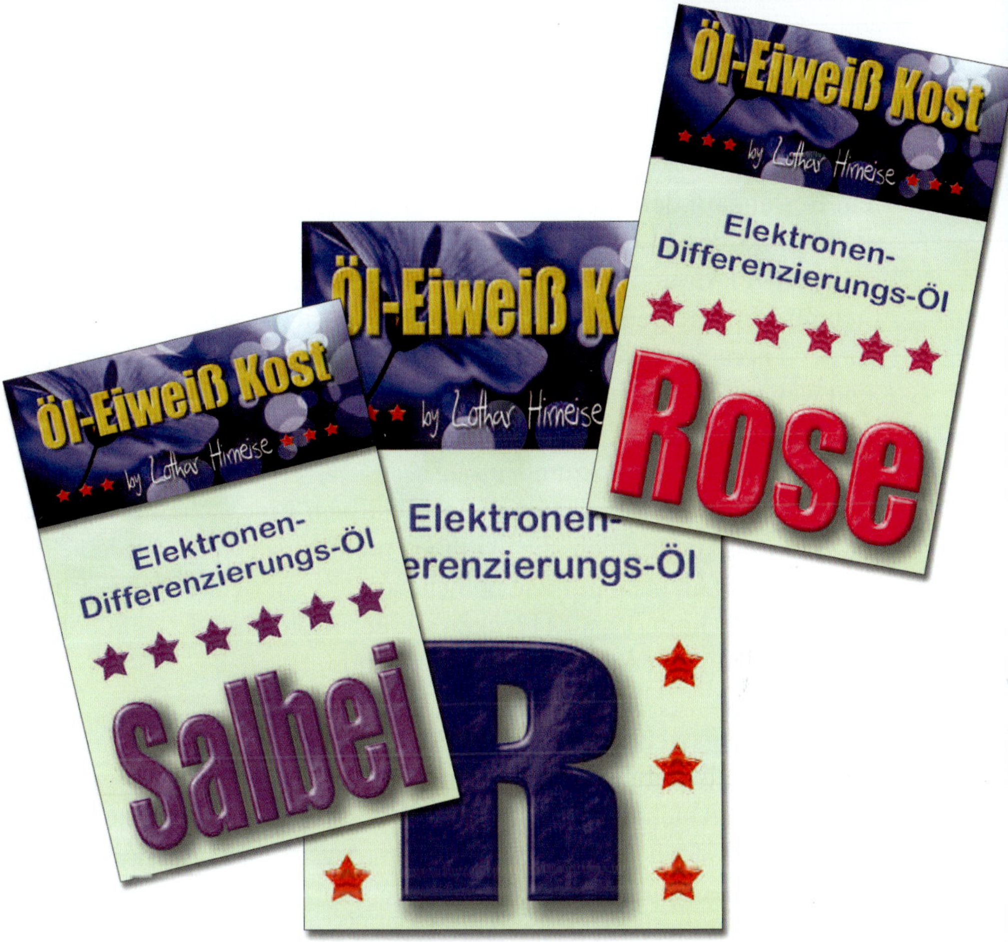

- wenn man weiß wie es geht und wie man es anwenden muss. Im Falle der Laserbestrahlung ging das Wissen leider mit dem Tode von Frau Dr. Budwig für immer verloren bzw. niemand hat das Verfahren jemals weiter verfolgt.

Nicht so jedoch bei den ELDI-Ölen. Hierüber konnte ich mich oft mit Dr. Budwig unterhalten. Sie erklärte mir nicht nur die Geheimnisse der Produktion, sondern vor allem wann diese sinnvoll sind und wann nicht. Allgemein kann ich sagen, dass in 99,9% aller Fälle ELDI-Öle sinnvoll sind, da eine vermehrte Energieaufnahme bei Krebs fast immer sinnvoll ist. Es gab jedoch ein paar wenige Ausnahmen bei denen auch Frau Dr. Budwig keine ELDI-Öle benutzte.

ELDI-Öle kann man als Wickel, Einlauf oder Ganzkörpereinreibungen einsetzen. Dr. Budwig hat nach eigenen Angaben mehr als zwanzig ELDI-Öle entwickelt und acht davon regelmäßig für ihre Patienten produzieren lassen. Über 4 Jahre habe ich unzählige Behandlungsprotokolle von Frau Dr. Budwig studieren dürfen und fast immer waren ELDI-Öle ein Bestandteil der Therapie. Dennoch spielt ein Öl eine außergewöhnliche Rolle, das ELDI-Öl R. Der Buchstabe R stand ursprünglich für das Wort REKTAL und war wie das Wort schon vermuten lässt ausschließlich für Einläufe gedacht. Über die Jahre hat sich das ELDI-Öl R jedoch in der Therapie mehr zum Öl für Ganzkörpereinreibungen entwickelt und weg von Einläufen. Selbstverständlich kann und wird es immer noch für Einläufe benutzt, aber viel häufiger kam und kommt es eben zur Ganzkörpereinreibung zum Einsatz.

ELDI R hat neben seinen vielen positiven Eigenschaften aber auch zwei Herausforderungen, die ich Ihnen nicht verschweigen möchte. Erstens riecht es nicht so gut wie manche andere gut riechenden Körperöle und zweitens hinterlässt es Flecken auf der Kleidung oder auf dem Bettlaken, die nur sehr schwer zu reinigen sind.

Die Wirkungsweise von ELDI-Ölen

Wenn man als Patient oder als Arzt nie mit ELDI-Wickeln gearbeitet hat, kann man sich deren Wirkung wahrscheinlich nicht vorstellen. Wie soll so etwas denn wirken und vor allem, was soll es bewirken?

Da ist zuerst einmal die lokale vermehrte Energieaufnahme. Je nachdem wie groß diese ist, ist auch die Wirkung des Wickels. Übrigens, bei Krebs geht es nicht nur darum, den Krebszellen Sauerstoff zuzuführen, sondern es geht auch darum den UMLIEGENDEN ZELLEN Energie zuzuführen, um die Zellkommunikation zu erhöhen. Dies war übrigens auch Dr. Budwigs Idee der Brustbestrahlung mit einem Rubinlaser. Es ging ihr nie darum mit dem Laser Krebszellen zu zerstören, sondern es ging ihr um eine vergrößerte Kommunikationsfähigkeit der umliegenden Zellen. Also ähnlich wie bei einer Fieberreaktion. Unsere Zellen können schneller und besser kommunizieren und dadurch katalytisch auf eine Art und Weise agieren, wie es ihnen ohne Fieber niemals möglich wäre. Deshalb bestrahlte Frau Dr. Budwig auch das umliegende Gewebe mit dem Laser und nicht den Tumor. Genau das gleiche Ziel verfolgen ELDI-Öle. Sie bringen schlicht und ergreifend ZUSÄTZLICHE Energie in unseren Körper, die schnell zur Verfügung steht und von allen Zellen leicht aufgenommen werden kann.

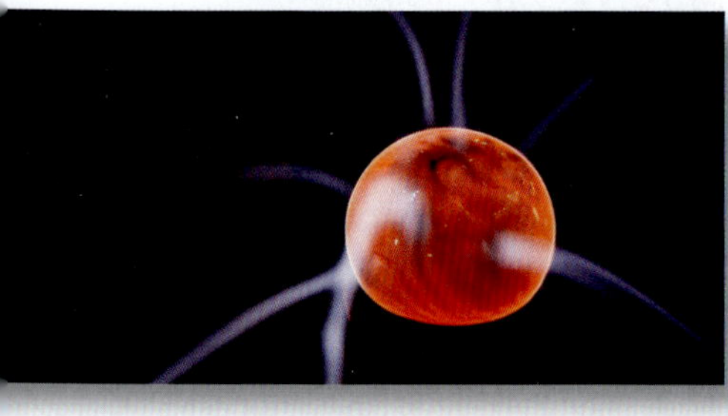

Verschiedene Anwendungsarten von ELDI-Ölen:

1. Ganzkörpereinreibungen

Massagen bzw. Einreibungen des ganzen Körpers erlauben auf einer großen Fläche die Aufnahme der Öle über die Haut. Hierfür reibt man sofort nach dem Aufwachen den ganzen Körper mit Ausnahme des Kopfes ein und massiert dieses zusätzlich etwas ein. Hierfür kann man ELDI R, aber auch ELDI Rose benutzen. Danach ruht man sich aus und wartet ca. 15 Minuten. Wenn man einen Partner hat, dann soll dieser vor allem die Muskulatur links und rechts der Wirbelsäule einreiben und danach das Öl einreiben.

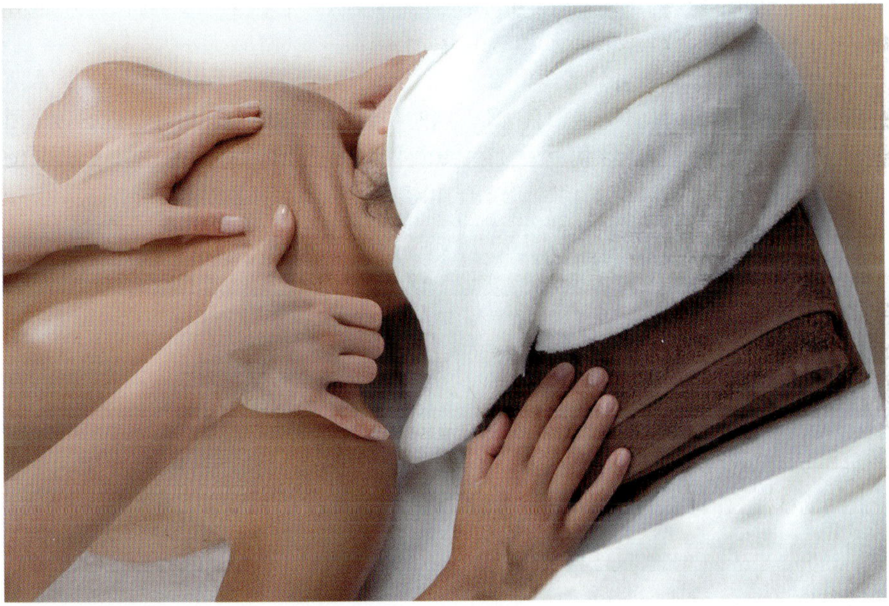

Danach geht man duschen und beginnt zuerst mit heißem Wasser, sodass die Hautporen sich weiter öffnen. Dabei seift man sich mit einer hautfreundlichen Seife ab. Dr. Budwig befürwortete hierfür meistens Stutenmilchseife.

Danach „empfahl" Frau Dr. Budwig ihren Patienten sich kalt abzuduschen und konnte es nur schwer verstehen, dass es Menschen gibt, denen kalte Duschen sehr schwer fallen. Der Kältereiz dient dazu, die Lungenkapazität zu erhöhen, den Blutdruck kurzfristig zu erhöhen und eine vermehrte Durchblutung der Kapillargefäße herzustellen. Gerade aus energetischer Sicht macht natürlich eine vermehrte Durchblutung vor allem der Kapillargefäße nach dem Einreiben mit ELDI-Ölen sehr viel Sinn, damit die zusätzlich gegebene Energie besser aufgenommen werden bzw. fließen kann.

Meine Erfahrung mit vielen Budwig Patienten bzw. Krebspatienten im allgemeinen zeigt mir jedoch, dass sehr viele Kranke nicht kalt duschen können oder wollen. Daher erlaube ich mir folgende Empfehlungen:

1. Duschen Sie auf jeden Fall kalt. Wenn Sie es am Anfang nicht „ganz kalt" schaffen, dann stellen Sie die Dusche so ein, dass Sie das Wasser als kalt empfinden und trainieren Sie einfach über mehrere Wochen bis Sie „richtig kalt" duschen können.

2. Bis dahin duschen Sie auf jeden Fall täglich Ihre Beine kalt ab. Am besten indem Sie mit dem Brausekopf langsam die Beine abwechselnd abduschen. Gerne auch klassisch nach Pfarrer Kneipp, also: erst außen, dann innen, zuerst das rechte Bein und dann das linke.

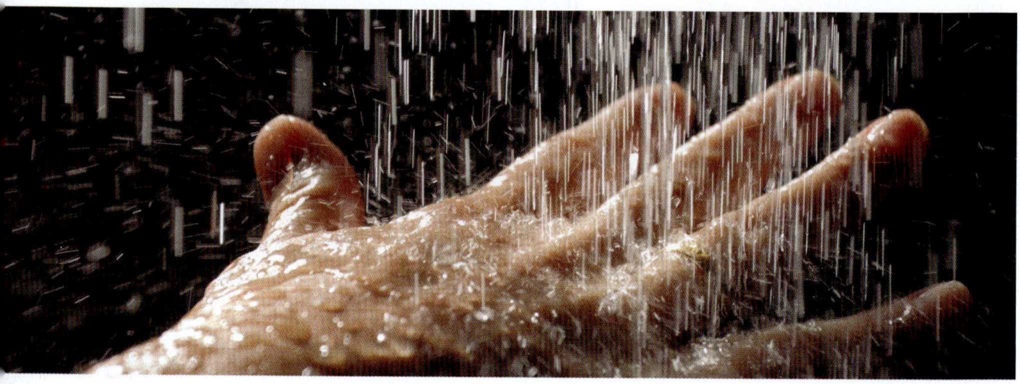

Teilweise empfahl Frau Dr. Budwig nach dem Duschen eine erneute Ruhezeit von 15 Minuten. Auch hier sieht meine Erfahrung mit vielen Patienten jedoch eher so aus, dass die meisten nach dem Duschen in die Küche gehen und das Frühstück machen anstatt sich erneut auszuruhen.

Zu Beginn einer „Energietherapie" sollte man wie oben beschrieben vormittags eine Einreibung machen und zusätzlich abends vor dem Zubettgehen. Hier bleibt das Öl jedoch über Nacht auf dem Körper und wird nicht abgewaschen. Bitte nicht vergessen, das Öl macht Flecken die sich nur sehr schwer wieder herauswaschen lassen.

2. Einläufe

Einläufe dienen in der Öl-Eiweiß Kost ausschließlich der Energieaufnahme und nicht zur Reinigung des Darms. Vor allem Patienten mit einem sehr niedrigen Energieniveau können durch Einläufe mit ELDI-Ölen profitieren. Dies können Personen sein, die nicht (mehr) viel essen bzw. Nahrung nicht gut verdauen können oder aber aufgrund der Tumoraktivität wenig Energie haben.

Sollten Sie Erfahrung mit Einläufen haben, dann sind auch Öl-Einläufe keine große Herausforderung. Doch Achtung, da man ELDI-Öle im Kühlschrank lagern sollte, müssen Sie das Öl natürlich vorher etwas erwärmen (nicht kochen!). Und es gibt noch einen Unterschied. Wassereinläufe verlassen bei der ersten Entleerung des Darmes fast immer vollständig den Darm. Das ist leider bei Öleinläufen überhaupt nicht so. Meistens benötigt man 3-5 Entleerungen bevor alles draußen ist und Sie sollten dies unbedingt beachten, wenn Sie keine unangenehmen Überraschungen erleben wollen. Sie sollten wissen, dass Öl selbst noch nach vielen Stunden „nachkommen“ kann.

Sie haben noch nie einen Einlauf gemacht? Dann beginnen Sie zuerst einmal mit einem einfachen Einlauf mit ca. 500ml lauwarmem Wasser. Wiederholen Sie diesen in den nächsten Tagen 3 - 4 Mal. Erst wenn Sie sich wohl fühlen mit dem Thema Einlauf machen Sie bitte Ihren ersten Einlauf mit ELDI-Ölen.

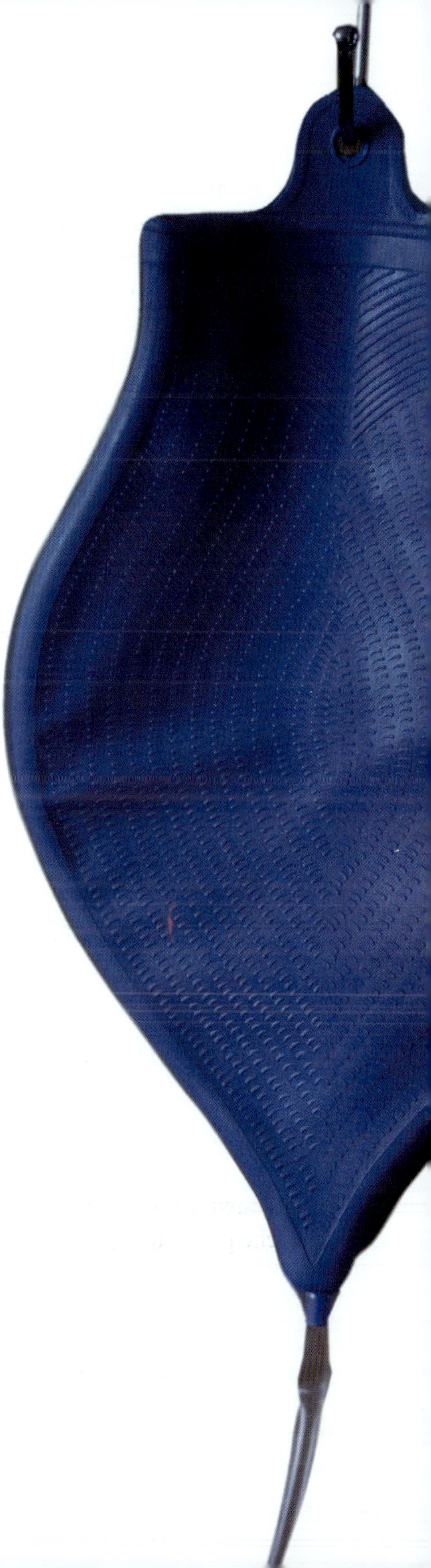

Ich empfehle Ihnen die ersten Einläufe nur mit 100ml zu machen und dann über mehrere Tage auf 250ml zu erhöhen. Ich kenne auch Patienten, die Einläufe mit 500ml gemacht haben und hierüber positiv berichteten. 500ml sind jedoch die absolute Ausnahme und meistens nicht nötig. In der Regel reichen 250ml.

Übrigens, kleinere Mengen sind auch leicht mit einer Klistierspritze einzuführen anstatt mit einem Irrigator. Klistierspritzen gibt es in Größen bis 350ml und sind einfach zu handhaben.

Standard Plan für ELDI-Öl-R:

Tag 1 = 100ml
Tag 2 = 100ml
Tag 3 = 150ml
Tag 4 = 150ml
Tag 5 = 200ml
Tag 6 = 200ml
Tag 7 = 250ml ...

Ab dem siebten Tag bleibt man bei 250ml und zwar so lange, bis es dem Patienten deutlich besser geht. Danach kann man wieder zurück auf 100ml - 150ml, immer gemeinsam mit 1 - 2 täglichen Ganzkörpereinreibungen.

ELDI-Öl Pläne:

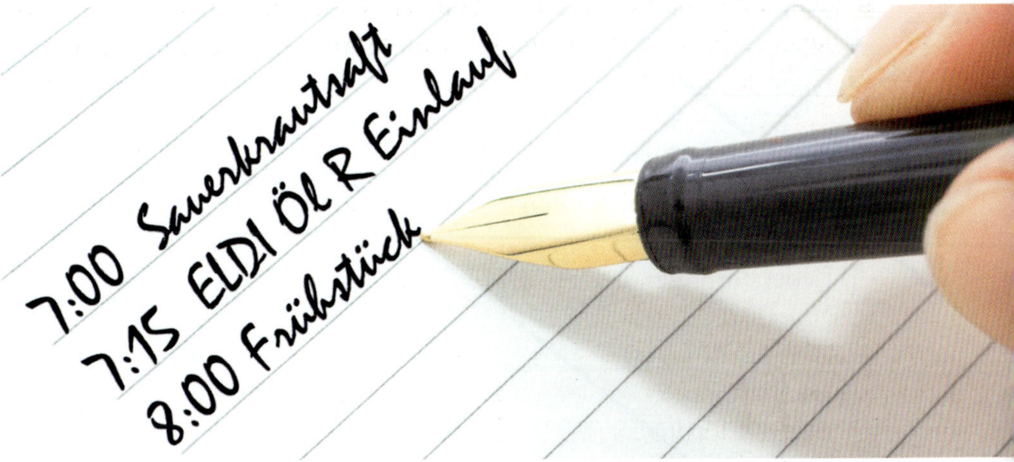
7:00 Sauerkrautsaft
7:15 ELDI Öl R Einlauf
8:00 Frühstück

A: Für Krebspatienten zur Unterstützung des Energieniveaus

1. Ganzkörpereinreibungen morgens
2. ELDI-Öl R Einlauf mit 200ml jeden 2-3 Tag
3. Wickel am „Ort des Geschehens"

B: Für energetisch schwache Patienten

1. Ganzkörpereinreibungen morgens und abends
2. Einläufe: Standard Plan für ELDI-Öl-R
3. Wickel am „Ort des Geschehens"
4. Tägliche Leberwickel mit ELDI-Öl Salbei

Zusatzinfo:

* Machen Sie auf jeden Fall einmal die Woche zwischen den Öl-Einläufen einen hohen Einlauf mit Wasser oder Kaffee.

* Wenn Sie tägliche Kaffeeeinläufe machen, dann beginnen Sie morgens mit dem Kaffeeeinlauf und erst danach mit dem ELDI Einlauf, vorausgesetzt Ihr energetisches Niveau lässt zwei Einläufe zu. Ansonsten machen Sie nur den ELDI-Öl R Einlauf.

3. Wickel

Wickel werden vorrangig mit dem ELDI-Öl Salbei durchgeführt, können theoretisch aber auch mit ELDI R gemacht werden. Dr. Budwig empfahl meistens jedoch ELDI Salbei und sollte bei folgenden Indikationen angewandt werden:

- Tumore
- schmerzende Hautstellen
- Metastasen
- Leberstörungen und zur Leberunterstützung
- Nierenstörungen
- Blasenstörungen
- Darmkrämpfe
- Lungenstörungen
- Knochenstörungen aller Art

Anwendung:

Hierfür benützt man entweder das ELDI-Öl Salbei oder aber eine Mischung aus ELDI R und Salbei. Das Verhältnis ist hier 2/3 ELDI R und 1/3 ELDI Salbei. Tragen Sie das Öl am besten auf eine Baumwollwatte auf (alternativ geht auch ein Baumwolltuch). Umwickeln Sie die Watte mit einem Baumwolltuch (alternativ geht auch eine Folie), fixieren Sie das ganze mit einer Binde und lassen sie den Wickel über Nacht einwirken. Im Gegensatz zu einer Ganzkörpereinreibung, bei der 20 Minuten Einwirkzeit ausreichen, müssen Wickel auf jeden Fall über mehrere Stunden auf der Haut bleiben.

Wickel können auch tagsüber gemacht werden, vor allem an kleineren Stellen oder zur Leberunterstützung. Hier können Sie das Baumwolltuch auch vorher erwärmen und dann für 2-3 Stunden auf die rechte Körperseite legen.

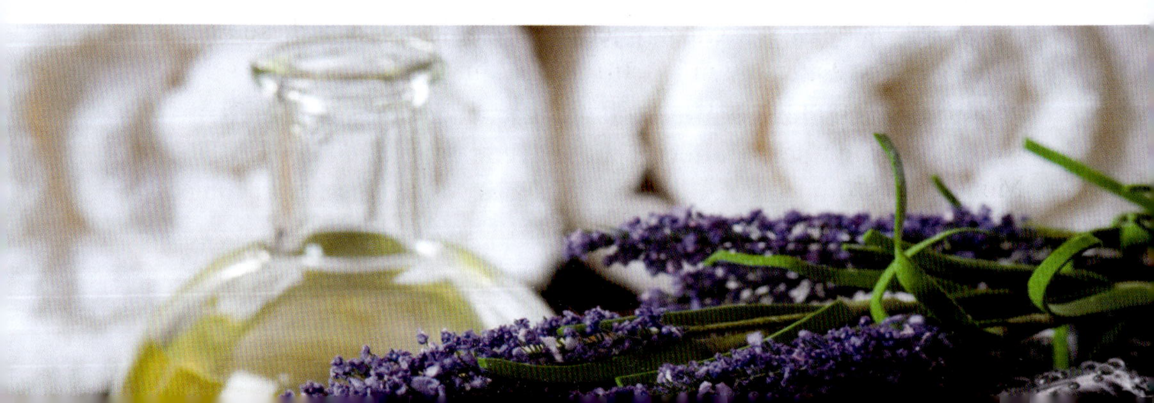

Info: Es gibt weltweit nur zwei Hersteller von ELDI-Ölen bzw. Besitzer der Originalrezepte. Dies sind die gesetzlichen Erben von Frau Dr. Budwig und meine Person. Ich benutze selbstverständlich die Originalrezepte und Produktionsvorgaben von Dr. Budwig und hoffe, dass die gesetzlichen Erben dies ebenfalls tun.

Die Öle ließ Frau Dr. Budwig früher (und meines Wissens auch heute noch die gesetzlichen Erben) von dem Schmierstoffhersteller Tillwich herstellen, einer Firma für Maschinenschmierstoffe und Uhrenöle (www.dr-tillwich.com). Sie werden unter dem Namen **ELDI-Öle** in einer Nicht-Bio-Qualität vertrieben.

ELDI-Öle der Firma Nexus-Health (www.nexus-health.com) werden in einer permanenten Kühlkette in einer europäischen Ölmühle hergestellt und unter dem Namen **Elektronen-Differenzierungs-Öle** vertrieben. Es gibt sie in zwei Qualitäten. In einer 6-Sterne Bio-Qualität und in einer 5-Sterne Qualität, die exklusiv nur für die IOPDF (www.iopdf.com) hergestellt wird. Die 5-Sterne Öle werden nicht über den normalen Handel verkauft, damit sie sehr preisgünstig auch in Ländern mit einem niedrigen Einkommensniveau verkauft werden können. So können auch Patienten die Öl-Eiweiß Kost inklusive ELDI-Ölen machen, denen es sonst aus finanziellen Gründen nicht möglich wäre.

Haltbarkeit von ELDI Ölen

ELDI-Öle bestehen hauptsächlich aus Leinöl und Weizenkeimöl. Ohne Zweifel enthalten Weizenkeimöle sehr viel Linolsäure und damit auch viele Tocopherole (Vitamin E), weswegen Weizenkeimöl viel weniger reaktiv ist als Leinöl. Und wenn man nun Öle daran misst, wie viel Transfettsäuren sie beinhalten, dann stimmt es, dass ELDI-Öle viel länger haltbarer sind als Leinöle. Doch wenn man andere Messverfahren benutzt, dann sieht man schnell, in welchem Umfang ELDI-Öle Energie verlieren.

Gerade bei ELDI-Ölen ist es jedoch sehr wichtig, dass diese Energie liefern und deshalb sollten ELDI-Öle gekühlt gekauft, im Kühlschrank gelagert und innerhalb von wenigen Wochen aufgebraucht werden. Kaufen Sie niemals Öle, die ein Haltbarkeitsdatum von länger als 4 Monate haben.

ELDI Bio-Öle

Zu Zeiten Dr. Budwigs war das Thema Bio noch kein Thema. Sie kannte außerdem die Produzenten der von ihr empfohlenen Produkte alle persönlich. Gerade bei etwas so wichtigem wie ELDI-Ölen finde ich jedoch eine Qualitätsdiskussion im 21. Jahrhundert für angebracht, vor allem wenn es um Chemikalien geht. Gerade unsere Haut ist bekannt dafür, dass sie schnell und effektiv Wirkstoffe aufnehmen kann. Leider gilt dies auch für Giftstoffe aller Art. Daher ist es gerade bei ELDI-Ölen wichtig, dass diese eine hohe Qualität haben. Aus diesem Grund habe ich veranlasst, dass ELDI-Öle der Firma Nexus-Health nur in Bio-Qualität hergestellt werden. Somit ist gewährleistet, dass Sie mit diesen ELDI-Ölen keine in der konventionellen Landwirtschaft benutzten Chemikalien aufnehmen. Speziell für Krebspatienten spielt die Entgiftung in einer Krebstherapie eine wichtige Rolle und das Letzte was man als Krebspatient möchte, ist die zusätzlich Aufnahme von Chemikalien über die Haut.

Übrigens, ELDI-Öle für die IOPDF werden vom gleichen Hersteller wie die Bio-ELDI-Öle in derselben Qualität hergestellt. Um Kosten zu sparen, wird vom gleichen Produzenten der Bio-Leinsaat hochwertige Leinsaat ohne Bio-Siegel gekauft. Dadurch ist gewährleistet, dass Patienten eine hohe Qualität bekommen, aber nur ungefähr den halben Preis bezahlen müssen.

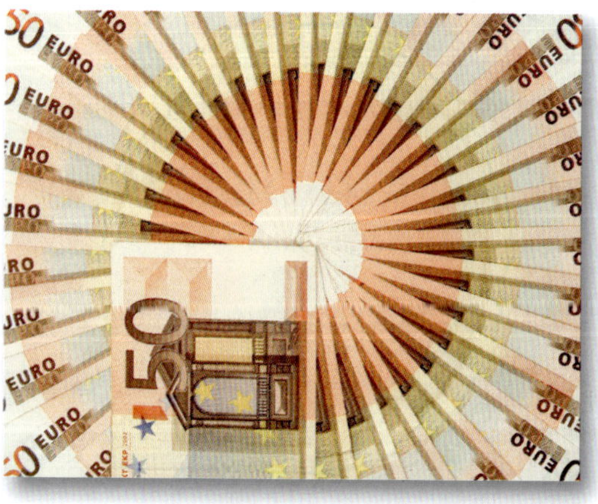

Kostenfaktor ELDI-Öle

Immer wieder höre ich, dass Patienten aus Kostengründen Leinöl anstatt ELDI-Öl R für einen Einlauf benutzen. Machen Sie dies bitte nicht, denn Leinöl reagiert im Darm nicht auf die gleiche Art und Weise wie ELDI- Öl R. Benutzen Sie lieber preiswerte ELDI-Öle der IOPDF oder verringern Sie die Menge des Öls.

Sauerkrautsaft

Obwohl wir Deutsche international gerne als Krauts bezeichnet werden, da viele Menschen im Ausland Deutschland mit Sauerkraut und Schweinshaxen verbinden, stammt Sauerkraut ursprünglich aus Asien. Schon Jahrhunderte vor Christus gibt es z.B. Aufzeichnungen über das Essen von Sauerkraut in China. Aber auch europäische Größen wie Hippokrates oder Aristoteles beschrieben lange vor unserer Zeitrechnung die Vorteile von Kraut in der Medizin. Und spätestens als der berühmte Seefahrer James Cook im 18. Jahrhundert tonnenweise Sauerkraut auf seinen Schiffen mitnahm, kannte man die gesundheitlichen Vorzüge dieses außergewöhnlichen durch Milchsäuregärung hergestellten Kohls.

In Deutschland begann der Siegeszug durch Pfarrer Sebastian Kneipp, der seinen Patienten mehrere Löffel Sauerkrautsaft am Tag, gemischt mit Trinkwasser, verordnete. Bis zum heutigen Tag ist Sauerkraut aus der Heilkunde nicht mehr wegzudenken. Wahrscheinlich der erste „Arzt" der Sauerkrautsaft und Krebs in einem Buch beschrieb war Marcus Porcius Cato der Ältere (234–149 v. Chr.), der sehr viel über die Heilkraft von Sauerkraut schrieb und dort erwähnte: „Karzinome sind unheilbar außer mit der Behandlung mit Sauerkraut". Auch die beiden Autoren des Buches: Lebensverlängerung (Durk Pearson und Sandy Shaw - 1982) schreiben über die erfolgreiche Anwendung von Sauerkraut in der Onkologie.

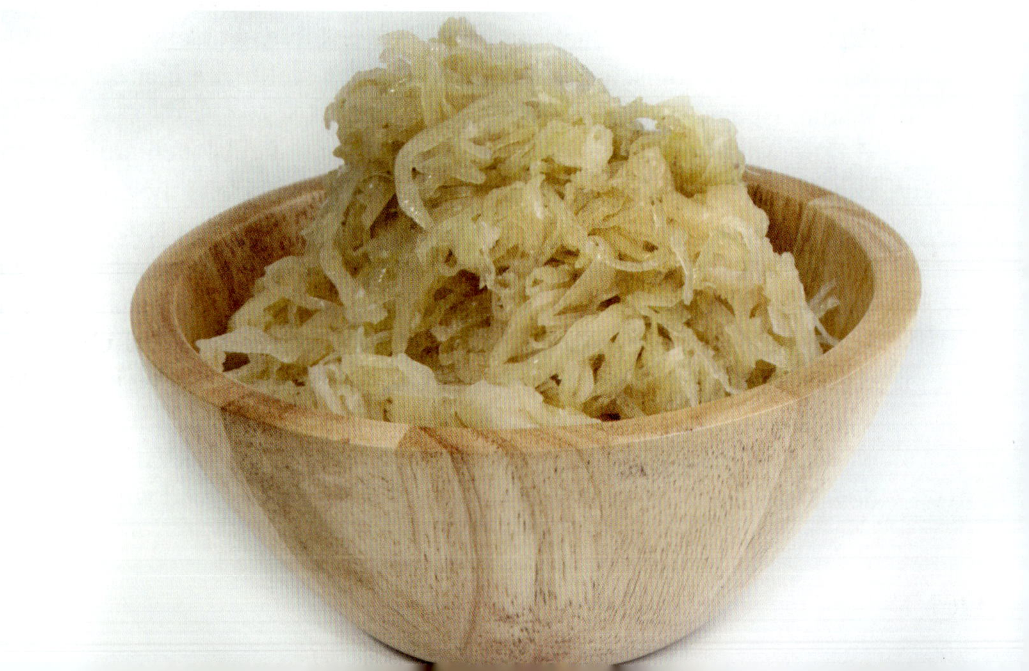

Warum ist Sauerkraut so außergewöhnlich?
Da ist zuerst einmal der hohe Vitamingehalt, allen voran Vitamin C. Mal ehrlich, hätten Sie das gedacht, dass ausgerechnet im Kraut sehr viel Vitamin C ist? Und nicht nur das, das U.S. Department of Agriculture hat in einer Untersuchung festgestellt, dass selbst nach zwei Monaten Lagerung noch 75% davon erhalten ist. Aber auch andere Vitamine und Mineralien sind großzügig enthalten (A, B6, K, Kalzium, Magnesium, Kalium usw.)

Es sind sicherlich nicht nur die Inhaltsstoffe im Einzelnen, sondern eher die Kombination aller Stoffe die Sauerkraut so einmalig macht. Aber auch einzelne Stoffe im Sauerkraut und im rohen Kohl werden seit Jahren gerade von der konventionellen Medizinforschung untersucht. Es ist erstaunlich wie viele Forschungsarbeiten es hierzu gibt. Ich habe hunderte solcher Studien bei meinem Forschungen gefunden und fast alle berichten von den positiven Wirkungen. Man kann da z.B. lesen, wie das Trinken von Sauerkrautsaft die Aktivität von Glutathion-S-Transferase und NADPH Chinonoxidoreduktase (NQO1) stark erhöht, beides Stoffe die in der onkologischen Forschung eine wichtige Rolle spielen.

Auch der hohe Gehalt des schwefelhaltigen Glucosinolats ***Indole-3-Carbinol***, welches bei Brustkrebs, Gebärmutterhalskrebs und bei Prostatakrebs eine bedeutende Rolle spielen kann, wurde ausführlich erforscht. So wissen wir heute, das Indole-3-Carbinol Östrogene umwandelt oder den Zyklus am G1 Rezeptor einer Krebszelle blockiert. Ich könnte ein ganzes Buch nur über diese positiven Forschungen schreiben und jeden logisch denkenden Menschen stellt sich hier die Frage: Warum ist das so wenigen Menschen bekannt?

Die Antwort hierauf ist ganz einfach - man kein Patent auf Sauerkrautsaft anmelden kann und das ganze ist auch noch ziemlich preiswert. Und was denkt da ein Schwabe wie ich zuerst: „Dann taugt es auch nichts“. Und genauso denken leider sehr viele Menschen auf der Welt und vertrauen lieber Pillen in denen exakt das Gleiche drin ist wie in Sauerkrautsaft – nur eben in einer deutlich schlechteren Qualität. Glauben Sie mir, wenn eine Chemikalie auch nur annähernd so viele positive Wirkungen nachweisen könnte wie Sauerkrautsaft, dann wäre diese ein weltweiter Bestseller und in der Klasse von Aspirin und Valium zu finden. Doch leider ist Sauerkraut „nur etwas zum essen“ und wird niemals mehr den Status zurückbekommen, den es einmal hatte. In der Öl-Eiweiß Kost gibt es im Grunde genommen drei Hauptgründe für den Einsatz von Sauerkrautsaft, neben vielen weiteren Nebengründen wie z.B. dem positiven Einfluss auf das Darmmilieu. Diese sind:

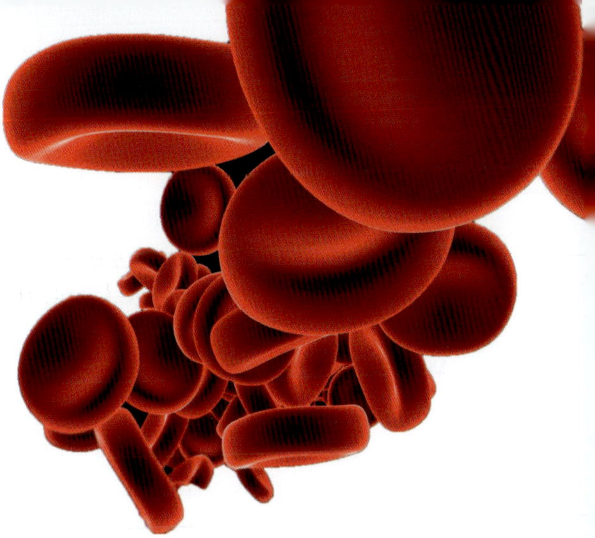

1. Sauerkrautsaft säuert das Blut

Sauerkrautsaft enthält viel rechtsdrehende Milchsäure, ja man könnte sogar sagen, Sauerkrautsaft ist die Königin der Milchsäure. Der Begriff rechtsdrehend bedeutet hier übrigens eine optische, rechtsdrehende Reaktion von Molekülen auf polarisiertes Licht. Milchsäure wird im Gegensatz zu anderen Säuren im Blut nicht sofort abgepuffert und kann daher das Blut säuern. Dies ist für Krebskranke insofern wichtig, weil das Blut von Krebskranken nämlich nicht zu sauer ist, wie oftmals und fälschlicherweise angenommen wird, sondern viel zu alkalisch. Im Gegensatz hierzu ist das Gewebe bei Krebskranken zu sauer und muss entsäuert werden. Da es ein umgekehrtes Verhältnis von pH Werten im Blut zu pH Werten im Gewebe gibt, kann man durch eine Säuerung des Blutes mit Milchsäure auch indirekt eine Entsäuerung des Gewebes erreichen. Zusätzlich wirkt sich ein niedriger Blut pH Wert positiv auf die Entwicklung von Parasiten im Blut aus. Vereinfacht könnte man sagen, je alkalischer der pH Wert im Blut ist, desto „wohler" fühlen sich die Parasiten, vermehren sich häufiger und sind mehr im Blutplasma als in den Zellen. Frau Dr. Budwig beschreibt dies übrigens auch, sogar unterlegt mit Bildern. In ihrem Buch: *„Das Fettsyndrom"* spricht sie von *„wurmartigen Lebewesen, die unter dem Mikroskop wie Madenwürmer aussehen"*.

2. Sauerkrautsaft entsäuert das Gewebe und entfernt linksdrehende Milchsäure

Unter Punkt 1 habe ich schon beschrieben, wie Sauerkrautsaft durch das umgekehrte Verhältnis von pH Werten im Blut zu pH Werten im Gewebe zu dessen Entsäuerung beiträgt. Hinzu kommt, dass ein Teil der Milchsäure auch ins Gewebe kommt und sich dort mit linksdrehenden Milchsäuren zu einem sogenannten Racemat verbindet.

Was ist ein Racemat?
Milchsäure kommt in der Natur fast immer in ihrer razemischen Form vor. Razemisch bedeutet, dass Anteile rechtsdrehender und linksdrehender Milchsäure vorliegen. Wissenschaftlich ausgedrückt würde man sagen, dass etwas Anteile rechts- und linksdrehender Stereo-Isomers besitzt, also der L(+)-Milchsäure und der D(-)-Milchsäure.

Milchsäuren und ihre Bezeichnungen
Die Bezeichnung von Milchsäuren führt leicht zu Missverständnissen. Die gewöhnliche Bezeichnung D und L Milchsäure stützt sich auf die gegenüberliegende räumliche Lage der verschiedenen Atome im Milchsäuremolekül. In der üblichen Schreibweise des Moleküls steht bei der L Milchsäure die Atomgruppe -OH links, während diese Gruppe bei der D Milchsäure rechts steht. L und D sind Abkürzungen der lateinischen Worte laevus und dexter, was links beziehungsweise rechts bedeutet.

Durch die Milchsäure hindurch geschicktes, polarisiertes Licht dreht sich in seiner Polarisationsfläche. Die Asymmetrie des Moleküls verursacht diese Eigenschaft. Die Bezeichnung des Resultates dieser Drehung hat nichts mit den oben erwähnten Bezeichnungen D und L zu tun, die sich nur auf die räumliche Lage der Atomgruppen beziehen. Bei der L Milchsäure dreht sich die Fläche des polarisierten Lichts ein wenig nach rechts, bezeichnet als (+). Daher schreibt man auch L (+) Milchsäure. Ähnlich dreht sich die Polarisationsfläche der im Raum spiegelbildlich gebildeten D Milchsäure nach links, bezeichnet als (-). Diese wird also die D (-) Milchsäure.

Verwirrung entstand dadurch, dass man zu Beginn unseres Jahrhunderts nur die Drehungen, aber noch nicht die molekulare Konfiguration feststellen konnte. Die Drehungen wurden nicht mit einem (+) für rechts und einem (-) für links bezeichnet, sondern mit einem klein geschriebenen d für rechts, und einem klein geschriebenen 1 für links. Die ursprüngliche d Milchsäure stimmt mit der heutigen Schreibweise L (+) Milchsäure überein und die 1 Milchsäure mit der heutigen D (-) Milchsäure. Leider begriffen einige Autoren diesen Zusammenhang nicht. Sie ersetzten die früher üblichen Buchstaben einfach durch Großbuchstaben, was natürlich eine völlige Umkehrung der Bedeutung und allgemein eine Verwirrung verursachte.

Fassen wir zusammen:

1. Rechtsdrehende Milchsäure = Fleischmilchsäure = L (+) Milchsäure mit einer L (linken) Molekülkonfiguration.

2. Linksdrehende Milchsäure = D (-) Milchsäure mit einer D (rechten) Molekülkonfiguration.

Die Wirkung eines Racemats im Gewebe

Der berühmte Berliner Professor und Nobelpreisträger Otto Warburg stellte schon 1925 fest, dass Tumore linksdrehende Milchsäuren produzieren und viele andere Forscher wie Dr. Huggins, Dr. Lührs oder Dr. Goldfeder bestätigten dies. 1966 beschrieb dann der große Krebsforscher Paul Gerhard Seeger, dass zugeführte Linksmilchsäure die Atmung der Krebszellen verschlechtert, während Rechtsmilchsäure sie bis zu 100% verbessert.

Übrigens, in 24 Stunden kann die Produktion von linksdrehender Milchsäure das Eigengewicht eines Tumors erreichen (daher auch die stark ansteigenden Laktatdehydrogenase Werte (LDH) im Blutserum). Im Gegensatz zu rechtsdrehender Milchsäure baut sich linksdrehende jedoch nur teilweise ab. Dadurch verschlimmert sich die Sauerstoff-Gesamtsituation im Tumor und im gesamten Gewebe um den Tumor herum und ist ein Teil des „Erhaltungssystems Tumors".

Dies sind übrigens keine Geheimnisse die ich Ihnen hier erzähle und jeder Arzt lernt dies in seinem Studium. Umso erstaunlicher ist es für mich, dass dieser Punkt in der „modernen Onkologie" komplett außer Acht gelassen wird. Ich habe noch nie einen Onkologen gesehen, der die durch den Tumor erzeugte Übersäuerung seinem Patienten erklärt und ihn darauf hinweist, wie wichtig eine Entsäuerung bzw. eine Entgiftung im Allgemeinen ist.

Rechtsdrehende Milchsäure bildet jetzt im Gewebe ein Racemat, also eine Verbindung mit linksdrehender Milchsäure. Racemate können viel schneller im Körper abgebaut werden als linksdrehende Milchsäure und so sorgt Sauerkrautsaft dafür, dass sich das saure Milieu im Tumorgebiet deutlich verbessert.

Info: Durch eine in den 70-Jahren öffentlich ausgetragenen Diskussion zwischen Dr. Windstosser und Dr. Scheller kam es zu sehr unterschiedlichen Ansichten, ob Tumore jetzt rechts- oder linksdrehende Milchsäure produzieren. Ich habe hierzu zwar zusätzliche Literatur gefunden, jedoch ohne eine abschließende Beurteilung. Ich schließe mich immer noch der Meinung von Warburg, Seeger, Higgins, Lührs und vielen anderen großen Forschern an, dass Tumore linksdrehende Milchsäuren produzieren können. Selbstverständlich habe ich auch die Argumente der Gegner dieser Theorie gelesen, aber diese konnten mich nicht wirklich überzeugen.

Da ich kein „Laborforscher“ bzw. Theoretiker bin, interessieren mich diese Diskussionen jedoch nur am Rande. Ganz unabhängig davon, wer denn jetzt in dieser universitären Diskussion Recht hat, weiß ich um den Wert von Sauerkrautsaft, völlig unabhängig aller theoretischer Diskussionen.

3. Energiegewinnung durch Sauerkrautsaft

Milchsäure wird zu einem großen Teil (ca. 60%) in der Leber wieder zu Glukose bzw. Glykogen abgebaut. Der Rest steht wieder als Pyruvat (Brenztraubensäure) dem Energiekreislauf zur Verfügung. Die Evolution hat hier etwas Großartiges geschaffen. Chemisch gesehen ist Milchsäure ($C_3H_6O_3$) eine „Halbierung“ von Glukose ($C_6H_{12}O_6$), sodass der „Hauptabfallstoff“ unseres täglichen Lebens schnell wieder in Energie umgewandelt werden kann. Da Sauerkrautsaft „abgelagerte“ Milchsäure wieder in den Energiekreislauf bringt, steht dem Körper natürlich auch mehr direkte Energie und zusätzliche Aufbaustoffe z.B. für Proteine zur Verfügung. Somit sorgt Sauerkrautsaft dafür, dass Krebspatienten mehr Energie zur Verfügung steht.

Zusammenfassung:
Sauerkrautsaft verändert ihren pH Wert im Blut positiv, bildet Racemat und sorgt so für eine bessere Sauerstoff-Gesamtsituation. Zusätzlich liefert es Ihnen auch noch auf indirektem Weg mehr Energie. Sauerkrautsaft hat nur einen einzigen Nachteil, es ist viel zu billig und wird nicht von der Krankenkasse bezahlt.

Zusatzinfo:

1. Verzichten Sie nicht auf Sauerkrautsaft wenn Sie ihn am Anfang nicht mögen oder in seltenen Fällen nicht vertragen. Verringern Sie stattdessen die Menge.

2. Probieren Sie auch andere milchsauer vergorene Produkte. Sie werden sehen, mit der Zeit werden Sie sie lieben.

3. Um gesund alt zu werden gibt es für mich zwei „Haupttherapien“:

1. Milchsauer vergorene Produkte
2. Natronbäder

Versuchen Sie beide regelmäßig in Ihr Leben einzubauen.

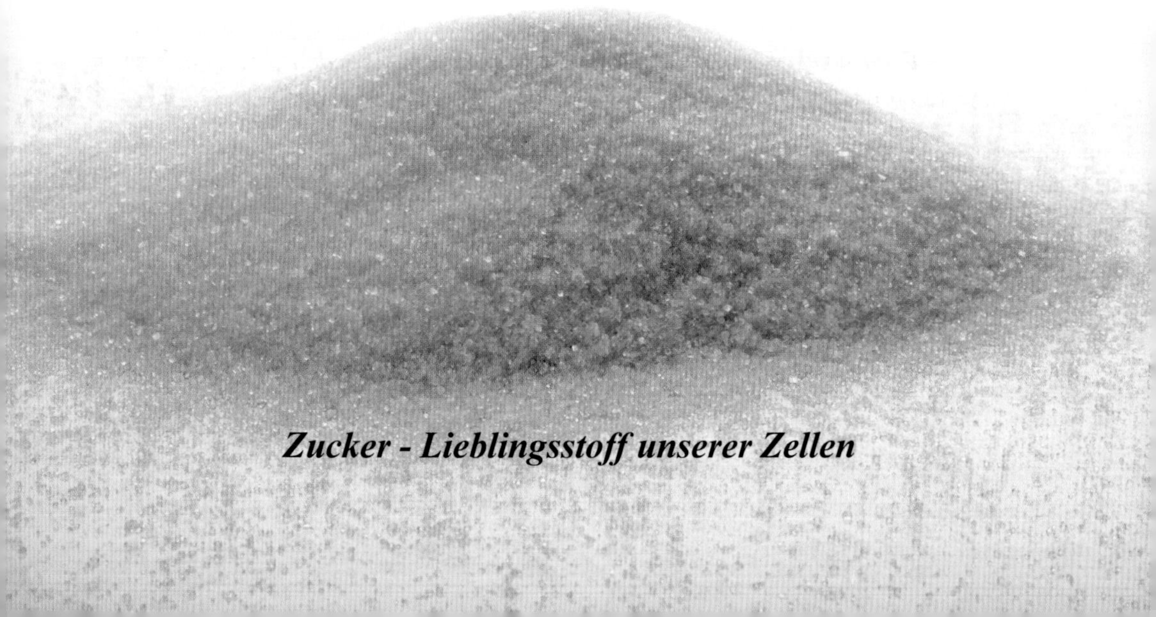

Zucker - Lieblingsstoff unserer Zellen

Buchweizen

Buchweizen (Fagopyrum) spielt in der Öl-Eiweiß Kost eine außergewöhnliche Rolle. Obwohl Buchweizen wie eine Getreideart aussieht, gehört es botanisch gesehen zu der Pflanzengattung der Knöterichgewächse (Polygonaceae).

Vielleicht geht es ja Ihnen auch wie mir und Sie sind komplett „Buchweizenfrei" aufgewachsen. Sicherlich geht es Ihnen aber wie mir und die ersten Kochversuche mit Buchweizen haben nicht dazu beigetragen, dass diese Pflanze zu ihrem absoluten Lieblingsgericht wurde. Heute bin ich jedoch froh darüber, dass ich am Ball geblieben bin und kennenlernen durfte wie gut Buchweizen schmecken kann, wenn man die verschiedenen Zubereitungsarten etwas mehr ausprobiert.

Dr. Budwig war aber nicht (nur) deshalb ein großer Fan von Buchweizen, sondern es hatte wie alles in der Öl-Eiweiß Kost auch eine medizinische Komponente. Lassen wir Dr. Budwig in ihrem Buch: *Das Fettsyndrom* selbst zu Wort kommen: *„Die Beziehungen zwischen Wachstumshemmungsvermögen und krebserzeugender Eigenschaft sind bisher nicht klar genug herauskristallisiert worden. Dadurch entstanden in der Literatur über die „krebserzeugenden" oder „krebsbegünstigenden" Faktoren große Verwirrungen! Selbst in den zuständigen wissenschaftlichen Werken findet man die Feststellung, dass „Buchweizen" das Wachstum der Geschwulst vermehre, was bedeuten soll, dass er die Erkrankung an Krebs fördere. Das Gegenteil ist aber dem Tatsachenmaterial dieser Experimente ohne die unrichtige Schlussfolgerung zu entnehmen. Schleimführende Naturprodukte, und dazu gehört auch Buchweizen, wirken wachstumsfördernd. Die Schleimsubstanzen enthalten ja stark oberflächenaktive, elektrisch negativ geladene Lipoproteide. Schon Kneipp empfahl schleimführende Kräuter gegen Geschwulstbildung. Aus der Beobachtung der Wachstumsförderung folgert man Förderung der Geschwulstbildung. Diese Konsequenz ist unrichtig, obwohl das Tatsachenmaterial der Versuche gute Ergebnisse zeigte. Ist Wachstumshemmungsvermögen ein Kriterium der krebserzeugenden Substanzen, ist Geschwulstbildung erlahmtes Wachstum, so ist ja gerade die auch bei Geschwulsten nun zu beobachtende Wachstumsförderung ein Zeichen für die Überwindung der Wachstumshemmung."*

Buchweizen ist ein wachstumsfördernder Knöterich und hat innerhalb der Öl-Eiweiß Kost eine Sonderstellung, vor allem beim Abendessen. Bauen Sie Buchweizen als Suppe, Grütze und als gekochte Hauptmahlzeit in Ihr Leben ein und er wird es Ihnen in Form von Gesundheit und gutem Geschmack zurückgeben.

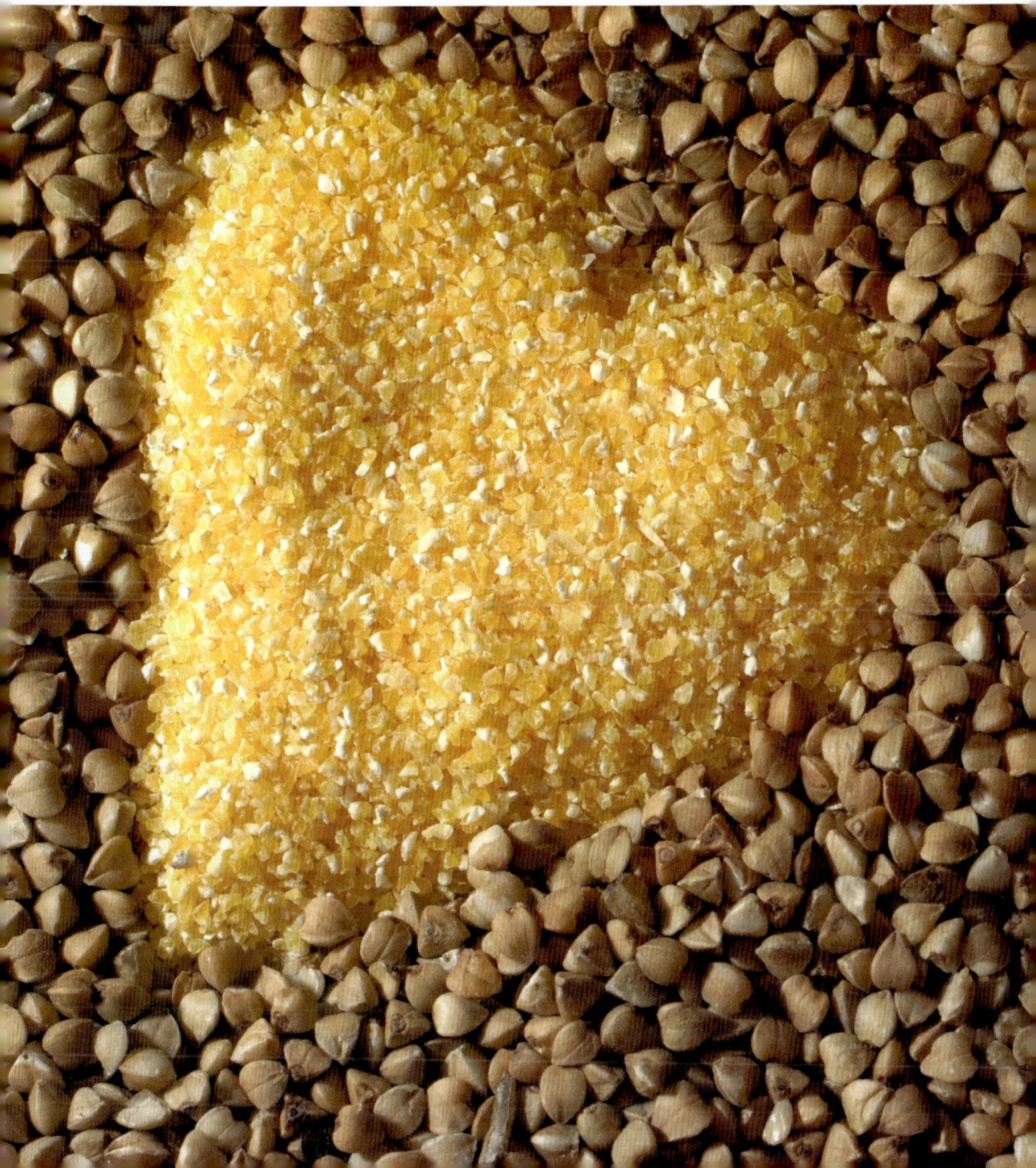

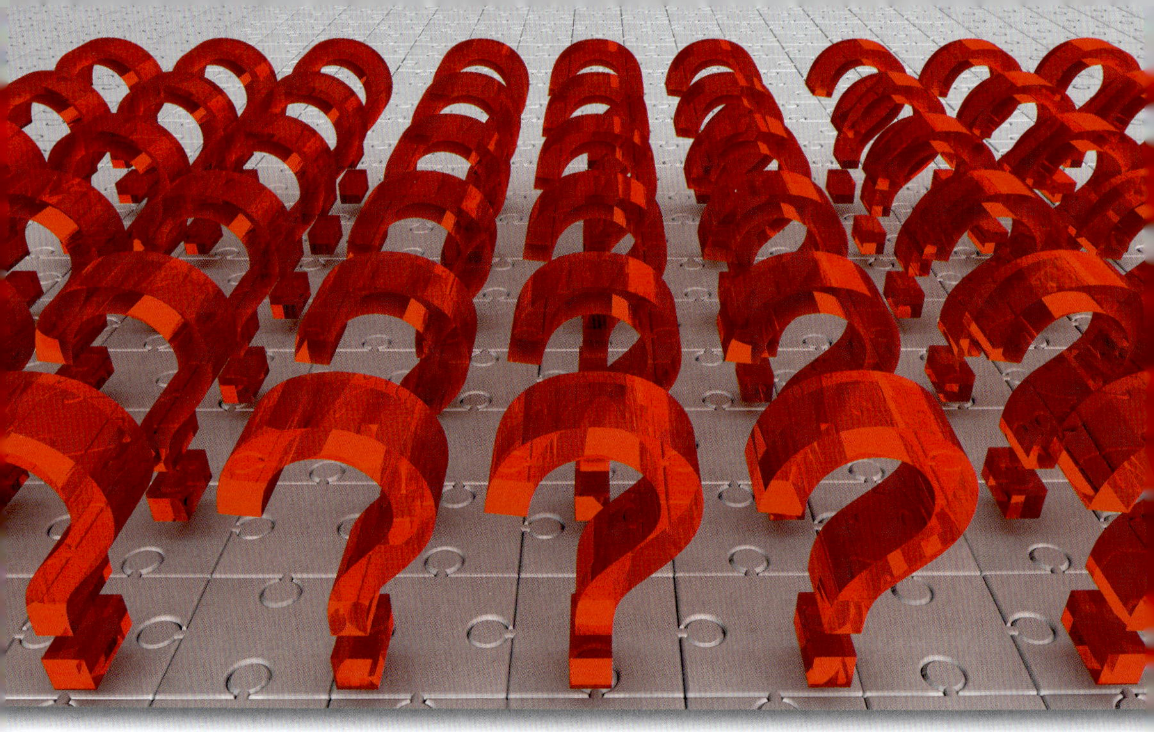

Fragen und Antworten

Nachfolgend finden Sie Antworten auf die häufigsten Fragen die man mir in den letzten Jahren über die Öl-Eiweiß Kost gestellt hat. Ich traue mir zu fast alle Fragen sicher und richtig beantworten zu können. Trotzdem gibt es ein paar Fragen, bei denen ich mir nicht 100% sicher bin bzw. die wohl nur Frau Dr. Budwig hätte beantworten können. Da ich kein alles wissender Wissenschaftler bin, habe ich auch kein Problem damit, ab und an zu sagen: „Das weiß ich leider nicht bzw. da bin ich mir nicht ganz sicher."

Übrigens, auf den Blog Seiten der IOPDF beantworte ich, so wie es mein knapper Zeitplan eben erlaubt, regelmäßig Fragen zur Öl-Eiweiß Kost. Der Einfachheit halber, und um schneller Antworten zu finden, habe ich die Fragen in verschiedene Kategorien aufgeteilt. Diese sind:

1. Was darf ich bei der Öl-Eiweiß Kost essen/trinken und was nicht?
2. Fragen zum Leinöl
3. Fragen zum Linomel
4. Fragen zum Quark
5. Fette/Öle/Säfte
6. Allgemeine Fragen zur Öl-Eiweiß Kost

Was darf ich bei der Öl-Eiweiß Kost essen bzw. trinken und was nicht?

Dürfen Fleisch, Fisch und Eier gegessen werden?
Nein, wegen der negativen Beeinflussung des pH Spiegels im Blut.

Wie viele Kohlenhydrate darf ich täglich essen?
Reis und Kartoffeln dürfen prinzipiell gegessen werden. Aber Achtung, auch hier kommt es auf Ihr Körpergewicht, Ihren körperlichen Allgemeinzustand und auf Ihre Disziplin an. Wenn Sie z.B. konsequent nach dem Essen einen Spaziergang machen (was Sie tun sollten!), dann können Sie natürlich auch etwas mehr Kohlenhydrate essen.

Darf Kartoffelpüree gegessen werden?
Theoretisch ja, aber Achtung: der Glykämische Index (GI) ist deutlich höher als bei Kartoffeln, daher sollten Sie nur geringste Mengen essen und gekochte Kartoffeln bevorzugen!

Dürfen Nudeln gegessen werden?
In der Literatur von Frau Dr. Budwig finden Sie Nudeln für die Suppe und Rezepte mit Vollkorn-, Brei- und Sojanudeln. In meiner „Praxiserfahrung" mit Dr. Budwig kann ich jedoch sagen, dass sie Krebskranken fast immer Nudeln verboten hat. Hierfür gibt es zwei Gründe:

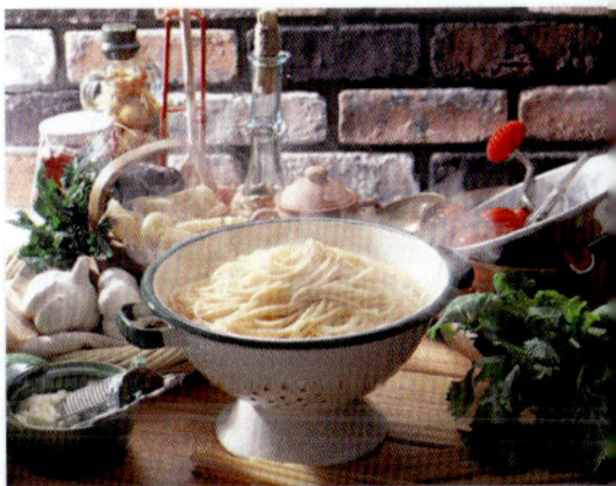

1. Nudeln werden meistens aus Mehl, Eiern und Öl gemacht. Mehl hat den Nachteil, dass es grundsätzlich ein schnell zu verdauender Zucker ist und leider werden meistens billige Öle benutzt. Energetisch gesehen sind Nudeln also „nicht gerade voller Elektronen". Dadurch verschlechtern Sie leider das Adrenalin – Insulin Verhältnis eines Krebskranken.

2. In einem Gespräch mit Dr. Budwig über ihre ablehnende Haltung zu Nudeln erwähnte sie einmal, dass sie ja gar nicht grundsätzlich gegen Nudeln wäre, aber wenn Sie Patienten ein Mal Nudeln erlauben würde, und das in Baden Württemberg wo Spätzle ein Nationalgericht sind, dann würde es nicht lange dauern und die Patienten würden fast jeden

Tag Nudeln essen. Daher wäre es besser diese grundsätzlich zu verbieten.

Ich kann beide Argumente sehr gut verstehen und empfehle Krebskranken ebenfalls keine Nudeln zu essen. Andererseits geht es mir wie Dr. Budwig und wenn ein disziplinierter Patient alle paar Wochen z.B. Vollkornspaghetti isst (besserer Glykämischer Index als Nudeln!), dann denke ich genau wie Dr. Budwig, dass das OK ist.

Darf ich Brot essen?

Frau Dr.Budwig hat ihren Patienten empfohlen, während akuter Tumorphasen kein Brot zu essen. Stattdessen empfahl sie als Alternative Vollkornreiswaffeln. Das unter Nudeln geschriebene gilt hier genauso.

Frau Dr. Budwig schrieb mehrmals, dass sie Erdnüsse ablehne. Was ist der Grund dafür?

Es stimmt nur bedingt, dass Frau Dr. Budwig Erdnüsse ablehnte. Der Grund ist auch hier ein ganz anderer. Nach dem zweiten Weltkrieg – und teilweise sogar bis heute – war es in Deutschland üblich, in Bars, aber auch in Restaurants, gesalzene und geröstete Erdnüsse zu bekommen, sogenannte „Erdnüssle“. Diese waren und sind fast immer von minderwertiger Qualität und voller Transfettsäuren. Aus diesem Grund verbot Dr. Budwig ihren Patienten Erdnüsse. Sie hatte jedoch nichts gegen biologische Erdnüsse, die ebenso gutes Fett enthalten wie andere Nüsse.

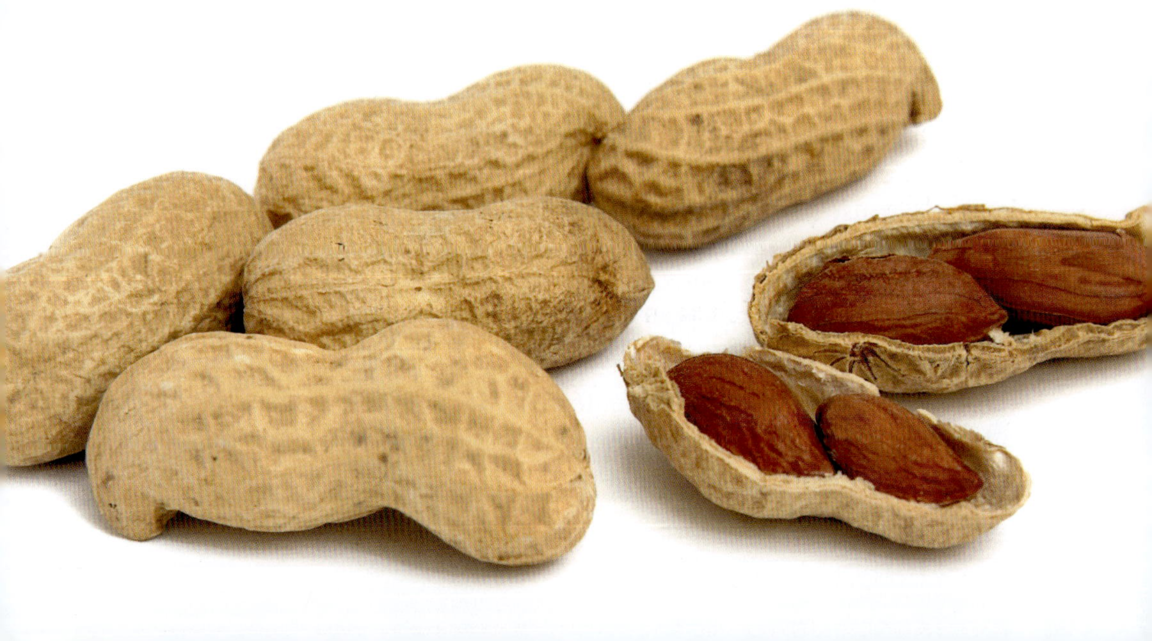

Darf ich Käse essen?
Prinzipiell ja, aber in Maßen und mit Ausnahme von Streich- und Frischkäse. Erlaubt ist nur Rohmilch/Hartkäse. Käse von Schaf oder Ziege ist zu bevorzugen.

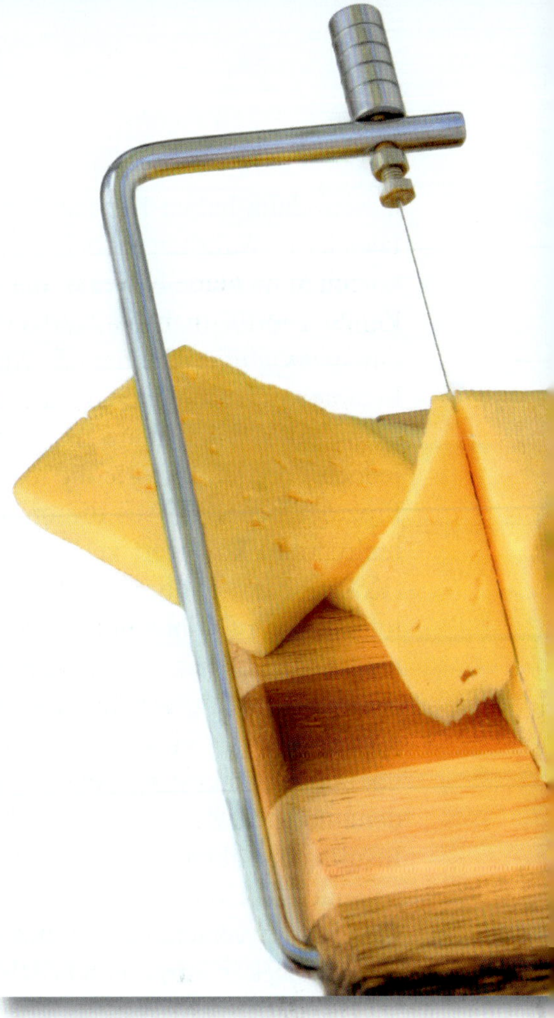

Dürfen Soja- und Haferflocken gegessen werden?
Dr. Budwig schrieb mehrmals, dass Haferflocken, Sojaflocken, Hefeflocken und andere Flocken erlaubt sind. Hier muss man jedoch wissen, dass es vor vielen Jahren eine Zeit vor Kellogs und Co. gab. Heute kann man die Worte: ***„und andere Flocken“*** so nicht mehr stehen lassen, da die Regale voll sind von minderwertigen Flocken, die nichts sind als legale Zuckerpampe. Achten Sie deshalb darauf, dass sie nur biologisch hochwertige „Flocken“ kaufen.

Darf Sojamilch getrunken werden?
Nein, das Trinken jeglicher Milch ist in der Öl-Eiweiß Kost verboten.

Darf man Rosinen und Datteln essen.
Ja, Rosinen und Datteln sind in kleinen Mengen erlaubt.

Dr. Budwig empfiehlt Honig. Aber ist nicht jede Art von Zucker schlecht bei Krebs?
Ich kann mich noch wie heute daran erinnern, als ich Dr. Budwig genau diese Frage stellte und ich kann mich auch noch genau an ihre Worte erinnern: “Wie kann man nur Honig als Zucker sehen. Honig ist Medizin!”

Lassen Sie mich Ihnen hierzu eine etwas detailliertere Antwort geben. Hinter der Frage steht eigentlich die Annahme, dass Krebszellen sich hauptsächlich von Zucker ernähren und wenn wir Zucker weglassen, dann haben Krebszellen keine Nahrung mehr und sterben ab. Dies ist in Wahrheit jedoch eine sehr naive Annahme und muss leider korrigiert werden. Zucker ist nämlich der Lieblingsstoff fast aller unserer Zellen und für manche Zellen wie z.B. unsere Gehirnzellen sogar der einzig mögliche Treibstoff. Wenn wir jetzt keinen Zucker (Kohlenhydrate) zu uns nehmen, zwingen wir unseren Körper dazu Zucker bzw. Ersatzstoffe wie Ketone zu produzieren. Dadurch verliert unser Körper jedoch Energie, Energie die man als Krebskranker dringend für andere Prozesse benötigt. Aus diesem Grund ist es Unsinn auf Zucker (Kohlenhydrate) komplett zu verzichten. Am besten nehmen Sie Zucker (Kohlenhydrate) über Gemüse, Kartoffeln und Reis zu sich. Leere bzw. toten Zucker (Kohlenhydrate) wie weißen Zucker oder Brot sollten Sie natürlich unbedingt vermeiden, wenn Sie einen Tumor haben.

Die Wahrheit liegt hier also wie bei vielem im Leben in der Mitte. Es stimmt, dass übermäßiger Zuckergenuss Tumorzellen füttern kann, vor allem wenn es „schnelle“ Kohlenhydrate sind wie Glukose oder alle denaturierten Zuckerarten. Hinzu kommt zusätzlich eine vermehrte Insulinausschüttung die sich ebenso negativ auswirkt, da bei Krebspatienten das Verhältnis Insulin zu Adrenalin sowieso schon zugunsten des Insulins verschoben ist. Insofern haben Menschen die Krebspatienten vor Zucker warnen natürlich recht.

Das andere Extrem, nämlich gar keinen Zucker (Kohlenhydrate) zu sich zu nehmen, ist jedoch genauso falsch, denn dies führt zu einer Belastung der Leber und dadurch zu einem niedrigeren Energielevel und ist ebenso für Krebspatienten schädlich. Halten Sie sich einfach an die Rezepte der Öl-Eiweiß Kost und sie werden die richtige Menge und vor allem den richtigen Zucker (Kohlenhydrate) zu sich nehmen.

Darf man mit Stevia süßen?
Hierzu gibt es bei Dr. Budwig keine Angaben.

Darf man Kaffee trinken?
Nein.

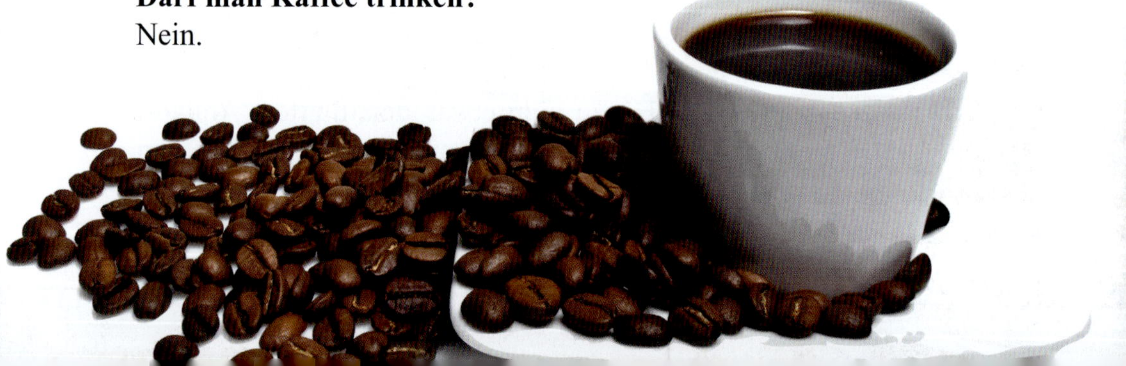

2. Fragen zum Leinöl

(Siehe hierzu auch Kapitel: Wie erkenne ich ein gutes Leinöl)

Kann man Leinöl einfrieren?
Nein, mit Ausnahme für kurzfristige Zeit z.B. Oleolux-Produktion.

Fördert Leinöl Prostatakrebs?
Nein. Diese Meinung kann man leider immer wieder im Internet lesen und kommt daher, weil chemisch erzeugte Linolsäure in Versuchen im Reagenzglas Prostatakrebszellen wachsen lässt. Erstens gibt es in der Natur keine singuläre Linolsäure und zweitens sind solche Forschungen überhaupt nicht aussagekräftig. Man kann solche Laborversuche unmöglich auf den Menschen übertragen!

Wie sollte man Leinöl lagern?
Grundsätzlich kühl. Am besten bei 5-10 Grad, also im Kühlschrank. Stellen Sie Leinölflaschen immer aufrecht und legen Sie diese niemals hin, da sonst eine schnellere Oxidation möglich ist.

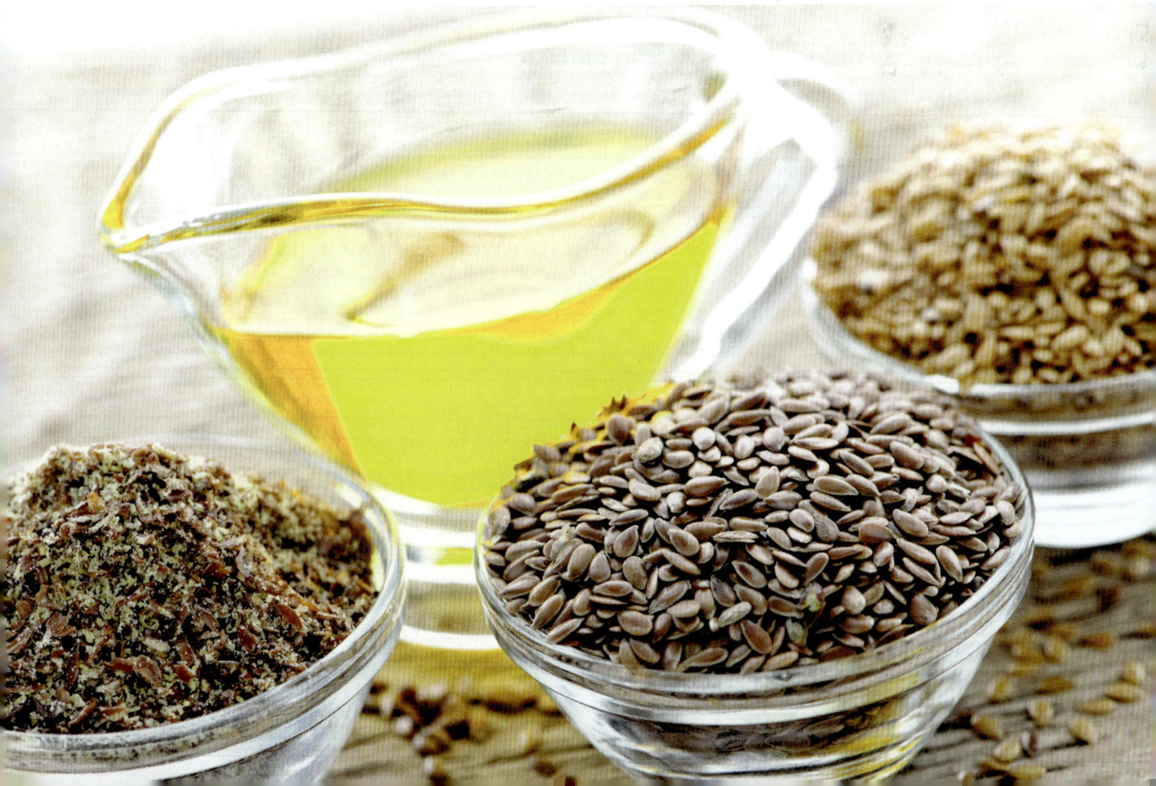

3. Fragen zu Linomel und Leinsamen

Ist Linomel grundsätzlich notwendig?
Linomel ist eine Erfindung von Dr. Budwig. Dabei wird frisch geschrotete Leinsaat mit Zucker in Form von Honig und Proteinpulver gemischt, damit die geschrotete Leinsaat länger haltbar ist. Dr. Budwig bekam hierfür früher von der Firma Flügge eine Lizenzgebühr und hat auch aus diesem Grund natürlich gerne und zurecht Linomel empfohlen.

Es besteht kein Zweifel, dass frisch geschrotete Leinsaat wertvoller ist, aber auch den Nachteil hat, dass man es selber machen und die Schrotmühle hinterher reinigen muss. Daher hat Linomel durchaus auch heute noch eine Existenzberechtigung.

Kaufen Sie übrigens niemals im Laden geschrotete Leinsaat, da die Chance, dass diese Transfettsäuren enthält, sehr groß ist.

Gibt es eine Alternative zu Linomel?
1. Frisch geschroteter Leinsamen stellt eine Alternative dar. Dieser muss sofort nach dem Schroten gegessen werden, da er sonst oxydiert.

2. Machen Sie ihr eigenes Linomel. Mischen Sie hierfür 6 Esslöffel frisch geschrotete Leinsaat mit einem Esslöffel Honig. Kleiner Tipp: Mahlen Sie die Leinsaat, z.B. in einer Kaffeemühle, und stellen Sie das Mahlwerk auf grob. So vermischt es sich besser mit dem Honig.

Gibt es einen Unterschied zwischen goldenem und braunem Leinsamen?
Es gibt in der ernährungsphysiologischen Wertigkeit keinen Unterschied.

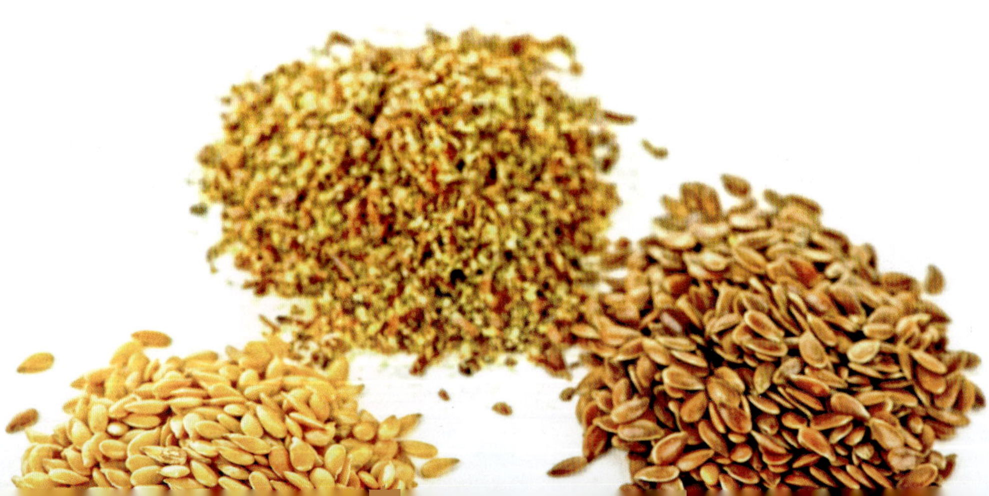

4. Fragen zum Quark

Gibt es eine Alternative zu Quark?
In vielen Büchern oder im Internet wird immer behauptet, dass es Alternativen zu Quark gäbe wie z.B. Joghurt oder Soja. Das ist jedoch falsch. Es gibt absolut keinen guten Ersatz für Quark. Die einzige Alternative (obwohl es eine etwas andere Zusammensetzung hat wie Quark) ist Hüttenkäse mit möglichst wenig Fettanteil. Dieser sollte aber nur benutzt werden, wenn kein Quark zur Verfügung steht.

Soll ich jetzt Magerquark oder Quark mit 20% oder 40% Fett kaufen.
Nur ein Quark mit möglichst wenig Fett (unter 1%) ist optimal. Beim Quark geht es um schwefelhaltige Aminosäuren. Je mehr Fett in einem Quark / Hüttenkäse ist, desto weniger Aminosäuren sind enthalten.

Kann man zum Anrühren des Quarks auch Ziegenmilch nehmen?
Dr. Budwig war ein Freund von Ziegenmilch und hat mir gegenüber erwähnt, dass diese qualitativ besser wäre als Kuhmilch. Leider ist diese jedoch schwer das ganze Jahr über zu bekommen. Grundsätzlich spricht aber nichts gegen Ziegenmilch.

Welche Milch darf für den Quark verwendet werden?
Dr. Budwig empfahl Rohmilch. Leider ist diese heutzutage schwer überall zu kaufen. Alternativ ist auch pasteurisierte Milch okay. Alle anderen Milchsorten wie hocherhitzt oder homogenisiert sind verboten.

Wie lange kann ich die Quark-Leinölmischung aufbewahren?
Eine Quark-Leinölmischung verliert auch im Kühlschrank wertvolle Elektronen. Daher ist es ratsam, die Mischung immer frisch zu essen. Sollte es Ihnen jedoch energetisch sehr gut gehen bzw. Sie nicht an Krebs erkrankt sind, dann ist es auch okay das Müsli bis zu 24 Stunden später zu essen. In Tests mit einer Milchfirma, die ich 2009 initiiert hatte, war das Müsli je nach Zusammensetzung sogar bis zu 3 Wochen haltbar.

Kann Quark durch Tofu, Joghurt oder Soja ersetzt werden?
Ganz klar nein.

5. Fette, Öle und Säfte

Welches Fett darf zum Braten verwendet werden?
Nur Kokosfett.

Kann ich Olivenöl benutzen?
Theoretisch können Sie alle biologischen Öle z.B. zum Salat essen. Von Dr. Budwig wurde vor allem Leinöl und Kürbiskernöl bevorzugt. Andere Öle wie Weizenkeimöl, Mohnöl, Distelöl sind jedoch auch erlaubt.

Warum sind die frischgepressten Säfte so wichtig?
Elektronen und Enzyme liegen in frisch gepressten Säften in konzentrierter Form vor. Daher sind diese allen anderen Säften vorzuziehen. Porduzieren Sie diese möglichst mit einem „Schneckenentsafter" (z.B. Firma Hurom) und nicht mit einer Zentrifuge.

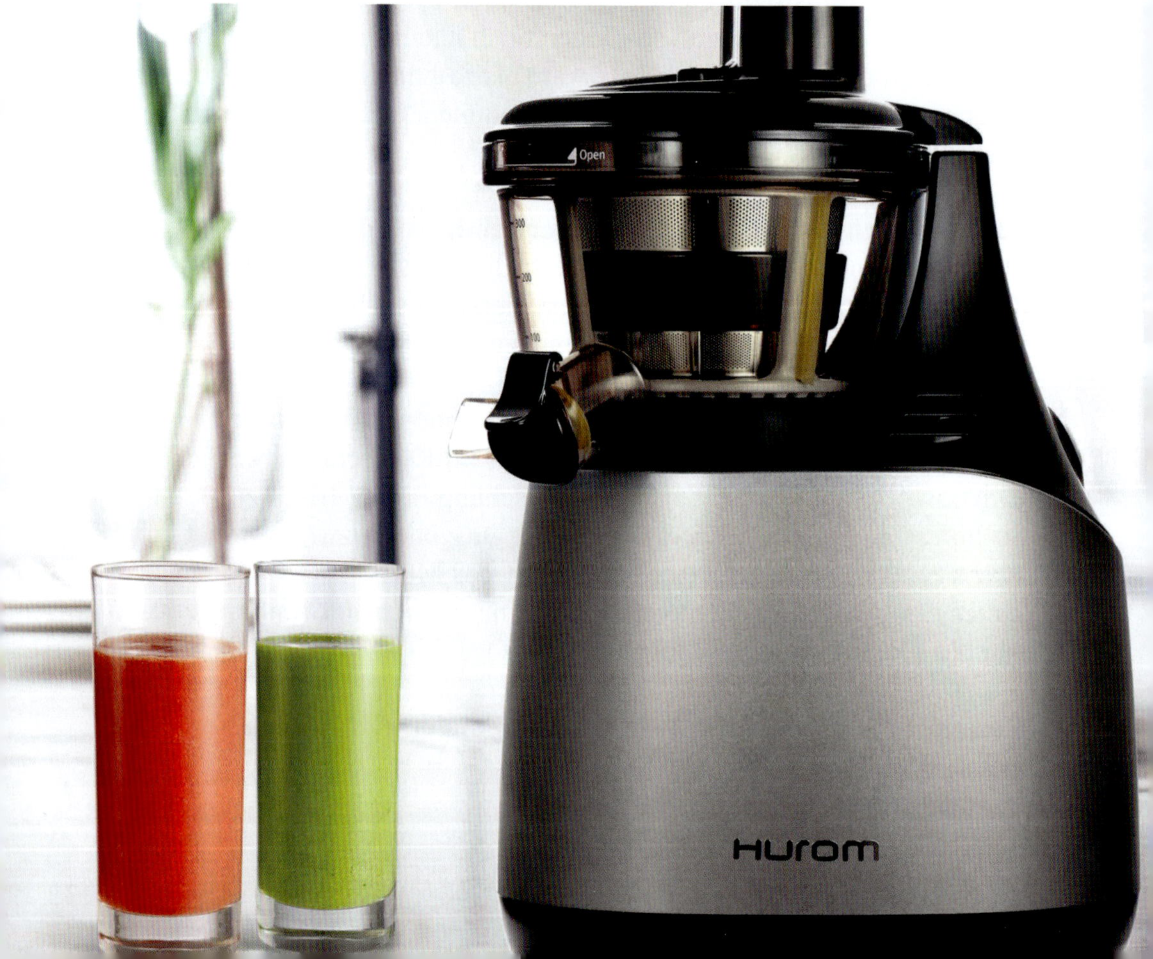

6. Allgemeine Fragen zur Öl-Eiweiß Kost

Ist die Öl-Eiweiß Kost grundsätzlich eine Kost für Krebskranke?
Diese Frage ist leider nur sehr schwer zu beantworten, da sich Dr. Budwigs Leben über 50 Jahre fast nur um Krebs drehte. Alle ihre Überlegungen bzgl. der Öl-Eiweiß Kost waren deshalb onkologisch verknüpft. Jetzt hat Frau Dr. Budwig jedoch über mehr als 50 Jahre viele Bücher und Artikel veröffentlicht. In so einer großen Zeitspanne ändert sich bei jedem von uns Wissen und Ansichten. Gott sei Dank war dies bei Frau Dr. Budwig nur in sehr geringem Maße, da sie immer sehr wissenschaftlich arbeitete. Dennoch kann es, wenn man ihre gesamte Literatur kennt, manchmal zu Verwirrungen führen.

Ein Beispiel: Es gibt unglaublich tolle Brotaufstriche in der Öl-Eiweiß Kost, trotzdem hat Frau Dr. Budwig den meisten Patienten Brot verboten. Oder sie veröffentlichte herrliche Kuchenrezepte, erlaubte diese aber fast grundsätzlich Ihren Patienten nicht. Ich hatte das große Glück, ein Weggefährte von Frau Dr. Budwig zu werden, während sie schon im hohen Alter war. Als ich Dr. Budwig drei Tage lang für ihr letztes Interview befragte, diskutierten wir auch über Änderungen der Öl-Eiweiß Kost innerhalb der letzten Jahre. Dabei kam heraus, dass es seit Erscheinen der ersten Ausgabe im März 1952 bis heute nur wenige Änderungen gibt. Daran kann man erkennen, welch unglaubliches Wissen Frau Dr. Budwig schon damals hatte und dass wissenschaftliche Tatsachen auch noch nach 100 Jahren wissenschaftliche Tatsachen sind.

Warum ist es wichtig nach dem Essen spazieren zu gehen?
Durch die Bewegung wird der Stoffwechsel angeregt, wir nehmen Tageslicht auf und der Blutzuckerspiegel steigt nicht so hoch an, was sich positiv auf das Insulin-Adrenalin Verhältnis auswirkt.

Kann ich alle Gewürze verwenden?
Dr. Budwig war ein großer Freund von allen Gewürzen, da diese grundsätzlich elektronenreich sind.

Verändert sich der Cholesterinspiegel durch die Öl-Eiweiß Kost?
Ja, es erhöht die HDL Werte und senkt die LDL Werte, was in der Medizin als sehr positiv angesehen wird.

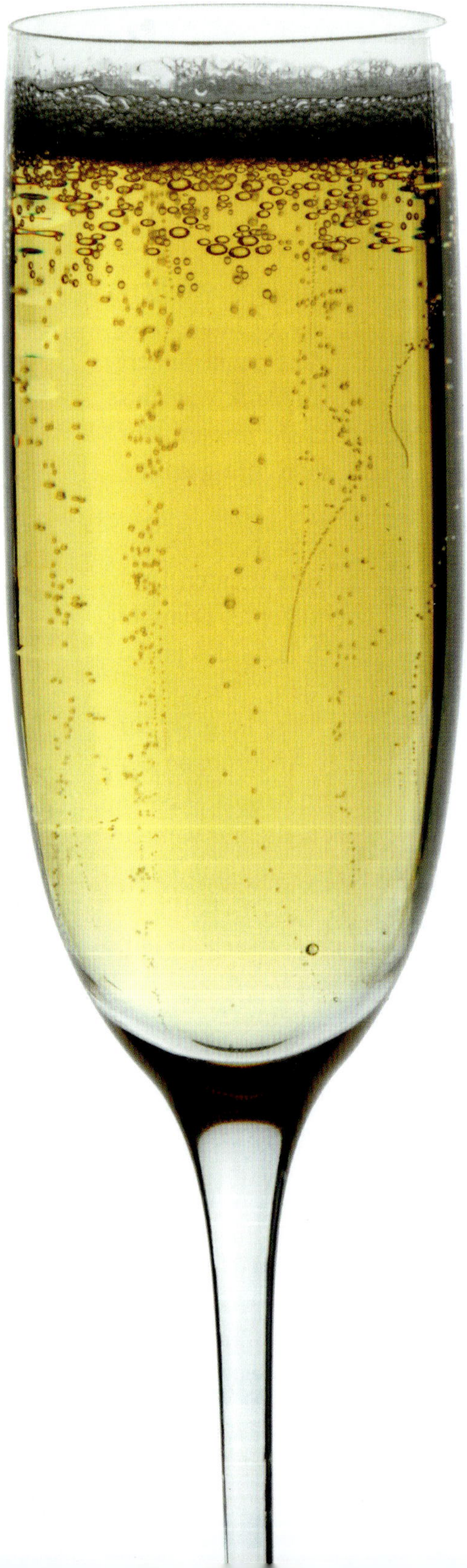

Wie viel Alkohol darf ich maximal trinken?

Diese Frage ist natürlich nur individuell zu beantworten und hängt von mehreren Faktoren ab. In der Praxis habe ich erlebt, dass Schwerkranke maximal und für eine begrenzte Zeit morgens, mittags und nachmittags 1 Glas Sekt (100 – 150ml) und abends ein Glas Wein getrunken haben. Die Regel ist jedoch eher 1 - 2 Glas Sekt.

Was kann ich tun, wenn ich Gewicht verliere?

Man kann mit der exakt gleichen Kost entweder ab- oder zunehmen. Dies hängt leider von mehr als von der Anzahl von Kalorien ab. Um zuzunehmen, können Sie etwas mehr Nüsse essen oder die Verzehrmenge je nach Verträglichkeit erhöhen. In sehr hartnäckigen Fällen hat sich außerdem Creatinmonophosphat Pulver bewährt.

Kann ich Antioxidantien zusätzlich zur Öl-Eiweiß Kost einnehmen?

Freie Radikale und die Theorie diese zu binden wie es z.B. Linus Pauling proklamiert hat, war auch Dr. Budwig bekannt. Ich habe persönlich mehrmals mit ihr über dieses Thema ausführlich gesprochen. Um zu verstehen, warum sie gegen die Einnahme solcher Mittel war, muss man zuerst einmal das Wort Oxidation genau betrachten. Bei einer Oxidation werden Elektronen abgegeben. Die Öl-Eiweiß Kost fördert Oxidationen und daher muss man sehr vorsichtig sein Oxidationen zu verhindern mit Antioxidantien. Es steht außer Zweifel, dass Radikale im Körper große Schädigungen anrichten können und auch bei Krebs eine Rolle spielen. Andererseits sind Radikale ein sehr wichtiger Teil unseres Immunsystems und ohne sie könnten wir nicht überleben. Das Problem ist, dass wir keine sichere Diagnosemöglichkeit haben um festzustellen wann uns zu viele solcher Radikale schädigen. Heute ist es leider durch die Nahrungsergänzungsmittel Industrie schon so weit gekommen, dass uns vorgegaukelt wird, dass Antioxidantien, bzw. künstliche Vitamine allgemein, grundsätzlich etwas Positives sind. Doch dies stimmt leider nicht. Einmal davon abgesehen, dass in vielen Pillen sehr viel „Abfall" ist, können deren Wirkungen zusätzlich negativ für unsere Gesundheit sein, wenn zu viele Radikale bzw. Oxidationen blockiert werden.

Frau Dr. Budwig schrieb hierzu, dass Vitamine ab einer bestimmtem Dosierung sogar Elektronenräuber sind und man vor allem hohe Dosierungen vermeiden sollte. Im Gegensatz zu Frau Dr. Budwig bin ich nicht per se gegen Antioxidantien (vor allem für ältere Menschen), doch man muss hier genauso kritisch sein wie bei der heute üblichen Verschreibungspraxis in der konventionellen Medizin. Meine Erfahrung ist leider, dass viele Ärzte und Heilpraktiker Geld mit dem Verordnen von Antioxidantien verdienen und jegliche Vorsicht vergessen.

Übrigens, machen Sie bitte nicht den Fehler und glauben Sie, dass man mit Vitaminpillen eine schlechte Ernährung ausgleichen könnte. Das ist kompletter Unsinn und dann könnte man ja auch gleich zu McDonalds gehen und danach ein paar Pillen einwerfen. Es ist auch Unsinn, dass unsere heutige Nahrung nicht mehr so gut wäre wie früher und man deshalb Pillen schlucken müsste. Diese Lüge kommt von den Menschen die viel Geld an diesen Pillen verdienen.

Vitamin C ist ein Antioxidans, welches in hohen Dosierungen als Krebsmittel bekannt ist. Kann ich dieses einnehmen wenn ich die Öl-Eiweiß Kost mache?
Hier muss man zwei Vitamin C Therapien voneinander unterscheiden, orale Dosierung und i.v. Infusionen. Dr. Budwig war grundsätzlich gegen beide Therapien. Hierzu ein paar Anmerkungen meinerseits:

1. Vitamin C kann ohne Zweifel zytostatisch wirken. In meiner Bibliothek habe ich hierzu mehr als 100 Studien. Diese wurden jedoch immer mit Infusionen durchgeführt.

2. Oral ist es meiner Meinung nach durch die begrenzten Fähigkeiten unseres Darmes Vitamin C aufzunehmen, nicht möglich sehr hohe Dosierungen ins Blut zu bekommen.

3. Ich bin grundsätzlich gegen hohe und niedrige orale Dosierungen, da diese mit gesundem Essen sehr einfach und vor allem sicher und gesund aufzunehmen sind.

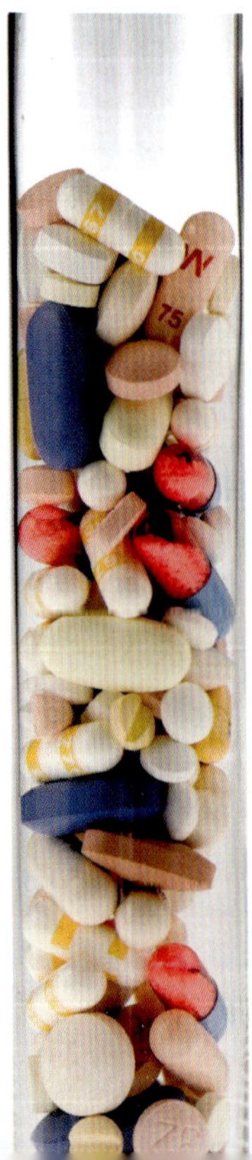

Pillen?

Oder doch lieber die Natur anzapfen?

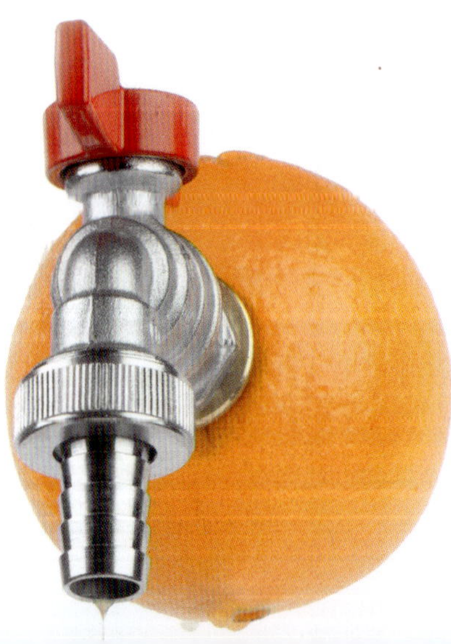

4. Und nein, es gibt kein ***natürliches*** Vitamin C in Pillenform - oder haben Sie schon mal Acerola Taler auf Bäumen wachsen sehen?

5. Solange noch keine körperliche Symptomeigendynamik (siehe unter Kausanetik) eingesetzt hat, bin ich grundsätzlich gegen den Einsatz von Vitamin C. Sollte jedoch eine körperliche (nicht geistige!) Symptomeigendynamik eingesetzt haben oder sie aus einem anderen Grund (z.B. große Angst! ohne operieren zu können) zytostatisch therapieren wollen, dann ist für mich der Einsatz von Vit. C i.v. in Ordnung.

In dem Buch: *Krebs - das Problem und die Lösung* spricht Frau Dr. Budwig davon, dass sie keine Patienten mit künstlichem Darmausgang oder Brustkrebspatientinnen mit Armschwellungen annimmt. Bedeutet dies, dass hier die Öl-Eiweiß Kost nicht helfen kann?
Nein, das hat mit der Effektivität der Öl-Eiweiß Kost bei bestimmten Krebsarten nichts zu tun. Der Grund hierfür lag darin, dass Dr. Budwig schlicht und ergreifend keine Lust hatte mit Patienten zu arbeiten, die permanent eine Betreuung durch konventionelle Therapeuten benötigten, wie z.B. Patienten mit einem Anus Praeter. Die Schulmediziner versuchten oftmals diese Patienten von der Öl-Eiweiß Kost abzuhalten bzw. sprachen negativ über Frau Dr. Budwig. Und so kam es dazu, dass Frau Dr. Budwig oftmals von ihren Patienten eine Entscheidung verlangte entweder 100% mit ihr zu arbeiten oder nicht mehr zu ihr zu kommen. Dies hat jedoch nichts mit der Effektivität der Öl-Eiweiß Kost bei Darm- oder Brustkrebs zu tun.

Im Internet kann man immer wieder finden, dass diese oder jene Substanz Krebs erzeugend wäre oder vor Krebs schützt. Darunter gibt es auch Substanzen wie z.B. Linolsäure die anscheinend krebserregend wäre. Ist Leinöl also doch schädlich wie manche behaupten?
Ich könnte hier unzählige solcher Studien nennen. Meistens heißt es dort, man habe so und so viele Patienten über viele Jahre beobachtet und dann nach 10 - 20 Jahren festgestellt, wenn Menschen dies oder jenes mehr oder weniger zu sich genommen haben, diese dann weniger oder mehr Krebs bekommen. Also man muss schon sehr naiv sein, wenn man glaubt, dass man durch solche Studien überhaupt etwas feststellen kann.

Es gibt so viele Gründe warum ein Mensch Krebs bekommen kann. Glauben diese „Forscher" denn wirklich es hängt davon ab wie viele Tomaten, Sonnenblumenkerne oder Fleisch ein Mensch in 20 Jahren isst?

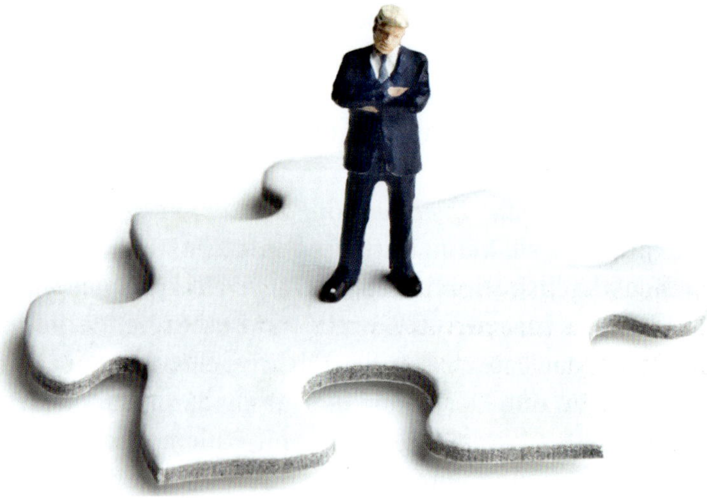

Leider lieben es Forscher irgend ein Teil einer Studie wie ein Stück aus einem großen Puzzle heraus zu picken und dies exzessiv überzubewerten. Und so kommt es, dass sie jede Woche in einem Magazin lesen können was angeblich Krebs erzeugt oder verhindert. Leinöl fördert Prostatakrebs und Leinöl verhindert Prostatakrebs können Sie sogar im gleichen Magazin lesen. Was sie dort niemals lesen ist jedoch, welches Leinöl haben diese Menschen benutzt, haben Sie es gemeinsam mit Quark gegessen, hatten diese Menschen extremen Stress, waren es Raucher oder Nichtraucher usw. Ich glaube Sie verstehen schon auf was ich hinaus möchte. Es ist schlicht und ergreifend unmöglich in einer Studie die über 10 Jahre mit über 10.000 Patienten geht, heraus zu finden, warum jemand an Krebs erkrankt ist.

Es ist auch nicht möglich einzelne Substanzen im Labor zu testen und dann zu behaupten diese oder jene Substanz ist krebserregend. Wussten Sie z.B. dass wenn man Krebszellen mit Vitamin C füttert, diese vermehrt und schneller wachsen? Wenn man Laborergebnisse auf Menschen übertragen könnte, dann müsste ja jeder Krebskranke Vitamin

C vermeiden! Lassen Sie sich also nicht von diesen „alles wissenden Forschern“ verwirren und vertrauen Sie Ihrem logischen Verstand, der Ihnen sagt, dass biologische Nahrungsmittel nicht schlecht sein können und die Öl-Eiweiß Kost Kost nachweislich vor allem vielen Krebspatienten geholfen hat und sicherlich nicht krebserregend sein kann.

Wie lange dauert es, bis man sichtbare Erfolge erzielt?

Um diese Frage zu beantworten, muss man leider etwas weiter ausholen. Dr. Budwig beschreibt in ihren Büchern, dass sich Krebszellen nicht mehr richtig teilen und somit unsterblich werden. Heute wissen wir um die Wichtigkeit des p53 Gens, das sogenannte Apoptose Gen, also das Gen, dass für das Absterben einer Zelle verantwortlich ist. Wir wissen heute auch, dass es Telomere gibt, jene kleine Endungen unserer Chromosomen, die sich bei jeder Zellteilung verkürzen, bis sie nur noch 4 kbp (Kilo-Basenpaare) groß sind. Dr. Budwig hatte dieses Wissen nicht und kannte sicherlich auch keine Apoptose-inhibierende Proteine (IAPs), die den Start des Zelltodprogramms verhindern. Dennoch beschrieb sie schon vor mehr als 50 Jahren, dass die Problematik bei Krebs nicht eine zu schnelle Mitoserate (Zellteilung) ist wie auch heute noch angenommen wird, sondern, dass Krebszellen einfach nicht mehr absterben und so Tumore heranwachsen.

Und daher versucht die Öl-Eiweiß Kost auch nicht Krebszellen abzutöten, sondern diese in die Teilung zu bringen, damit sie einen natürlichen Zelltod sterben können. Dies hat jedoch vor allem für ungeduldige Menschen einen erheblichen Nachteil, da Krebszellen nicht sofort absterben und Tumore logischerweise am Anfang manchmal sogar größer werden, da zwei Zellen nebeneinander leider mehr Platz einnehmen als eine nur fast geteilte Zelle. Ein Grundsatz der Öl-Eiweiß Kost ist daher, dass es in Ordnung ist wenn Tumore am Anfang etwas größer werden, solange sie weicher werden, sprich eine geringere Dichte aufweisen.

Selbst Dr. Budwig konnte nicht immer voraus sagen, wie lange so etwas dauern wird, da dies erstens vom Organ bzw. Sitz des Tumors abhängig ist und zweitens wie konsequent jemand die Therapie durchführt. Ein kleiner Tipp von mir hierzu: Wenn Sie merken, dass sie etwas mehr pinkeln müssen, besser schlafen und tagsüber nicht mehr (so) müde sind, dann wissen Sie das ihre Mitochondrien mehr Energie produzieren und Sie auf einem guten Weg sind.

Ich bin ein Gegner von Milch. Kann ich trotzdem die Öl-Eiweiß Kost machen?

Viele Menschen verdammen heutzutage Milch als ein gefährliches Produkt. Dies ist teilweise korrekt wegen all den Schadstoffen in der Milch und wegen den dadurch auftretenden Allergien. Doch diese Schadstoffe können Sie auch in einem Broccoli aus konventionellem Anbau finden und trotzdem würde niemand sagen, dass Broccoli grundsätzlich etwas Negatives wäre. Man muss hier also zuerst einmal zwischen biologischer Milch und Milch mit Schadstoffen unterscheiden.

Dann gibt es das Problem der Laktose Intoleranz. Meine Erfahrung zeigt, dass hier vorschnell und hysterisch argumentiert wird. Und außerdem habe ich einige Menschen mit einer so genannten „Laktose Intoleranz" gesehen, die nach drei Übergangstagen mit Leinöl die Öl-Eiweiß Kost ohne jegliche Probleme aßen.

Das Argument der Wachstumshormone in der Milch ist ein anderes zweischneidiges Schwert. Ich kann nicht sagen, wie das bei anderen Krankheiten ist, aber bei Krebs kenne ich keine einzige Studie, die hierzu etwas wirklich Aussagefähiges hervorgebracht hätte. Dies liegt wahrscheinlich daran, dass die meisten Hormone in der Regel unsere Magensäure nicht überleben und daher wohl keinen Einfluss mehr auf das Tumorwachstum haben können. Hinzu kommt, dass in der Öl-Eiweiß Kost Milch trinken verboten ist und alle Milchsubstanzen gebunden in einem Lipoproteid in den Körper kommen.

Sollten Sie dennoch absolut gegen Milch sein, empfehle ich Ihnen eine andere Ernährungsform wie Gerson oder Rohkost zu machen. Und sollten Sie nur gegen Kuhmilch sein, dann empfehle ich Ihnen Ziegenquark und Ziegenmilch. Dies war übrigens auch ein, wenn auch sehr seltener, Rat von Frau Dr. Budwig.

Wie mischt man das Müsli richtig?

Dr. Budwig beschreibt in ihren Büchern, dass man zuerst Milch und Leinöl miteinander vermischen und dann den Quark hinzumischen soll. Ich habe mich mit den 4 verschiedenen Möglichkeiten der Müsli Produktion und der Produktion und Lagerung intensiv auseinander gesetzt und im Februar 2010 gemeinsam mit der Universität Glasgow verschiedene Photonenmessung machen lassen.

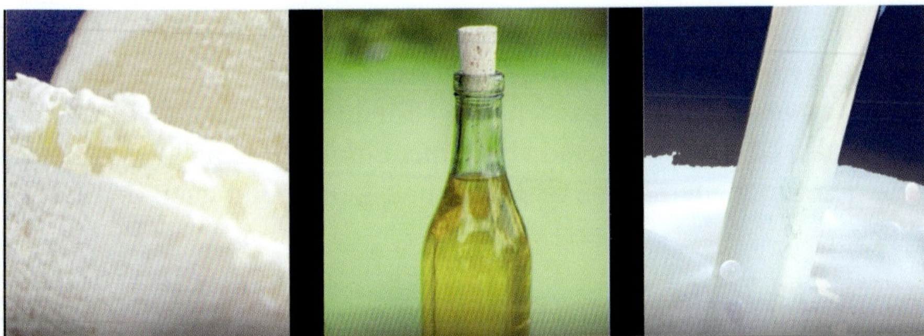

Das erste Ergebnis war, dass ein Leinöl-Quark Gemisch innerhalb von 15 Minuten je nach Mischung deutlich Energie verliert. Die Ergebnisse sprechen eindeutig dafür, dass man das Müsli frisch zubereitet und ist auch nicht überraschend, wenn man sich etwas mit Photonen auskennt. Ich wollte aber auch wissen, welche Mischungen am stabilsten sind bzw. am schnellsten Energie verlieren. Wir testeten deshalb folgende Mischungen:

1. Milch und Leinöl – und dann Quark
2. Leinöl und Quark – und dann Milch
3. Milch und Quark – und dann Leinöl
4. Milch, Leinöl und Quark zusammen

Hier gab es einige Überraschungen. Die von Dr. Budwig favorisierte Mischung Nr. 1 lag im Mittelmaß (11016 PC). Die höchste Lichtemission hatte Mischung Nr. 4 (14991 PC), bei der alles gemeinsam gemischt wurde und die niedrigste Lichtemission hatte die Mischung Nr. 3 (9894 PC), bei der das Leinöl erst nach der Mischung von Milch und Quark zugeführt wurde. Die Mischung Nr. 3 behielt auch innerhalb von 24

Stunden am konstantesten seine ursprüngliche Abstrahlung (Tag 2: 6931 PC).

Ich habe dieses etwas überraschende Ergebnis mit mehreren Physikern besprochen und was es bedeuten könnte in Bezug auf die Öl-Eiweiß Kost. Leider kamen wir zu unterschiedlichen Interpretationen und können Frau Dr. Budwig nicht mehr fragen, was sie davon hält.

Für Sie als Nichtphysiker kann ich jedoch sagen, egal welche Mischung sie bevorzugen, alle 4 sind in einem Bereich, in dem man keine Angst haben muss, dass man zu große Nachteile hätte, wenn man einmal die Mischweise nicht 100% korrekt einhält.

Da es vielleicht noch ganz andere Gründe geben kann für Mischung Nr. 1, also so wie es Dr. Budwig immer empfahl, empfehle ich Ihnen, mischen Sie weiterhin zuerst Milch und Leinöl und dann den Quark hinzu.

Muss ich den empfohlenen Champagner trinken?

In der Öl-Eiweiß Kost sind nur Champagner / Sekt und Wein erlaubt. Die Gründe hierfür sind verschieden. Wein und Champagner haben beide einen positiven Einfluss auf das Darmmileu und beinhalten Ethanol (Alkoholzucker) mit einer Hydroxygruppe (OH), welche durch das Sauerstoffatom Elektronen stärker anzieht. Ethanol ist daher ein großer Energielieferant (fast doppelt so viel Kalorien wie normaler Zucker), der schnell vom Körper aufgenommen wird. Gleichzeitig kann Ethanol nicht wie Glukose von Krebszellen verwertet werden! Somit stellt Ethanol ein optimales Mittel dar um vor allem Menschen die sehr schwach sind Energie zuzuführen ohne den Tumor zu füttern. Hinzu kommt, dass Ethanol den Appetit anregt, welcher gerade bei diesen Menschen in der Regel kaum noch vorhanden ist.

Meine eigenen Erfahrungen haben mir in den letzten Jahren mehrmals gezeigt, dass Champagner in Kombination mit ELDI-Ölen und genügend Tageslicht bei sehr schwachen Menschen wahre Wunder bewirken können. Einfach aber genial.

Dr. Budwig hat nicht jedem Patienten Alkohol verordnet, sondern vor allem denjenigen, deren Energielevel sehr niedrig war. Und Achtung: Sie verordnete maximal 2 - 3 Gläser – und nicht 2 - 3 Flaschen.

Darf man zusätzliche Enyzme zu sich nehmen?
Dr. Budwig war ein großer Freund von Papaya bzw. Papayasaft und empfahl vielen Patienten mindestens jeden 2. Tag ein Glas Papayasaft zu trinken. Hauptgrund hierfür war definitiv das darin enthaltene Eiweiß spaltende Papain. Aber auch der Rohkostanteil in der Öl-Eiweiß Kost sorgt für eine genügende Enzymversorgung. Daher war Dr. Budwig auch grundsätzlich gegen die Einnahme zusätzlicher Enzyme.

Ich schließe mich der Meinung von Dr. Budwig an, dass die meisten Patienten keine außerplanmäßigen Enyzme benötigen. Ich würde jedoch nicht soweit gehen und sagen, dass es grundsätzlich keine Gründe geben kann, zusätzlich Enzyme einzunehmen wie z.B. bei einer großen Tumormasse, schnell zerfallende Tumoren oder bei Störungen der Nahrungsaufnahme.

Kann ich in Urlaub gehen während ich die Öl-Eiweiß Kost mache?
Hier muss man klar unterscheiden, ob Sie Krebs haben oder nicht. So lange Sie krank sind, können Sie nicht einfach in ein Restaurant gehen und darauf hoffen, dass der Koch schon alles richtig macht in der Küche. Mieten Sie sich daher lieber eine Ferienwohnung, in der sie sich selbst versorgen können.

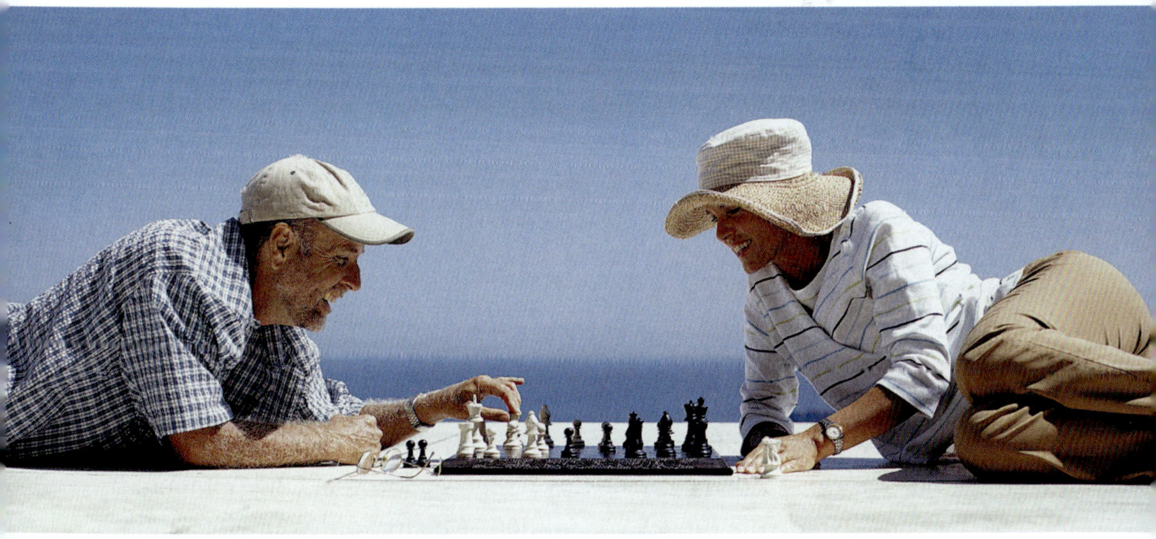

Ich möchte Ihnen nachfolgend ein paar Tipps geben für die Zeit nach dem Tumor.

- Wenn Sie sich in einem Restaurant Salat machen, dann nehmen Sie nie die fertigen Dressings, sondern benutzen Sie Olivenöl und Essig. Die Chance hier keine Transfettsäuren zu sich zu nehmen ist am geringsten.

- Wenn Sie etwas Gebratenes haben wollen, dann bitten Sie den Koch es in Butter anzubraten. Natürlich wäre Kokosfett besser, aber Butter ist in jeder Küche vorhanden und meine Erfahrung zeigt, dass Köche hierzu immer bereit sind. Wahrscheinlich weil es keine großen Umstände macht.

- Dr. Budwig hat niemals Fleisch erlaubt, aber Fisch. Gönnen Sie sich also ruhig mal einen Fisch.

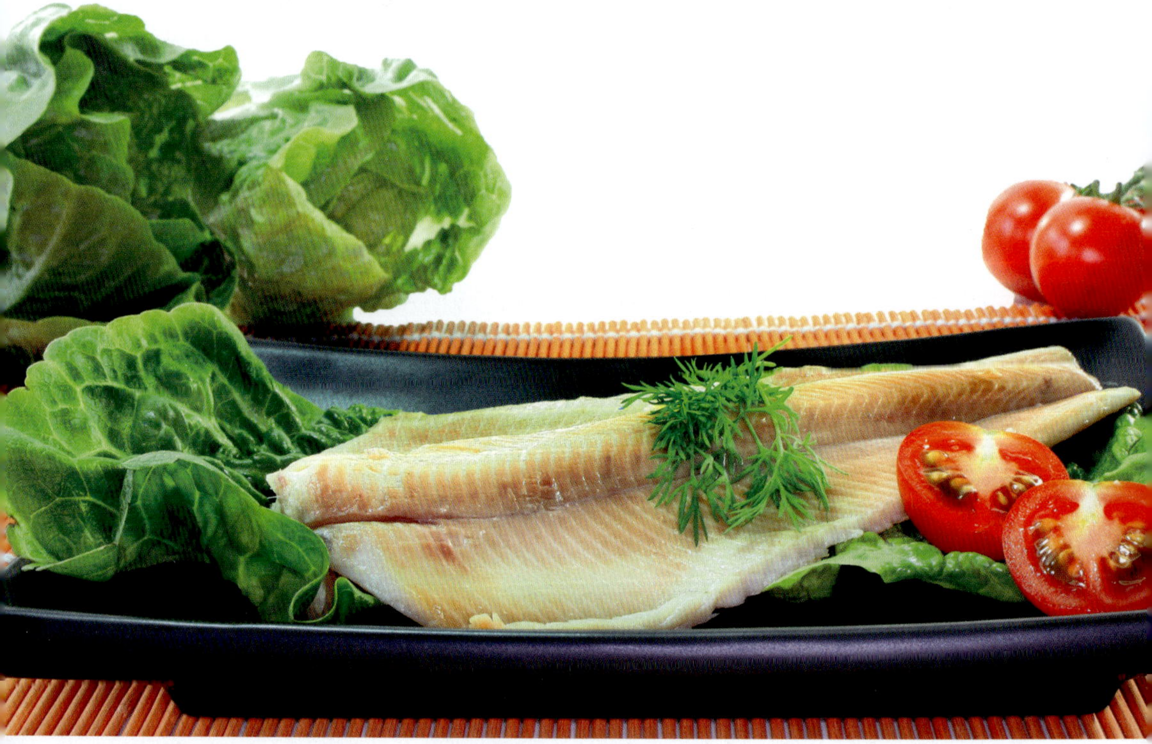

- Lassen Sie bitte die Finger von all den „Müslis“ die es in Hotels gibt. Es sind meistens denaturierte Kohlenhydrate.

- Bevorzugen Sie Suppen, Reis- und Kartoffelgerichte, Salate und in Butter angemachtes Gemüse.

- Benutzen Sie keine mehrfach ungesättigte Öle (Leinöl, Sonnenblumenöl, Kürbiskernöl usw.) welche herumstehen, auch nicht um evtl. ein Müsli anzumachen, falls es Quark und Milch gibt. Diese Öle enthalten alle Transfettsäuren.

- Sollten Sie einen Kühlschrank im Hotel haben, nehmen Sie Leinöl mit. Quark, Milch, Honig, Nüsse und Obst gibt es fast immer in Hotels.

- Sollten Sie einmal „etwas daneben gegessen haben", vor allem zu viele Kohlenhydrate in Form von Kartoffeln, Reis, Nudeln oder sogar einen „nicht so gesunden Nachtisch / Kuchen", dann machen Sie unbedingt sofort nach dem Essen einen Spaziergang.

Welche Küchengeräte brauche ich für die ÖEK?
Für die Öl-Eiweiß Kost benötigen Sie nur wenige zusätzliches Küchenzubehör. Ich gehe einmal davon aus, dass Sie einen Hobel und einen Knoblauchschäler zu Hause haben. Sehr hilfreich ist ein Dampfgarer und eine Kaffeemühle. Was Sie aber auf jeden Fall benötigen ist ein Zauberstab-Mixer. Kaufen Sie hier nur einen, der unten geschlossen ist, da sonst das Öl zu sehr spritzt. Ansonsten benötigen Sie nichts Spezielles.

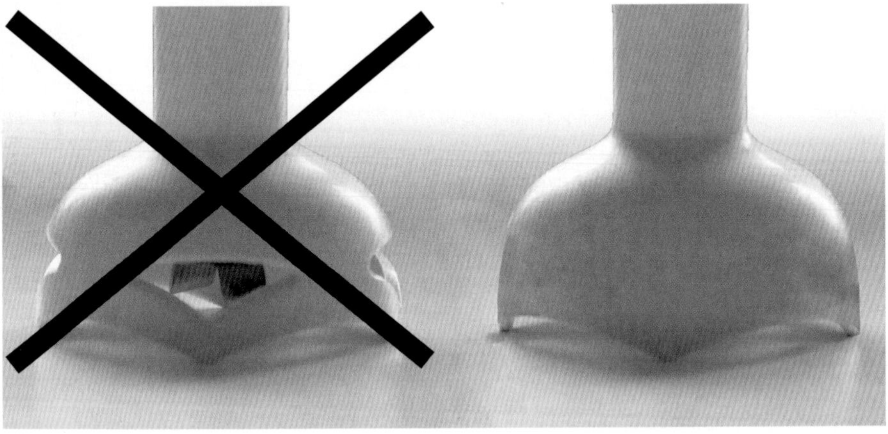

Muss ich die Zeiten einhalten, so wie Sie Frau Dr. Budwig vorgeschlagen hat?
Sie müssen nicht die genauen Zeiten einhalten, aber Sie sollten unbedingt auch eine zeitliche Ordnung in ihr Leben bringen. Dr. Budwig erwähnte mir gegenüber immer wieder die Ordnungslehre nach Pfarrer Kneipp und ich schließe mich ihrer Meinung an. Krebs bedeutet eine erhöhte Entropie, also Chaos, in Ihrem Körper und in Ihrer Psyche. Dieser Entropie muss unbedingt Ordnung entgegengesetzt werden, auch was die Essenszeiten angeht. Versuchen Sie also deshalb immer zur gleichen Zeit zu essen.

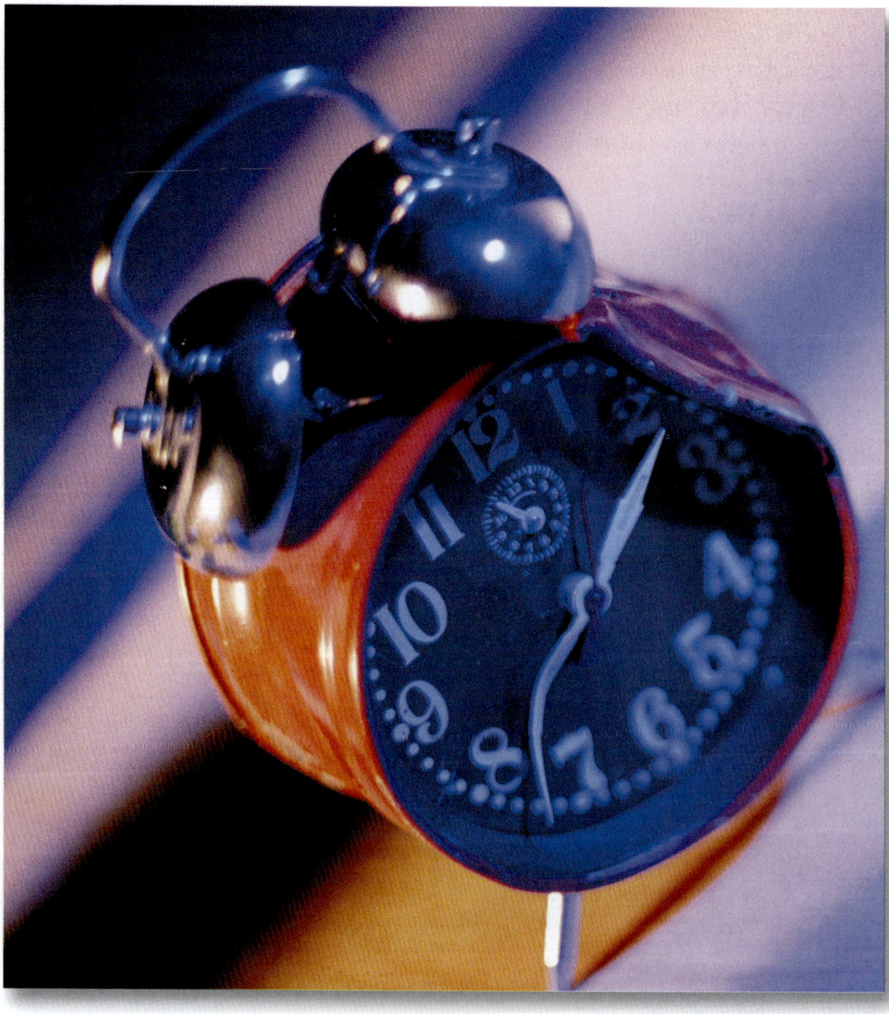

Die Praxis der Öl-Eiweiß Kost

Auf den nächsten Seiten möchte ich Ihnen einmal einen typischen Tagesablauf der Öl-Eiweiß Kost aufzeigen. Er beinhaltet bis auf drei Punkte (Ölziehen, Wecker, Affirmationen), die ich in blauer Farbe dargestellt habe, alles wie es mir Frau Dr. Budwig beigebracht hat bzw. wie ich es von Patienten von ihr gelernt habe. Sollten Sie im Moment die Öl-Eiweiß Kost machen oder zukünftig machen wollen weil sie Krebs haben, dann ist das hier die ultimative Anleitung für Sie.

Ich bin auch deshalb ein großer Anhänger der Öl-Eiweiß Kost weil ich denke bzw. aus eigener Erfahrung weiß, dass sie viel einfacher ist als andere erfolgreiche Ernährungstherapien wie Gerson, Rohkost oder Makrobiotik. Alle drei sind viel weiter weg von der üblichen Ernährung in der westlichen Welt und verlangen vor allem am Anfang eine viel größere Disziplin.

Die konsequente Durchführung der Öl-Eiweiß Kost verlangt jedoch auch von Ihnen ein Mindestmaß an Disziplin. Viel zu oft habe ich erlebt, dass mir Menschen erzählen, sie würden die Öl-Eiweiß Kost machen und wenn ich dann ins Detail gehe, merke ich schnell, dass sie die Öl-Eiweiß Kost eigentlich nur zu 70% machen. Manche lassen den Sauerkrautsaft weg, andere pressen keine frischen Säfte und wiederum andere essen permanent Zusätzliches. Doch das ist so, wie wenn sie sagen würden, sie bauen ein Haus, aber eben ohne Dach und Fenster. Ein Haus ist nun mal erst ein Haus mit Dach und Fenster und die Öl-Eiweiß Kost ist erst die Öl-Eiweiß Kost wenn Sie diese komplett machen. Entscheiden Sie sich also zuerst einmal ob Sie überhaupt eine Ernährungstherapie machen wollen und ob Sie dazu bereit sind, diese auch diszipliniert durchzuführen. Wenn die Antwort ein klares Ja ist, dann lohnt es sich für Sie auch, die nächsten Seiten auswendig zu lernen und sie in ihr Gedächtnis einzubrennen.

Hier sehen Sie einen handschriftlichen Originalplan von Frau Dr. Budwig, wie sie ihn grundsätzlich ihren Patienten nach der ersten Beratung mit nach Hause gab.

Dr. phil. nat. JOHANNA BUDWIG

7291 Dietersweiler-Freudenstadt
Telefon 07441/7667

Dr. der philosophischen und naturwissenschaftlichen Fakultä

Approbierte Apothekerin;
Heilpraktikerin
Bio-logische Carcinom-Therapie
Elektronenbiologie

Ernährungsvorschrift

für den Beginn mit der ÖL-Eiweiß-Kost.

~~1 2 3~~ Überleitungstage: Jeweils nach Verordnung: Linol Schleim

1. (.) Haferschleim mit Linomelschleim stündlich;
(.) Haferflockensuppe mit Linomel, 3 mal tägl.; " Haferflock.
2. (.) 250 Gr. Linomel tägl. mit Säften, wie verordnet. Suppe
Fermentgold ist sehr wichtig.
3. 10 Uhr Möhrensaft, frisch gepreßt. Linol-Saft

Es ist darauf zu achten, daß mindestens 3 X tägl. ein warmes Getränk gereicht wird, zB grüner Chin. Tee oder Kräuter Tee. Gesüßt wird nur mit Honig. Auch bei Schwerkranken wird diese Übergang gut vertragen!

Öl-Eiweiß-Kost vom 4. Tage an

für 4. Wochen

7 Uhr 1 Glas Sauerkrautsaft.
8 Uhr Frühstück: 1 Glas Tee, zB grüner Chin. Tee evtl. mit Honig dann folgt das Linomel-Müsli:

Das Linomel-Muesli zum Frühstück:

Zutaten:
1 Teelöffel Honig,
1 Eßlöffel rohe Milch,
3 Eßlöffel Leinöl,
100 g Speisequark,
2 Eßlöffel Linomel,
~~Früchte und Fruchtsäfte~~
~~Nüsse~~

Frischsaft
1 Teel.
+
Aroma-Stoffe
Jeweils 3 Säfte

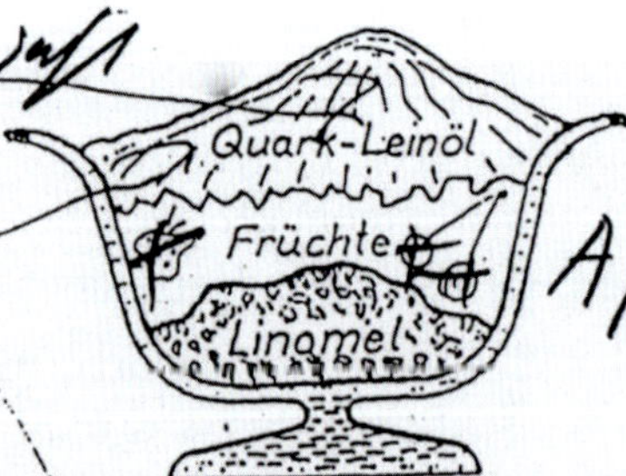

Apfel

2 Esslöffel Linomel mit Obst überschichten, zu Beginn mit einem geriebenen Apfel. Darüber schichtet man die Quark-Leinöl-Creme nach o.a. Vorschrift, auch mit Aroma-Stoffen ~~abgeschmeckt~~. Letztere nur tropfenweise zugeben.

10-11 Uhr

Frisch gepreßte Säfte:

Möhrensaft, Rettichsaft, ~~Brennesselsaft mit Citrone u.a. wie verordnet~~

Mittags: | Oleolux-Fett selber herstellen lt. Fettfibel

12 Uhr | 1 Esslöffel Linomel, 1 Glas Sekt

12.15 Uhr | Vorspeise: Salatplatte mit Quark-Leinöl-Mayonaise.

Als Salat mitverwenden: Löwenzahn, Kresse, Sellerie, Ackersalat, Rettich, Sauerkraut, Meerrettich, grüne Paprika.

Zur Mayonaise benutzen: Quark, Leinöl, Milch, Zitrone, Kräutersalz, evtl. Senf, saure Gurken, Knoblauch, dazu viel Gewürzkräuter, frisch oder getrocknet.

12.30 Uhr | Hauptgericht: Gemüse, gegart in Wasser, anschließend abgeschmeckt mit Diäsan und Gewürzkräutern, evtl. mit Hefeflocken, Shoyou, Curry ect.

Gemüsebrühe getrennt gewürzt, mit wenig Diäsan und Hefeflocken abgeschmeckt, (herzhaft würzen als Bouillon reichen).

Als Beilage zu Gemüse:

a) Buchweizen, Standard-Rezept (gekocht wie Reis)

b) Buchweizen lt. Kochbuch

c) Vollreis, Hirse

d) Kartoffeln in der Schale gekocht.
Kartoffeln als Brei (mit Diäsan und Milch zubereitet).

Nachtisch: Quark-Leinöl-Creme mit Honig; vermischt mit frischem Obst, dazu echte Vanille und/oder 1 Esslöffel Wodka, Rum, Kirsch oder Zwetschgenwasser.

15 Uhr | 1 Esslöffel Linomel, 1 Glas Sekt oder 1 Esslöffel Linomel und 1 Glas Traubensaft oder Muskateller-Kirsch oder Ananassaft.

15.30 Uhr | 1 - 3 Esslöffel Linomel, 1 - 3 Gläser Muttersaft (Edelrubin, Edelsaphir, Kirschmuttersaft, Heidelbeermuttersaft) Oder Fermentgold.

18 Uhr | Suppe aus Buchweizengrütze in Gemüsebrühe, gut würzen, mit Diäsan abschmecken, 1 Esslöffel Hefeflocken zugeben.

20.30 Uhr | 1 Glas Rotwein evtl. mit etwas Honig.

Erster schriftlicher Bericht über Befinden des Patienten und über die genaue Gestaltung der Abwechslung (s. Berichtsformular) im Rahmen dieser Kostform nach 4 Wochen erbeten.

Zweite Beratung kann danach schriftlich oder mündlich erfolgen (Termin-Absprache erforderlich).

Überleitungstage

Über die Jahre habe ich bei Frau Dr. Budwig bzw. durch ihre Patienten verschiedene Möglichkeiten der Übergangstage kennengelernt. Auch in ihren Büchern werden Sie diverse Anleitungen finden. Nachfolgend möchte ich Ihnen die 3 wichtigsten Anleitungen für Übergangstage aufzeigen. Grundsätzlich gilt, dass für 3 Tage nichts gegessen und getrunken wird außer dem nachfolgend Geschriebenem und mindestens drei Mal täglich warmer Tee (Kräutertees aus Pfefferminz, Hagebutte, Malve oder grüner Tee) getrunken wird.

Ich habe auch schon des Öfteren erlebt, dass Patienten alle drei Varianten miteinander vermischt haben und „trotzdem“ gute Ergebnisse hatten. Dessen ungeachtet empfehle ich Ihnen jedoch, sich an eine Variante zu halten. Grob gesagt könnte man auch sagen, dass Frau Dr. Budwig Variante 1 Patienten mit einem relativ guten Energiezustand empfohlen hat und Variante 2 und 3 hauptsächlich Schwerkranken.

Variante 1

Drei Tage lang wird 250g Linomel bzw. alternativ frisch geschroteter Leinsamen gemeinsam mit folgenden Säften gegessen:

- Frisch gepreßte Obstsäfte oder Muttersäfte ohne Zuckerzusatz.
- Frisch gepreßte Gemüsesäfte wie Karotte, Selleriesaft, Rote Beete und Apfelsaft.
- Chinesischer Tee und Schwarztee ist am Vormittag erlaubt
- Honig zum Süßen ist erlaubt. Genauso Traubensaft zum trinken und zum süßen.
- Energetisch schwache Patienten können auch Sekt und Linomel zu sich nehmen.

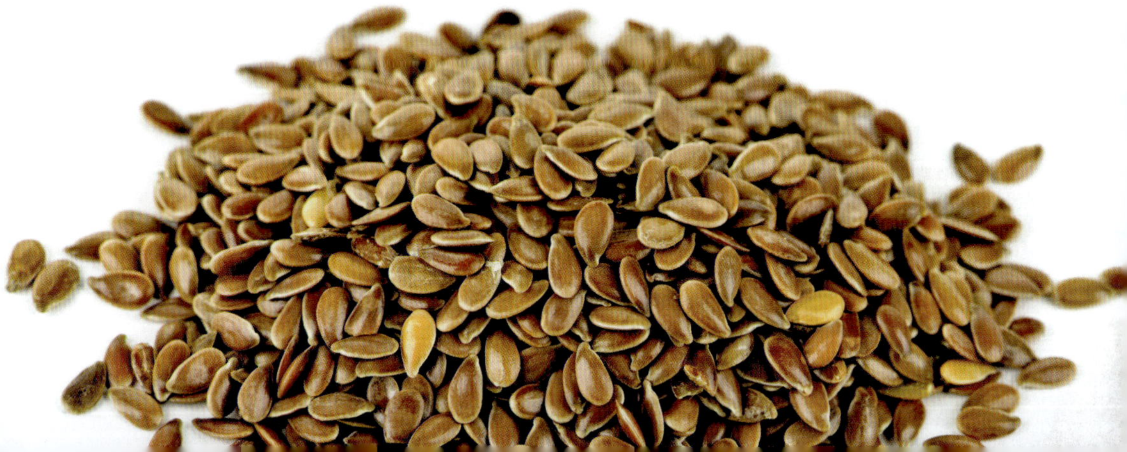

Variante 2
Drei Tage lang wird stündlich Haferschleim mit Linomelschleim (siehe Rezepte für den Säugling) gemeinsam mit folgenden Säften gegessen:

- Frisch gepreßte Obstsäfte oder Muttersäfte ohne Zuckerzusatz.
- Frisch gepreßte Gemüsesäfte wie Karotte, Selleriesaft, Rote Beete und Apfelsaft.
- Chinesischer Tee und Schwarztee ist am Vormittag erlaubt
- Honig zum Süßen ist erlaubt. Genauso Traubensaft zum trinken und zum süßen.
- Energetisch schwache Patienten können auch Sekt und Linomel zu sich nehmen.

Variante 3
Drei Tage lang wird drei Mal täglich Haferflockensuppe mit Linomel gemeinsam mit folgenden Säften gegessen:

- Frischgepreßte Obstsäfte oder Muttersäfte ohne Zuckerzusatz.
- Frischgepreßte Gemüsesäfte wie Karotte, Selleriesaft, Rote Beete und Apfelsaft.
- Chinesischer Tee und Schwarztee ist am Vormittag erlaubt
- Honig zum Süßen ist erlaubt. Genauso Traubensaft zum trinken und zum süßen.
- Energetisch schwache Patienten können auch Sekt und Linomel zu sich nehmen.

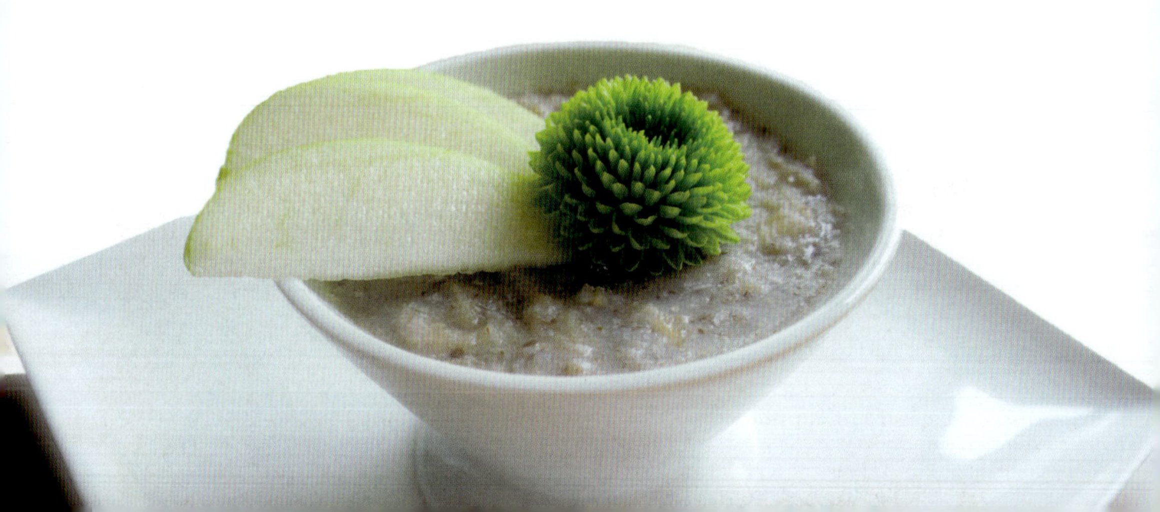

00:00 Uhr
Achten Sie bitte auf ihr magnetisches Umfeld. Dr. Budwig hat sich zwar nie öffentlich zum Thema Elektrosmog geäußert, hat aber zwei Themen aus dem großen Themenkreis immer mit ihren Patienten besprochen:

1. Bett
Dr. Budwig war es immer sehr wichtig, auf welchen Matratzen ihre Patienten schlafen, da diese logischerweise das Magnetfeld unseres Körpers beeinflussen können. Daher empfahl sie grundsätzlich Rosshaarmatratzen.

Ich schließe mich dieser Meinung an, verkenne aber nicht das Problem, dass Rosshaarmatratzen sehr teuer sind und diese sich nicht jeder leisten kann. Daher sind meiner Meinung nach Latexmatratzen die zweite Wahl. Auf jeden Fall sollten Sie jedoch grundsätzlich Matratzen austauschen, die metallene Federkerne haben.

2. Kleidung
Auch dieses Thema besprach Frau Dr. Budwig mit jedem Patienten. Sie legte viel Wert darauf, dass ihre Patienten nur natürliche Stoffe wie Baumwolle oder Satin trugen, da auch diese das Magnetfeld unseres Körpers beeinflussen können.

Zusatz: Ich bin mir sicher, dass Frau Dr. Budwig heute noch andere Punkte mit ihren Patienten besprechen würde wie Netzfreischalter oder allgemeiner Elektrosmog. Achten Sie aber auf jeden Fall auf Punkt eins und zwei. Und nicht vergessen, im Schlafzimmer ist grundsätzlich nichts erlaubt was nachts Strom verbraucht wie z.B. ein Radiowecker.

Nehmen Sie lieber eine Rosshaar- oder Latexmatratze.

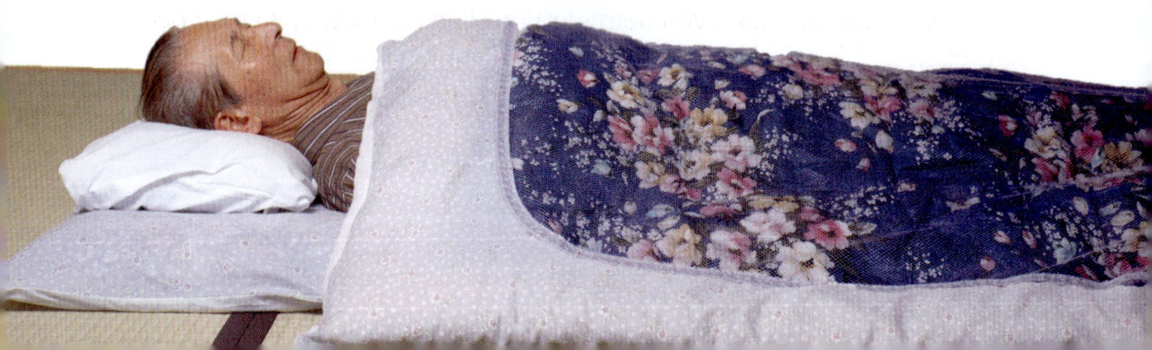

Aufwachen

Dr. Budwig hat meines Wissens nach nie über das Aufwachen mit ihren Patienten gesprochen. Ich erlaube mir hier aber trotzdem auf zwei Punkte hinzuweisen, die meiner Meinung nach wichtig sind.

1. Wecker

Wir schlafen nachts in bestimmten Rhythmen und diese werden gesteuert von einem Nervenknäuel namens „suprachiasmatischem Nukleus“. Wenn wir im Tiefschlaf sind, schwingt unser Gehirn in der Wellenlänge von Delta (0,1 bis <4 Hz) und mehr als 50% unseres Schlafes befinden wir uns in den Thetawellen mit 4-7 Hz. Darüber befinden wir uns schon in Alphawellen (8-13 Hz) und darüber ist schon das was wir wach nennen (14-30 Hz).

Das Problem mit einem Wecker ist, dass dieser keine Rücksicht auf Ihren Schlafzustand nimmt und Sie auch dann weckt, wenn Sie sich eventuell im Tiefschlaf befinden. Dies erzeugt großen Stress in Ihrem Körper in Form von erhöhtem Adrenalinverbrauch und sollte gerade als Krebskranker unbedingt vermieden werden. Daher empfehle ich Ihnen grundsätzlich auf einen Wecker zu verzichten. Sollten Sie unbedingt zu einer bestimmten Zeit aufwachen müssen, dann lernen Sie über Mentaltechniken diese Uhrzeiten zu programmieren.

2. Affirmationen (positive Glaubenssätze)

Morgens, direkt nach dem Aufwachen, befindet sich ihr Gehirn im Alphawellenzustand. Und egal ob Sie eine neue Sprache lernen oder Affirmationen tief in ihr Gehirn programmieren wollen, dieser Zustand ist der Optimale hierfür. Der Vorteil ist, dass Sie hierdurch keine Zeit verlieren um in diesen entspannten Zustand zu kommen, wie es notwendig wäre, wenn Sie Ihr Mentalprogramm erst später am Tag machen.

06:45 Uhr Ölziehen

Ölziehen wurde erstmals von dem ukrainischen Arzt Dr. F. Karach beschrieben und ist ein Heilverfahren durch die intensive Bewegung von Sonnenblumenöl in der Mundhöhle. Der Hauptzweck des Ölziehens ist Mikroben einzudämmen, die über die Zahnhälse in deren Hohlräume gelangen und sich dort sehr wohl fühlen und vermehren. Gerade bei

Krebskranken ist dies ein bekanntes und häufig anzutreffendes Problem. Ölziehen ist ein bewährtes und preiswertes Mittel um dieses Problem einzudämmen. Dabei wird Bio-Sonnenblumenöl ca. 10 Minuten lang durch die Zähne gezogen.

Ganz wichtig dabei ist, dass das Sonnenblumenöl nicht geschluckt werden darf, sondern man muss es unbedingt ausspucken. Aber Achtung, spucken Sie es nicht in das Waschbecken oder in die Toilette, da Sie sonst über kurz oder lang das Keramik zerstören. Am natürlichsten ist es, das Ölziehen morgens vor dem Zähneputzen anzuwenden und danach sofort die Zähen zu reinigen.

07:00 Uhr 1 Glas Sauerkrautsaft (100ml – 200ml)

In der Literatur bei Dr. Budwig können Sie auch manchmal nachlesen, dass man anstatt Sauerkrautsaft auch Sauermilch trinken könnte. Als ich Dr. Budwig kennenlernte, hat sie diese Empfehlung nicht mehr gegeben, sondern ausschließlich Sauerkrautsaft.

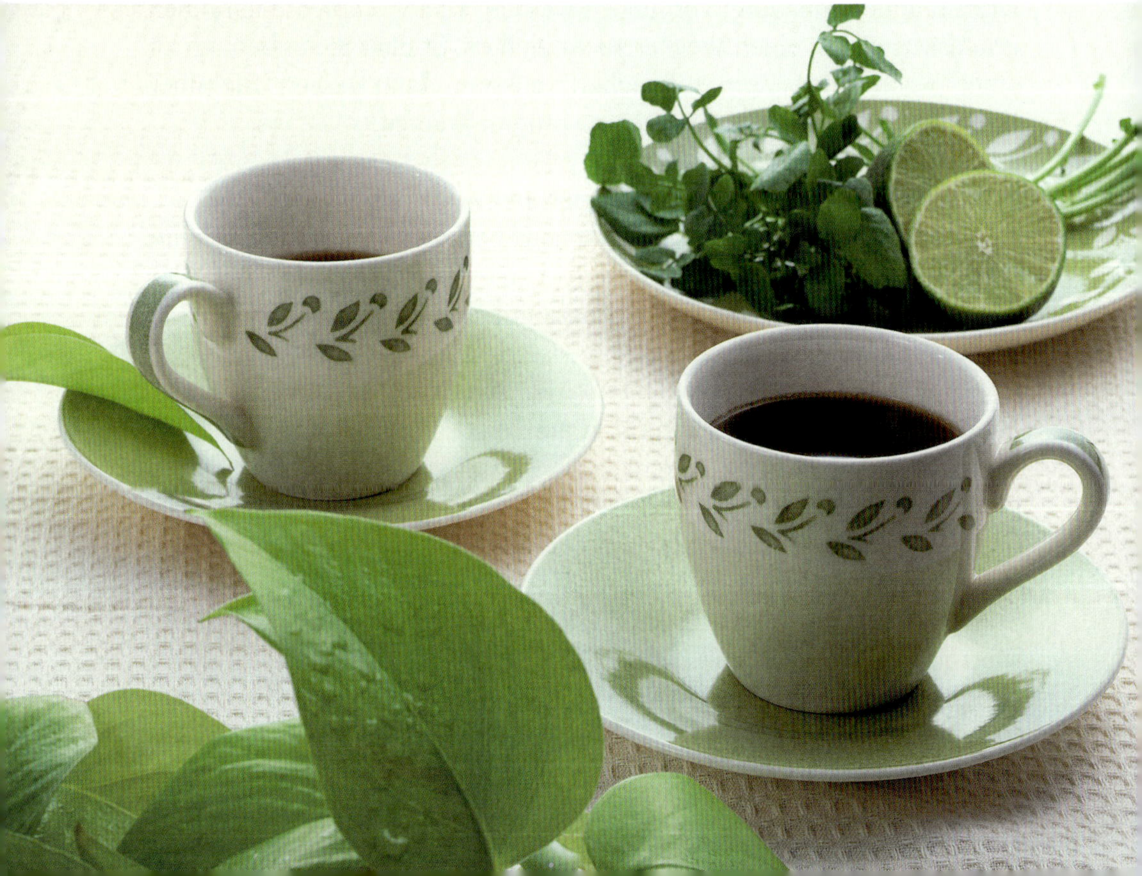

07:05 Uhr Einreibung ELDI-Öl
(Anleitung siehe unter ELDI-Ölen)

07:20 Uhr Warmes und kaltes Duschen
(Anleitung siehe unter ELDI-Ölen)

08:00 Uhr Tee mit Frühstücksmüsli
Es gibt hier im Grunde genommen keine Vorschrift bezüglich der Teesorten und auch nicht ob der Tee vor, zum oder nach dem Müsli getrunken werden soll. Sollten Sie Ihren Tee mit Honig trinken, dann empfehle ich Ihnen jedoch zuerst 2-3 Löffel Frühstücksmüsli zu sich zu nehmen und dann erst den gesüßten Tee trinken. Schwerkranke können zusätzlich ein Glas Sekt mit Linomel zum Frühstück trinken.

10:00 Uhr Frischgepresster Saft
Dr. Budwig bevorzugte für den 10:00 Uhr Saft Karotten, Sellerie, rote Beete und Äpfel. Ab und zu empfahl sie Patienten auch, dass sie mindestens jeden zweiten Tag Karottensaft trinken sollten. Sie empfahl auch öfters folgende Säfte zusätzlich:

1. Brennesselsaft
Vor allem im Frühjahr empfahl Dr. Budwig Brennesseln mit Wasser und einer Zitrone zu pürieren.

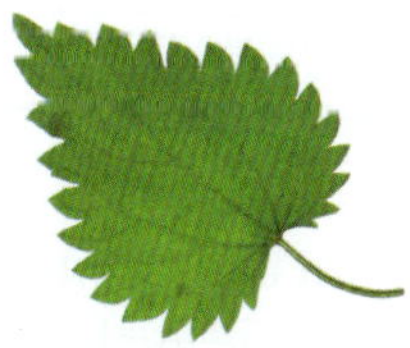

2. Rettichsaft
Hierfür wird ein Rettich zuerst zerkleinert und dann gemeinsam mit einer Zitrone in den Entsafter geworfen. Dieser Saft ist übrigens über mehrere Tage haltbar und Dr. Budwig hat ihren Patienten manchmal empfohlen, jeden Tag eine kleine Menge hiervon zu trinken.

3. Huflatichsaft
Für diesen Saft zerkleinert man mit Ausnahme des härteren alten Wurzelstocks den gesamten restlichen unterirdischen Trieb und mischt gemeinsam mit ein paar Blüten und etwas Milch und Honig.

4. Meerrettichsaft
Mixen Sie 3-5 cm Meerrettich gemeinsam mit einem Apfel und (roher) Milch. Je nach Milchmenge kann man den Geschmack verändern. Dr. Budwig empfahl diesen Saft vor allem Schwerkranken und um den Appetit anzuregen.
Frischgepresst bedeutet übrigens, dass Sie den Saft innerhalb von 5 Minuten nach dem Pressen trinken. Zusätzlich macht es Sinn, einen sogenannten Slow Juicer mit Walze anstatt einer Zentrifuge für die Entsaftung zu benutzen.

In einigen Fällen verordnete Frau Dr. Budwig auch einen zweiten Saft 30 - 60 Minuten später.

12:00 Uhr Ein Glas Sekt mit Linomel
(Anleitung siehe unter Fragen und Antworten: Muss ich den empfohlenen Champagner trinken?)

12:15 Uhr Salate als Vorspeisen
(Anleitung im Kapitel Kochbuch)

Im Grunde genommen gibt es keine Rohkost bzw. Salate, die in der Öl-Eiweiß Kost nicht erlaubt wären. Sollten Sie bisher kein „großer Salat" Freund gewesen sein, freunden Sie sich doch langsam (wieder) damit an und beginnen Sie nur die Rohkost zu essen, die Ihnen schmeckt. Benutzen Sie auch unbedingt die empfohlenen (elektronenreichen) Kräuter wie: Löwenzahn, Kresse, Schafgarbe, Majoran, Dill, Petersilie, Brennessel, Sauerampfer, Spitzwegerich, Bärlauch uvm.

Info: Dr. Budwig benutzte für Salatdressings gerne das Wort Mayonnaise. Dies führte schon des Öfteren zu Verwechslungen. Schauen Sie sich unbedingt die „Mayonnaise Rezepte" im Kochbuchteil an und beginnen Sie selbst einmal mit den dortigen Vorgaben „Ihr" Salatdressing zu finden.

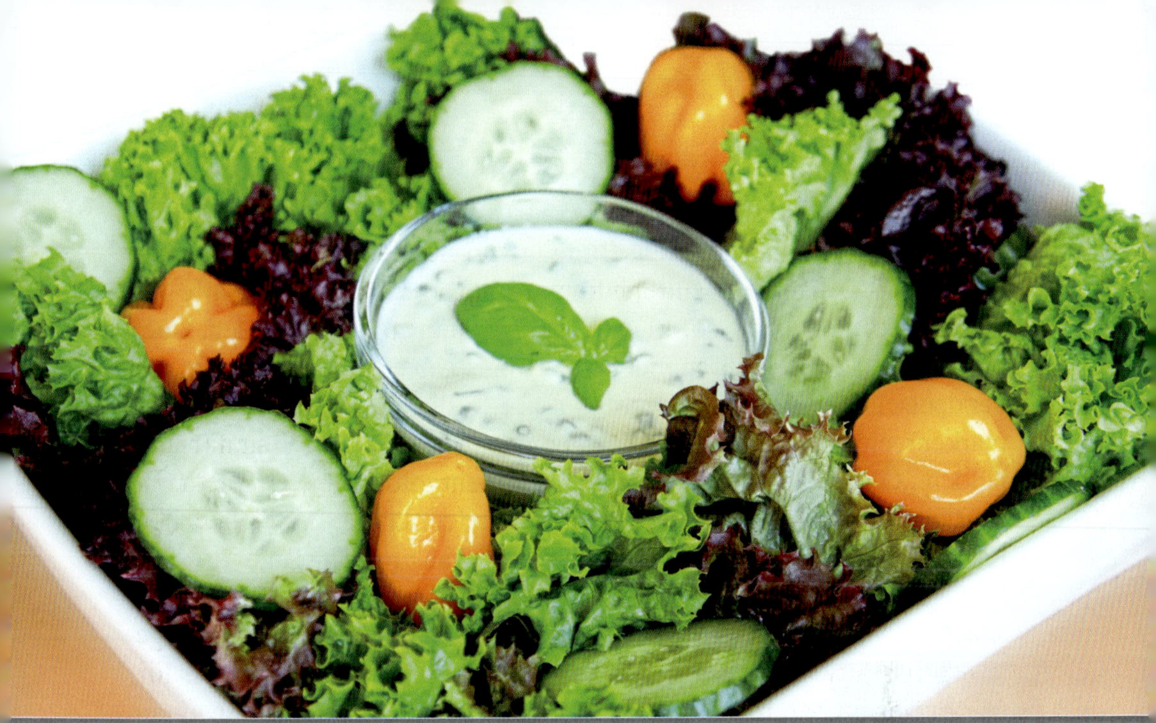

Info: Wenn jemand in den letzten Jahren nicht sehr viel Rohkost gegessen hat, muss man davon ausgehen, dass sein Darm mit dem großen Rohkostanteil der Öl-Eiweiß Kost nicht zu Recht kommt. Leider führt dies zu deutlich vermehrten Blähungen und evtl. sogar zu Krämpfen. Die Lösung für dieses Problem besteht daraus, Gemüse leicht anzudünsten und den Rohkostanteil vorübergehend etwas zu reduzieren. Aber Achtung, das Ziel ist nicht die Rohkost für immer wegzulassen bzw. für immer zu reduzieren, sondern über mehrere Wochen das Darmmilieu so aufzubauen, dass Sie Rohkost ohne Blähungen vertragen.

12:30 Uhr Mittagessen & Nachtisch
(Anleitung im Kapitel Kochbuch)

Die Hauptmahlzeit besteht hauptsächlich aus Gemüse, Kartoffeln, Reis, Buchweizen und Hirse.

Nachtisch
Im Kochbuchteil finden Sie wunderbare Rezepte für einen gutschmeckenden Nachtisch. Bitte beachten Sie dass der Nachtisch „ein Muss" ist und auf jeden Fall gegessen werden sollte. Sollten Sie also nicht so viel Hunger haben, halten Sie sich bei der Hauptspeise etwas zurück.

15:00 Uhr Nachmittagssäfte

Nachmittags empfahl Frau Dr. Budwig verschiedene Muttersäfte, Sekt oder Wein zu trinken. Muttersäfte sind umgangssprachlich Säfte mit 100% Fruchtgehalt, die sofort nach der Pressung abgefüllt werden. Doch dem war vor vielen Jahren nicht so. Damals gab es nur Muttersäfte von der deutschen Firma Karl-Hendrik Frick e.K, die diesen Begriff übrigens markenrechtlich geschützt hat. Bis heute produziert die Firma noch die beiden „Öl-Eiweiß Kost Produkte“ Fermentgold (Papaya-Apfel) und Muskateller-Kirsch (Traube.Kirsch). Von allen Säften (Äpfel, Trauben, Kirschen, Ananas, Papaya, oder Aprikose) hat Frau Dr. Budwig nachmittags am öftesten Fermentgold empfohlen.

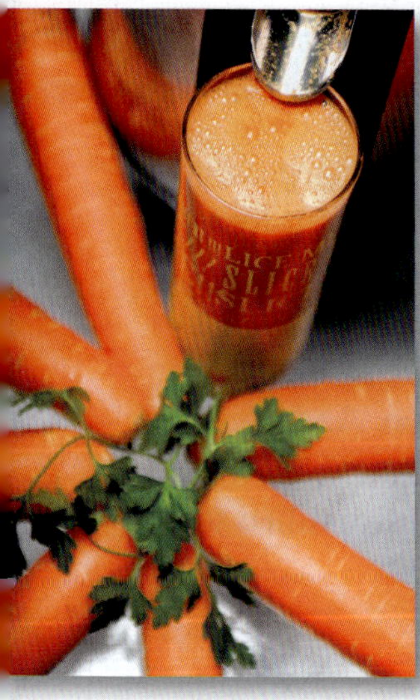

Grundsätzliches: Zu Dr. Budwigs Zeiten gab es Firmen wie Frick die hochwertige Fruchtsäfte in einem sehr schonenden Verfahren hergestellt haben. Dem ist aber heute in der Regel nicht mehr so. Daher würde ich nicht mehr einfach sagen, dass Krebspatienten nachmittags Fruchtsäfte trinken können. Hinzu kommt, dass „schonendes Verfahren“ nichts anderes bedeutet, als dass der Saft zur Haltbarmachung pasteurisiert wird und teilweise sogar Zucker beigemengt. Es ist sicherlich besser, wenn man seine Säfte frisch gepresst trinkt.

Eine bedingte Alternative wäre noch, für den Nachmittagssaft morgens Säfte selber zu pressen, im Kühlschrank zu lagern und diesen innerhalb weniger Tage zu trinken. Das ist zwar energetisch gesehen nicht so optimal wie einen Saft frisch gepresst zu trinken, aber immer noch deutlich besser als jeder Saft den Sie in einem Laden kaufen können.

In der Literatur werden Sie auch Empfehlungen für einen zweiten Saft am Nachmittag finden. Meine persönlichen Erfahrungen waren, dass Frau Dr. Budwig meistens nachmittags einen Saft, und zwar Papaya-Apfel, empfohlen hat. Es zeigt aber auch, dass man die Empfehlungen immer individuell anpassen muss.

18:00 Uhr Abendessen

Frau Dr. Budwig legte Wert darauf, dass das Abendessen relativ früh eingenommen wird, damit alles vor dem Zubettgehen verdaut werden kann. Verschiedene Suppen, Reis, Hafer- und Sojaflocken und vor allem Buchweizen in jeglicher Form ist abends vorgesehen.

20:00 Uhr 1 Glas Rotwein mit Linomel

Dieses Glas Rotwein ist kein „Pflichtprogramm“, sondern dient vorrangig einem besseren Schlaf. Bitte trinken Sie abends keinen Sekt mehr.

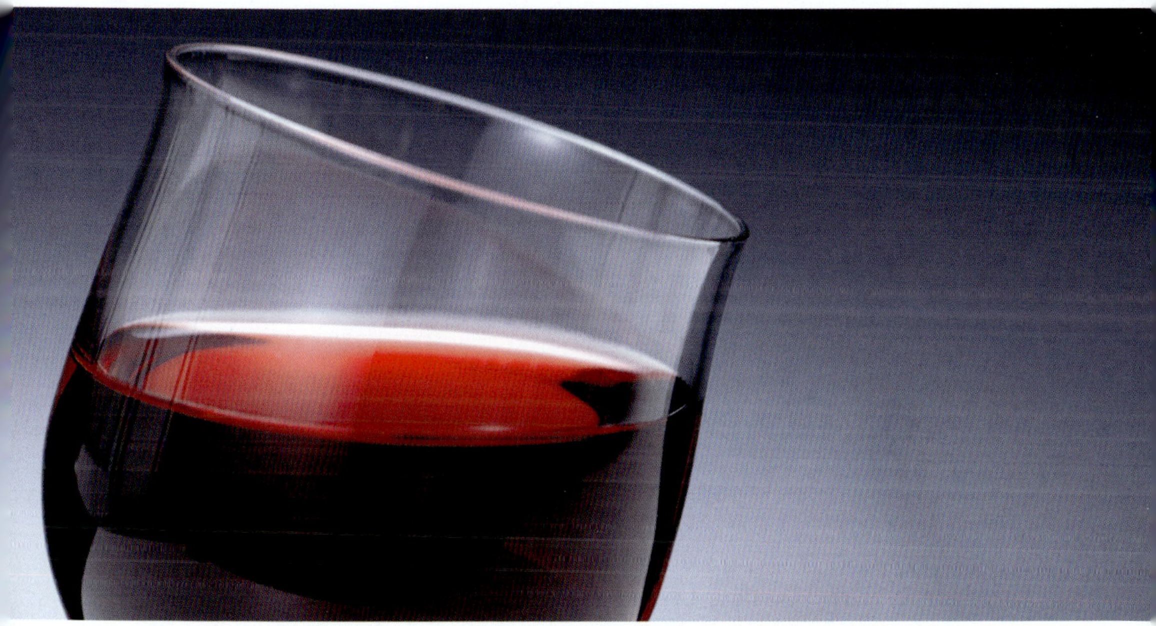

Sie sehen, die Öl-Eiweiß Kost ist relativ einfach zu erlernen und auch einfach durchzuführen. Am Anfang mag es Ihnen vielleicht noch etwas kompliziert vorkommen, aber glauben Sie mir, andere Ernährungstherapien wie Gerson, Rohkost, Ayurveda oder Makrobiotik sind erheblich schwerer zu erlernen und vor allem viel schwieriger in der täglichen Handhabung. Dr. Budwig war es immer wichtig, dass ihre Therapie einfach und schnell umzusetzen ist und ich finde, das ist ihr sehr gut gelungen.

Kausanetik und 3E-Programm

Seit 1997 interviewe ich Menschen die Krebs überlebt haben, obwohl ihre behandelnden Ärzte Ihnen gesagt haben, dass man nichts mehr für sie tun könnte. Dabei kam schnell heraus, dass diese Patienten sich immer mit den Themen, Ernährung, Entgiftung und energetischem Arbeiten beschäftigt hatten. Daraus entwickelte ich dann mein bekanntes 3E-Programm, welches ich in meinem Buch: *„Chemotherapie heilt Krebs und die Erde ist eine Scheibe"* ausführlich beschreibe und deshalb hier nicht näher darauf eingehe. Ich möchte Ihnen jedoch erklären, warum ich in wenigen Fällen dafür bin, Krebszellen zu töten, anstatt zu versuchen diese in die Teilung zu bringen und warum sich dies meiner Meinung nach trotzdem nicht mit der Öl-Eiweiß Kost „beisst".

Nachfolgend werde ich Ihnen die Basis der Kausanetik etwas näher bringen und Ihnen anschließend erklären, warum ich in seltenen Fällen dafür bin, Krebszellen zu töten.

Kausanetische Grundlagen

Haben Sie sich auch schon einmal Gedanken darüber gemacht, wie es möglich ist, dass aus einem Spermium und einer Eizelle so etwas Großartiges wie ein Mensch entstehen kann? Auch wenn die Embryologie vieles erklären kann, so bleibt eine Schwangerschaft im Detail immer noch ein Mysterium. Sicherlich gehen Sie mit mir jedoch konform, dass es absolut großartig ist, was die Evolution über Jahrmillionen hervorgebracht hat. Und sollten Sie nicht zu der Gruppe von Menschen gehören, die an die Evolution glauben, so sind Sie sicherlich mit mir einig, dass Gott mit dem Menschen etwas absolut Einmaliges geschaffen hat.

Und spätestens dann, wenn wir von einem Biochemiker oder Mediziner lernen dürfen, dass in jeder Sekunde unseres Lebens Millionen von Prozesse parallel ablaufen (müssen), damit wir am Leben bleiben, werden wir demütig und verneigen uns vor der Natur. Doch je mehr Forscher sich um Gene und einzelne Prozesse in der Zelle kümmern, und je mehr hier herausgefunden wird welche Prozesse dazu beitragen, dass wir überhaupt am Leben bleiben, desto dünkelhafter wird die medizinische Klasse.

Immer öfter versuchen Pharmafirmen und deren Helfer aus finanziellen Gründen zu erklären, warum Menschen krank sind und wie man Krankheiten zu heilen hat. Tatsache ist und bleibt jedoch noch für viele Jahre, dass wir nichts, aber auch gar nichts darüber wissen, warum Zellen sich so oder so verhalten. Wir verstehen weder Gene noch Mitochondrien, keine Organe und schon gar nicht wie es möglich ist, dass 100 Billionen Zellen miteinander kommunizieren. Wir geben zwar den einzelnen Bestandteilen Namen und wissen teilweise auch für was eine Zellgruppe wie eine Leber oder ein Gehirn zuständig ist, aber wie das System Mensch entsteht und sich wirklich am Leben hält, verstehen wir nicht einmal annähernd.

Der Grund hierfür ist, dass unsere westliche Medizin aus der Pathologie entstanden ist und bis heute das Wichtigste des Lebens in deren Denken keine Rolle spielt: ***Energie***. Wie schwer wir uns mit diesem Wort tun, können wir schon daran erkennen, dass wir in unserer Sprache keine genaue Definition von Energie kennen. Viel schlimmer ist jedoch, dass mit Ausnahme der östlichen Medizin das Wort Energie in der Ausbildung von Medizinern keine Rolle spielt. Doch wie soll ein Arzt das System Mensch auch nur annähernd verstehen, wenn er sich keine Gedanken über Energien macht.

Die wichtigsten Dinge in unserem Leben – Liebe, Glaube, Sexualität – sind alles Energien. Und wenn wir jetzt noch Geld als eine Energieform sehen, dann kann man nur noch den Kopf schütteln, wenn man bedenkt, dass sich die meisten Ärzte für das was jedem Menschen im Leben am Wichtigsten ist, nicht einmal annähernd interessieren. Stattdessen wird, wenn es um Krankheiten geht, immer nur über Materie geredet. Herzinfarkte entstehen durch Plaque, Krebs durch Giftstoffe und alle weiteren Krankheiten entweder durch Keime oder Autoimmunkrankheiten.

Womit Sokrates vor über 2000 Jahren keine Probleme hatte, nämlich zuzugeben, dass er weiß, dass er nichts weiß, scheinen Menschen des 21. Jahrhunderts ein großes Problem zu haben. Anstatt wie die großen Philosophen permanent das Warum zu hinterfragen, wird das Warum in der heutigen Zeit ungern hinterfragt. Unsere Zeit wurde wohl zu schnelllebig, als dass wir uns noch die Zeit nehmen, die wichtigste aller Fragen zu stellen: **Warum**.

Kausanetik

In dem Wort Kausanetik stecken gleich zwei lateinische Wörter, nämlich Causa = der Grund und Sane = vernünftig. Kausanetik bedeutet also eine vernünftige Ursachenforschung, in welcher die Hauptrolle das kleine aber mächtige Wort Warum spielt. Seit vielen Jahren beschäftige ich mich mit der Problematik Krebs, und es gibt wahrscheinlich auf diesem Planeten nur wenige Menschen, die mehr als ich auf der Welt herumgereist sind um besser zu verstehen, was Krebs ist und wie man Krebs behandeln sollte. Bis vor ein paar Jahren habe ich noch geglaubt, dass Sokrates Worte des Nichtwissens mich wohl mein Leben lang in der Onkologie begleiten werden, denn je mehr ich über Krebs lernen durfte, desto verwirrter war ich.

Die Gene sind schuld sagen die Einen. Nein, nein, die Mitochondrien sind schuld, behaupten die anderen. Und bitte nicht die Konflikte der Psyche vergessen, und das Adrenalinproblem, und die Zellmembranveränderungen, und, und, und. Die Verwirrtheit lässt sich sogar noch steigern, wenn man nicht nur über die Theorien von Krebs spricht, sondern auch noch über die therapeutischen Rückschlüsse die daraus zu folgern sind. Tumorzerstörung durch Giftstoffe oder Strahlen, Immunmodulation- oder Immunsteigerung, Konfliktbewältigung, Vitamine und Frequenztherapien, und, und, und.

Ohne Zweifel sammelte sich in meiner Großhirnrinde über viele Jahre ein großes Wissen an und mehrmals glaubte ich zu verstehen, was Krebs ist und wie man Krebs behandeln sollte. Doch jedes Mal wenn ich glaubte, jetzt bin ich sehr nahe daran Krebs zu verstehen, starben Patienten die ich auf einem guten Weg sah. Während die eine Therapie anscheinend dem Patienten geholfen hatte – wie ich dachte – starb der andere Patient, obwohl er doch genau die gleiche Therapie anwandte. Unabhängig davon, ob es sich um Chemotherapie, Vitamin C Hochdosis oder Konfliktbewältigung handelte. Es muss also etwas ZUSÄTZLICHES geben, was dafür verantwortlich ist, warum manche Patienten sterben müssen und andere nicht.

Mit dem von mir entwickelten 3E-Programm, das auf der Auswertung der Krankengeschichten von Tausenden von Menschen, die Krebs in einem sehr späten Stadium überlebt haben, beruht, war ich schon auf dem richtigen Weg und konnte in den letzten Jahren beweisen, dass ich damit sogar Menschen helfen konnte, wenn alle anderen sagten: „Da kann man nichts mehr machen". Ich arbeitete in den letzten Jahren immer häufiger an der Warum-Frage und hinterfragte immer und immer wieder auch meine eigenen Ansichten. Dabei ertappte ich mich eines Tages dabei, dass ich selbst glaubte, dass ein Vorgang im Körper eines Menschen schlecht sein könnte. Mein Gefühl sagte mir zwar, dass hier irgendetwas nicht stimmen kann, aber mein gut entwickelter, logischer Verstand überzeugte mich immer noch, dass es sehr wohl Krankheiten geben könnte, die nicht gut wären für einen Menschen. Mir fiel z.B. sofort die multiple Sklerose ein. Doch je länger ich mir über diese Krankheit Gedanken machte, desto klarer wurde mir, dass auch diese einen Sinn ergibt.

Evolution = Überleben

Diese beiden Worte, Evolution und Überleben, haben mein Weltbild über alle Krankheiten in eine Richtung gelenkt, durch die ich endlich verstand, was Krankheiten sind und wie man diese therapieren kann! Jetzt war ich endlich in der Lage, das, was ich heute „Kausanetisches Schema“ nenne, in ein System zu bringen. Endlich verstand ich, dass grundsätzlich jede Krankheit, jedes Symptom, gut für den Menschen ist. Ich musste nur alles was auf dieser Erde geschieht unter dem Blickwinkel der Evolution sehen. Oder besser ausgedrückt, unter dem Blickwinkel des Überlebens betrachten, und sofort ergab jede Krankheit, jedes Symptom, einen Sinn.

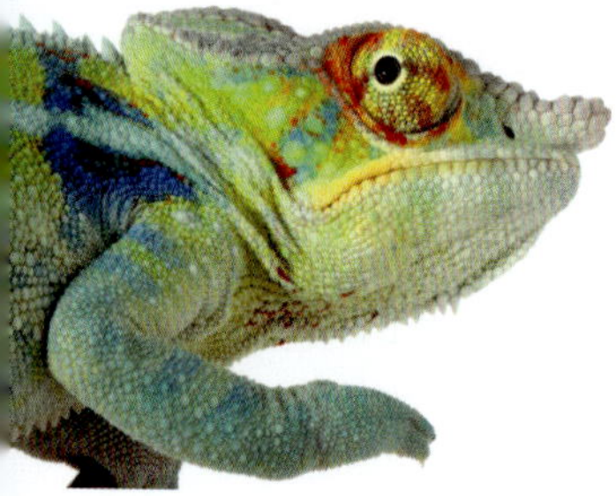

Von der Theorie in die Praxis

Über Jahrmillionen hat die Evolution das Wunderwerk Mensch kreiert. Alles, absolut alles, was auf einer physischen oder psychischen Ebene geschieht, ist nichts anderes als ein Regulationsmechanismus, der nur einem Zweck dient, dem Überleben. Zuerst einmal dem kurzfristigen, und erst dann dem langfristigen Überleben. Das Verständnis zwischen kurzfristigem und langfristigem Überleben ist sehr wichtig, denn ohne dieses Verständnis kann man Symptome nicht verstehen. Der Mangel an diesem Verständnis ist es auch, warum die Medizin keine Fortschritte in einem größeren Ausmaß machen kann.

Genau deshalb kann ich auch so gut Forscher und Therapeuten verstehen, denn ich habe selbst viele Jahre die gleichen Fehler gemacht. Ich dachte nämlich auch, wenn ich Krebszellen verstehe, dann werde ich Krebs verstehen. Doch diese Krebszellen gehören zu einem Organ, dieses Organ zu einem Menschen, dieser Mensch zu einer Natur, diese Natur zu einem Planeten und dieser Planet zu einem Sonnensystem. Und eigentlich sollte man auch hier noch nicht stoppen, denn unser Sonnensystem befindet sich zwischen dem Perseusarm und dem Sagittariusarm und diese sind nur Seitenarme einer größeren Balkenspiralgalaxie.

Sie mögen dies jetzt vielleicht für übertrieben oder lächerlich halten, doch haben Sie sich jemals gefragt, was passiert, wenn die Sonne ihren Dienst einstellt? Spätestens mit der Beantwortung dieser Frage werden

Sie verstehen, dass wir nicht so tun können, wie wenn uns kosmische Strahlen von der Sonne oder die Gesetze der Evolution nichts angehen würden. Lassen Sie mich das Ganze einmal vereinfacht darstellen:

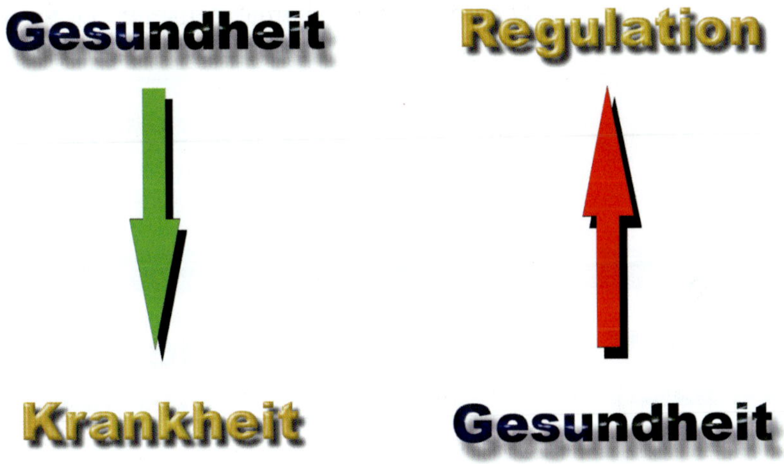

Sicherlich kennen auch Sie den Satz: Gesundheit ist das höchste Gut. Auch ich bin mit diesem Satz aufgewachsen und deshalb machte ich fast 40 Jahre folgenden Denkfehler: Ich dachte, wenn Gesundheit das höchste Gut ist, dann ist Krankheit etwas Schlechtes oder doch zumindest schlechter als Gesundheit. Ausgehend von diesem Gedankengut habe ich alle Symptome und alle Krankheiten in die Schublade „Negativ" gesteckt, nur weil Symptome als negativ empfunden werden. Doch wie so oft im Leben, erweist sich das, was auf den ersten Blick negativ aussieht später als ein Segen. Denken Sie nur einmal an Fieber oder daran, was passieren würde, wenn sie keinen Schmerz empfinden würden, wenn Sie eine heiße Herdplatte berühren.

In Wahrheit sind alle Symptome nichts anderes als Regulationsmechanismen des Körpers und somit ist eine Krankheit eine höhere Form von Gesundheit. Ich bin mir durchaus bewusst, dass, wenn man diesen Satz zum ersten Mal liest, sich das Ganze etwas schizophren anhört. Doch machen Sie doch selbst einmal folgenden Versuch und Sie werden besser verstehen, von was ich hier rede. Nehmen Sie irgendein

Symptom/Krankheit und stellen Sie sich folgende Frage: Ist dieses Symptom jetzt gut für mich oder schlecht? Bei „einfachen“ Symptomen werden Sie jetzt vielleicht sagen: OK, bei Fieber, Durchfall, Hautstörungen… usw. kann ich es ja gut verstehen, aber was soll gut sein an einem Herzinfarkt, Krebs, Diabetes usw. Um diese Symptome verstehen zu können, hilft Ihnen der Begriff der „symptomatischen Zeitlinie“.

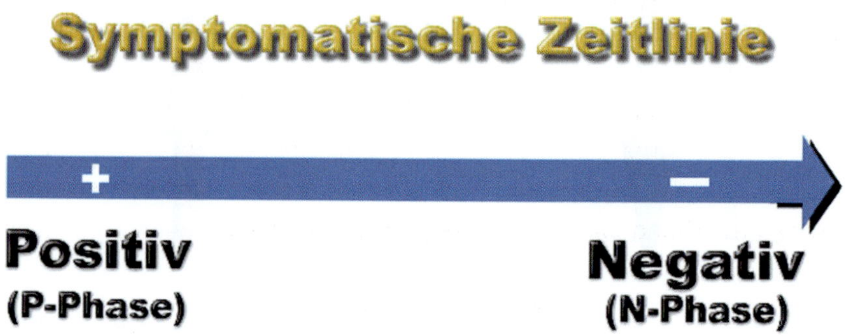

Die so genannte moderne Medizin kann chronische Krankheiten deshalb nicht verstehen, weil sie alle Symptome am Ende der symptomatischen Zeitlinie betrachtet und deshalb sind für Ärzte alle Erkrankungen bzw. Symptome negativ.

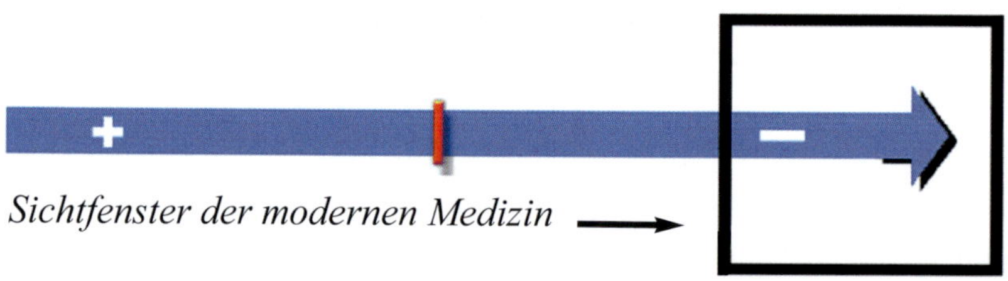

Ärzte haben natürlich in diesem Denkmuster immer Recht, denn wenn man Symptome am Ende der Zeitlinie betrachtet, sind sie grundsätzlich schlecht. So positiv Fieber am Anfang einer Erkrankung ist, so negativ ist Fieber nach mehreren Tagen. So positiv ein Durchfall am Anfang sein kann, so negativ ist er nach wenigen Tagen, wenn man dehydriert im Bett liegt. So positiv ein erhöhter Blutdruck die Kapillargefäße und die

Organe besser mit Blut versorgt, so negativ ist dieser spätestens, wenn man einen Schlaganfall bekommt.

Und Krebs?
So positiv ein Tumor am Anfang ist, wenn er durch die Gärung mehr Zucker verbrennt, Giftstoffe verstoffwechselt, Pilze und Parasiten abkapselt oder einem Patienten zeigt, dass es absolut Zeit ist für dringend notwendige Lebensänderungen, so negativ ist er spätestens dann, wenn er in andere Organstrukturen wächst und dafür sorgt, dass Menschen kachektisch sterben müssen.

Sie sehen, es ist nur eine Frage des Zeitpunktes, ob eine Krankheit negativ oder positiv zu betrachten ist. Doch wann ist ein Symptom, eine Erkrankung negativ und wann positiv? Um dies besser verstehen zu können, hilft Ihnen ein weiterer Begriff in Form der:

Symptomeigendynamik (SED)

Jedes Symptom wechselt irgendwann von einem positiven Symptom zu einem negativen Symptom – unter dem Gesichtspunkt des Überlebens. Das bedeutet, das gleiche Symptom, das dafür gesorgt hat, dass Sie länger am Leben bleiben, sorgt jetzt für Ihren Tod, wenn, ja wenn keine notwendigen Änderungen eintreten. Das Überschreiten dieser imaginären Linie bedeutet für einen Patienten nicht grundsätzlich den Tod. Es zeigt jedoch, dass dringender Handlungsbedarf vorhanden ist.

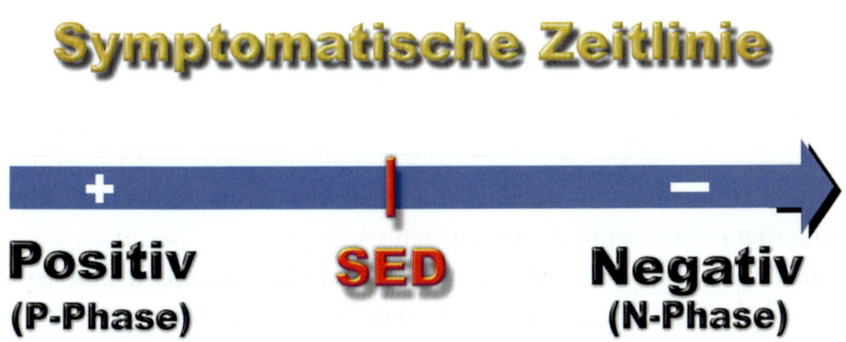

Ein Beispiel:
Fieber kann Bakterien zerstören und die Zellkommunikation erhöhen. Doch irgendwann erreicht das Fieber eine Eigendynamik und der Körper stellt der Produktion von Fieber mehr Energie zur Verfügung als er zum Überleben benötigt. Dasselbige gilt bei einem Tumor. Irgendwann im Krebsprozess nimmt der Gärungsstoffwechsel so überhand, dass das daraus entstehende Energiedefizit eine tödliche Kachexie (Auszehrung) einleitet.

Sie werden sich jetzt vielleicht fragen, warum macht ein so intelligentes System wie unser Körper solche fatale Fehler? Warum stoppt er das Fieber bzw. das Tumorwachstum nicht? Zuerst einmal würde er ganz einfach früher sterben. Wie schon beschrieben, dienen alle Symptome, oder besser ausgedrückt, alle Regulationsmechanismen, dem Hauptgesetz der Evolution: dem Überleben der Spezies. Würde ein Körper z.B. keinen Tumor produzieren, würden die daraus resultierenden Symptome wie Intoxikation oder Pilzbefall einen Menschen viel früher sterben lassen.

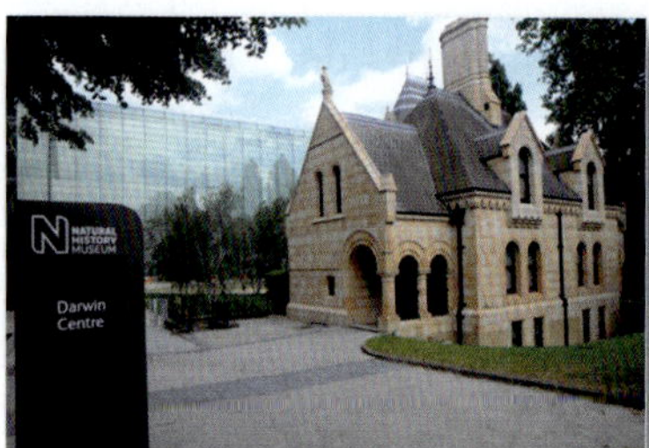

Das Charles Darwin Zentrum in London

Doch es gibt noch einen weiteren Grund. Schon Charles Darwin beschrieb, dass vererbte körperliche Merkmale überlebensfähig sein müssen, bevor sie an die nächste Generation weitergegeben werden. Vielleicht kennen Sie dieses Gesetz auch unter dem Satz: ***„Nur der Stärkere überlebt“****(Mit Stärkere meinte Charles Darwin eigentlich: der Anpassungsfähigere).*

Diese natürliche Selektion ist ohne Zweifel extrem brutal, doch über einen Punkt sind sich alle Evolutionsforscher einig: ohne sie würde es keinen Homo Sapiens geben. Unter diesem Gesichtspunkt macht es Sinn, dass Regulationsmechanismen nicht nur dem Überleben dienen. Dies zu akzeptieren fällt auch mir schwer, vor allem, wenn man Einzelschicksale betrachtet. Doch wir können, auch wenn wir dies nicht wollen, nicht so tun, wie wenn wir Natur- und Evolutionsgesetze außer Kraft setzen könnten. Stattdessen wäre es besser, diese Gesetze zu akzeptieren und mehr Energie darin zu investieren, damit wir diese besser verstehen. Aus dem Blickwinkel der Kausanetik sollte man sich also ZUERST einmal über jedes Symptom freuen, so unangenehm es auch ist. So lange ein Symptom keine Eigendynamik entwickelt hat, sollte man Symptome nicht bekämpfen, sondern verstärken. Also anstatt das Fieber zu senken, sollte man den Körper warm einpacken. Anstatt den Tumor sofort zu zerstören, sollte man den Körper entgiften und/oder den Stress senken. Wahre Medizin beginnt immer bei der Überlegung, WARUM reguliert ein Körper gerade an dieser Stelle zu diesem Zeitpunkt auf diese Weise? Und gibt es schon eine Symptomeigendynamik oder sollte man das Symptom ausschließlich verstärken?

Und jetzt?

Es wird keine Fortschritte in der Behandlung von chronischen Krankheiten geben, solange kausanetische Aspekte nicht berücksichtigt werden. Auch in der Alternativmedizin wird leider immer noch diskutiert, warum das Immunsystem die „bösen“ Krebszellen nicht erkennt bzw. zerstört. Da Krebszellen jedoch niemals „böse“ sind, sondern Teil eines genialen Regulationssystems, werden Krebszellen natürlich vom Körper, der Natur sei Dank, nicht zerstört. Das Gegenteil ist sogar der Fall. Tumore werden wegen der Wichtigkeit des Überlebens vom Körper vorrangig behandelt, z.B. durch Angiogenese (Neubildung von Blut- und Lymphgefäßen). An diesem Beispielt kann man auch die Sackgasse der konventionellen Medizin sehr gut verstehen, denn immer mehr Firmen versuchen z.B. Anti-Angiogenese Medikamente zu entwickeln. Anstatt sich weiterzubilden und Krebsprozesse zu verstehen, wird versucht neue Medikamente zu entwickeln, die erst dann eingreifen, wenn eine Symptomeigendynamik stattgefunden hat.

Gerade die konventionellen Ärzte sollten sich auf die P-Phase einer Erkrankung konzentrieren, denn sie sind es ja, die hauptsächlich Patienten in dieser Phase zu sehen bekommen. Unkonventionell tätige Therapeuten haben leider viel zu oft mit Patienten in der N-Phase zu tun, welches die Therapie aus verständlichen Gründen deutlich erschwert. Allein deshalb ist es so schade, in welcher Sackgasse unser komplettes medizinisches System steckt, und so lange hier kein Umdenken stattfindet, auch in der „alternativen Szene“, kann es keine signifikanten Fortschritte geben.

Einfach nur tun

Über den Sinn von Symptomen gibt es so viele Bücher, dass man ganze Bibliotheken mit ihnen füllen könnte. Dies erleichtert das Verständnis jedoch überhaupt nicht, denn leider gibt es auch hier sehr unterschiedliche Ansichten. Deshalb sind Patienten gezwungen, mehr zu tun, als es in den meisten Fällen notwendig wäre, wenn wir mehr über die Symbolik von Krankheiten wüssten. Eine Heilung kann logischerweise nur dann entstehen, wenn die Ursachen für die Regulation beseitigt sind. Umgesetzt in den Alltag bedeutet dies für jeden Kranken, dass er gezwungen ist, den Fokus seiner Therapie am Anfang grundsätzlich auf der körperlichen UND auf der geistigen Ebene zu platzieren.

Empirisch bestätigt werden diese theoretischen Überlegungen durch die vielen finalen Krebspatienten die überlebt haben. In meinen Forschungen kam klar heraus, dass auf der körperlichen Seite Ernährungs- und Entgiftungstherapien und auf der geistigen Seite die Beantwortung der Warum-Frage eine tragende Rolle gespielt hat. Die therapeutische Konsequenz muss deshalb sein, dass man Patienten grundsätzlich zu Beginn der Therapie ganzheitlich therapieren muss. Und dies werden wir noch so lange tun müssen, bis wir ein System entwickelt haben, mit welchem wir bei jedem Patienten SICHER die Warum Frage beantworten können.

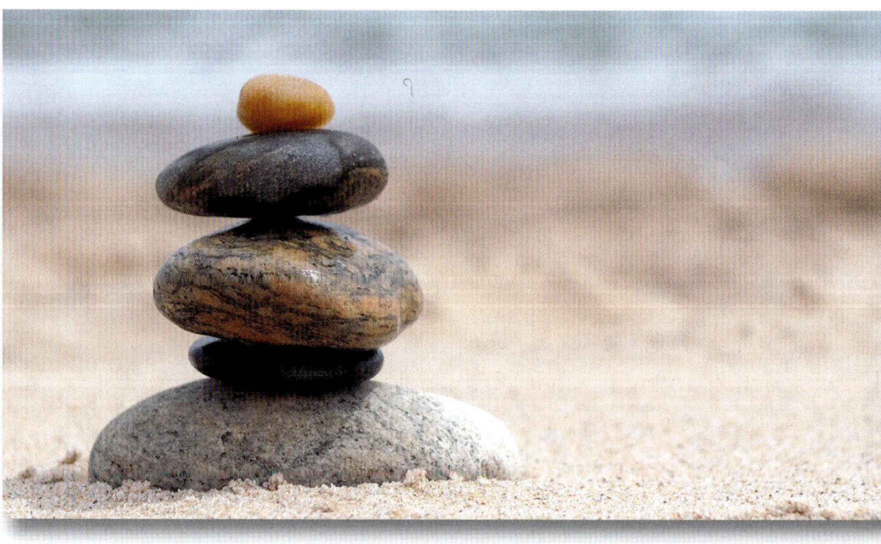

Kausanetik und Öl-Eiweiß Kost

Grundsätzlich schließe ich mich Dr. Budwigs Meinung an, dass die Lösung der Krebsproblematik nicht darin liegt, Krebszellen zu töten, sondern diese in die Teilung zu bringen und somit die natürlich Apoptose (programmierten Zelltod) einzuleiten. Wenn wir in der Kausanetik die Problematik der Symptomeigendynamik betrachten, dann gibt es vier Möglichkeiten, Krebspatienten in einer Zeitlinie einzuteilen.

1. Körperliche Zeitlinie: Symptomeigendynamik ist nicht eingetreten
   Psychische Zeitlinie: Symptomeigendynamik ist nicht eingetreten
   Die Abkürzung hierfür: -/-

2. Körperliche Zeitlinie: Symptomeigendynamik ist nicht eingetreten
   Psychische Zeitlinie: Symptomeigendynamik ist eingetreten
   Die Abkürzung hierfür: -/+

3. Körperliche Zeitlinie: Symptomeigendynamik ist eingetreten
   Psychische Zeitlinie: Symptomeigendynamik ist nicht eingetreten
   Die Abkürzung hierfür: +/-

4. Körperliche Zeitlinie: Symptomeigendynamik ist eingetreten
   Psychische Zeitlinie: Symptomeigendynamik ist eingetreten
   Die Abkürzung hierfür: +/+

Solange keine körperliche Symptomeigendynamik eingesetzt hat, bin ich grundsätzlich dagegen, Krebszellen zu zerstören (1 + 2). Und selbst in den meisten Fällen in denen eine körperliche Symptomeigendynamik schon eingesetzt hat (3 + 4), bin ich immer noch nicht sofort dafür, Krebszellen zu töten. Doch ich habe in vielen Fällen erleben dürfen, dass eine Tötung von Krebszellen Sinn machen kann und möchte Ihnen kurz erklären, warum ich in solchen Fällen den Wunsch vieler Patienten nach einer zellzerstörenden Krebstherapie für akzeptabel halte.

1. Sehr große Tumormassen

Die Öl-Eiweiß Kost benötigt Zeit. Bevor Zellen sich umprogrammieren, vergehen viele Wochen und manchmal hat man diese Zeit nicht. Ich habe gesehen, dass z.B. eine Vitamin C Hochdosistherapie, eine Therapie mit Ukrain oder eine Galvanotherapie Tumore regelrecht zerfallen ließen und dadurch Zeit gewonnen werden konnte. Hier ist jedoch ganz wichtig zu verstehen, dass diese Therapien keine Therapien sind, die Ihnen Ihre Gesundheit wieder geben, sondern NUR den Tumor zerstören UND Ihren Körper (mehr) vergiften.

Im Idealfall können Sie dadurch aber etwas Zeit gewinnen. Ihnen muss hier jedoch bewusst sein, dass Sie konsequent weiter ganzheitlich therapieren müssen, selbst wenn der Tumor komplett verschwunden ist.

2. Eintritt einer psychischen Symptomeigendynamik

Wenn Patienten voller Angst sind, nicht mehr einschlafen können und die Hoffnung langsam aber sicher verschwindet, dann ist es sehr schwer, diesen Patienten zu sagen, sie müssen geduldig sein. Und noch schwerer ist es ihnen zu erklären, dass der Tumor durch die Öl-Eiweiß Kost evtl. am Anfang sogar etwas größer wird. Meine Erfahrung mit solchen Menschen ist, dass diese dann entweder ganz aufgeben und schnell sterben oder aber ein schnelles Erfolgserlebnis brauchen.

Man könnte es sich hier auch einfach machen und sagen, für diese Patienten ist eine Ernährungstherapie nicht das Richtige. Doch dies halte ich für falsch. Denn was ist denn bei Krebs die Alternative für eine Ernährungstherapie? Keine zu machen sicherlich nicht und die üblichen Ratschläge wie: „Ernähren Sie sich gesund und essen Sie möglichst fünf Mal am Tag Gemüse“ oder noch schlimmer: „Der Tumor ist weg, essen Sie was Sie wollen“ hat noch niemandem wirklich geholfen.

Daher bin ich in solchen Fällen falls möglich für eine Operation und wenn diese nicht möglich ist, für zellzerstörende Therapien. Ich bin jedoch nicht für Chemotherapien und Bestrahlungen, da die großen Nebenwirkungen beider Therapien von einem schon schwer erkrankten Körper nicht mehr bewältigt werden können (siehe hierzu auch im Anhang die 3E-Studie).

Schlusswort

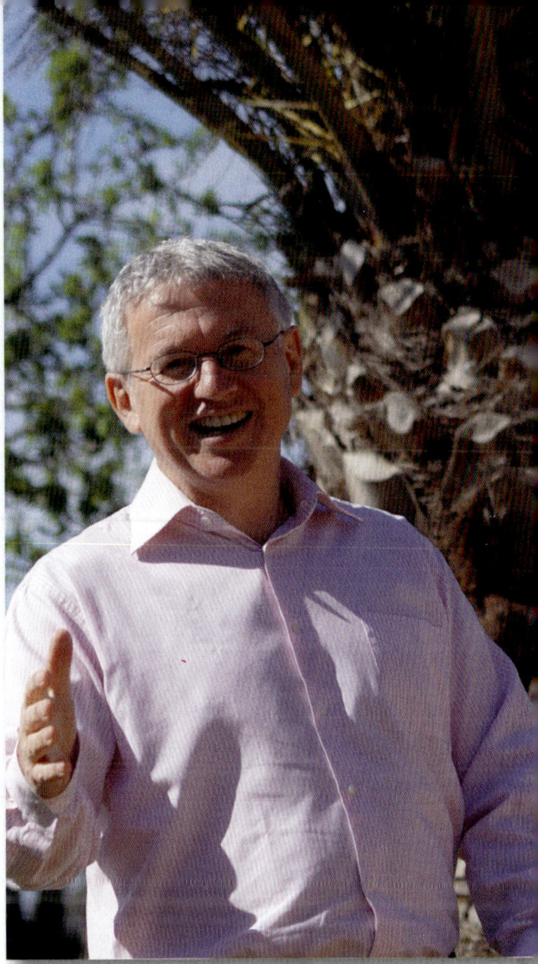

Ich möchte mich ganz herzlich bei Ihnen bedanken, dass Sie sich die Mühe gemacht haben, mein Buch bis hierher zu lesen. Sicherlich werden Sie die Genialität der Öl-Eiweiß Kost jetzt besser verstehen und ich hoffe, ich konnte sie außerdem dazu ermutigen, Dr. Budwigs Werk zukünftig auf die eine oder andere Art in Ihr Leben zu integrieren. Egal, ob Sie sich dieses Buch aus gesundheitlichen Gründen gekauft haben, weil Sie sich aus privaten oder beruflichen Gründen für Ernährung interessieren oder aber weil Sie sich einfach gesünder ernähren wollen: Sie halten das richtige Buch in Ihren Händen.

Dr. Budwig hat uns ein Erbe hinterlassen und mit uns meine ich auch Sie. Nicht nur ich als direkter Schüler, sondern jeder der dieses Buch gelesen hat, kann anderen erzählen, was die große Forscherin über viele Jahre entwickelt hat. Helfen Sie mit diese Welt ein klein bisschen besser zu machen. Verlassen Sie sich bitte nicht darauf, dass das schon andere machen. Denn wie sagte Voltaire: „Wir sind nicht nur verantwortlich für das was wir tun, sondern auch für das was wir nicht tun."

Auf den nächsten Seiten erfülle ich einen großen Wunsch von Frau Dr. Budwig, nämlich ihr Meisterwerk: „Öl-Eiweiß Kost" als vierfarbiges Buch herauszubringen. Ich hatte dies schon 1999 gemeinsam mit ihr geplant, aber das Leben hatte etwas anderes mit uns vor. Um so mehr freut es mich 14 Jahre später doch noch in der Lage zu sein, diesen Wunsch zu erfüllen und hoffe, dass auch Sie durch die schönen Bilder dazu inspiriert werden, noch heute mit der Öl-Eiweiß Kost zu beginnen.

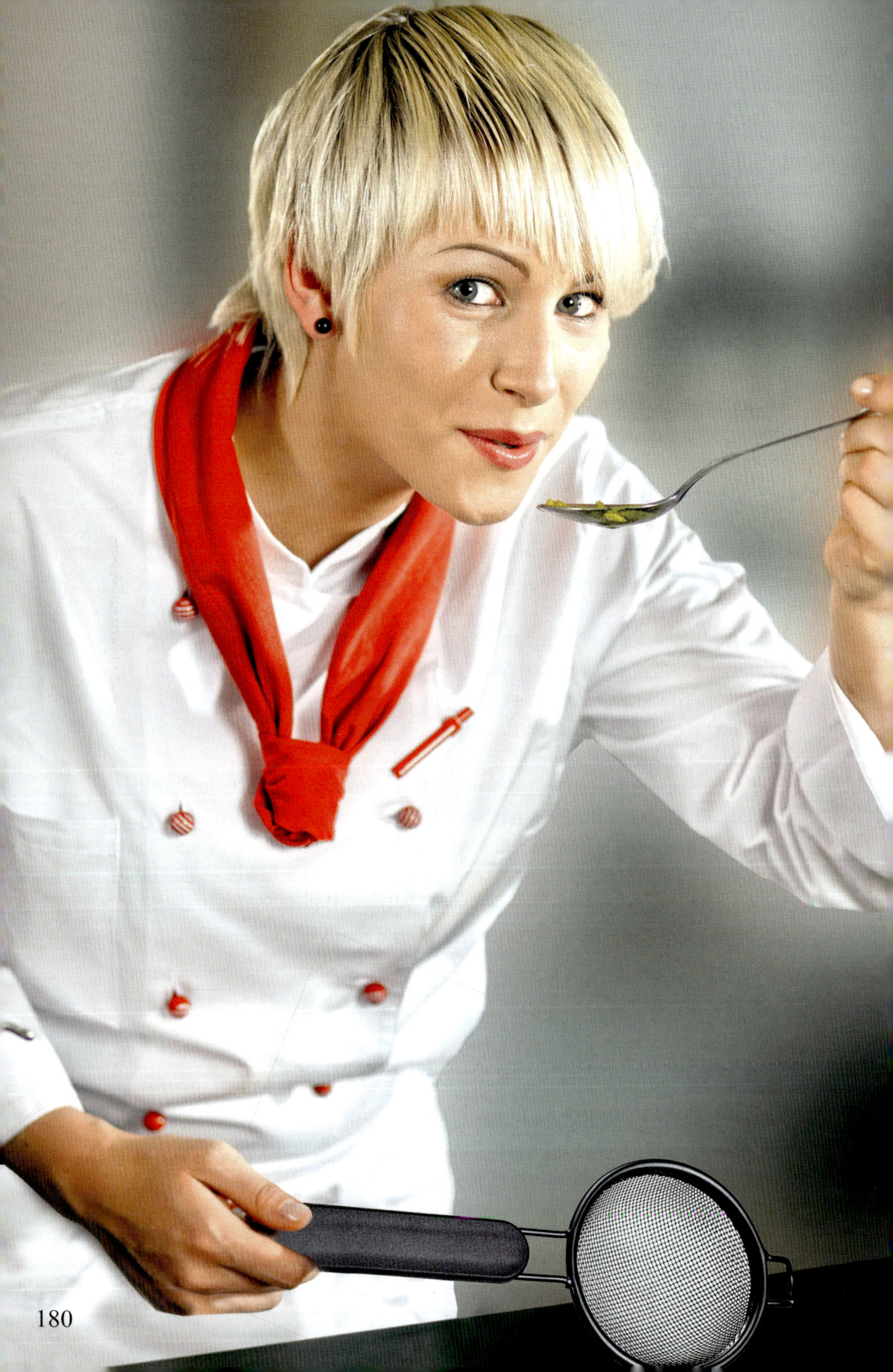

Oleolux Rezept

Leinöl-Kokosbutter

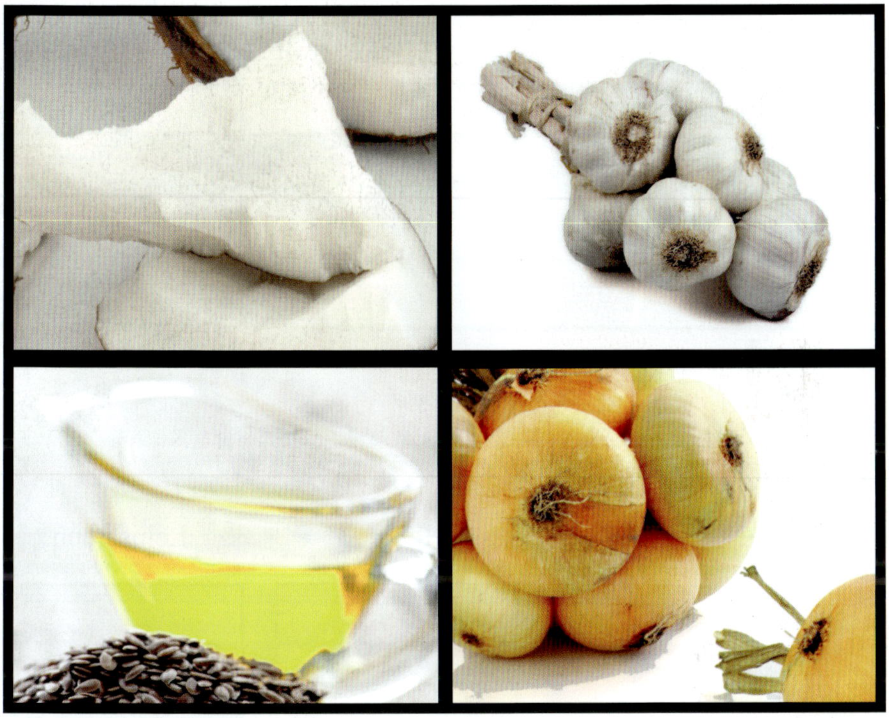

1.) Stellen Sie 125ml Leinöl in das Kühlfach des Kühlschranks.

2.) Erhitzen Sie 250g Kokosfett gemeinsam mit einer mittelgroßen Zwiebel, die Sie in 4 Teile schneiden. Erhitzen Sie das Ganze bis die Zwiebel beginnt braun zu werden (5-8 Minuten). Fügen Sie 10 Knoblauchzehen hinzu und erhitzen Sie weiter bis diese sich hellbraun färben (nach ca. 3-5 Minuten). Gießen Sie jetzt dieses Gemisch durch ein Sieb in das kalte Leinöl. Rühren Sie das Fett um und stellen Sie es sofort wieder in das Kühlfach. Nach vollständiger Erkaltung können Sie es dann in den normalen Kühlschrank stellen und dort aufbewahren.

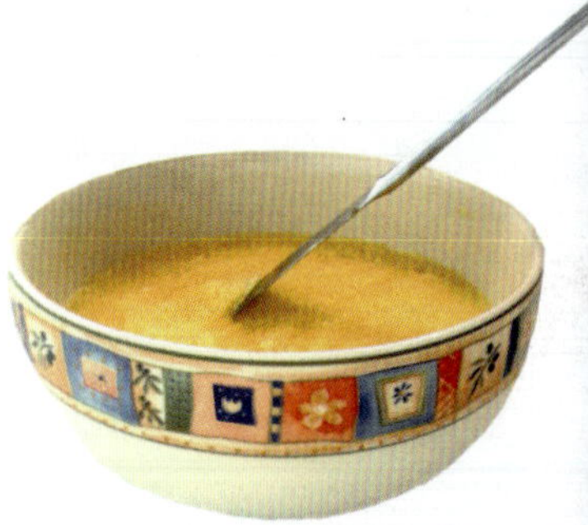

Basis Rezept

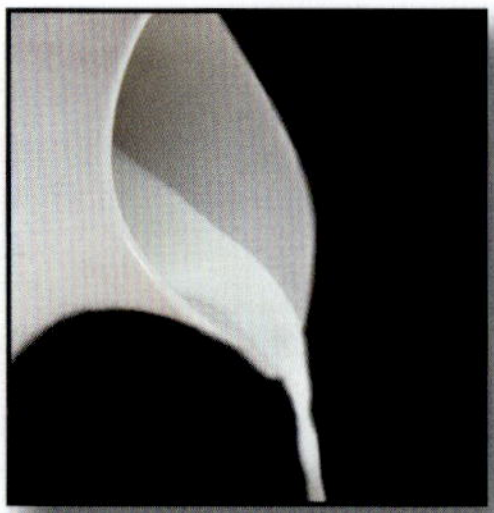

Milch

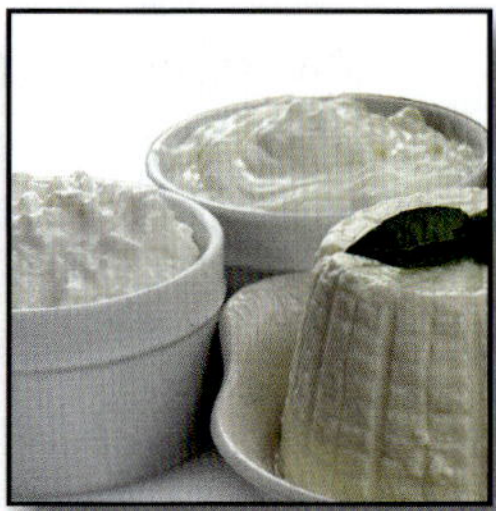

Quark

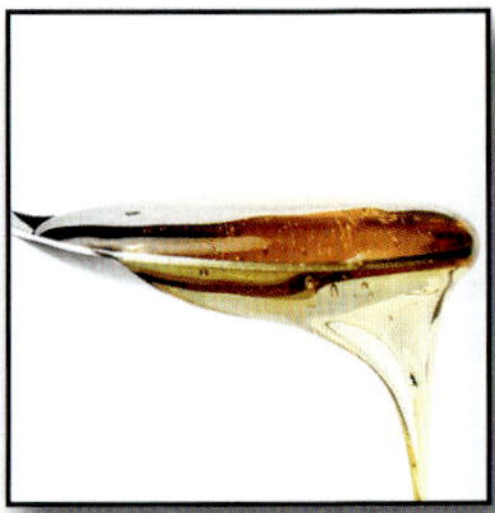

Leinöl

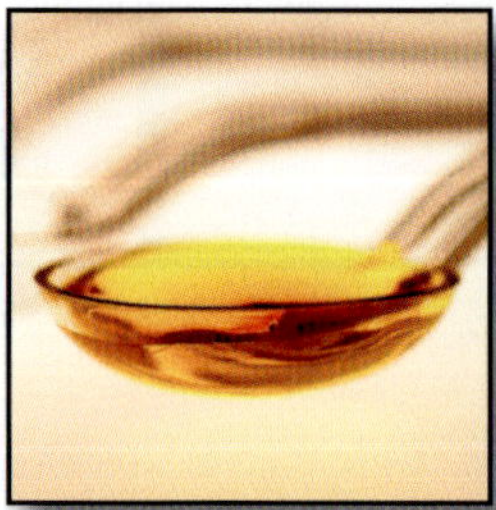

Honig

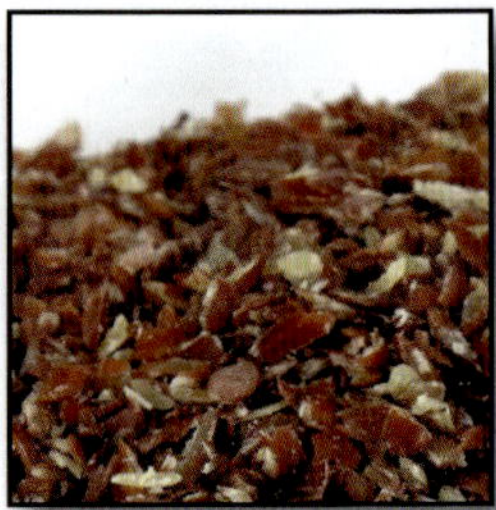

Leinsamen

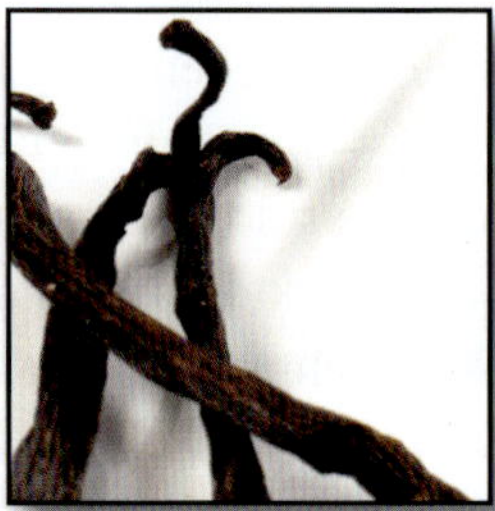

Geschmacks-korrigentien

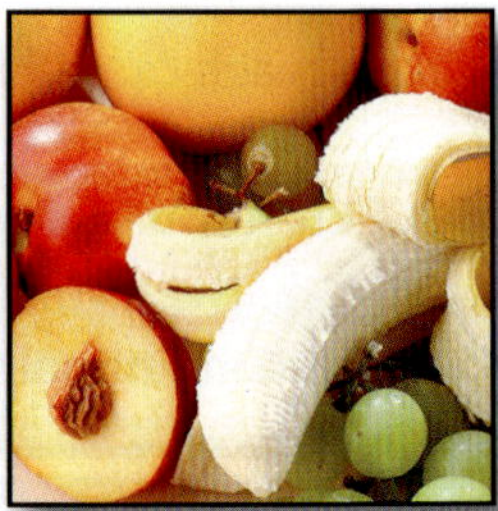

Früchte

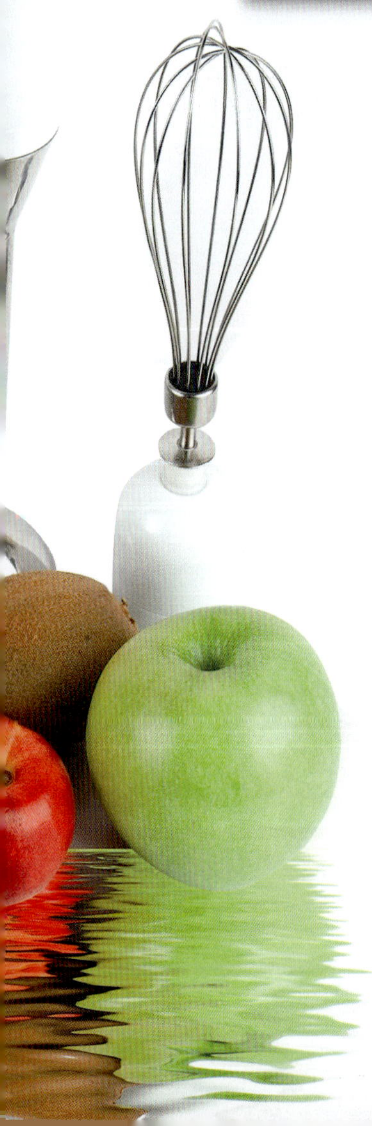

Quark-Leinöl zum Frühstücksmüsli Nr. 1

verschiedene Variationen

2 Esslöffel Linomel
3 Esslöffel LeinöI
2 Esslöffel Milch
100 g Quark
1 Teelöffel Honig
und Geschmackskorrigentien

In eine kleine Schüssel gibt man 2 Esslöffel Linomel. Man überschichtet mit rohem, zerkleinertem Obst, je nach Jahreszeit. Anschließend wird im Mixer die Quark-Leinöl-Creme wie folgt zubereitet:

Zuerst fügt man Leinöl, Milch und Honig in den Mixer, gibt dann nach und nach in kleineren Portionen den Quark hinein. Wenn die gesamte Masse gut homogenisiert ist, wird sie mit verschiedenen Geschmackskorrigentien täglich anders abgeschmeckt, z.B. mit Vanille, Zimt oder verschiedenen Früchten wie Banane mit Zitrone, Orangensaft oder Beerenfrüchten.

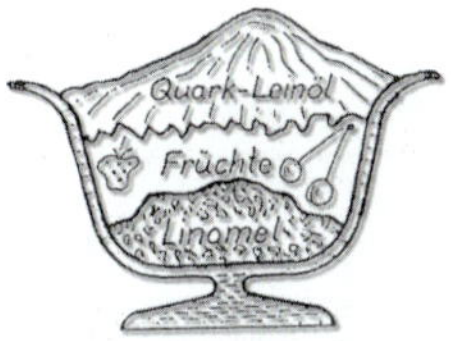

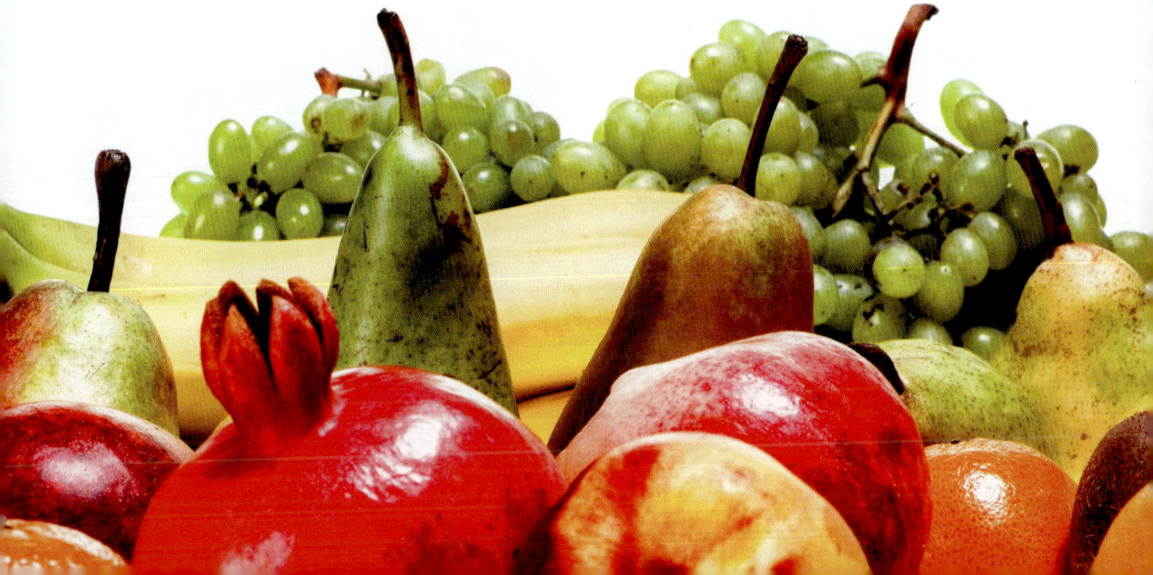

Quark-Leinöl als Frühstücksmüsli, mit Brombeeren und Vanille

Standardrezept Nr. 1
3 Esslöffel Brombeeren
½ Teelöffel Vanille

Man überschichtet in einem Glasschüsselchen Linomel mit den Brombeeren. Im Mixer bereitet man nun eine Vanille-Creme, die gut gesüßt sein muss, aus Quark-Leinöl mit ½ Teelöffel Vanille und etwas reichlicher Honig als sonst. Übergossen mit etwas frischem Brombeersaft ist diese Kombination ausgezeichnet.

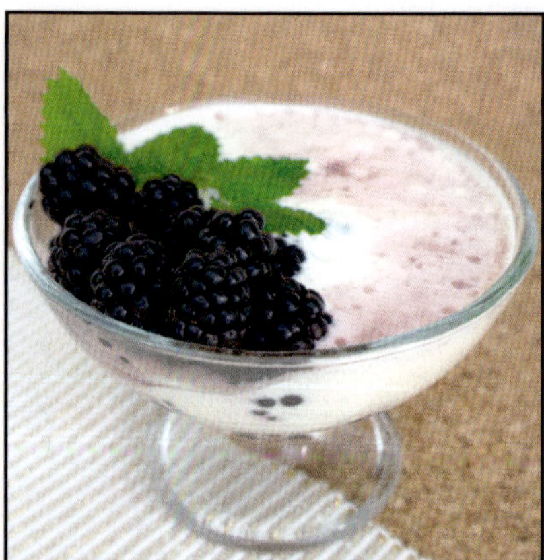

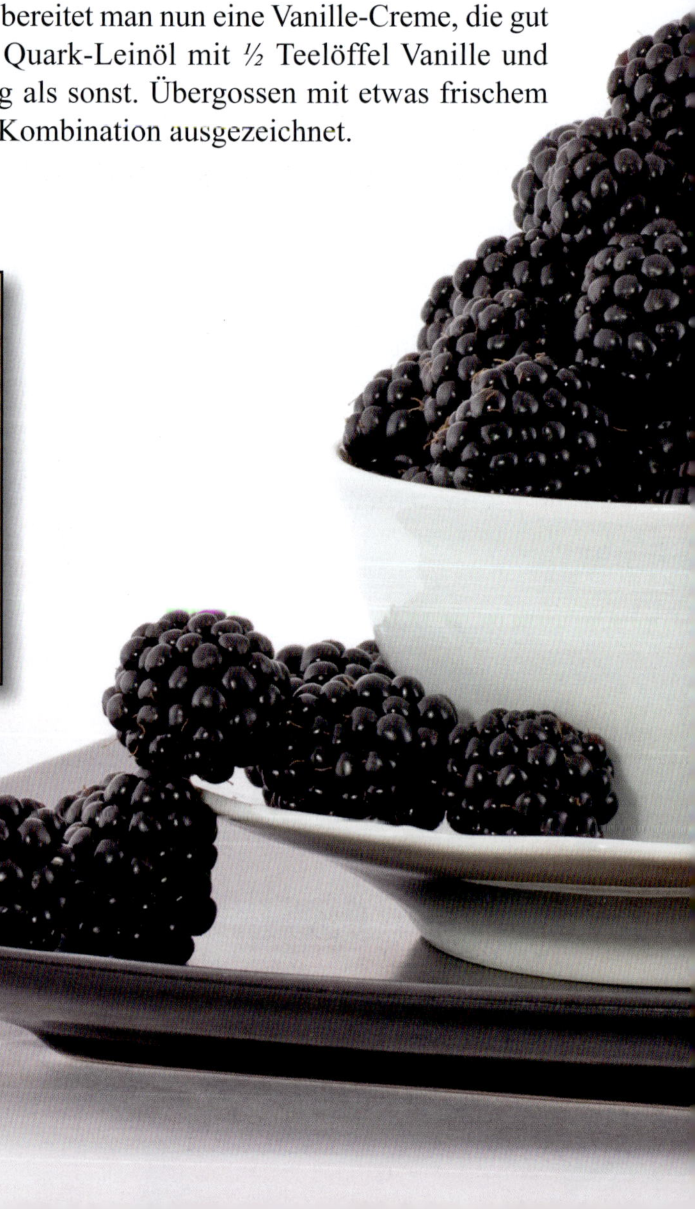

Quark-Leinöl als Frühstücksmüsli, mit Brombeeren

Standardrezept Nr. 1
1 Tasse mit Brombeeren
1 Tasse Traubensaft oder frische Trauben
1 Esslöffel Walnüsse

Die Hälfte der gut reifen Brombeeren gibt man über die Linomelschicht. Nun übergießt man mit Traubensaft. Die zweite Hälfte der Brombeeren wird im Mixer mit der Quark-Leinöl-Creme vermischt, anschließend gibt man noch die Walnüsse hinzu. Brombeeren verlangen ein wenig mehr Süße, die man durch Zugabe von Traubensaft erreicht, oder ggf. ein wenig mehr Honig hinzugibt.

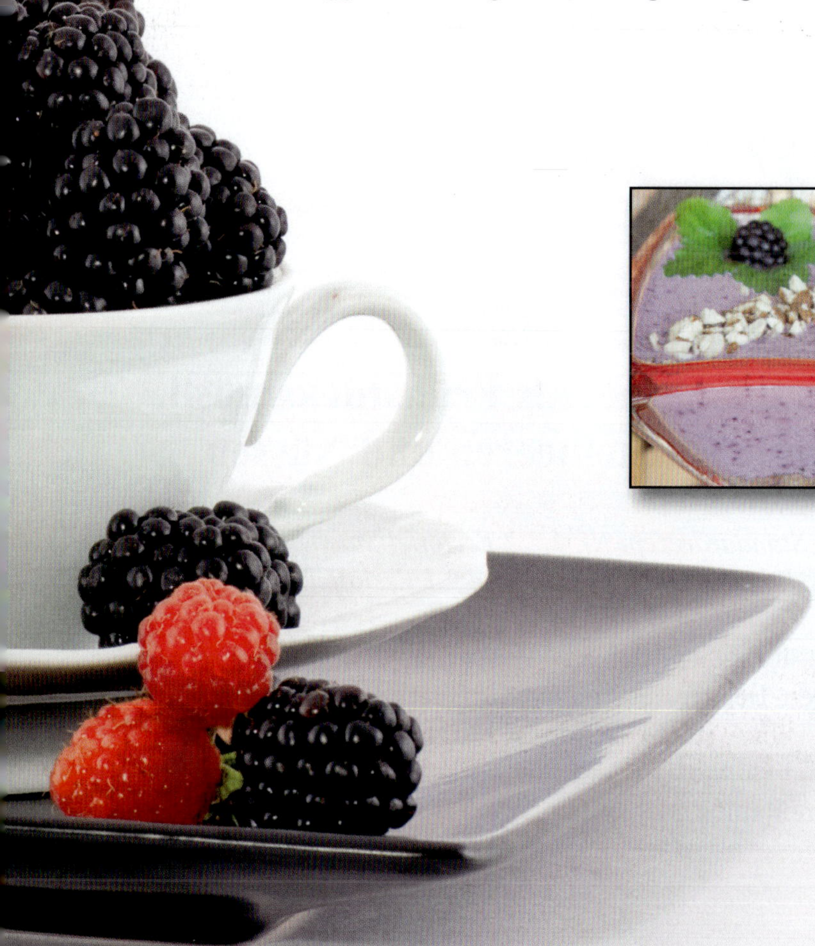

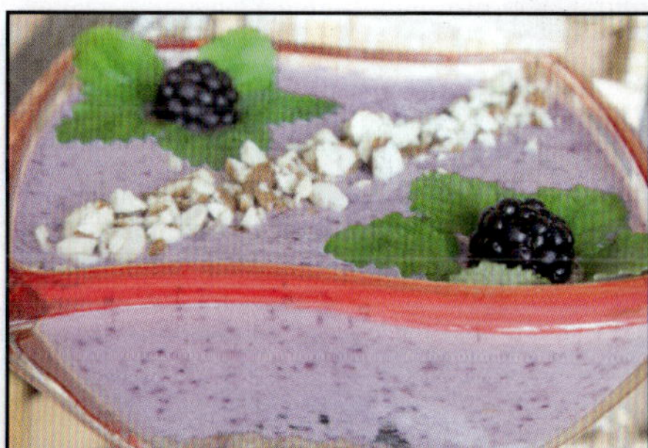

Quark-Leinöl als Frühstücksmüsli, mit Himbeeren

Standardrezept Nr. 1 und eine Tasse Himbeeren

Die Hälfte der Himbeeren gibt man unzerteilt über das Linomel. Die zweite Hälfte wird mit der Quark-Leinöl-Creme püriert und über die Fruchtmischung gegossen.

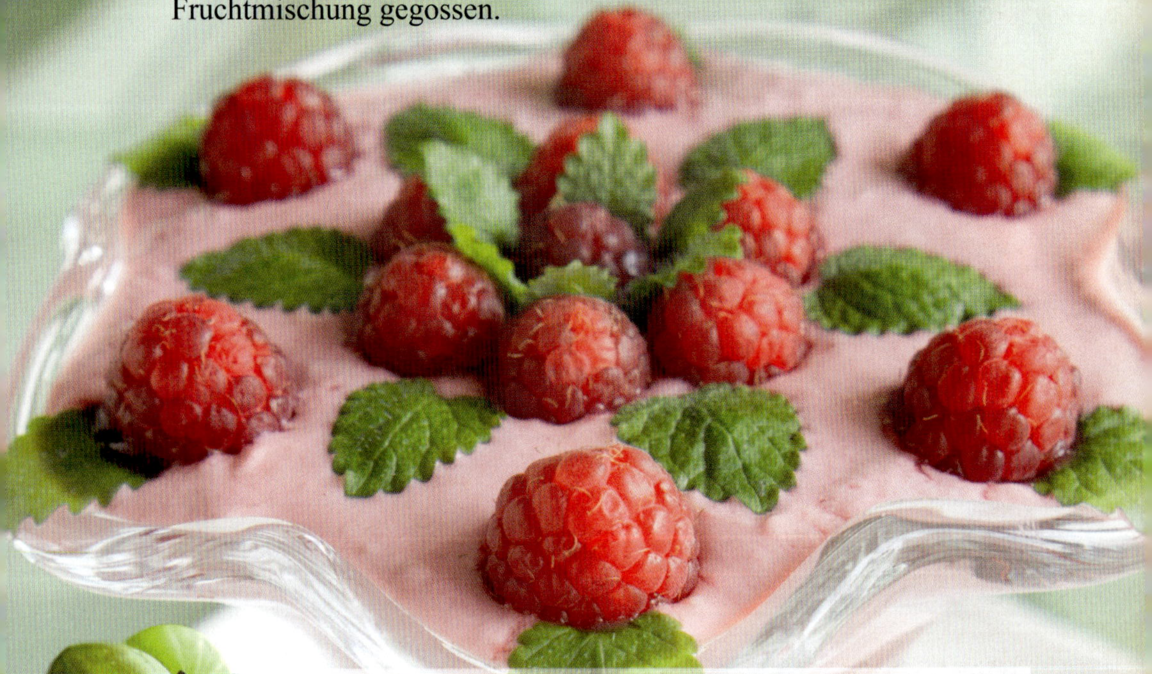

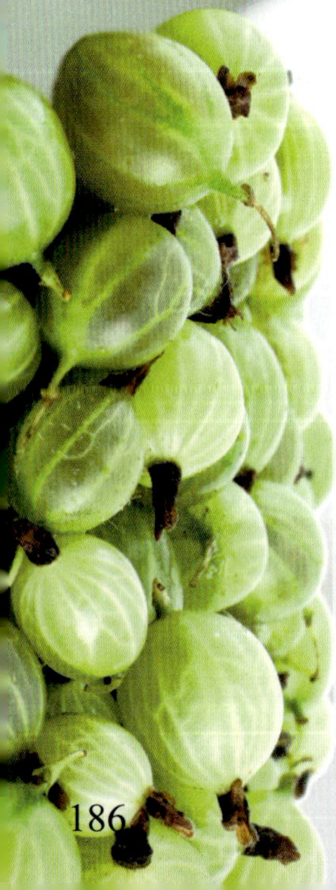

Quark-Leinöl als Frühstücksmüsli, mit Stachelbeeren und Nüssen

*Standardrezept Nr. 1 * 2 Esslöffel Stachelbeeren*
*3 Esslöffel rote Johannisbeeren * 1 Esslöffel Pinienkerne*

Man überschichtet 2 Esslöffel Linomel mit den Stachelbeeren. Bei der Zubereitung der Quark-Leinöl-Creme werden die roten Johannisbeeren mitpüriert. Diese Frucht-Creme wird über die Stachelbeeren gegossen. Man bestreut mit Pinienkernen.

Quark-Leinöl als Frühstücksmüsli, mit roten Johannisbeeren

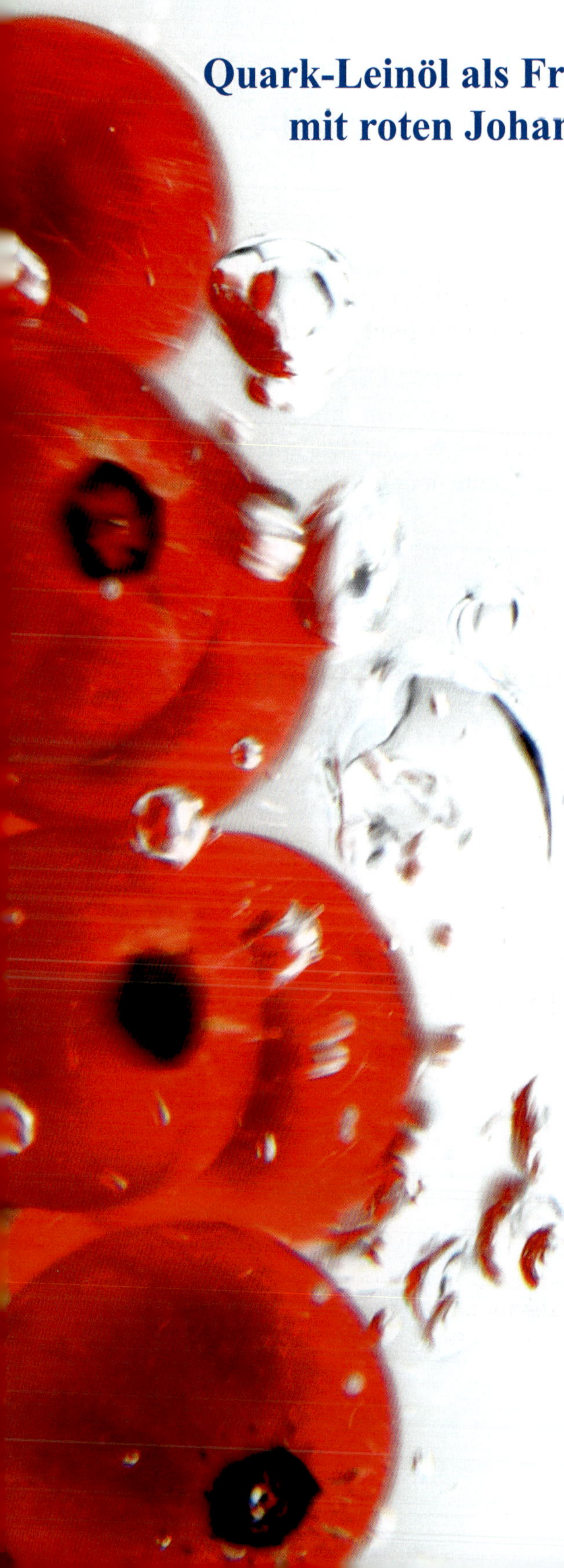

Standardrezept Nr. 1
250 g rote Johannisbeeren

Die roten Johannisbeeren werden von den Stängeln befreit. Man teilt in zwei Hälften. Die erste Hälfte gibt man unzerteilt in einem Schüsselchen über die Linomelschicht. Die zweite Hälfte gibt man im Mixer durch die Standard-Quark-Leinöl-Creme mit Honig. Diese Fruchtmischung gießt man nun in das Schüsselchen und serviert in dieser Form. Man kann natürlich mit einigen roten oder schwarzen Johannisbeeren oder auch mit ein wenig weißer Quark-Leinöl-Creme garnieren.

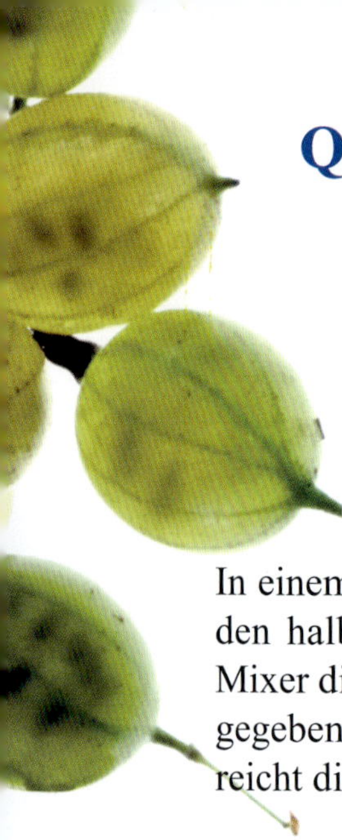

Quark-Leinöl als Frühstücksmüsli, mit Stachelbeeren und Vanille

Standardzutaten Nr. 1
2 Esslöffel Stachelbeeren und ½ Teelöffel Vanille

In einem Schüsselchen überschichtet man 2 Esslöffel Linomel mit den halbierten, gut reifen Stachelbeeren. Anschließend wird im Mixer die Ouark-Leinöl-Vanille-Creme bereitet, wie unter Nr. 1 angegeben. Man gibt diese Vanille-Creme über die Stachelbeeren und reicht dies als Frühstücksmüsli.

Quark-Leinöl als Frühstücksmüsli, mit schwarzen Johannisbeeren

Standardrezept Nr. 1 und 2–3 gut gehäufte Esslöffel mit schwarzen Johannisbeeren und ½ Teelöffel Vanille

2 Esslöffel Linomel werden in einem Schüsselchen mit reichlich schwarzen Johannisbeeren überschichtet. Anschließend übergießt man das Ganze mit einer Quark-Lein-Öl-Vanille-Creme. Zubereitet wird wie unter Nr. 1 angegeben.

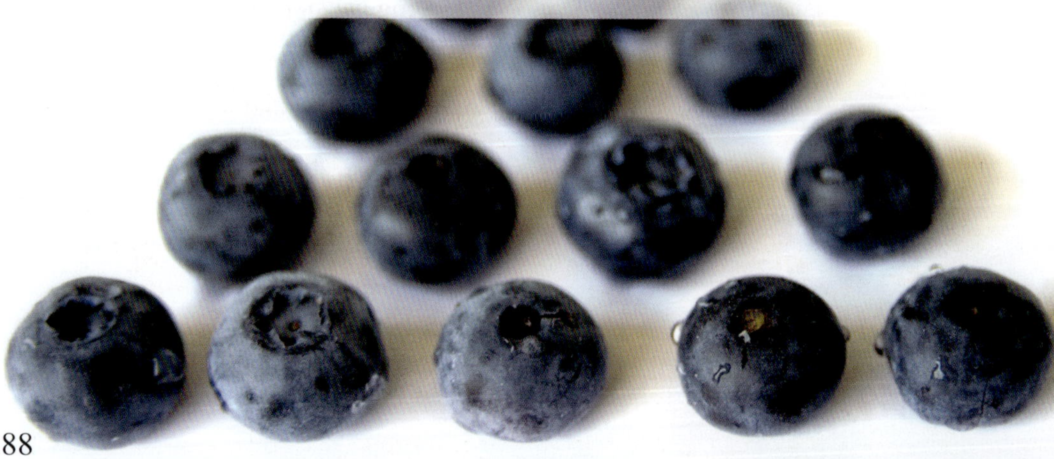

Quark-Leinöl als Frühstücksmüsli, mit Vanille und Erdbeercn

Standardzutaten Nr. 1
*2 Esslöffel Erdbeeren * ½ Teelöffel Vanille*

2 Esslöffel Linomel werden überschichtet mit Erdbeeren. Anschließend wird im Mixer die Quark-Leinöl-Creme zubereitet, unter Hinzufügung von ½ Teelöffel echter, gepulverter Vanille. Man gibt diese Creme über die Erdbeeren und serviert.

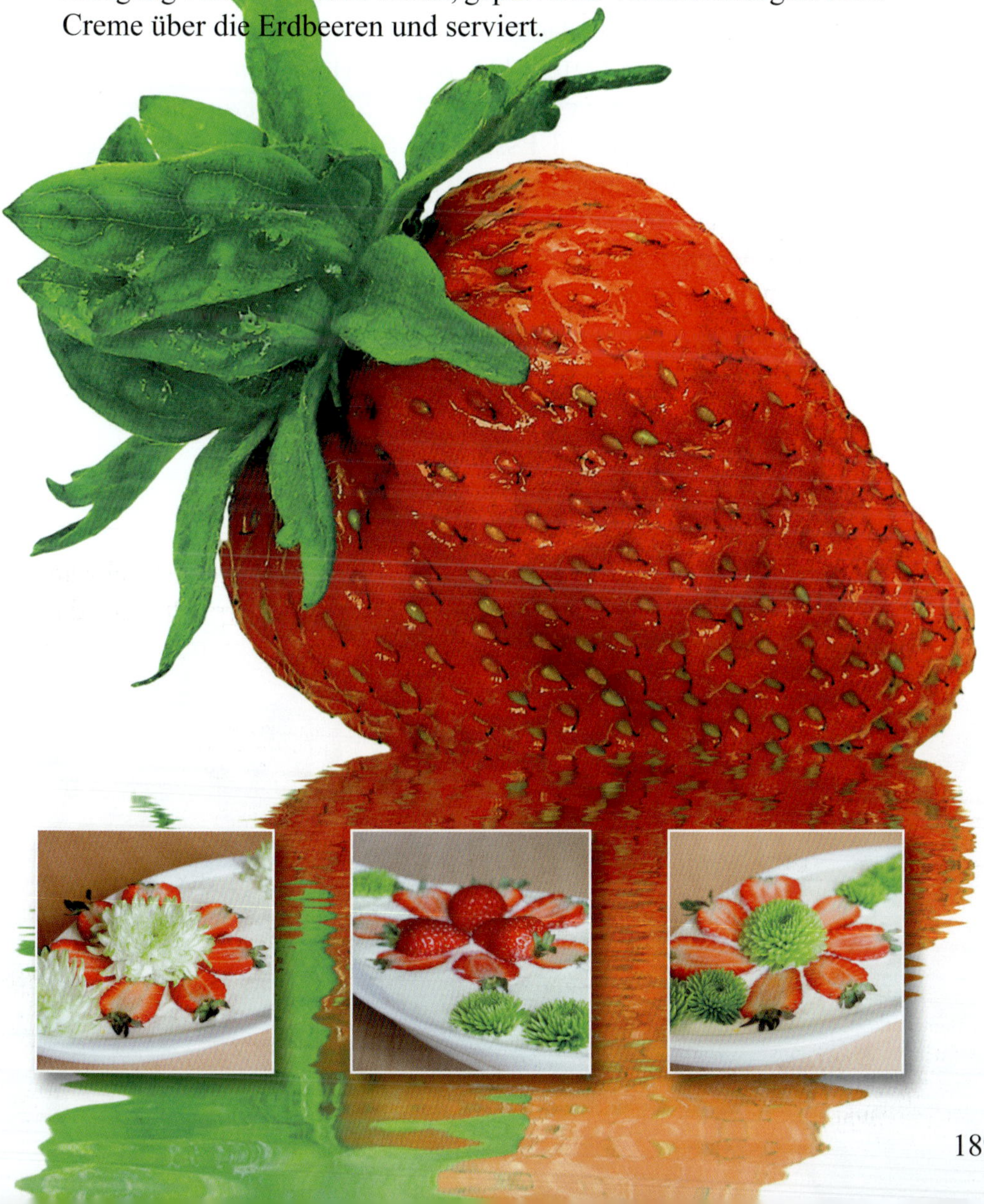

Quark-Leinöl als Frühstücksmüsli, mit Blaubeeren und Walnüssen

Standardzutaten Nr. 1
1 Apfel (oder beliebiges anderes Obst)
2 Esslöffel Blaubeeren
1 Esslöffel Walnüsse

In ein Schüsselchen gibt man 2 Esslöffel Linomel, überschichtet mit einem geriebenen Apfel oder einer beliebigen anderen Obstsorte, die man in kleine Stücke zerteilt hat. Bei der Herstellung der Quark-Leinöl-Creme wird diese vorher nach dem Standardrezept hergestellt und anschließend mit 2–3 Esslöffeln Blaubeeren im Mixer vermischt. Zum Schluss gibt man noch eine Handvoll Walnüsse hinzu, die nur ganz kurz mit vermixt werden. Die Walnüsse sollen noch in kleinen Stückchen erhalten bleiben, also nur durch einen kleinen Stoß des Mixers mit vermixt werden. Diese Quark-Leinöl-Creme ist ganz besonders gut im Geschmack.

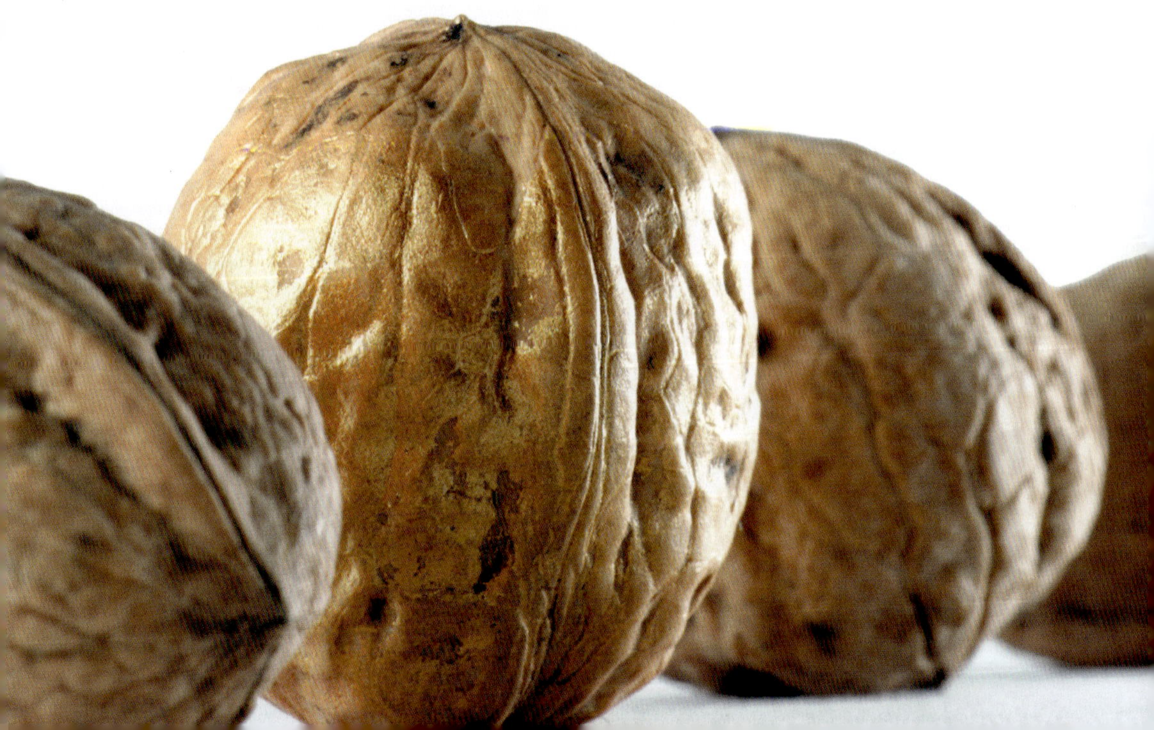

Quark-Leinöl als Frühstücksmüsli, mit Muttersäften

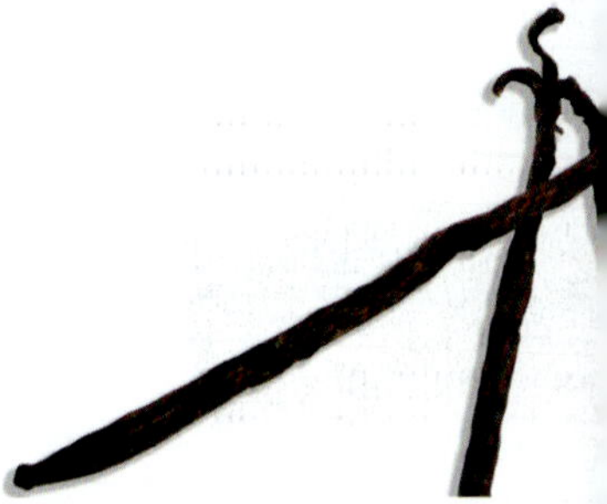

Standardzutaten Nr. 1
*1 Apfel * 100 ccm Muttersaft*
(Kirsch, Heidelbeer oder
Johannisbeer)

In eine kleine Schüssel gibt man 2 Esslöffel Linomel. 1 Apfel wird grob geraspelt, man übergießt Apfel und Linomel mit 100 ccm Kirschmuttersaft oder Heidelbeermuttersaft. Anschließend wird im Mixer die Quark-Leinöl-Creme in der Weise zubereitet, dass man zuerst Leinöl, Milch und Honig mischt, den Quark nach und nach hinzugibt, bis eine absolut homogene Masse entstanden ist.

Zum Schluss fügt man ½ Teelöffel gepulverte, echte Vanille hinzu. Nun überschichtet man damit die Obstmischung und serviert ohne umzurühren.

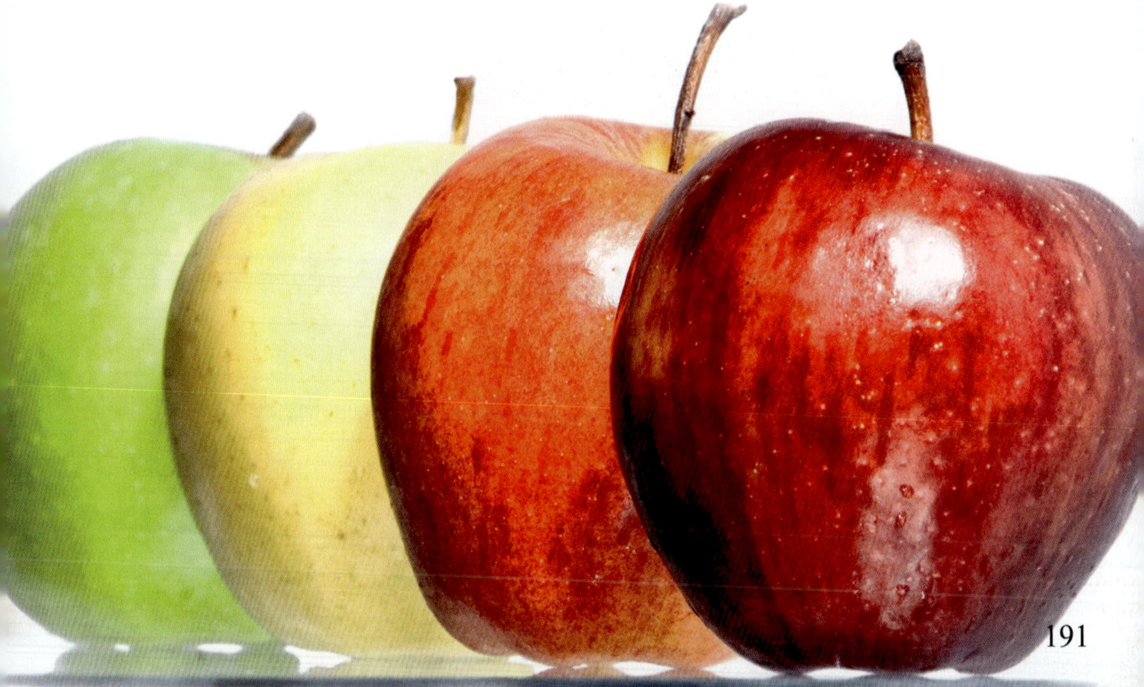

Quark-Leinöl als Frühstücksmüsli, mit Pfirsichen

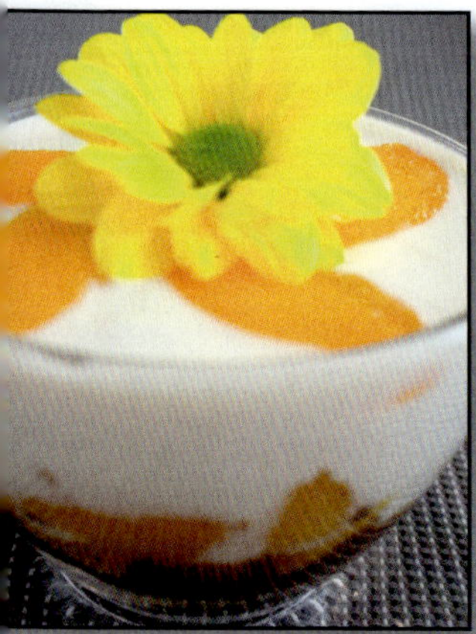

2 Esslöffel Linomel
3 Esslöffel Leinöl
2 Esslöffel Milch
100 g Quark
1 Teelöffel Honig
Pfirsiche, 2–3 schön ausgereifte Früchte!

In ein Schüsselchen gibt man 2 Esslöffel Linomel. Darüber schneidet man einen Pfirsich in kleine Stückchen. Man kann dabei die dünne Haut entfernen. Anschließend mischt man im Mixer Quark, Leinöl, Milch, Honig wie üblich (s. Nr. 1). Dann gibt man einen ganzen Pfirsich (ohne Stein) hinein und püriert mit der Quark-Leinöl-Creme. Zum Schluss zerteilt man den dritten Pfirsich in kleine Stückchen und mischt sie mit der Quark-Leinöl-Mischung, so dass diese Pfirsichstückchen als Fruchtstückchen erhalten bleiben.

Man schichtet diese Quark-Leinöl-Mischung über die Fruchtlage in dem Schüsselchen und garniert vielleicht mit einer abgeschnittenen Kuppe des rotbackigen Pfirsichs. Diese Quark-Leinöl-Mischung ist ganz besonders gut und für den Beginn mit der Öl-Eiweiß-Kost empfehlenswert, falls die Jahreszeit dies gestattet.

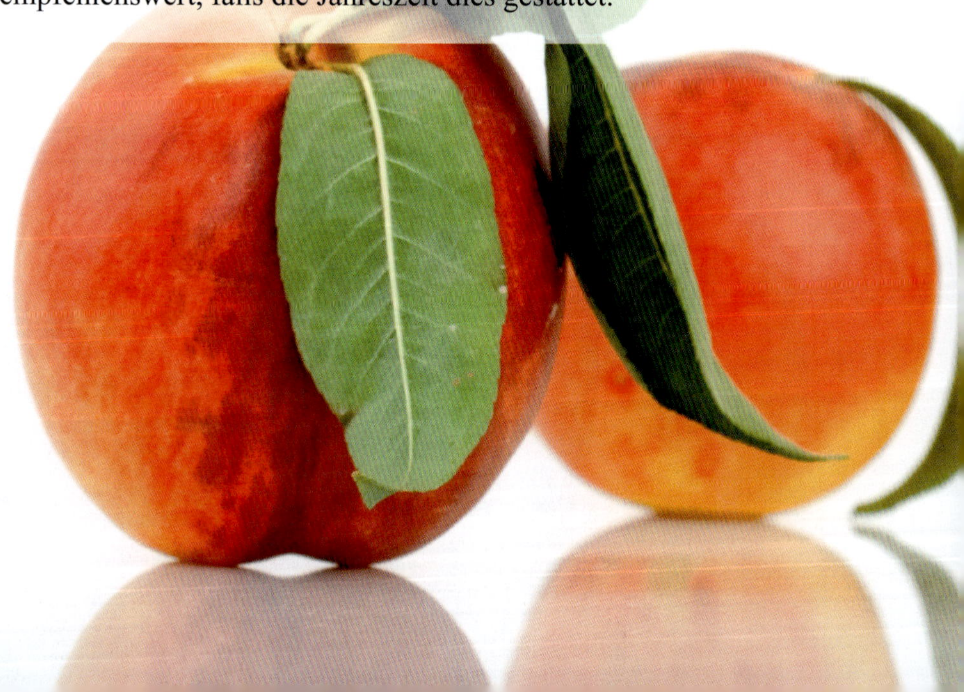

Quark-Leinöl als Frühstücksmüsli, mit Pfirsichen II

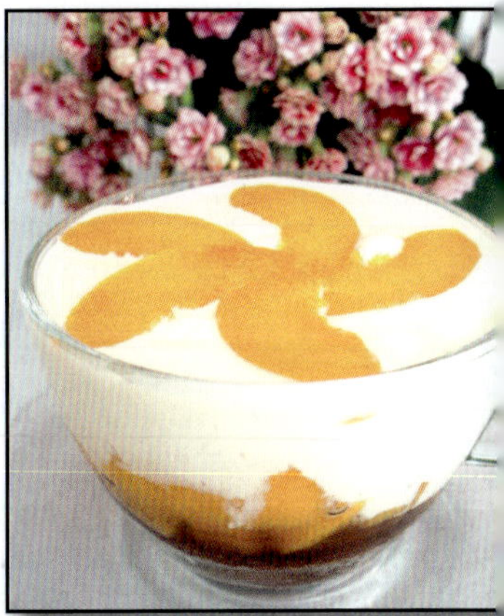

Standardzutaten Nr. 1
2–4 schöne Pfirsiche
Zitronensaft von
1 Zitrone

Zwei schöne, reife Pfirsiche werden klein geschnitten und über die Linomelschicht gegeben; nun vermischt man die Quark-Leinöl-Creme mit zwei weiteren Pfirsichen und übergießt mit dieser Creme die Fruchtschicht. Man garniert mit einem schönen Stückchen Pfirsich. Hat man Pfirsiche nur für die Fruchtschicht, so ist der Saft einer Zitrone zum Abschmecken der Quark-Leinöl-Schicht in dieser Kombination auch geeignet.

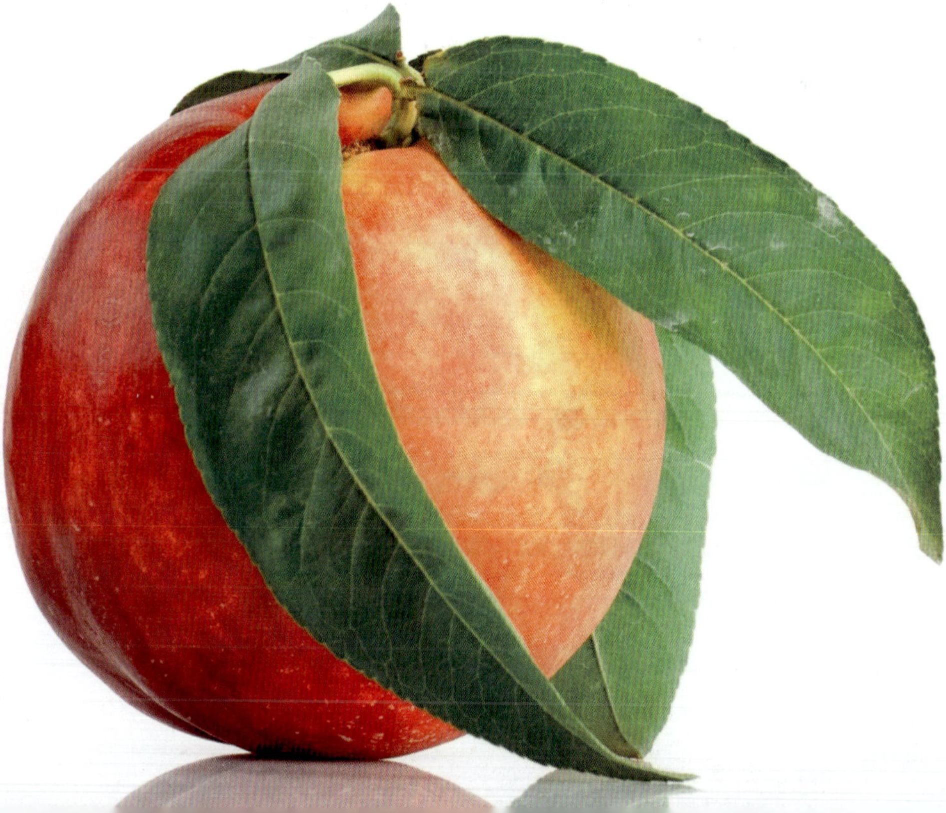

Quark-Leinöl als Frühstücksmüsli, mit Sanddorn

Standardzutaten Nr. 1
1 Apfel
Orangensaft von
1 Orange
1 Esslöffel Sanddornsaft

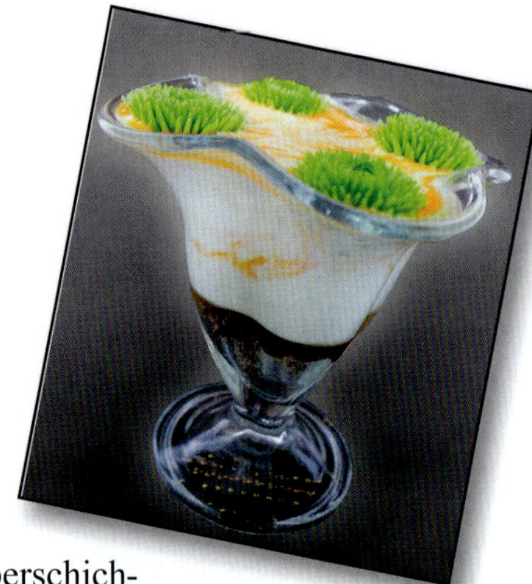

2 Esslöffel Linomel überschichtet man mit einem geriebenen Apfel, übergießt mit frisch gepresstem Orangensaft und überschichtet mit der Quark-Leinöl-Creme, wie folgt zubereitet:

Man mischt im Mixer Leinöl, Milch, Honig, Quark und schmeckt ab durch Hinzufügen von 1 Esslöffel Sanddornsaft, natur, ungesüßt.

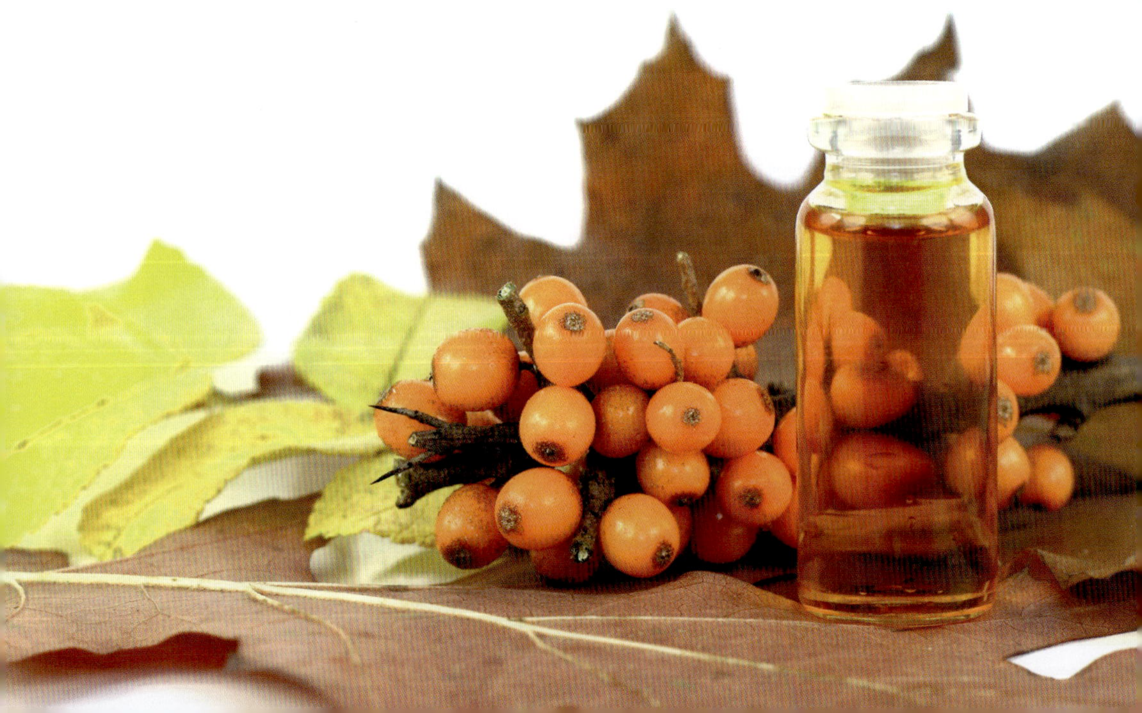

Ouark-Leinöl als Frühstücksmüsli, mit Ananas und Ingwer

Standardzutaten Nr. 1
2 Scheiben Ananas
1 Prise Zimt
1 Prise Ingwer
1 Prise Salz

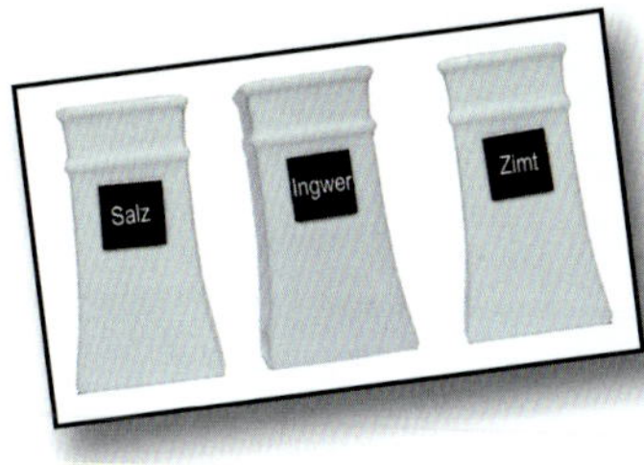

In ein Schüsselchen gibt man 2 Esslöffel Linomel. Klein geschnittene, frische Ananas, die man in verdünntem Salzwasser ½ Stunde hat ziehen lassen, nimmt man nun aus dem Salzwasser und überschichtet damit das Linomel. Anschließend mixt man im Mixer Quark, Leinöl, Milch, Honig gemäß Standardrezept und fügt jetzt eine gut gehäufte Messerspitze voll Zimt sowie frisch abgeriebenen Ingwer hinzu und gibt diese Ingwer-Creme über die Ananasfruchtschicht. Diese Mischung wird vor dem Servieren nicht verrührt, da Ananas bei längerem Stehen in Verbindung mit Leinöl einen bitteren Geschmack bewirkt. Ananas darf nicht mit der Quark-Leinöl-Creme vermixt werden.

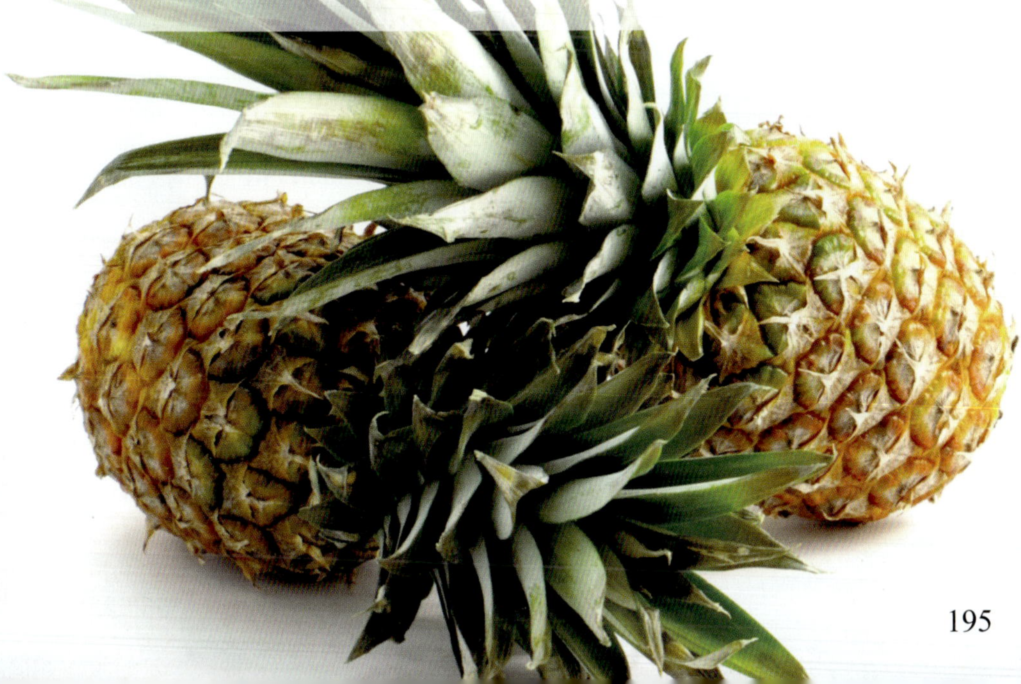

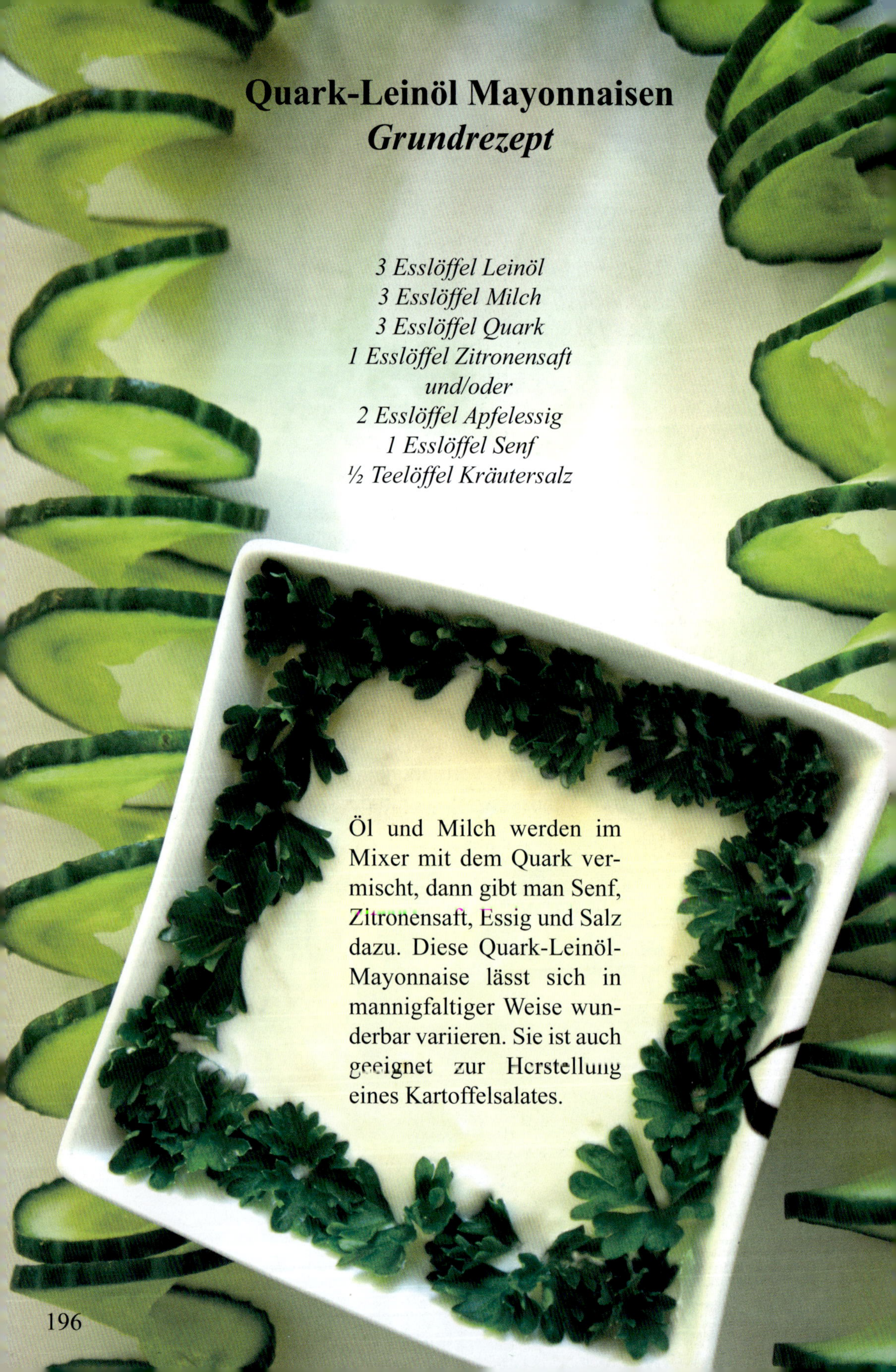

Quark-Leinöl Mayonnaisen
Grundrezept

3 Esslöffel Leinöl
3 Esslöffel Milch
3 Esslöffel Quark
1 Esslöffel Zitronensaft
und/oder
2 Esslöffel Apfelessig
1 Esslöffel Senf
½ Teelöffel Kräutersalz

Öl und Milch werden im Mixer mit dem Quark vermischt, dann gibt man Senf, Zitronensaft, Essig und Salz dazu. Diese Quark-Leinöl-Mayonnaise lässt sich in mannigfaltiger Weise wunderbar variieren. Sie ist auch geeignet zur Herstellung eines Kartoffelsalates.

Quark-Leinöl-Mayonnaise und verschiedene Variationen

Die gleiche Menge wie beim Grundrezept und Zugabe von:

* 1 Esslöffel Majoran, gut pürieren.
* ½ Esslöffel Majoran und ½ Teelöffel Dill.
* 1 Esslöffel Dill fein gewiegt oder Pulver.
* Shoyu-Sauce wie bei Chicorée-Salat angegeben, 3 Esslöffel voll zur Mayonnaise geben.
* 5–6 Gewürzgurken mit der Mayonnaise püriert, auch der Kräuteressig dieser Gewürzgurken (Reform) kann mitverwendet werden.
* 1 Esslöffel Schnittlauch wird nach dem Vermischen der Mayonnaise feingeschnitten und beigemischt.
* 100–200 g Petersilie werden mit der Mayonnaise püriert.
* Das Grundrezept oder die Variationen werden weiter variiert durch Zugabe von 1 Esslöffel Kürbiskernöl.

Sämtliche Mayonnaisen sind zur Rohkostplatte und als Salatsaucen empfehlenswert. Sie lassen sich weiter variieren durch Kombinationen mit den Rezepten, die für die Salate und Saucen angegeben sind.

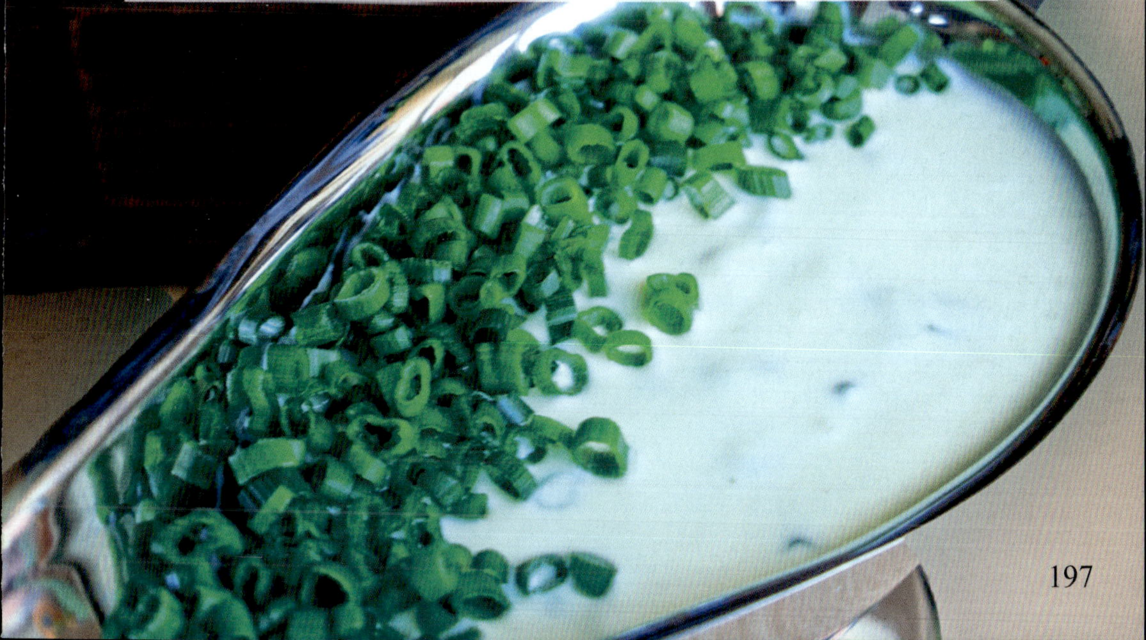

Quark-Leinöl als Brotaufstrich, (Kümmel-Ouark)

125 g Quark oder Bioghurt
2 Esslöffel Milch
3 Esslöffel Leinöl
1 Prise Salz
1 Teelöffel Kümmel, gemahlen
1 Esslöffel Kümmel, ganz
evtl. weiter kombiniert mit:
1 Teelöffel rotem Paprika
1 Esslöffel Zwiebel, fein gewiegt

Quark, Leinöl, Milch werden unter Zugabe von Salz zu einer festen Paste gemischt, dann gibt man den gemahlenen und den ganzen Kümmel hinzu, vermischt noch einmal gut im Mixer und füllt in ein Schüsselchen ab. Man kann nun roten Paprika und fein gewiegte Zwiebel getrennt servieren oder bereits vermischt und reicht alles zu Brot oder auch zu Kartoffelgerichten.

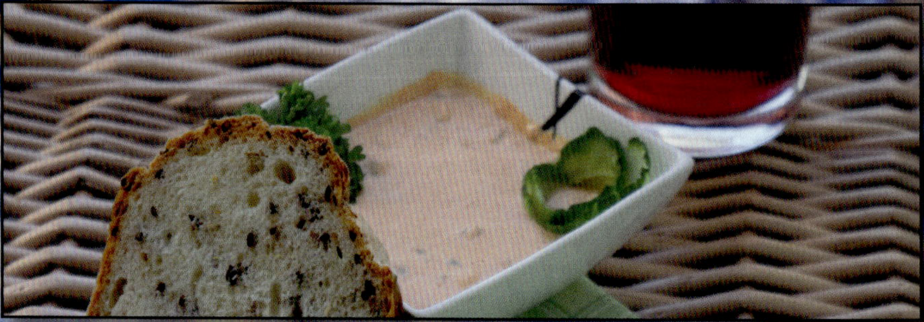

Quark-Leinöl als Brotaufstrich, mit Kräuterkäse

125 g Quark
evtl. Bioghurt-Quark
2 Esslöffel Milch
3 Esslöffel Leinöl
2 Esslöffel Kräuterkäse, gemahlen

Man vermischt Quark-Leinöl mit Milch zu einer dicklichen Paste und füllt in ein Schüsselchen ab. Nun vermischt man mit 2 Esslöffeln gemahlenem Kräuterkäse und lässt die Mischung ½ Stunde lang gut durchziehen. Angenehm als Beilage zu Kartoffeln, vor allem aber auch als Brotbelag. Sehr geeignet ist z. B. der Schabziegenkäse.

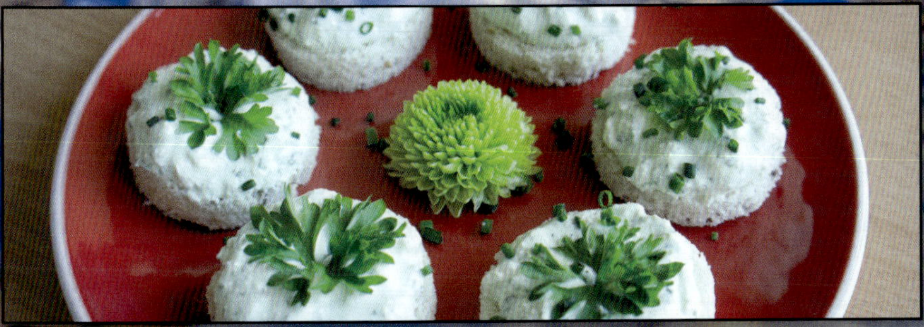

Quark-Leinöl als Brotaufstrich, pikante Kräuter

125 g Quark
evtl. Bioghurt-Quark
2 Esslöffel Milch
3 Esslöffel Leinöl
1 Prise Kräutersalz
½ Teelöffel Dill
1 Esslöffel Majoran
2 Knoblauchzehen

Man vermischt Quark-Leinöl mit Milch zu einer dicklichen Paste und füllt in ein Schüsselchen ab. Nun vermischt man mit 2 zerdrückten Knoblauchzehen und mit Dill und Majoran und lässt die Mischung ½ Stunde lang gut durchziehen. Sehr angenehm als Beilage zu Kartoffeln, vor allem aber als Brotbelag.

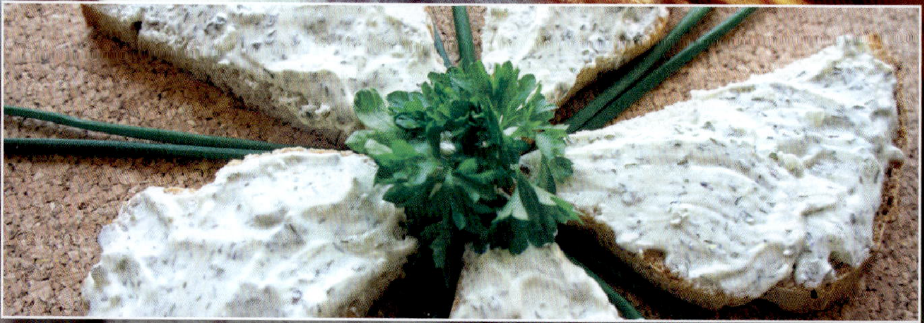

Quark-Leinöl als Brotaufstrich, pikant mit Knoblauch

5 Esslöffel Leinöl
2 Esslöffel Dosenmilch
125 g Quark
1 kräftige Knoblauchzehe
1 Teelöffel ganzer Kümmel
½ Teelöffel Kümmel, gemahlen
½ Teelöffel Kräutersalz
1 Prise Thymian

Man mischt im Mixer Quark, Milch und Leinöl, gibt anschließend Kräutersalz, 1 Prise Thymian und den ganzen und den gemahlenen Kümmel im Mixer durch die Quark-Leinöl-Mischung. Nun füllt man in ein Schüsselchen ab und gibt eine kräftige oder zwei feine Knoblauchzehen durch eine Knoblauchpresse in diese Mischung. Zweckmäßigerweise verrührt man das Ganze und lässt diese Mischung ein wenig durchziehen. Diese pikante Quark-Leinöl-Zubereitung kann zu Brot oder auch zu Kartoffeln gegeben werden.

Eine weitere Variation kann erreicht werden durch einfaches Vermischen dieser Zubereitung mit einem gehäuften Teelöffel Majoran, frisch und fein gewiegt oder getrocknet.

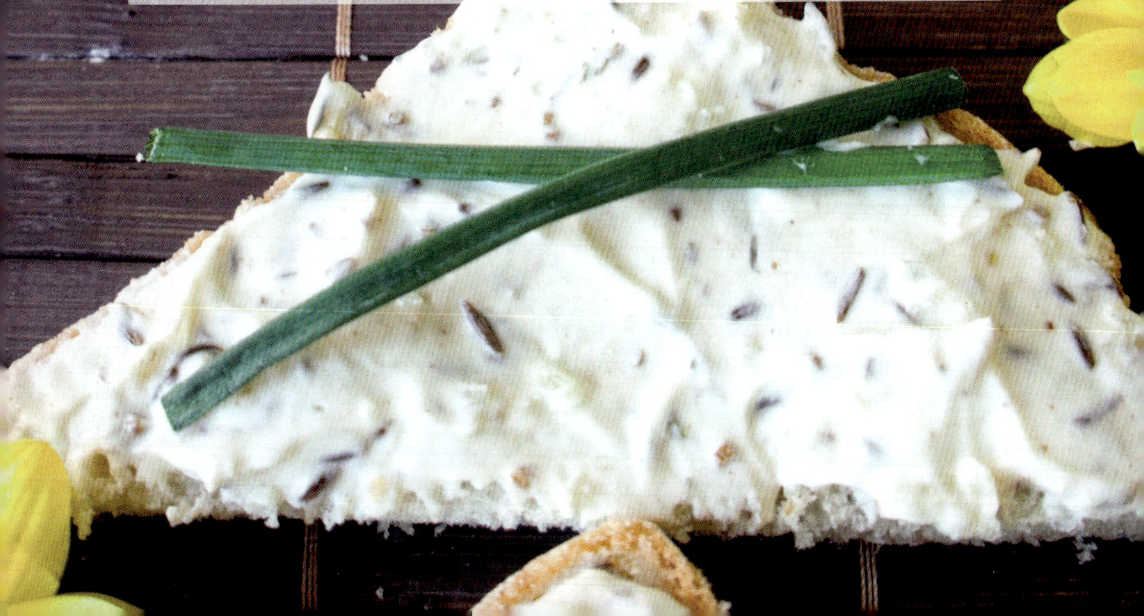

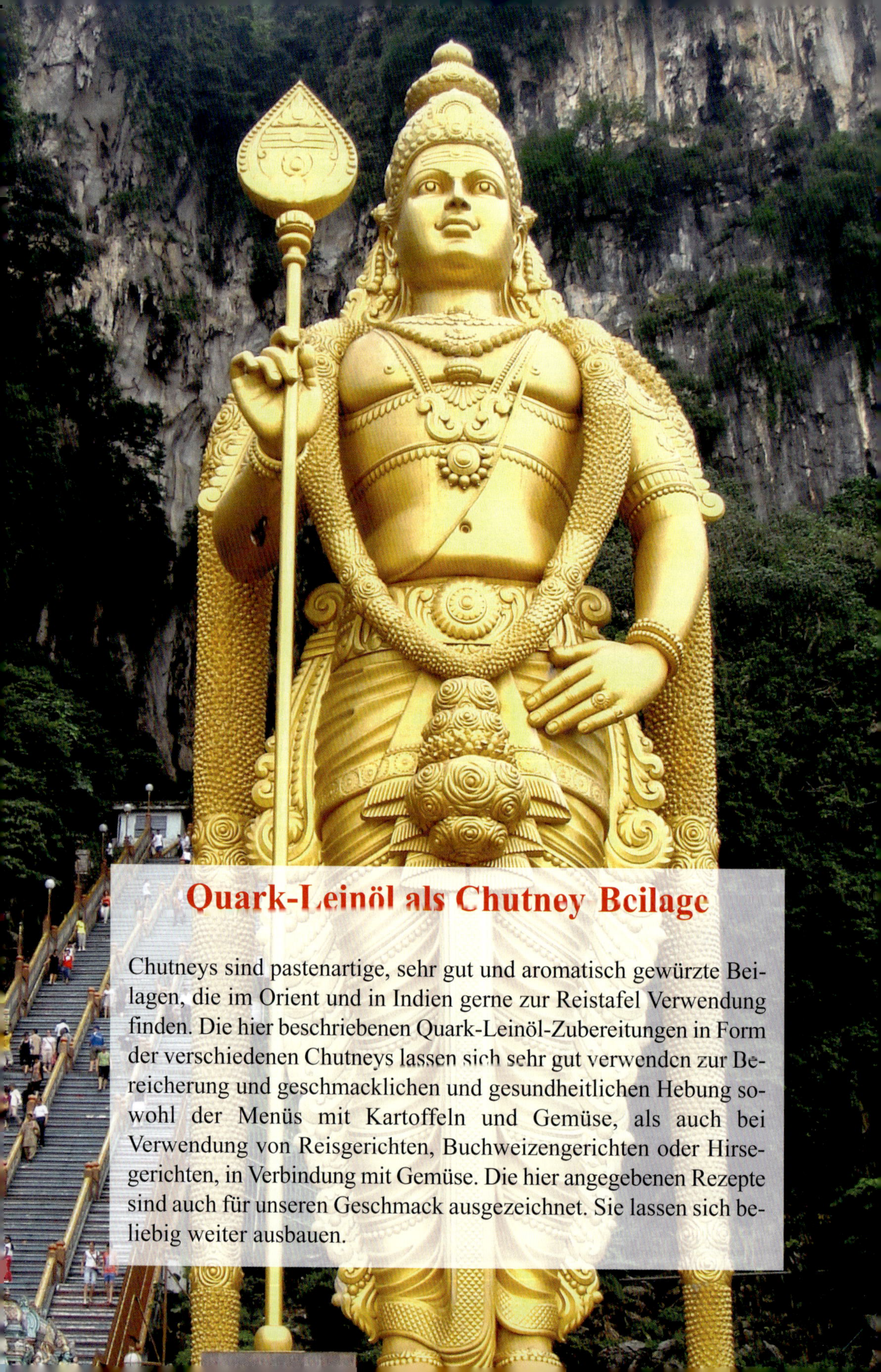

Quark-Leinöl als Chutney Beilage

Chutneys sind pastenartige, sehr gut und aromatisch gewürzte Beilagen, die im Orient und in Indien gerne zur Reistafel Verwendung finden. Die hier beschriebenen Quark-Leinöl-Zubereitungen in Form der verschiedenen Chutneys lassen sich sehr gut verwenden zur Bereicherung und geschmacklichen und gesundheitlichen Hebung sowohl der Menüs mit Kartoffeln und Gemüse, als auch bei Verwendung von Reisgerichten, Buchweizengerichten oder Hirsegerichten, in Verbindung mit Gemüse. Die hier angegebenen Rezepte sind auch für unseren Geschmack ausgezeichnet. Sie lassen sich beliebig weiter ausbauen.

Quark-Leinöl als Chutney, Standard-Grundmischung I und II

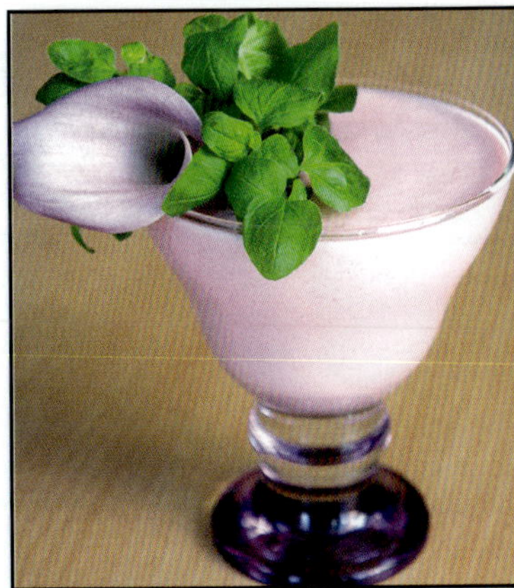

I.
3 Esslöffel Leinöl
2 Esslöffel Milch
125 g Quark
etwas Kräutersalz

II.
1 großer, säuerlicher Apfel
2 Esslöffel frischer Kirschsaft
oder
2 Esslöffel roter Rübensaft

I. Leinöl, Milch, Quark und Salz werden im Mixer zu einer ziemlich festen Paste gemischt. Diese Paste I füllt man in ein Schüsselchen.

II. Etwa 1/3 oder 1/4 dieser Paste wird im Mixer zurückbleiben. Dort hinein wirft man, während der Motor bzw. das Messerkreuz rotiert, den in kleinere Stücke geschnittenen Apfel. Der Apfel wird unter Pürieren mit der Quark-Leinöl-Paste unter Zugabe von etwas Kirschmuttersaft oder rotem Rübensaft gut gemischt und in ein zweites Schüsselchen gefüllt.

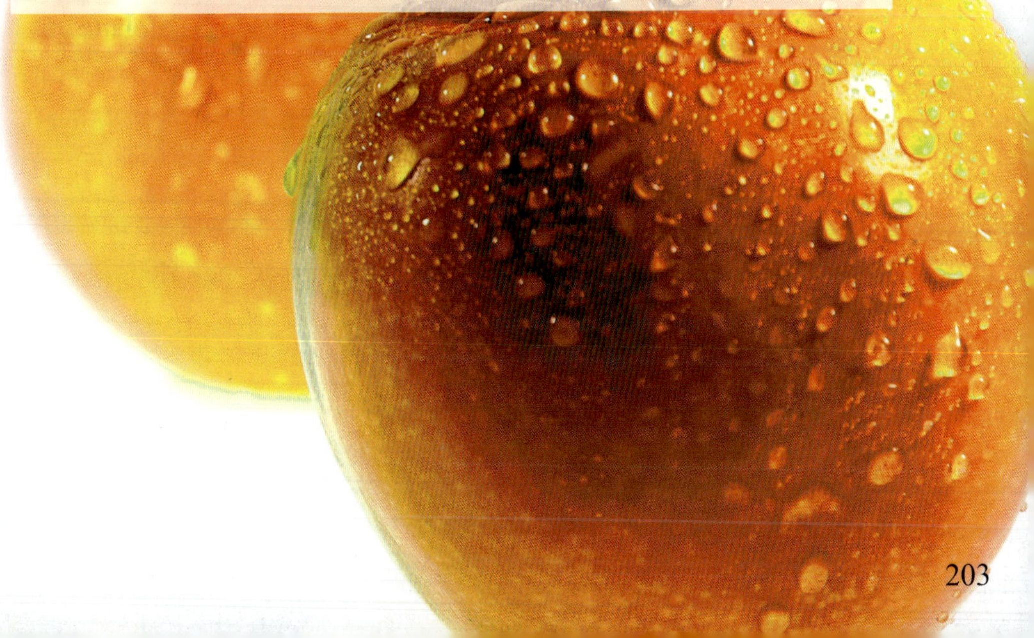

Quark-Leinöl als Chutney, Variation 1

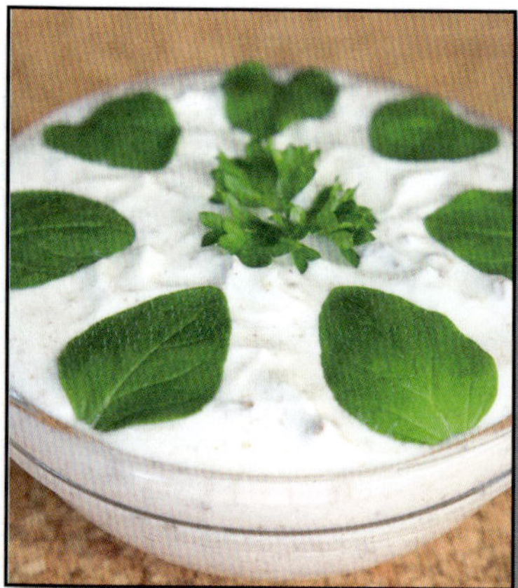

Standard-Grundmischung
1 Teelöffel gemahlener Kümmel
1 Esslöffel ganzer Kümmel

Die Chutney-Standard-Grundmischung Nr. I (Quark-Leinöl-Milch-Salz) wird im Mixer kurz mit dem gemahlenen und ganzen Kümmel püriert und so als Beilage zu Kartoffeln oder auch zu Gemüse gereicht.

Quark-Leinöl als Chutney, Variation 2

Standard-Grundmischung und 200 g Petersilie

Die Grundmischung wird mit der gesamten Petersilie püriert und so als Beilage zu Kartoffeln, zur Gemüseplatte oder zur Salatplatte gereicht.

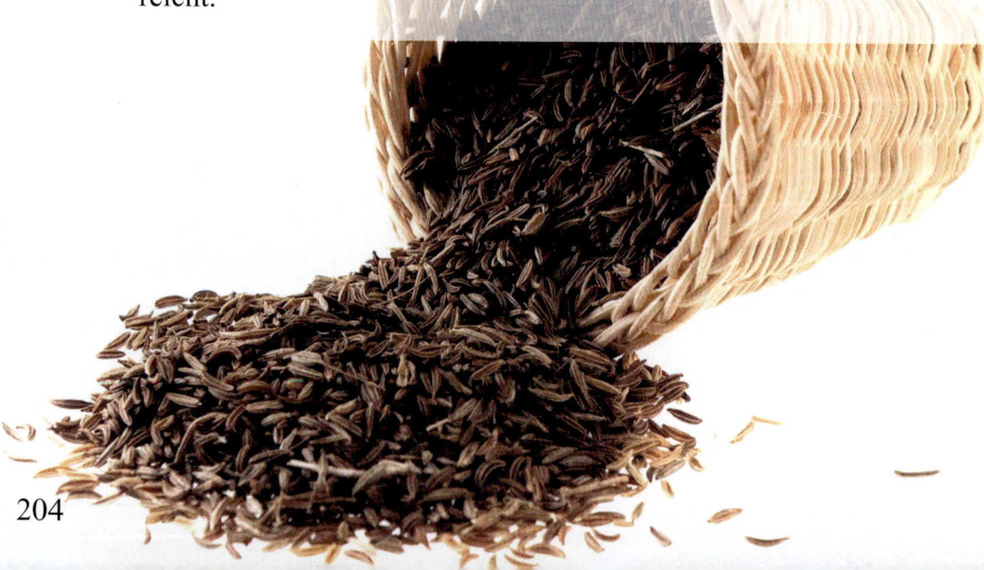

Quark-Leinöl als Chutney, Variation 3

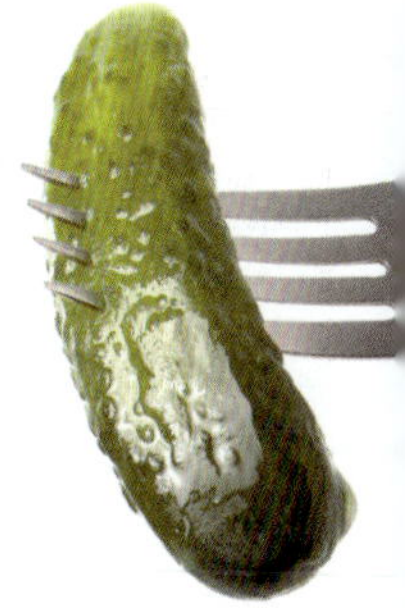

Standard-Grundmischung
1 Esslöffel Zwiebel, fein gewiegt
1 Teelöffel Paprika
1 Teelöffel Kümmel
2 saure Gurken

Zu der im Mixer zubereiteten Standard-Grundmischung Nr. I werden in einem Schüsselchen Kümmel, Paprika und die Zwiebeln darunter gemischt. Die sauren Gurken werden der Länge nach gespalten oder in Scheiben geschnitten dazugegeben. Als Zugabe zu Kartoffeln, Gemüseplatten usw. geeignet.

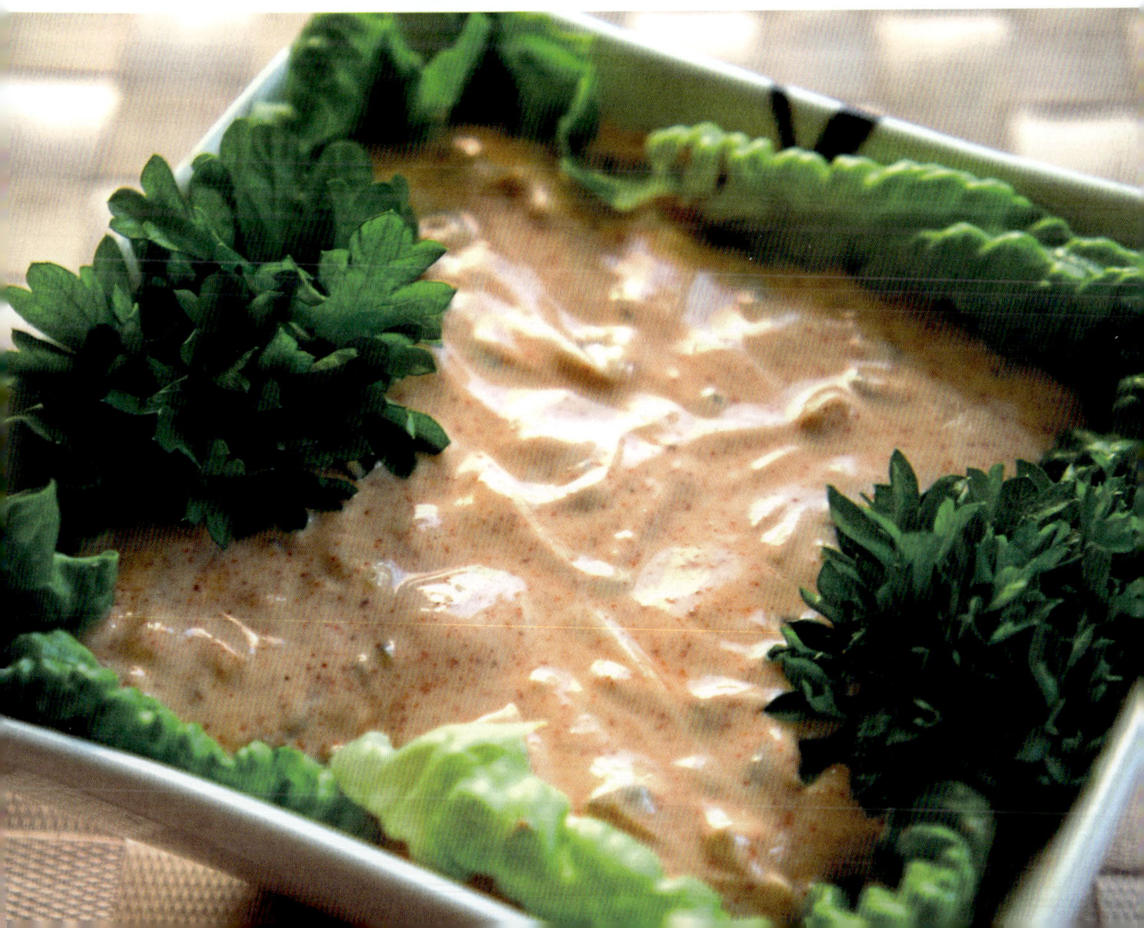

Quark-Leinöl als Chutney, Variation 4

Standard-Grundmischung 1
1 saurer Hering und saure Zwiebeln

Ein saurer Hering wird entgrätet, in kleine Stückchen geschnitten und unter Verwendung von reichlich sauren Zwiebeln unter die Standard-Grundmischung gemischt. Für Liebhaber geeignet.

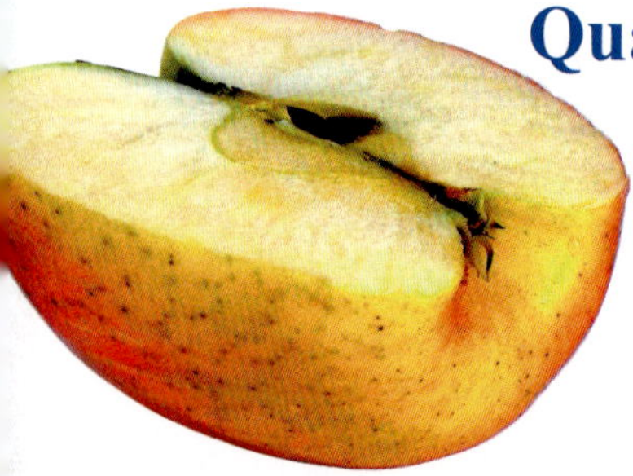

Quark-Leinöl als Chutney, Variation 5

Standard-Grundmischung 1
½ Apfel und 1 Stck. Meerrettich,
je nach Geschmack, 1 cm dick

In einem Mixer vermischt man den Meerrettich unter Zugabe der Milch, dann anschließend mit Leinöl, Quark (entsprechend der Grund-Mischung) und gibt zuletzt den halben Apfel durch die Mischung und püriert alles. Sehr gut als Beilage zu verschiedenen Gerichten und von großem, gesundheitlichen Wert, besonders für die Leberfunktion.

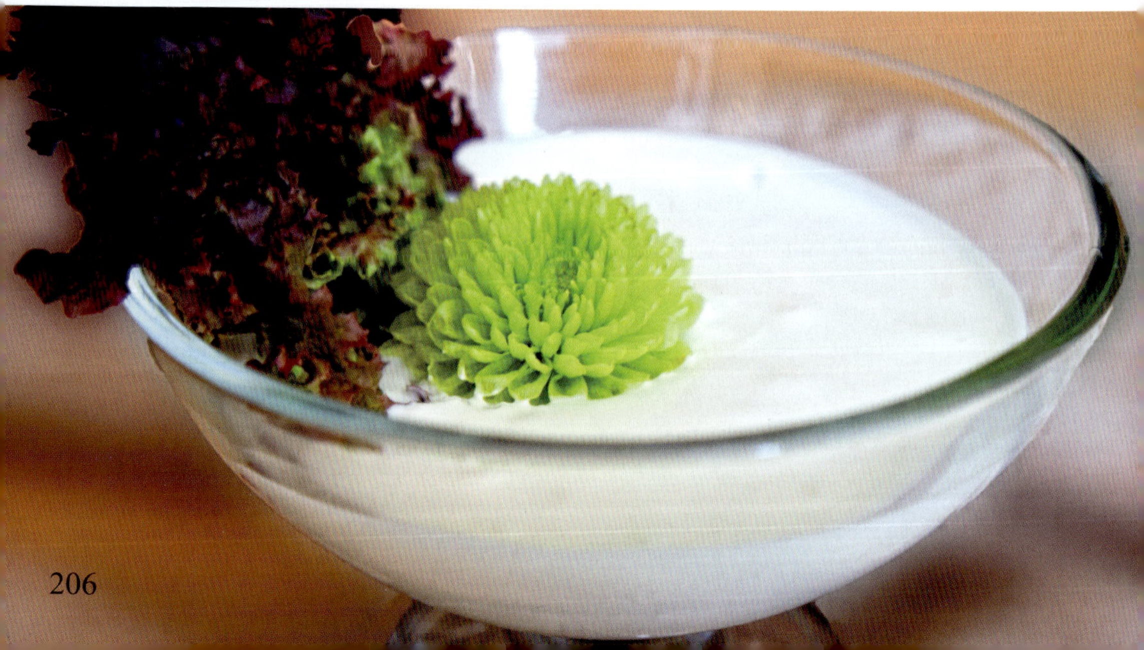

Quark-Leinöl als Chutney
Variation 6

Standard-Grundmischung I
Standard-Grundmischung II
Zutaten der Variation
1–5 können beliebig
verwendet werden.

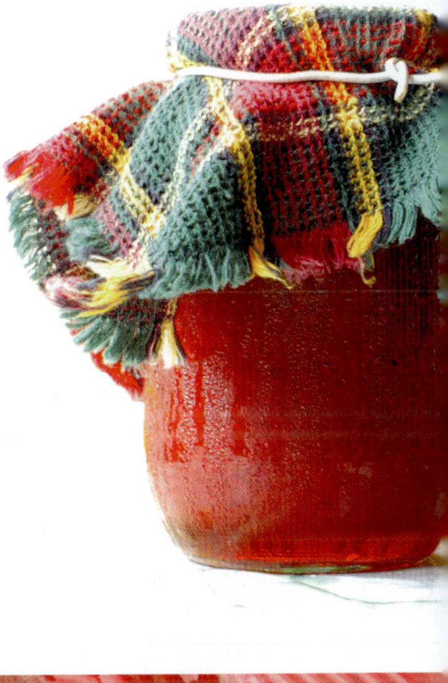

Unter Verwendung der Standard-Grundmischung I und der verschiedenen Variationen Nr. 1–5 können weitere Geschmacksabwandlungen erreicht werden, indem man einfach wahlweise die Standard-Grundmischung II hin und wieder mitverwendet. Man kann so, wenn man etwa Gäste erwartet, eine Fülle von Variationen schaffen. Man beachte dabei auch die Farbeffekte bei Benutzung der Standardmischung 2.

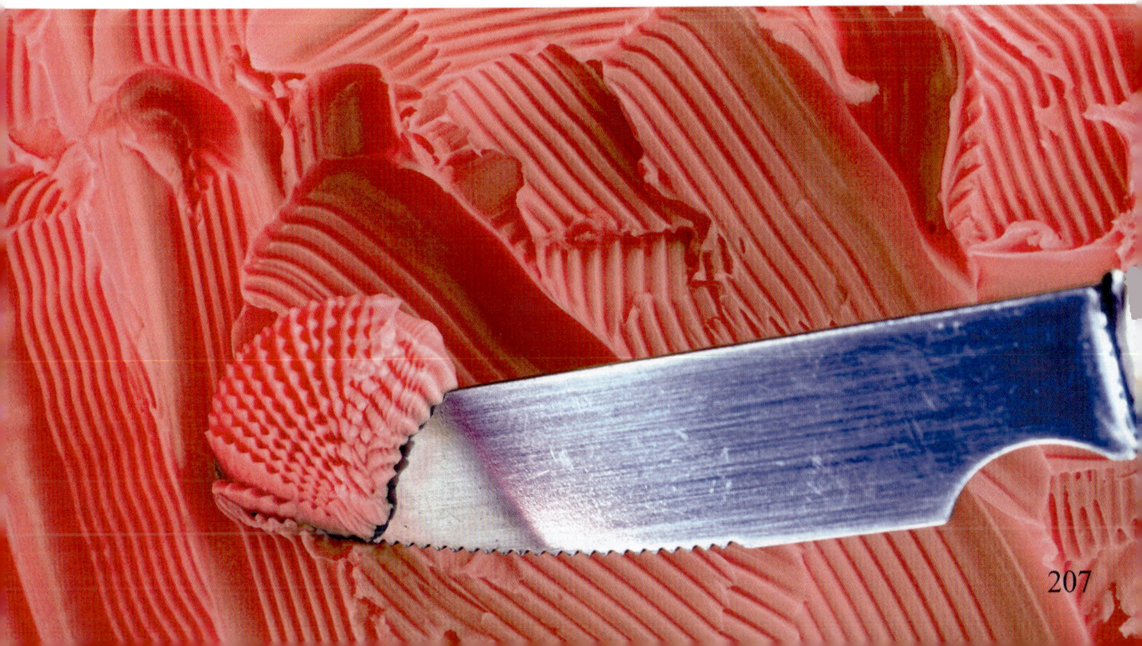

Quark-Leinöl als Chutney
à la Tscha-Tschi
Tscha-Tschi-Grundmischung I

3 Esslöffel Leinöl
2 Esslöffel Milch
100 g Quark
50 g Walnüsse
Saft ½ Zitrone
2 Knoblauchzehen
½ Teelöffel Kräutersalz

Im Mixer werden Leinöl, Milch, Quark mit dem Zitronensaft vermischt, zuletzt gibt man die Handvoll Walnüsse hinein, püriert alles und füllt in eine Schale ab. Nun werden zwei Knoblauchzehen durch eine Knoblauchpresse gedrückt und mit der Quark-Leinöl-Mischung gut verrührt.

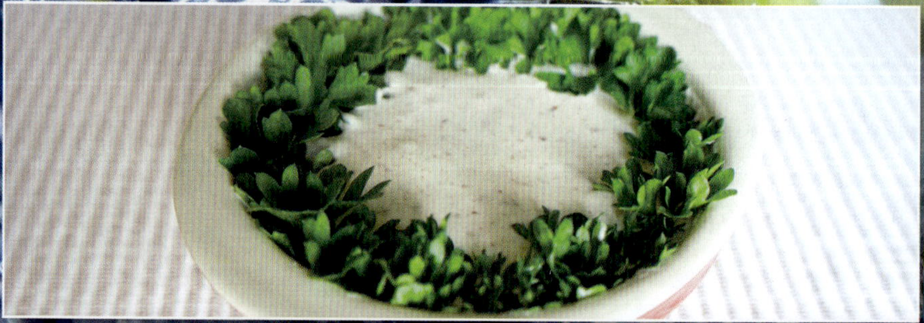

Tscha-Tschi-Grundmischung II

3 Esslöffel der
Tscha-Tschi-Grundmischung I
1 Apfel
½ Tasse frischer Kirschsaft
oder rote Beetesaft
mit etwas Apfelsaft gemischt

Die Tscha-Tschi-Grundmischung I wird mit dem Apfel und dem Kirschmuttersaft oder dem Saft von roter Beete mit Apfel im Mixer püriert. Diese Tscha-Tschi-Grundmischung II kann in mannigfaltigster Weise in Kombination mit der Grundmischung Tscha-Tschi I variiert werden.

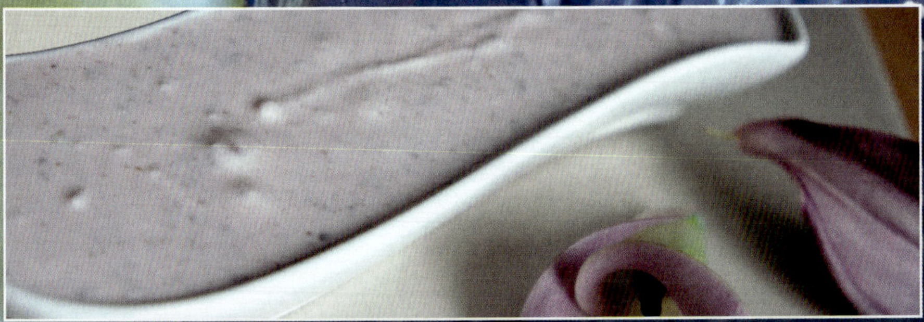

Tscha-Tschi
Variation 1

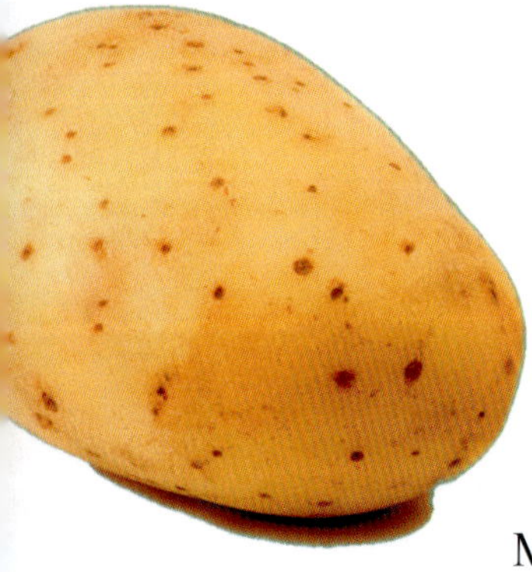

Tscha-Tschi-Standard-Mischung I
1 grüne frische Gurke

Die Standard-Mischung aus Quark-Leinöl, Milch, Zitrone, Walnüssen und Knoblauch wird, wie oben beschrieben, zubereitet. Die Gurke wird fein würfelig geschnitten und mit der Tscha-Tschi-Mischung vermengt.

Variationen:

Man gibt zu dieser Mischung 1–2 Teelöffel der roten Standardmischung Tscha-Tschi II. Geeignet als Beilage zur Gemüseplatte, zu Kartoffeln oder auch zur Rohkostplatte.

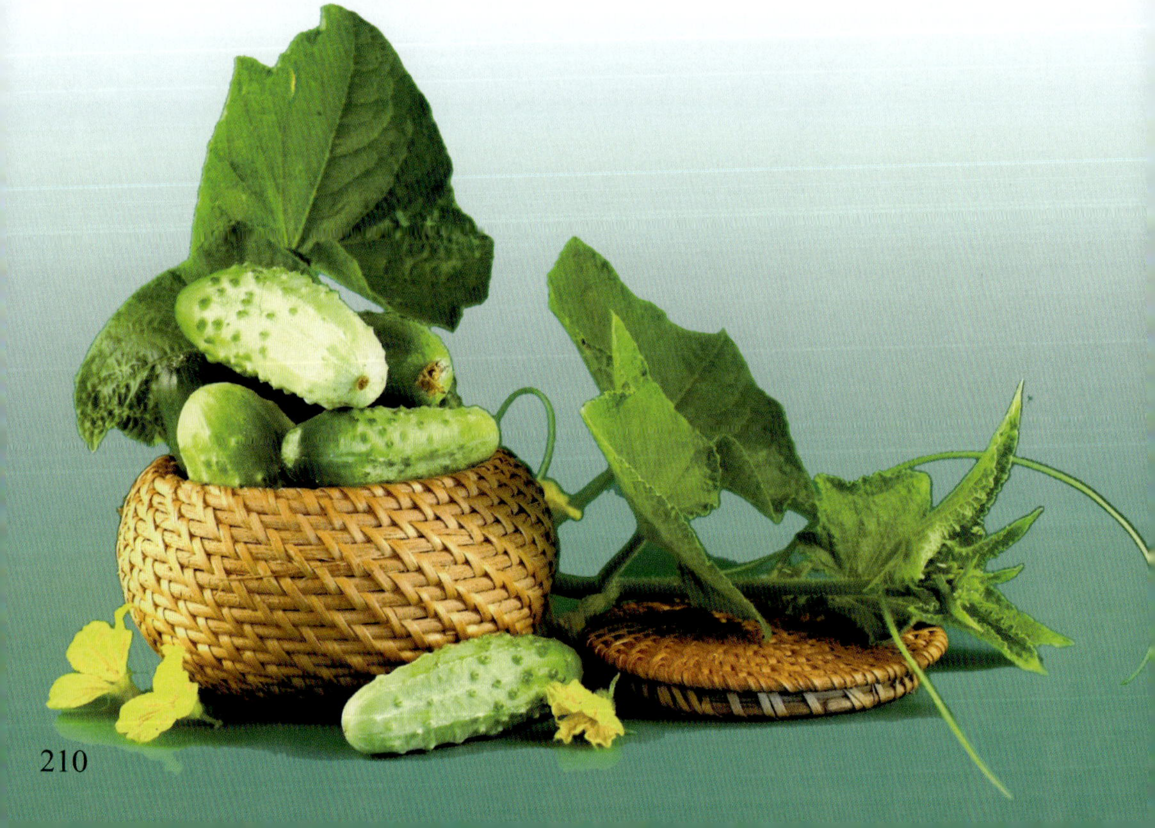

Tscha-Tschi
Variation 2

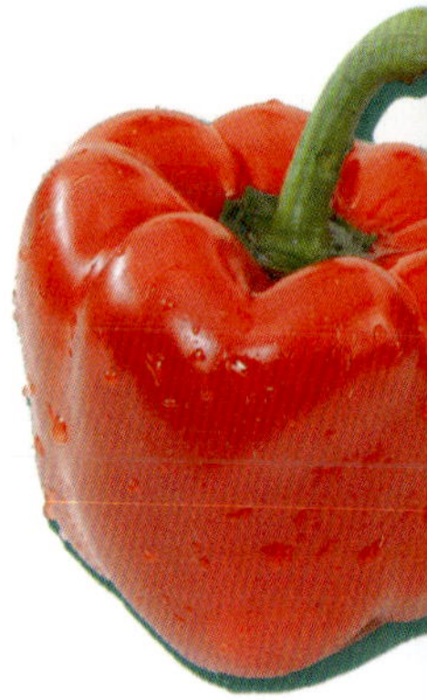

1 Esslöffel Tscha-Tschi I
1 Esslöffel Apfel-Tscha-Tschi II
2 Esslöffel süß-sauren Paprika,
fein gewürfelt

Man mischt gleiche Teile des roten und weißen Tscha-Tschi und vermengt mit fein gewürfeltem, süß-sauren Paprika.

Tscha-Tschi
Variation 3

1 Esslöffel weißen Tscha-Tschi I
1 Esslöffel roten Tscha-Tschi
1 gute Messerspitze Koriander, gepulvert

Alles gut mischen und durchziehen lassen.

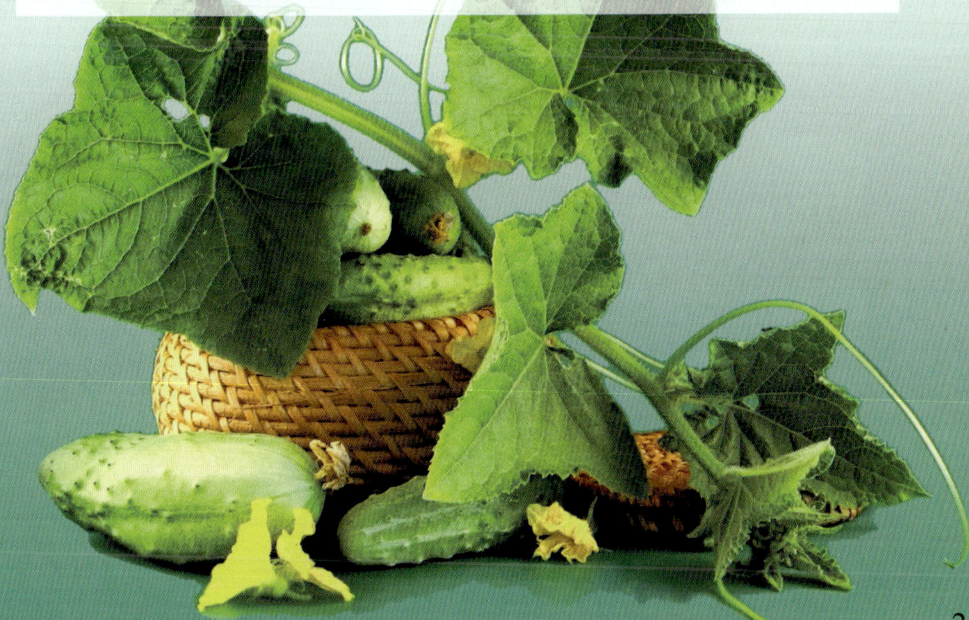

Tscha-Tschi
Variation 4

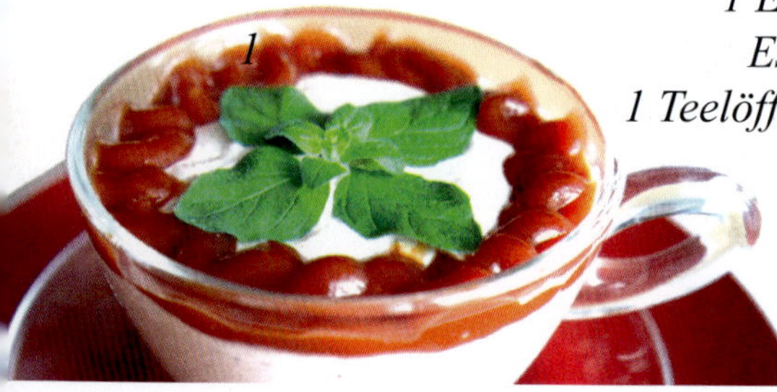

1 Esslöffel weißen Tscha-Tschi
1 Esslöffel roten Tscha-Tschi I
1 Teelöffel Tomaten-Ketchup (biologisch)

Die Zutaten mischen.
Als Beilage ausgezeichnet.

Tscha-Tschi
Variation 5

1 Esslöffel weißen Tscha-Tschi
1 Esslöffel roten Tscha-Tschi
1 Esslöffel Paprika-Ketchup

Man mischt die beiden Tscha-Tschi-Grundmassen mit Paprika-Ketchup und reicht das Ganze als Beilage zu Gemüse, Salatplatten oder auch zu Kartoffeln oder Reis.

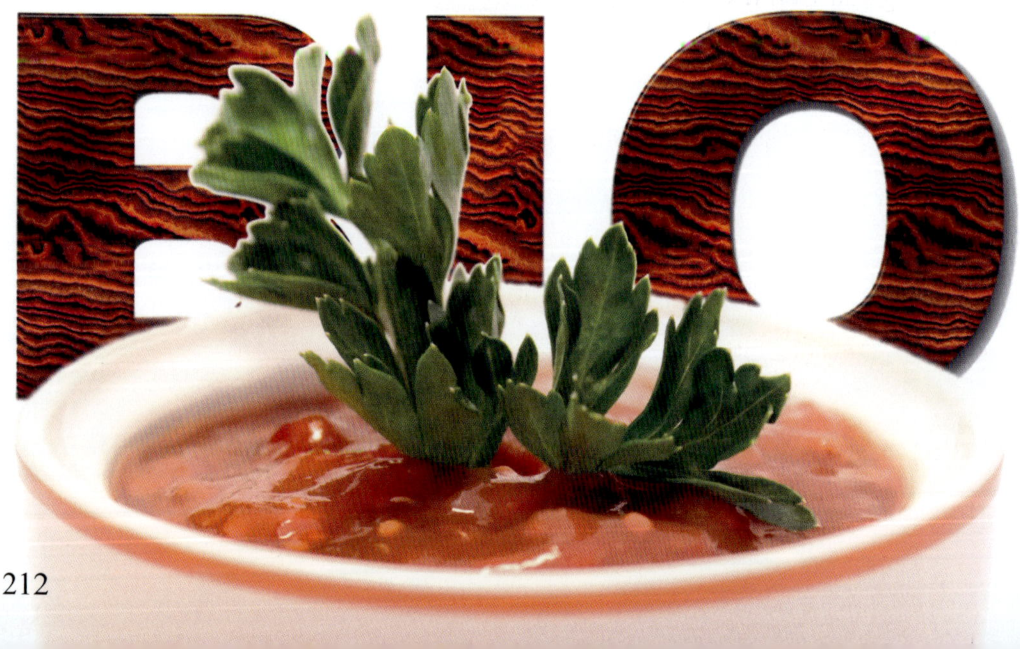

Tscha-Tschi
Variation 6

2 Esslöffel Tscha-Tschi weiß
2 Esslöffel Tscha-Tschi rot
½ Teelöffel roter Pfeffer
1 Teelöffel roter Paprika
1 Teelöffel Senf

Man mischt die beiden Tscha-Tschi-Grundmischungen mit den Gewürzen. In dieser Form als Beilage gut geeignet.

Weitere Variationen:
Kombiniert mit sauren Perlzwiebeln, Mixed-Pickles, süß-saurem Paprika, auch mit Apfelstückchen oder frischer, fein gewürfelter Gurke. Als Beilage zu Gemüse oder allgemein wie unter Chutneys beschrieben.

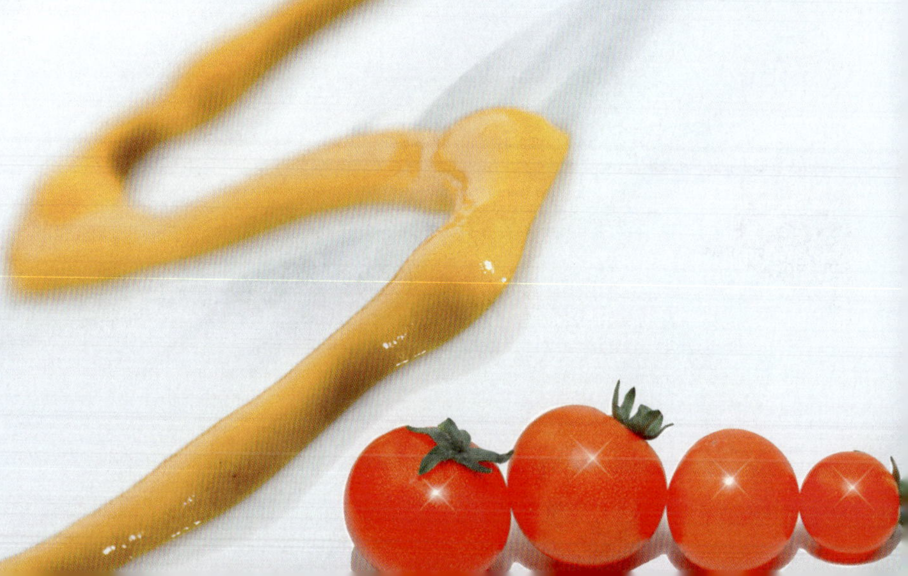

Verschiedene Tscha-Tschi-Variationen

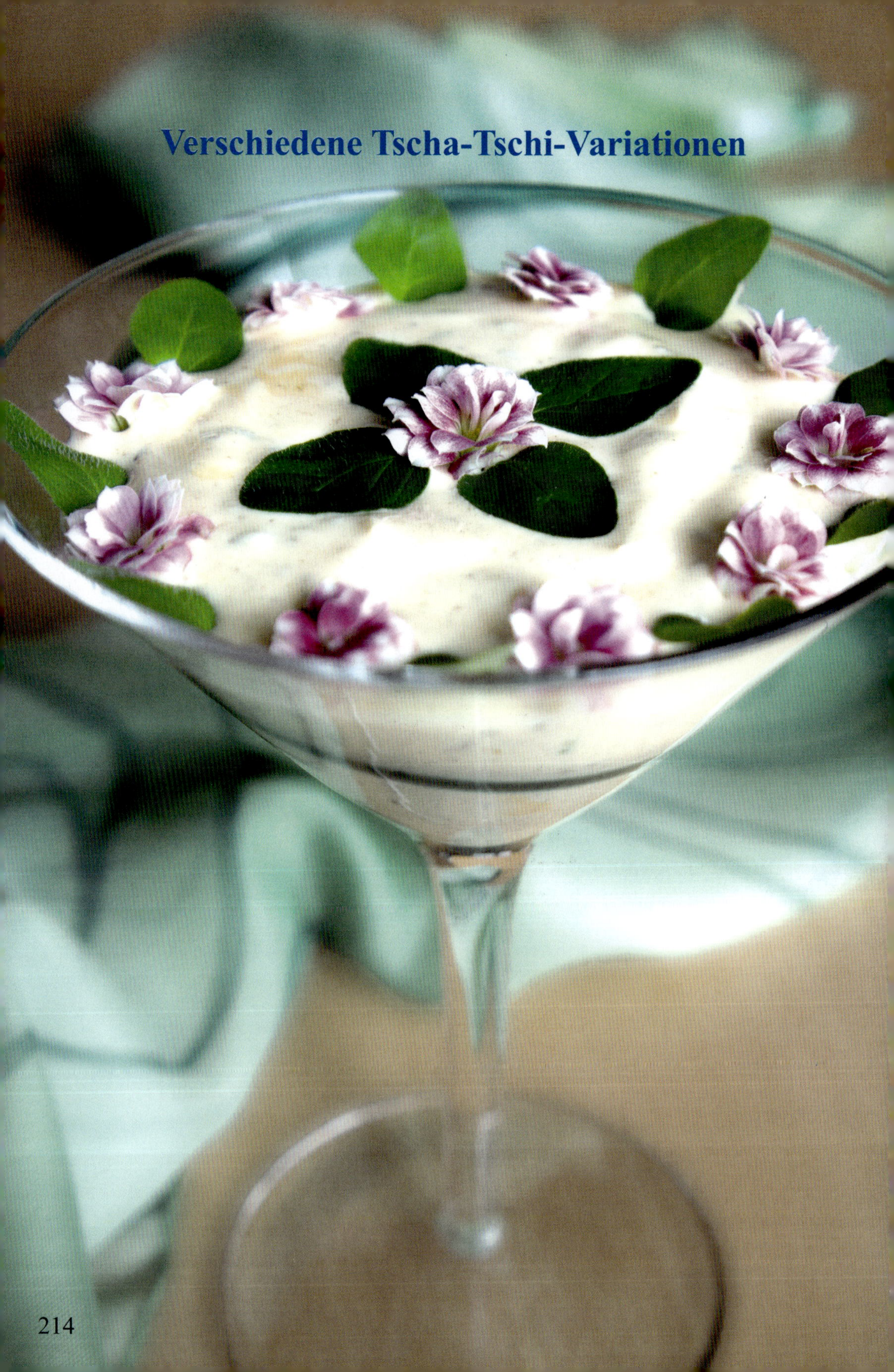

Verschiedene Tscha-Tschi-Variationen

Der Grundmischung Tscha-Tschi I oder Tscha-Tschi II oder einer Mischung von beiden fügt man etwa auf 3–4 Esslöffel Tscha-Tschi folgende Zutaten hinzu:

* 1 Teelöffel Kokosraspeln oder
* 1 Teelöffel Preiselbeeren oder
* 1 Teelöffel Orangeade oder
* 1 gedämpften Apfel mit geriebenen Mandeln usw.
* Auch die Kombinationen der Tscha-Tschi-Mischungen I oder I und II gemischt mit den Soja Saucen Nr.144 a–d sind sehr geeignet. Sämtliche Chutneys einschließlich der Tscha-Tschi-Rezepte können ausgezeichnet weiter variiert werden:
* durch Hinzufügen von 1 Esslöffel Kürbiskernöl,
* durch Hinzufügen von 1 Esslöffel Kürbiskernöl und ½ Teelöffel Honig,
* durch Hinzufügen von 3–5 Spritzern des Gewürzes Tabasco,
* durch Hinzufügen von 1 Esslöffel Kürbiskernöl, ½ Teelöffel Honig und 5 Spritzern Tabasco, ausgezeichnet z. B. zu den Nuss- und Knoblauch enthaltenden Tscha-Tschi-Rezepten.
* Die Zugabe einer Messerspitze mit Ingwer oder Koriander zu diesen Chutney-Rezepten vermittelt eine interessante Note, insbesondere in Verbindung mit Kürbiskernöl und etwas Honig.

Vorsicht ist geboten bei folgenden Zutaten:

Pampelmuse (Grapefruit) * Ananas
frische pürierte Tomaten

Quark-Leinöl-Vermischungen mit Pampelmusen werden leicht bitter, ebenso Ananas in der Quark-Leinöl-Mischung; unterschichtet dagegen ist die Kombination mit Ananas ausgezeichnet.

Pürierte Tomaten in der Quark-Leinöl-Mischung sind nicht günstig; die Anwendung von Tomaten-Ketchup (selbstgemacht oder biologisch) dagegen ist möglich.

Salate

Der Wert der Rohkost wird in zunehmendem Umfange anerkannt. »Wir essen viel Salat«, diese Antwort hört man heute häufig, wenn jemand die moderne, fortschrittliche Ernährung dokumentieren will. Es handelt sich dann oft fast ausschließlich um den getriebenen Kopfsalat, bestenfalls mit einigen Tomaten garniert.

Die Verwendung von fast allen Gemüsesorten, insbesondere Rüben, wie Rettich, Radieschen, Sellerie, rote Beete, auch von Lauch, Blumenkohl, Fenchel, Weißkohl oder Rotkohl wird erst interessant, wenn man es versteht, diese so zu servieren, dass sie weich und nicht hart und sperrig sind. Dies erreicht man, indem man die in diesem Buch angegebenen Rezepte unter Verwendung von viel Öl in Verbindung mit etwas Quark und viel Küchenkräutern und Gewürzen benutzt.

Die so gerichteten Salatplatten sind geschmacklich sehr leicht zu variieren, so dass man auf einer Salatplatte die Ouark-Leinöl-Mayonnaise mannigfaltig gestalten kann. Einerseits mit Schnittlauch, Dill, Kümmel oder Senf in Verbindung mit Banane oder andererseits die unter Saucen angegebenen Variationen der Shoyu-Salatsaucen benutzt. Beherrscht man die dort angegebenen Anregungen erst einmal, so bereitet es Freude, die Familie täglich mit neuen und interessanten Salatsaucen zu überraschen. »Oh, diese herrlichen Salatsaucen«, so höre ich es oft von früheren Gegnern der harten und leeren Salate.

Ein bis zwei Schalen mit Mayonnaisen zusätzlich auf den Tisch zu stellen, empfiehlt sich sehr. Die Rohkostplatte mit feiner Mayonnaise beweist die gute phantasievolle Köchin und Mutter. Die Salatplatten werden in ihren Variationen weitgehend durch das Marktangebot und durch die Jahreszeit bestimmt. Bei aller Bereicherung durch »Rezepte« bleibt wesentlich, dass die Hausfrau es versteht,

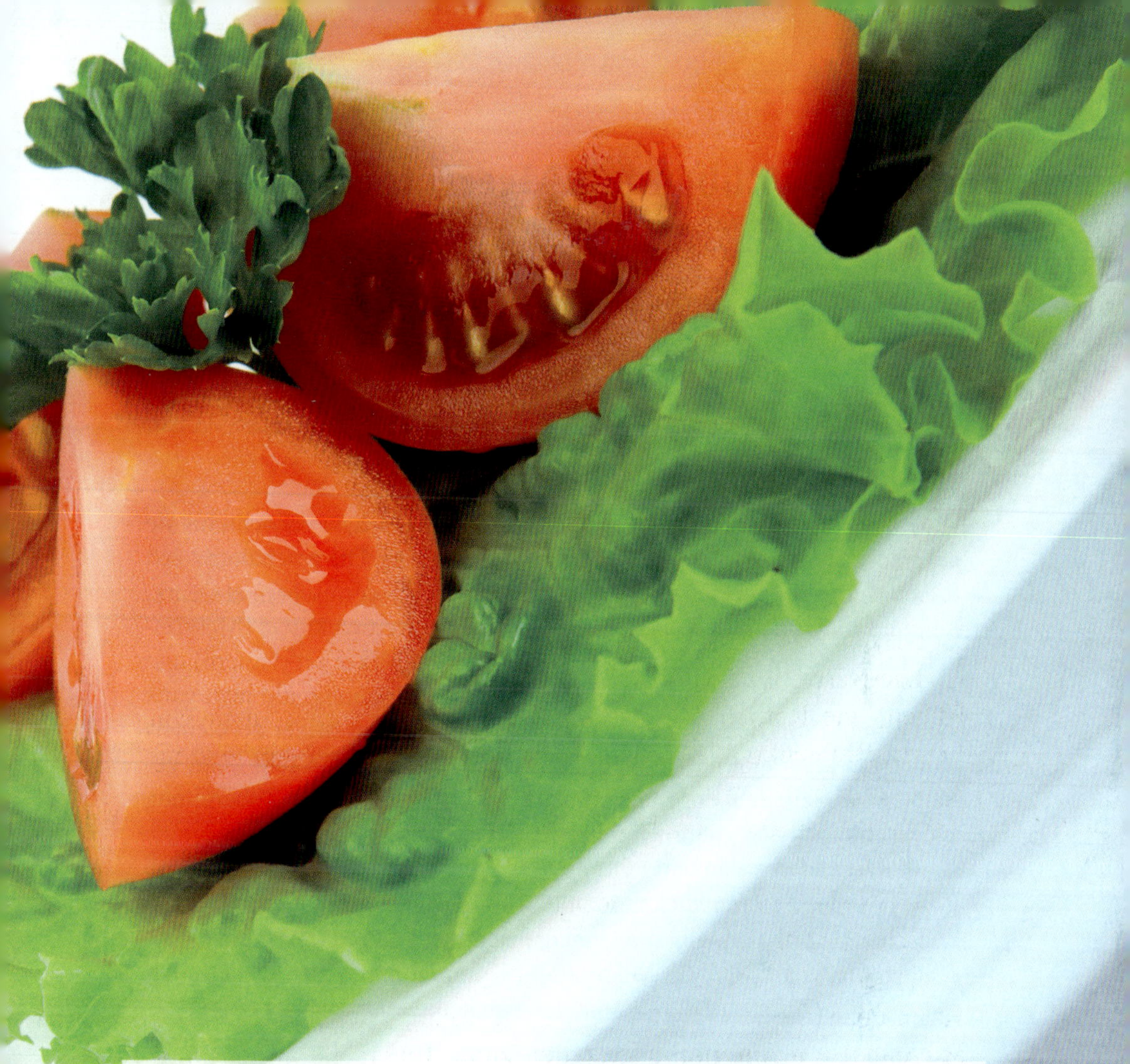

bei der Zubereitung der Salat-Saucen ständig neue Geschmacksnuancen zu schaffen.

Wenn im Frühjahr der wundervoll zarte Löwenzahn für die Salatplatte zur Verfügung steht, so sollte es täglich Löwenzahn-Salat geben. Dieser sollte aber auch geschmacklich täglich neu variiert werden. Z. B. ist die Zugabe von Zwiebeln oder Knoblauch wertvoll. Weitere Möglichkeiten, denselben Salat in neuer Gestalt anzubieten, erhält man durch Abschmecken mit Shoyu, Tomatenmark, Paprika-Ketchup und Kürbiskernöl. Auch durch Vermischen mit süß-saurem roten Paprika oder Perlzwiebeln werden weitere schöne Formen desselben wertvollen Gerichtes wie Löwenzahn-Salat erreicht. Dies sei nur als ein Beispiel angeführt, wie trotz aller Rezepte die liebevolle Zubereitung über alle Rezepte hinausführt.

Rüben mit Meerrettich

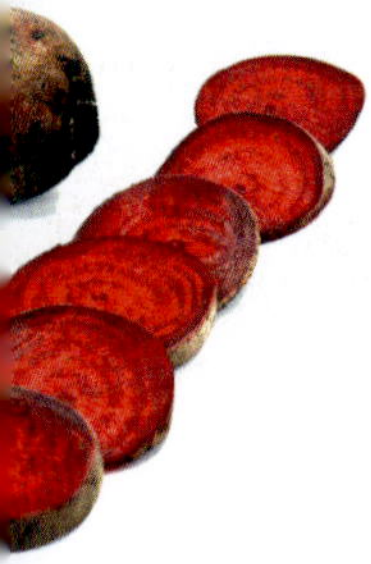

*500g rote Rüben * 1 Esslöffel Kümmel*
*1 Esslöffel geriebener Meerrettich * ½ Teelöffel Kräutersalz*
*2 Esslöffel Leinöl * 2 Esslöffel Milch * 1 Esslöffel Quark*
*1 Apfel * 3 Esslöffel Apfelessig*

Die roten Rüben werden gut gesäubert und mit der Schale gekocht, bis sie gar sind (durch Einstechen mit der Gabel feststellbar). Die geschälten roten Rüben werden in Scheiben geschnitten. In einem Mixer mischt man Quark, Leinöl, Milch und gibt dann den geriebenen Meerrettich hinein (Meerrettich am Stück am besten vorher mit der Milch im Mixer zerkleinern) und fügt danach Essig, Salz und Kümmel zu dieser Mischung, die man ganz zum Schluss mit dem Apfel versetzt, der ebenfalls im Mixer zerkleinert wird. Man kann nun in der Weise vorgehen, dass man die sehr dünn geschnittenen Scheiben der roten Rüben mit der Quark-Leinöl-Zubereitung vermischt und nach gutem Durchziehenlassen serviert.

Gut ist auch eine andere Form der Zubereitung. Die Scheiben der roten Rüben werden 5–7 mm dick geschnitten und in einer Schüssel geschichtet. Zwischen diese Lagen gibt man nun die ziemlich kompakt zubereitete Mischung aus Quark, Leinöl, Meerrettich, Kümmel usw. Auch diese Zubereitung sollte mindestens ½ Stunde lang ziehen, bevor man serviert.

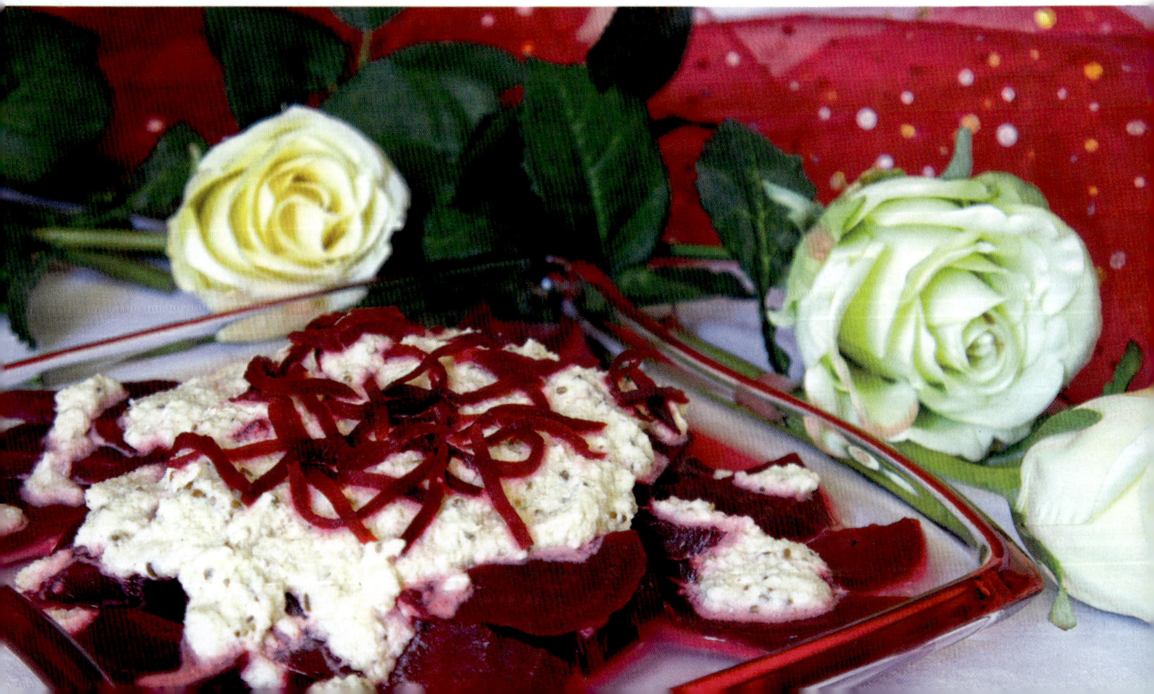

Gurkensalat, pikant

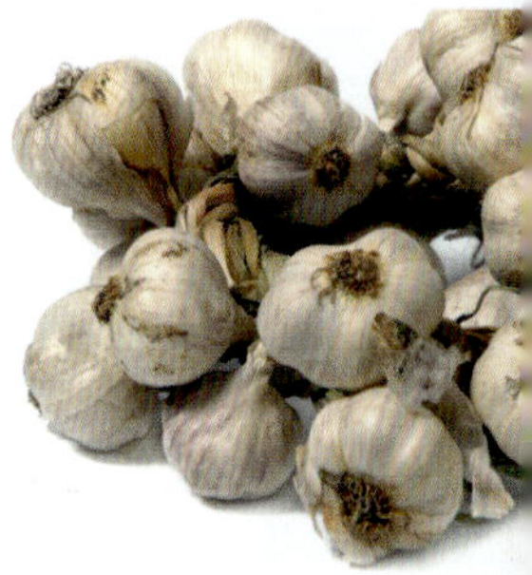

*1 Schlangengurke * ½ Teelöffel Kräutersalz*
*3 Esslöffel Leinöl * 3 Esslöffel Milch*
*1 Esslöffel Quark * 1 Esslöffel Apfelessig*
*2 Knoblauchzehen * 1 Paprikaschote*

Die Schlangengurke wird gesäubert, aber nicht geschält und anschließend in feine Scheiben gehobelt und mit Salz vermischt. Nun bereitet man die Sauce aus Quark, Milch, Leinöl, Apfelessig und gibt zum Schluss in diese Mischung die gepressten Knoblauchzehen.

a) Diese Mayonnaise kann man in dieser Form mit den Gurken zum Salat mischen und dann servieren.

b) Man hobelt eine von den Kernen befreite Paprikaschote fein und mischt diese zu dem unter a) angegebenen Gurkensalat.

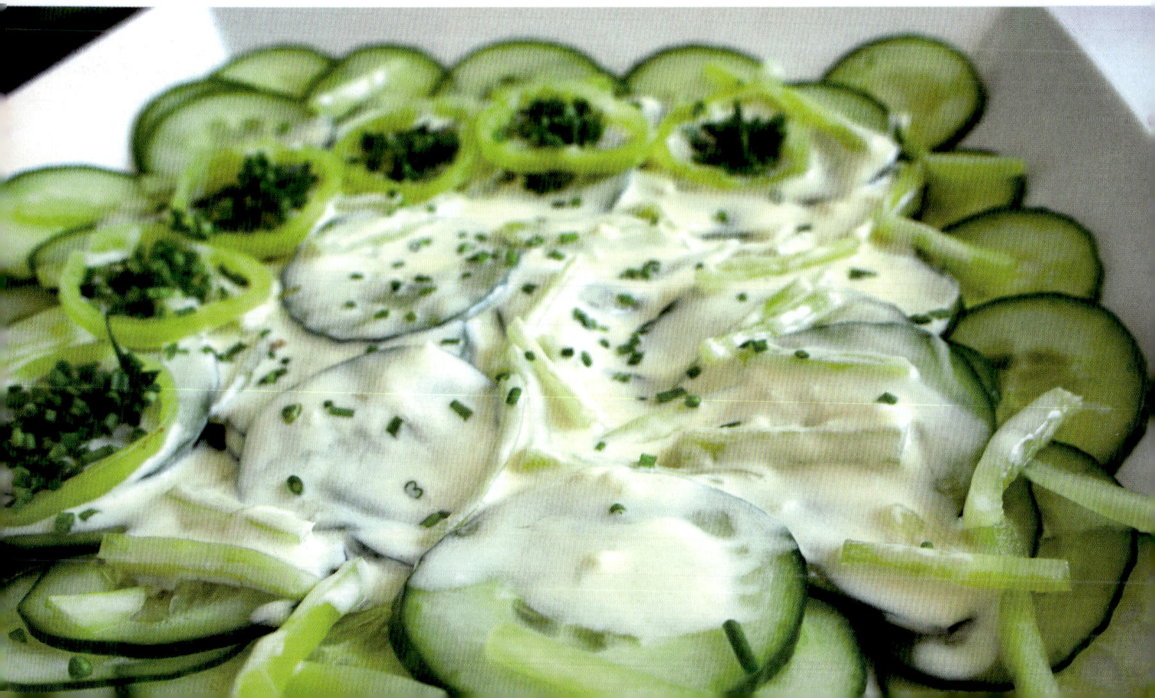

Tomatensalat

500 g Tomaten * 3 schöne Paprikaschoten
2 große Zwiebeln * ½ Teelöffel Kräutersalz
½ Teelöffel Pfeffer * 1 Teelöffel Paprika
1 Esslöffel Dill oder Petersilie, evtl. Zitronensaft

Nach dem Säubern der Tomaten und der Paprikaschoten, die man von den Kernen befreit, wird alles, Tomaten, Paprikaschoten und Zwiebeln sehr fein gehobelt und anschließend mit Salz, Pfeffer, Paprika und Dill vermischt. Man lässt alles etwa ½ Stunde gut durchziehen. Diesen Tomatensalat kann man mit und ohne Zitronensaft servieren, ebenso mit oder ohne Öl. Beide Geschmacksvariationen sind ausgezeichnet.

Tomatensalat indischer Art 1

*500 g Tomaten * Salz * Pfeffer schwarz*
*Pfeffer weiß * 3 Esslöffel Leinöl*
*3 Esslöffel Apfelessig * ½ Teelöffel Rosenpaprika*
*1 Tasse Kokosraspeln * 1 Tasse Wasser*

Die Tomaten werden in Scheiben geschnitten und mit der Sauce aus Öl, Essig, schwarzem und weißem Pfeffer und Paprika gut vermischt und mit Salz abgeschmeckt. Nun gibt man die Tasse voll Kokosraspeln (keine ranzige Ware verwenden!) in einen Mixer und püriert fein mit einer Tasse voll Wasser. Diese Kokosmilch gießt man über den Tomatensalat, lässt ihn mindestens ½ Std. durchziehen, dann servieren.

Tomatensalat indischer Art 2

*500 g Tomaten * Salz * schwarzen Pfeffer*
*3 Esslöffel Leinöl * 1 Esslöffel Kürbiskernöl*
*3 Esslöffel Apfelessig * 3 Esslöffel Selleriegrün, fein gewiegt*

Die Tomaten werden in feine Scheiben geschnitten und mit der Salattunke aus den Ölen, mit Apfelessig, Salz und Pfeffer abgeschmeckt, angemacht. Zum Schluss vermischt man mit dem sehr fein gewiegten und zarten Selleriegrün.

Tomatensalat mit Minze

*500 g Tomaten * 2 große Zwiebeln*
*Salz und Pfeffer * 2–3 Pfefferminzblätter*
*½ Teelöffel Honig * 1 Messerspitze Ingwer*
*½ Tasse Leinöl * 1 Esslöffel Kürbiskernöl*

Die Tomaten werden in Scheiben geschnitten. Zur Zubereitung der Salattunke werden die Zwiebeln fein gehobelt, die Pfefferminzblätter werden sehr fein gewiegt, nun vermischt man Zwiebeln, Pfefferminzblätter, Öl, Essig, Salz, Pfeffer, Honig und Ingwer zu einer Salattunke und gibt zuletzt die Tomatenscheiben hinein, vermischt alles gut und serviert.

Chicoréesalat mit Kresse

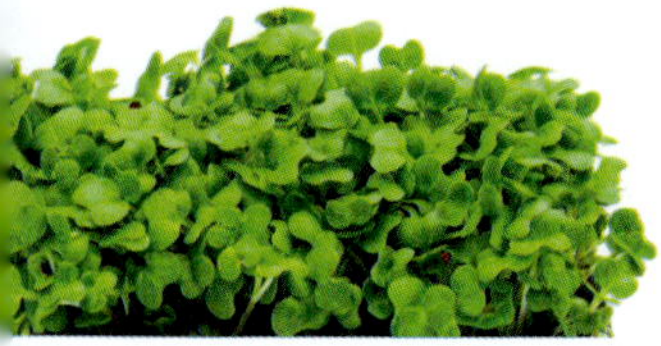

*2 mittelgroße Chicorée * 50 g Kresse*
3 Esslöffel Soja-Sauce Shoyu
*3 Esslöffel Wasser * 2 Esslöffel Essig*
*2 Knoblauchzehen * 1 Teelöffel Honig*
*1 Teelöffel Kokosraspeln * 2 Esslöffel Leinöl*
2 Esslöffel Kürbiskernöl

Der Chicorée wird in 5 mm breite Scheiben geschnitten. Die Hälfte der Sauce, zu der man einfach alle oben stehenden Zutaten gemischt hat, wird mit einem Teelöffel Kokosraspeln versetzt und im Mixer mit einem Esslöffel Leinöl und 2 Esslöffeln Kürbiskernöl verarbeitet. Man vermengt mit dieser Sauce den Chicorée und häuft diesen in der Mitte eines Tellers oder einer Salatplatte zu einem Berg an.

Den zweiten Teil der Sauce – ohneKokosraspeln – versetzt man nur mit einem Esslöffel Leinöl und vermischt diese Sauce mit der Kresse. Diese ordnet man dann am Fuße des Chicoréeberges zu einem zierlichen Kranz ringsherum an. Die Kontrastwirkung der verschiedenen Geschmacksrichtungen, Chicorée, Soja-Sauce, Kresse, macht sich ausgezeichnet.

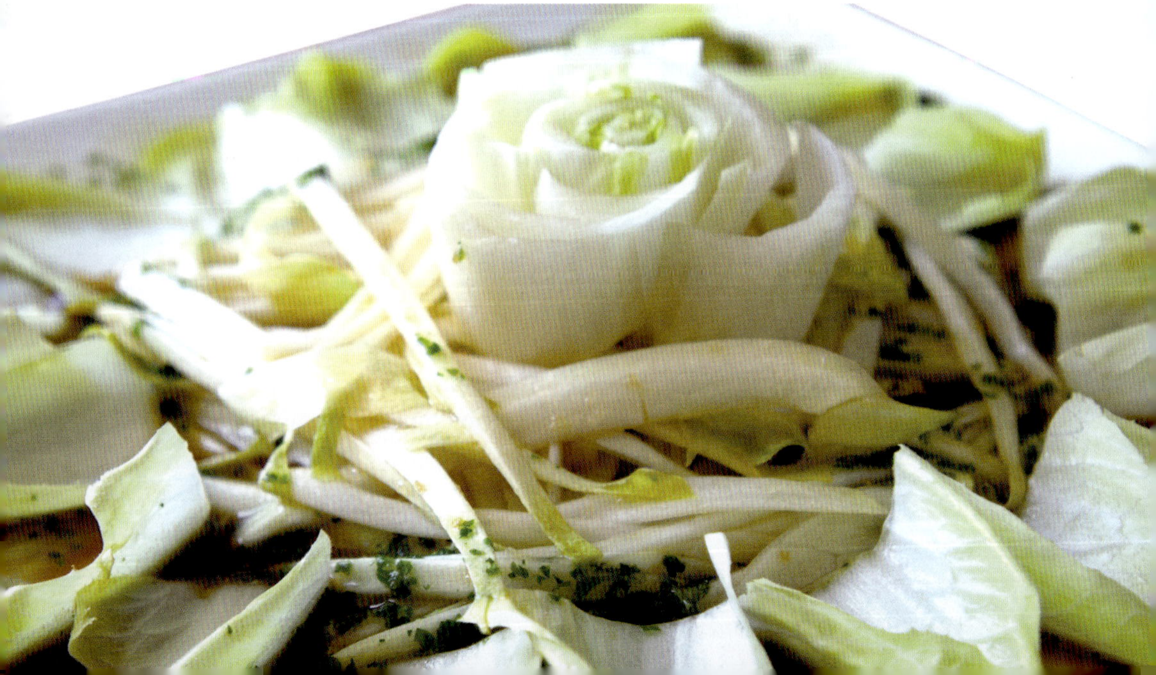

Grüne Bohnen als Salat

*500 g grüne Bohnen * 1 große Zwiebel*
*etwas Bohnenkraut * 1 Esslöffel Shoyu*
*2 Esslöffel Leinöl * 1 Esslöffel Milch oder Buttermilch,*
je nach Geschmack etwas Paprika
schwarzen, weißen und roten Pfeffer

Die Bohnen werden gesäubert, von den Fäden befreit und in Stücke zerbrochen. Mit wenig Wasser oder im Dampfbad werden sie zusammen mit einem Sträußchen Bohnenkraut (evtl. auch in getrockneter Form) gar gekocht. Nicht zu weich kochen! Man bereitet nun in einer Schüssel die folgende Salattunke zu: Leinöl, Milch, feingewiegte Zwiebel und Shoyu werden gut verrührt. Nun gibt man die Bohnen nach vorherigem Abkühlen in diese Salattunke und vermischt sie gut.

Man kann für die Zubereitung dieses Bohnensalates auch die folgenden Salatsaucen benützen: Türkische Salatsauce, Shoyu Salatsaucen süß, pikant, Syrische Beilage I, Syrische Beilage II, Nuss-Paprika-Sauce nach dem Erkalten.

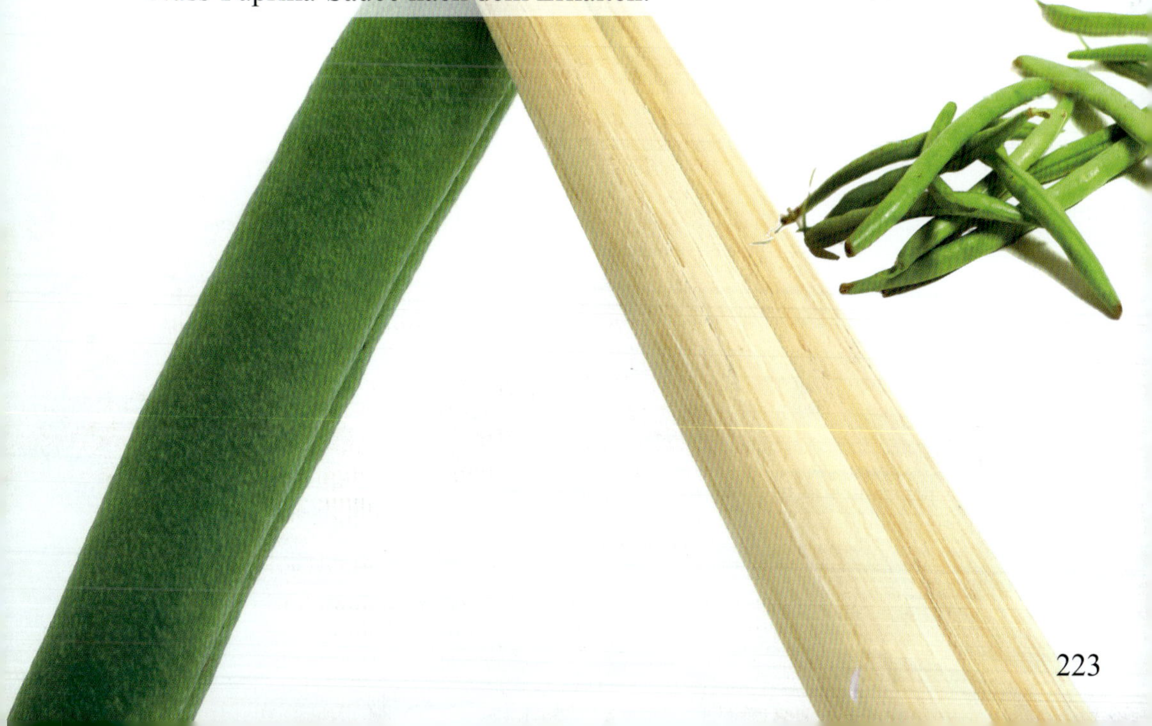

Zwiebelsalat mit grünen Bohnen

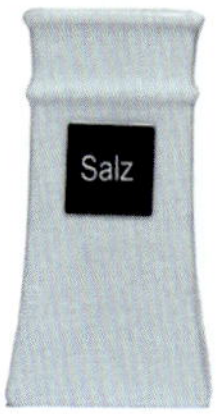

*250 g Zwiebel * 250 g grüne Bohnen*
*1 Tasse Leinöl * ½ Tasse Apfelessig*
*½ Teelöffel Honig * ½ Teelöffel Paprika*
Kräutersalz

Die Zwiebeln werden grob geschnitten, je nach Größe geviertelt oder in 1/8 Stücke geschnitten und in Wasser gekocht, dem man den Honig beigefügt hat. Die Zwiebeln nicht zu weich kochen, nur dass sie glasig werden. Die grünen Bohnen werden getrennt im Dampftopf gegart oder mit wenig Wasser gekocht. Beide, die vom Wasser befreiten Zwiebeln und die vom Kochwasser befreiten Bohnen werden in eine Salatsauce gegeben, in der Leinöl, Essig, Salz, Paprika, evtl. nach Zugabe von etwas Shoyu oder Kräutersalz, gut vermischt wurden. Man vermischt Zwiebeln und Bohnen mit der reichlich Öl enthaltenden Salattunke.

Eine ausgezeichnete Beilage neben gekochtem Gemüse, zur Gemüseplatte oder auch zu einer größeren Salatplatte.

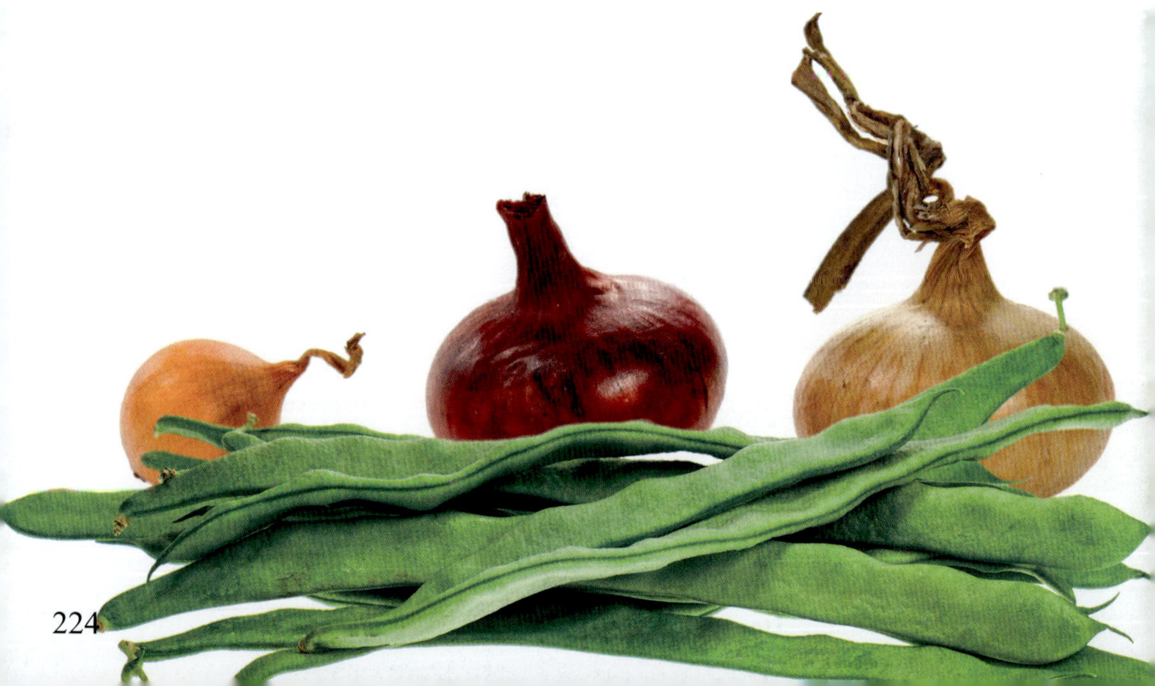

Möhren für die Rohkostplatte

250 g Möhren
1 Orange
1 Prise Anis

Die Möhren werden geputzt und fein geraffelt und mit dem Saft einer Orange vermischt. Man kann eine kleine Prise Anis als weiteres Geschmackskorrigens hinzufügen.

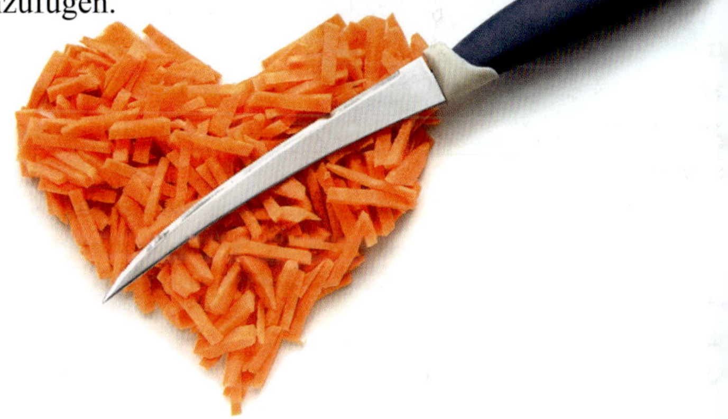

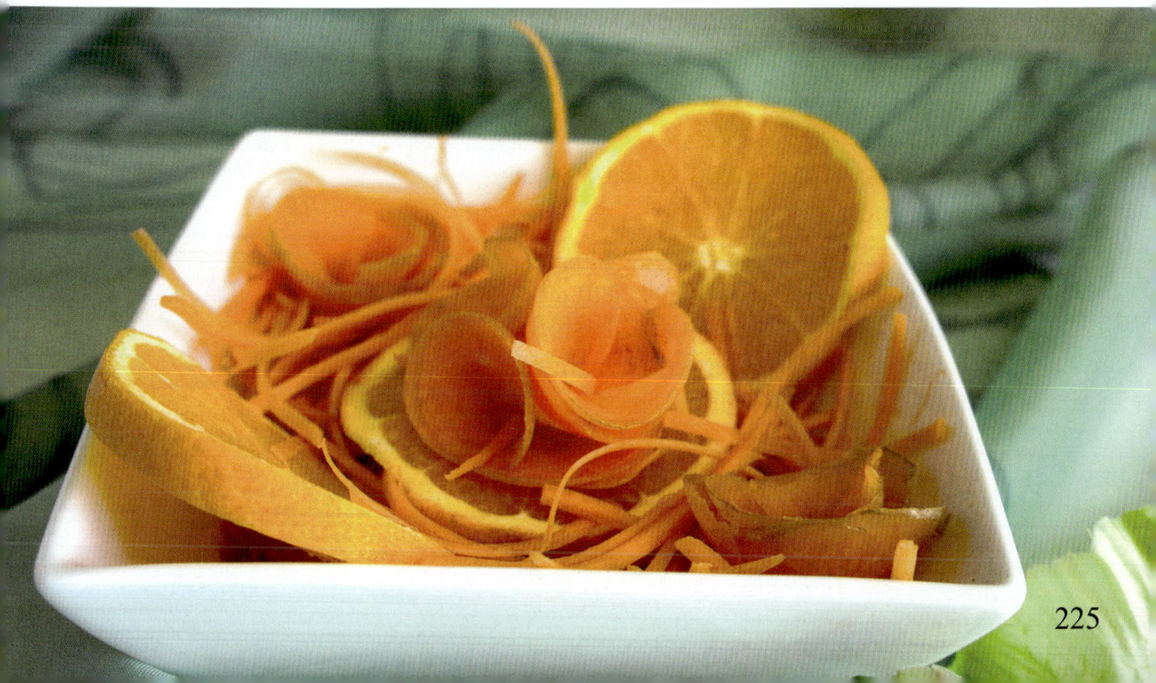

Selleriesalat

2 Sellerieknollen, mittelgroß
Shoju Salatsaucen süß-pikant
oder Türkische Salatsauce
oder Chutneys Standard-Grundmischung 1
oder Bananen-Creme

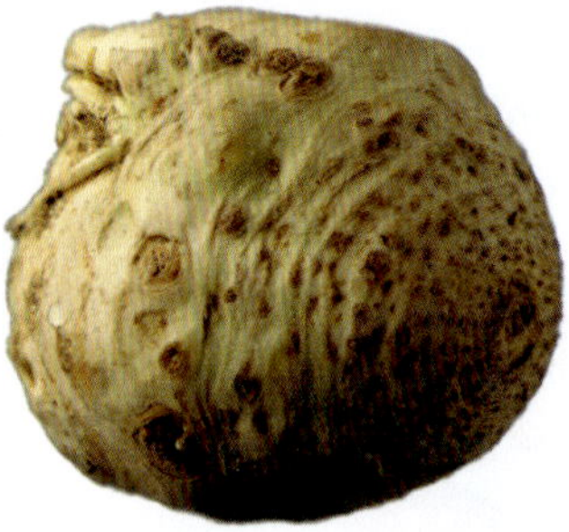

Die Sellerieknollen werden am besten gut gebürstet, damit sie vollständig sauber sind (die kleinen Wurzeln kann man zu diesem Zweck entfernen). Sie werden nun in der Schale gar gekocht, im Wasser, dem man 1 Esslöffel Apfel- oder Weinessig oder etwas Zitronensaft beigegeben hat. Nach dem Garkochen, in etwa 15 Min., lässt sich die Schale leicht entfernen. Man zerteilt den Sellerie nun in kleine Scheiben oder Stücke, lässt ihn erkalten und vermischt ihn mit:

* Shoju Salatsaucen süß-pikant - oder

* Türkischen Salatsauce - oder

* Apfelmus roh Varianten - oder

* mit der Apfel enthaltenden Chutney-Grundmischung 2.

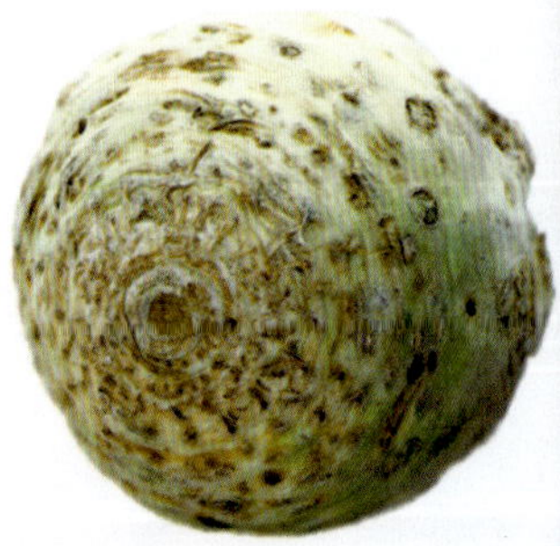

Man kann natürlich auch einfach 2 Esslöffel Apfelessig, 2 Ess-löffel Apfelsaft, 2 Esslöffeln Leinöl und etwas Selleriesalz oder Kräutersalz vermischen, um einen klaren Salat zu haben. Die Kombinationen mit Nusssauce, etwa der Türkischen Salatsauce oder den Apfel roh Varianten, sind besonders gut, ebenso Selleriestückchen mit Bananen-Zitronen-Creme.

Gurkensalat

2 grüne Schlangengurken
2 Esslöffel fein geschnittenes frisches Dillkraut
oder
1 gehäufter Teelöffel
getrockneter Dill
Quark-Leinöl-Mayonnaise Grundrezept

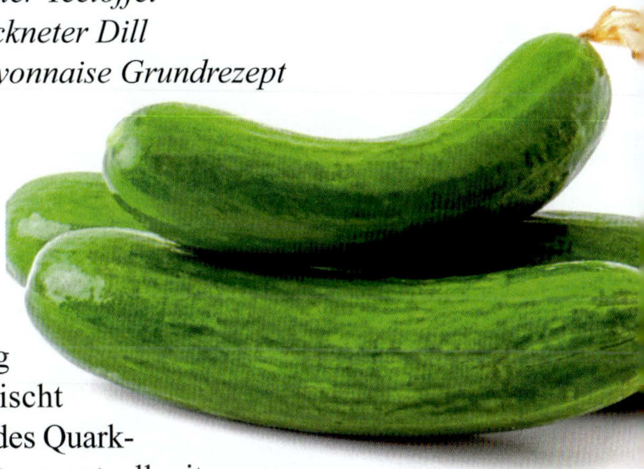

Die Gurken werden gründlich gewaschen und mit der Schale fein gehobelt. Man bestreut mit wenig Kräutersalz und lässt den Saft der Gurke ½ Std. lang austreten. Anschließend vermischt man mit der Standardmischung des Quark-Leinöl-Mayonnaise Grundrezepts, eventuell mit sauren Gurken, und vermischt diese mit reichlich frischem Dill oder Dillpulver. Der Gurkensalat gewinnt, wenn man ihn ein wenig durchziehen lässt, ganz besonders, wenn man getrocknete Kräuter verwendet.

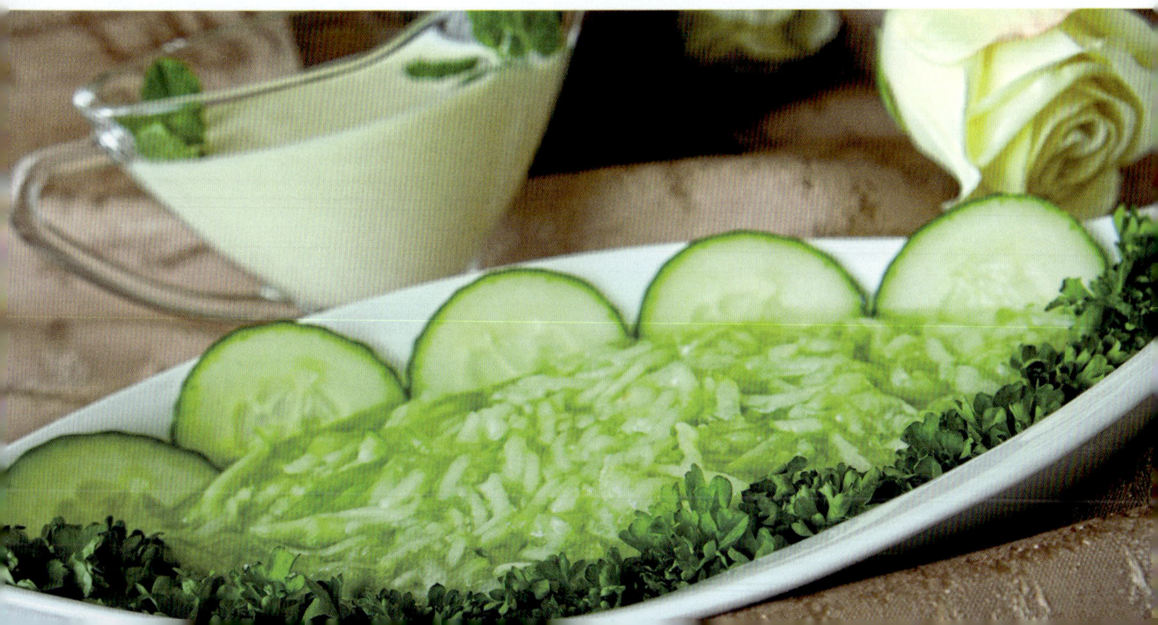

Karotten bzw. Möhrensalat, gekocht

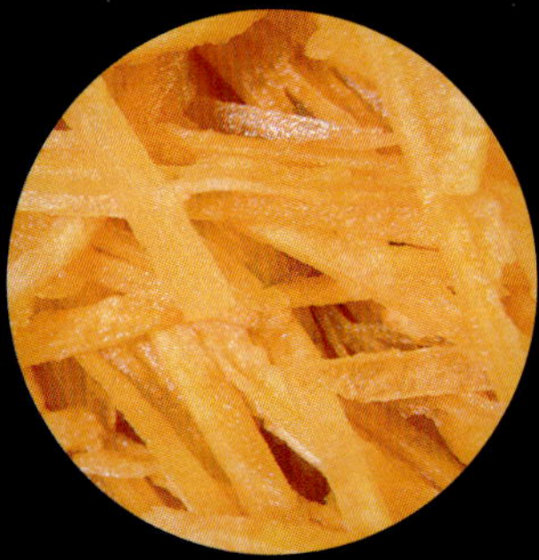

250 g Möhren
½ Tasse Leinöl
½ Tasse Apfelessig
2 Esslöffel Shoyu
½ Teelöffel Ingwer
Salz
Pfeffer

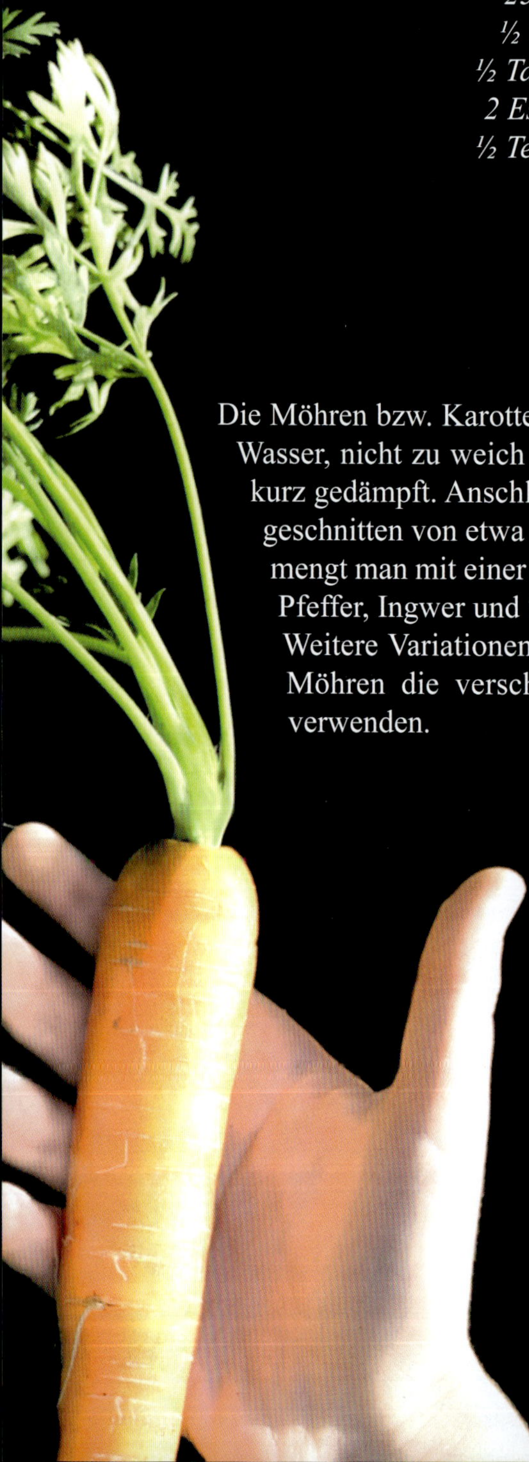

Die Möhren bzw. Karotten werden geputzt und mit ganz wenig Wasser, nicht zu weich gar gekocht. Zweckmäßigerweise nur kurz gedämpft. Anschließend werden die Möhren in Streifen geschnitten von etwa 3 cm Länge. Nach dem Abkühlen vermengt man mit einer Sauce aus den Zutaten Öl, Essig, Salz, Pfeffer, Ingwer und Shoyu.

Weitere Variationen: Man kann zum Salat aus gekochten Möhren die verschiedenen Quark-Leinöl-Mayonnaisen verwenden.

Salatplatte mit gemischten Salaten

*3 Esslöffel Quark * 3 Esslöffel Leinöl * 3 Esslöffel Milch*
*1 Esslöffel Senf * ½ Teelöffel Honig oder ½ Banane*
*3 saure Gurken * 3 Esslöffel Apfelessig * Saft einer halben Zitrone*
*grüne Salate * rote Beete * Sellerie roh*
*Petersilienwurzel * Kohlrabi * grüne Bohnen usw.*

Die Salate bzw. Rohkostgemüse werden derart angeordnet, dass immer ein grüner Salat zur Anwendung kommt. Entweder Blattsalat, Endiviensalat fein geschnitten, Feldsalat oder auch Kresse. Man arrangiert den grünen Salat in der Mitte einer Salatplatte. Fein geraffelte Kohlrabi oder rote Beete roh oder gekocht werden getrennt angehäufelt. Im Mixer bereitet man nun aus Quark, Lein-Öl, Milch, Senf, sauren Gurken und etwas Salz eine Mayonnaise. Diese Mayonnaise verteilt man in verschiedene kleine Schüsselchen. Man vermischt nun einen Teil etwa mit fein geriebenem Blumenkohl, fein geriebenen Schwarzwurzeln, fein geraffeltem Selerie, unter Zugabe von 1/4 fein geriebenem Apfel; rote Beete unter Zugabe von gemahlenen Walnüssen, Gurkenscheiben unter Zugabe von Dill zu dieser Mayonnaise, grüne Bohnen unter Zugabe von ein wenig fein zerkleinerter Zwiebel zu dieser Mayonnaise usw. Den Rest der Mayonnaise püriert man im Mixer mit 1/2 Banane und gibt diese so abgeschmeckte Mayonnaise über den grünen Salat in der Mitte der Salatplatte.

Die verschiedenen Rohkostzubereitungen, wie oben beschrieben, arrangiert man nun um den grünen Salat. Auf diese Weise erhält die Quark-Leinöl-Zubereitung in jedem Fall eine andere Geschmacksrichtung. Die Platte ist so für den Kranken wesentlich interessanter, als wenn die Mayonnaise – nur in einer Geschmacksrichtung zubereitet – über die ganze Salatplatte gegeben wird.

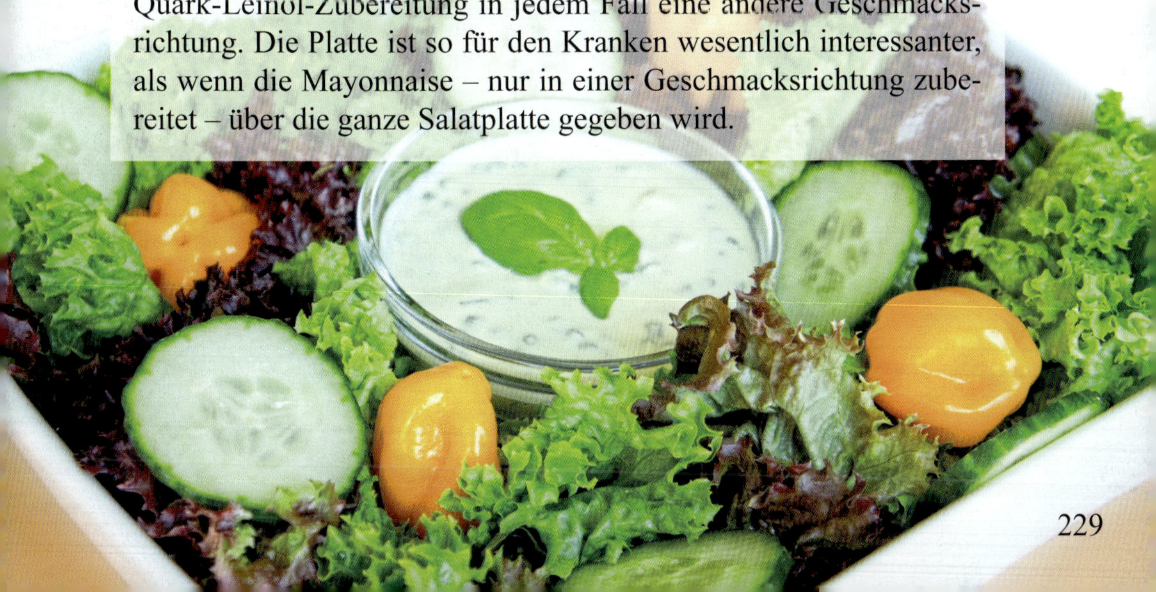

Lauch als Salat

500 g Lauch
Shoju Salatsaucen, süß pikant
oder
Quark-Leinöl-Mayonnaise Grundrezept

Der Lauch wird gesäubert, in feine Scheiben geschnitten, nur kurz gedämpft oder halb gar gekocht. Von der Kochbrühe befreit und als Salat zubereitet, mit Salatsaucen oder mit der Quark-Leinöl-Mayonnaise z. B. wie zu der Rohkostplatte oder der Salatplatte mit gemischten Salaten.

Das Kochwasser als Gemüsebrühe verwenden, z. B. für die Buchweizengrützensuppe am Abend.

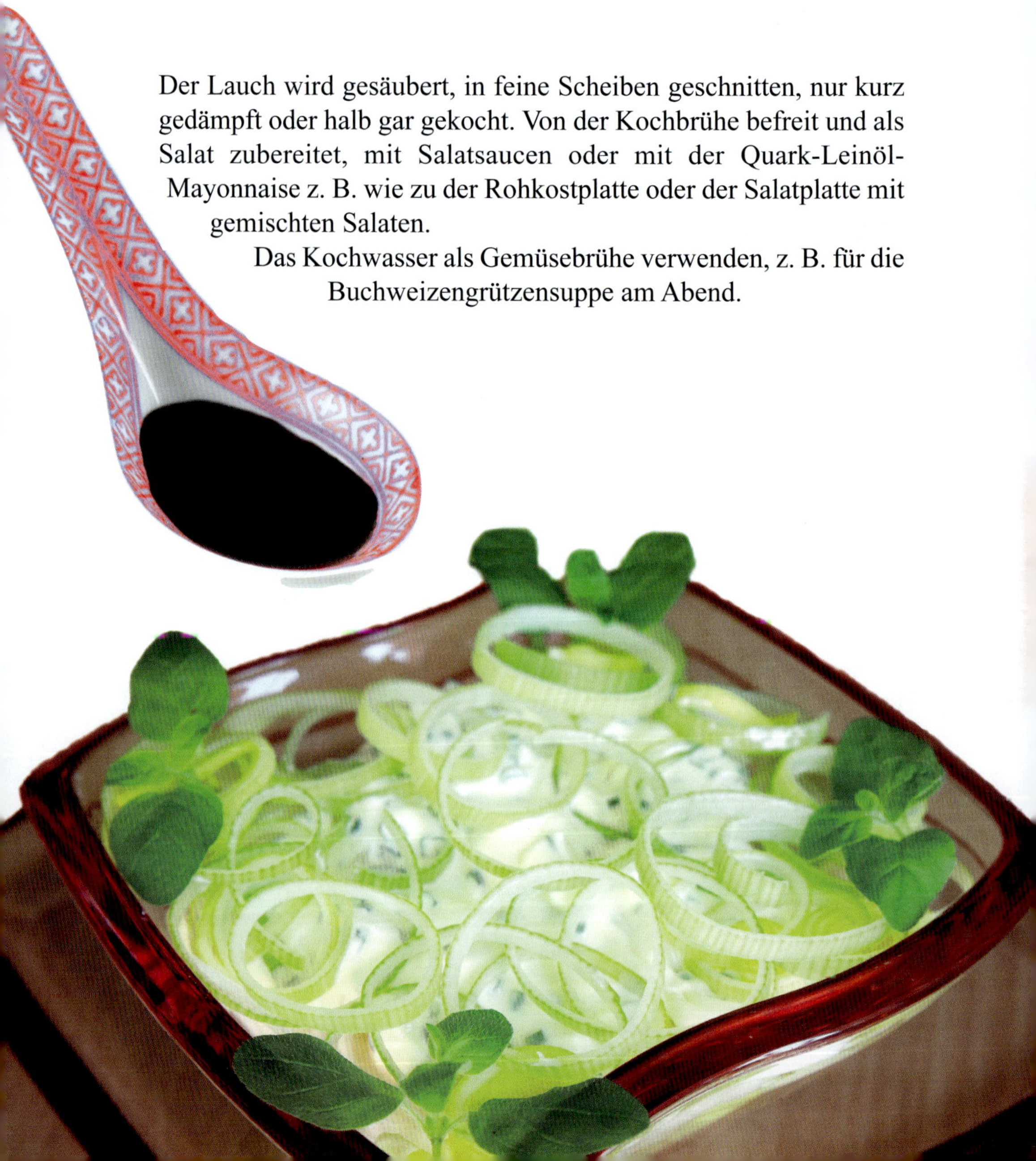

Weißkohlsalat, roh

1 kleiner Weißkohl `½ Tasse Leinöl
*2 Esslöffel Kürbiskernöl * 1 Zwiebel*
*2 Knoblauchzehen * 1 Esslöffel Shoyu*
1 Esslöffel Kokosflocken

Die vom Strunk befreiten Weißkohlblätter werden fein geraspelt. In dem Leinöl werden Zwiebel und zerdrückte Knoblauchzehen kurz erhitzt. Man nimmt vom Feuer, fügt Kokosflocken und Shoyu hinzu und gibt in die heiße Sauce die fein geraspelten, rohen Weißkohlstreifen. Dann gibt man das Kürbiskernöl hinzu und vermischt alles miteinander.

Diesen Weißkohlsalat kann man heiß oder kalt servieren. Zum Verfeinern kann man diese fertige Mischung mit etwas Dosenmilch übergießen und vermengen.

Weißkohlsalat, Indischer Art

*500 g Weißkohl * 1 große Zwiebel*
*schwarzen Pfeffer * 1 Stange Lauch*
*1 Messerspitze Ingwer * ½ Tasse Leinöl*
*3 Esslöffel Apfelessig * 1 Prise Salz*

Der Weißkohl wird fein gehobelt. Man kann ihn mit kochendem Wasser kurz abbrühen oder auch vollständig roh zubereiten. Nun bereitet man die Salattunke, indem man Öl, Essig, Salz, Pfeffer und eine gute Prise Ingwer vermischt. 1 Zwiebel und von der Lauchstange nur die zarten, gelben Anteile werden sehr fein gehobelt und mit der Salattunke vermischt. Nun vermengt man den Weißkohl mit dieser Salattunke. Vor dem Servieren etwa ½ Std. gut durchziehen lassen.

Zwiebelsalat als Beilage

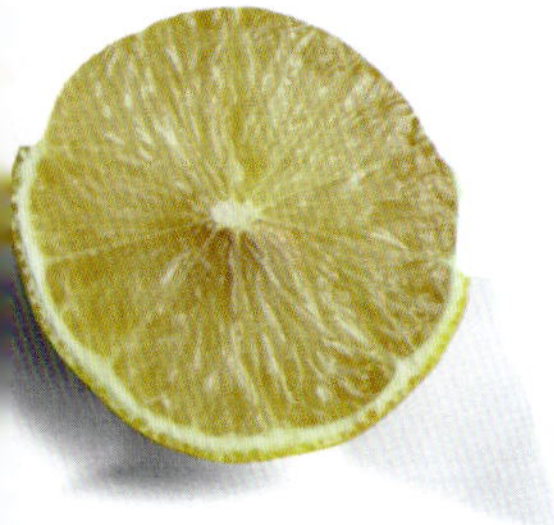

*4 große Zwiebeln * 1 Pfefferschote oder roter Pfeffer*
*1 saurer Apfel * ½ Zitrone*
*2 Esslöffel Leinöl * Salz*
1 Prise schwarzer Pfeffer und weißer Pfeffer
evtl. 1 Esslöffel Milch

Die Zwiebeln werden fein gehobelt und dann fein gewiegt. Der Apfel kann fein oder sehr fein geraspelt werden. Die Pfefferschote wird fein gehobelt. Zitrone, Leinöl, Salz und Pfeffer werden verrührt. Man kann die Schärfe etwas mildern, durch Zugabe von 1 Esslöffel Milch, die auch Zitrone und Öl besser bindet. Anschließend verrührt man Zwiebeln, Apfel und Pfefferschote mit der Sauce. Diese Sauce ist geeignet als Zugabe zur Salatplatte, neben der Quark-Leinöl-Mayonnaise oder aber als Beilage zu Kartoffeln und Gemüse, Reisgerichten mit Gemüse oder zu Buchweizenzubereitungen in herzhafter Form.

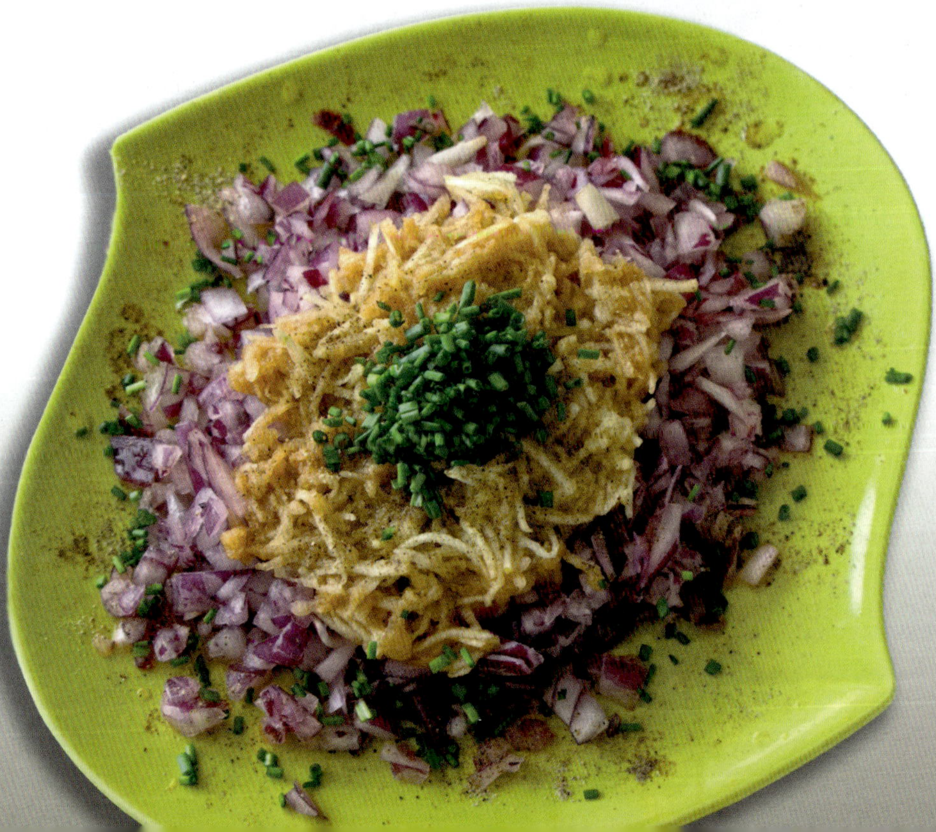

Kräutersalat

1 Stange Lauch
Borretsch und Spinat und Sauerampfer
*Majoran, möglichst frisch * Thymian*
*Zitronenmelisse * Dill und Petersilie*
*½ Tasse Leinöl * 1 Zitrone*
*1 Teelöffel Honig * 2 Knoblauchzehen*
150 g Buchweizengrütze oder Grünkern
2 Esslöffel Oleolux

Von der Lauchstange werden nur die feinen, weichen, hellen Anteile sehr fein geschnitten, von allen übrigen Kräutern nimmt man etwa eine Handvoll. Alles wird fein gewiegt. Man mischt mit der Salatsauce aus Leinöl, Zitronensaft, Honig, der zerdrückten Knoblauchzehe, die gesamten Kräuter und lässt dies 1 Std. lang gut durchziehen. Grünkern oder Buchweizen werden in dem geschmolzenen Oleolux angeröstet und dem Kräutersalat so knusprig beigemischt. Dieser Kräutersalat ist sehr schmackhaft, besonders für Liebhaber, und von großem gesundheitlichem Wert und leicht bekömmlich. Dieser feine Salat kann vor allen Dingen als Beilage gereicht werden, etwa zu Reisgerichten mit Gemüse oder zu Kartoffelgerichten mit gekochtem Gemüse.

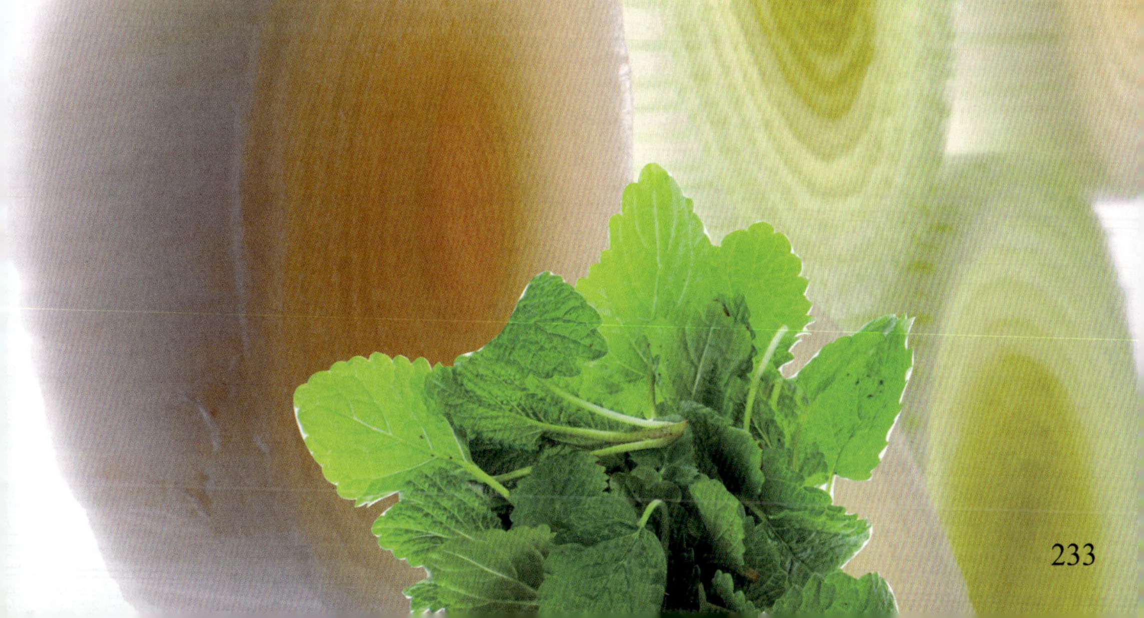

Spargelsalat mit Mayonnaise

*1 kg Spargel * 250 g Quark*
*150 g Leinöl * 75 g Milch*
*5 saure Gurken * 1 Esslöffel Senf*
*Salz * ½ Teelöffel Honig*

Der Spargel wird wie üblich geschält, mit einem Zwirnfaden gebündelt, in leichtem Salzwasser gar gekocht. Den Spargel darf man zuerst in das kochende Wasser geben. Man nimmt das geschlossene Bündel heraus, lässt es erkalten und schneidet es in etwa 5 cm lange Stücke. Die Mayonnaise wird wie folgt zubereitet:

Quark, Leinöl, Milch und Senf werden im Mixer gut gemischt. Zum Schluss gibt man 5 saure Gurken hinein, püriert fein und rundet den Geschmack mit einem halben Teelöffel Honig ab. Mit Salz abschmecken oder auch mit etwas Shoyu. Man vermischt die Spargelstücke mit der Mayonnaise. Dieser Spargelsalat kann sehr gut kombiniert werden mit rohen, weichen, süßen Erbsen oder auch mit gekochten und erkalteten, gestiftelten Möhren. Dieser Salat ist als Vorspeise oder in Verbindung mit der Salatplatte zu reichen.

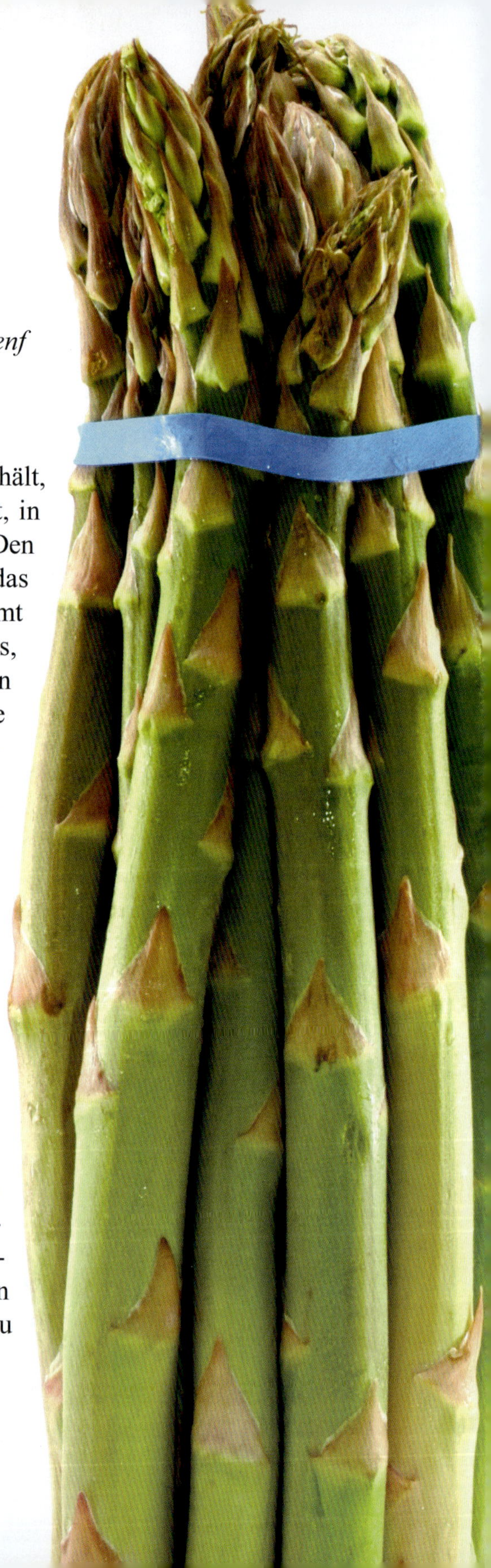

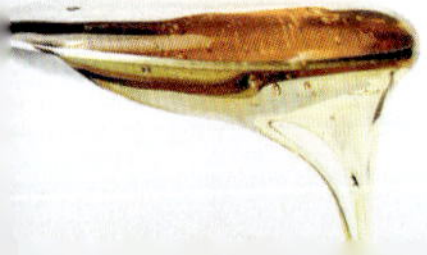

Löwenzahnsalat

250 g junger Löwenzahn,
(am besten der schmalblättrige)
*1 Zwiebel * 3 Esslöffel Leinöl*
*2 Esslöffel Milch * 2 Esslöffel Quark*
*Kräutersalz * 2 saure Gurken*

Der zarte, gut gewaschene Löwenzahn wird so zubereitet, dass auch die kurzen Stückchen der Wurzel, gesäubert und sehr klein geschnitten, mit verwendet werden. Auch der Löwenzahn wird sehr fein geschnitten. Die Blütenknospen können mit verwendet werden. Getrennt bereitet man eine Mayonnaise zu aus: Leinöl, Milch, Quark, 1 Esslöffel Apfelessig, 2 sauren Gurken, etwas Kräutersalz, evtl. mit etwas Senf. Zuletzt vermengt man die Mayonnaise mit der klein geschnittenen Zwiebel (nicht im Mixer mitmischen). Nun werden Mayonnaise und Löwenzahn vermischt. Der Salat gewinnt, wenn man diese fertige Mischung etwa 1 Stunde vor der Mahlzeit kühl stellt.

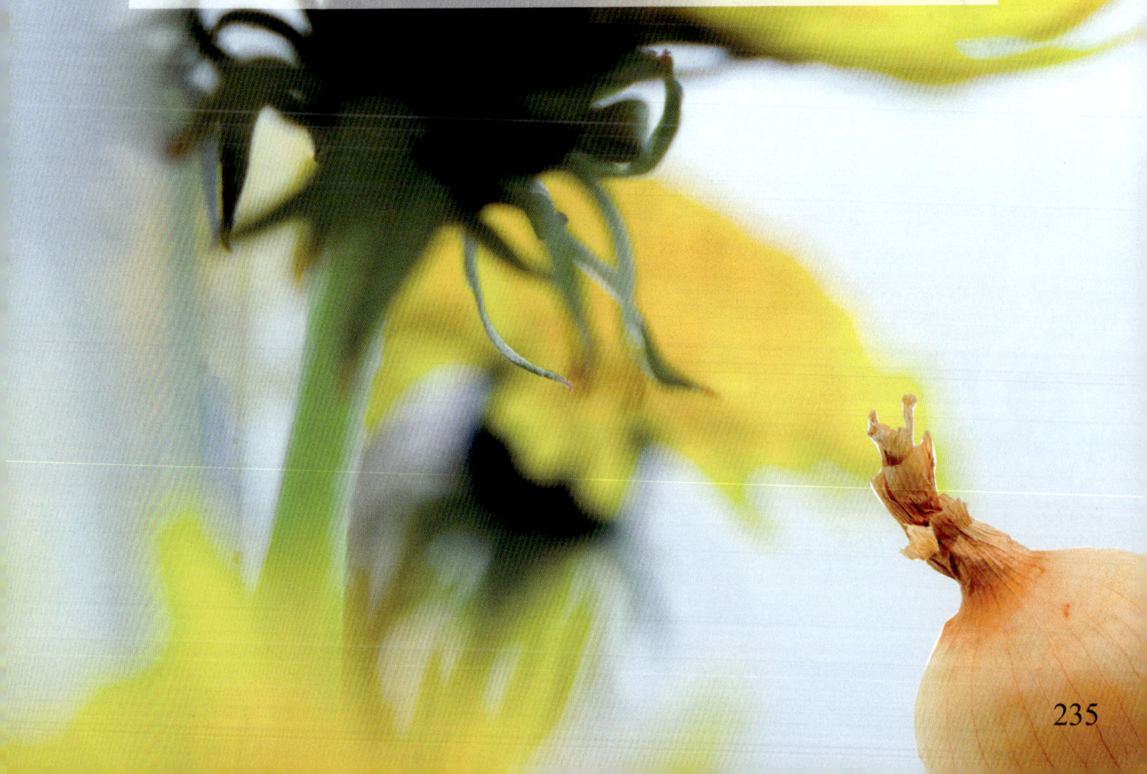

Buchweizen, Reis und andere Zerealien, Kartoffeln, Hülsenfrüchte usw.

Diese Beilagen zu Gemüse oder zu Salaten sind nicht weniger wichtig. Den Schwerkranken belasten Kartoffeln oft zu sehr, ebenso den Geistesarbeiter. Der Student z. B. oder der Sportler versuche einmal nach der strengen Form der Krankenkost zu leben. Er wird sich wundern, wie das Leistungsvermögen gesteigert wird. Kartoffeln belasten mehr als etwa Buchweizen. Die Russen haben noch sehr viel Buchweizengerichte in der Hauptmahlzeit. Im Fernen Osten bevorzugt man Reis. Beides ist wichtig. Als Reis sollte man den ungebleichten Naturreis wählen. Für die Zubereitung von Buchweizen, die ganz besonders für den Kranken empfohlen wird, und für die Zubereitung von Reisgerichten gibt es in diesem Kapitel einige Rezepte.

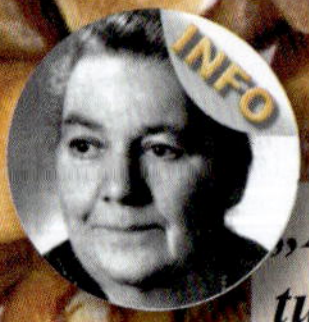

„Als Krankenspeise seien besonders die verschiedenen Zubereitungsformen aus Buchweizen empfohlen. Dieser ist stark schleimführend, daher von hohem gesundheitlichem Wert und leicht bekömmlich.

(Quelle: Krebs - ein Fettproblem)

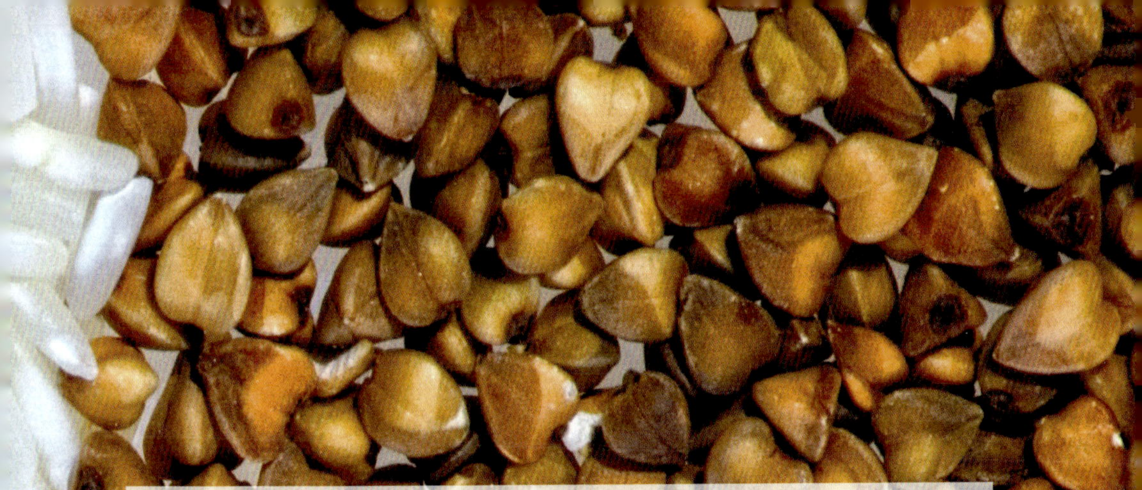

Es wird aber gebeten, folgendes zu beachten und zu erproben: Werden die Gemüsesorten fettreich zubereitet und sehr herzhaft gewürzt, so ist die einfache neutrale Zubereitung der Buchweizengrütze oder auch von Reis zweckmäßiger. Ein gut abgeschmecktes Gemüse wird durch die neutral und dezent abgeschmeckte Buchweizengrütze sehr gut ergänzt. Z. B. Brennnesselgemüse mit viel Gewürzen, Knoblauch, Paprika und Pfeffer zubereitet, ist ausgezeichnet in Verbindung mit Buchweizengrütze, die nur in Wasser gegart wurde und getrennt als Beilage gereicht wird. Auch im Fernen Osten ist das Reisgericht ja fast ständig neutral. Die Beilagen sind dafür um so herzhafter und interessanter.

Unsere Fleischküche, die man »abwechslungsreich« nennt, ist erstarrt und verarmt durch einseitige Fleischkost ohne Kenntnis der Möglichkeiten, die Gewürze und Gewürzkräuter für die gesamte Küche bieten. Entdeckt man diese neu, dann kann man wieder neutrale Beilagen, wie Buchweizen, Reis oder auch Schrotbreie, wagen. Es heißt hier das Ganze sehen, nicht nur das Detail.

Buchweizen, der für unsere Kranken sehr wertvoll ist, kann für lange Zeit genauso, wie es im Fernen Osten beim Reis erfolgt, tagtäglich als neutrale Beilage zu Gemüse gereicht werden. Er wird dazu nur mit Wasser gekocht. Man gewöhnt sich sogar an diese Gerichte ohne Salz, wenn die Gemüsesorten herzhaft zubereitet werden. Buchweizen kann wie Kartoffelklöße gereicht werden, immer dezent und ziemlich neutral abgeschmeckt. Andererseits bieten die sehr schönen, nach russischen Vorbildern gestalteten, stark gewürzten Variationen des Buchweizens oder der Reisgerichte (bitte nur Vollkornreis verwenden) und aus dem Fernen Osten auch interessante Möglichkeiten, dem Kranken oder auch dem Gesunden natürliche, wertvolle Nahrung in neuer, ansprechender Form zu bieten.

Buchweizenbrei-Standardrezept

*1 Tasse Buchweizen * 3 Tassen Wasser*
(als Buchweizen kann man die ganzen Körner
oder die feiner geschrotete Grütze verwenden)

Man gibt den Buchweizen in das kalte Wasser und lässt bei sehr kleiner Flamme (elektr. Platte Nr. 2) 1 Std. lang quellen. Diese Standardmischung lässt sich vielseitig verwenden. Als Einlage zu Gemüsebrühen oder in Kombination mit Milch oder Buttermilch zu Suppen, oder mit Gewürzen zu Füllungen, oder in Verbindung mit Johannisbeeren usw. als rote Grütze, siehe dazu spezielle Rezepte.

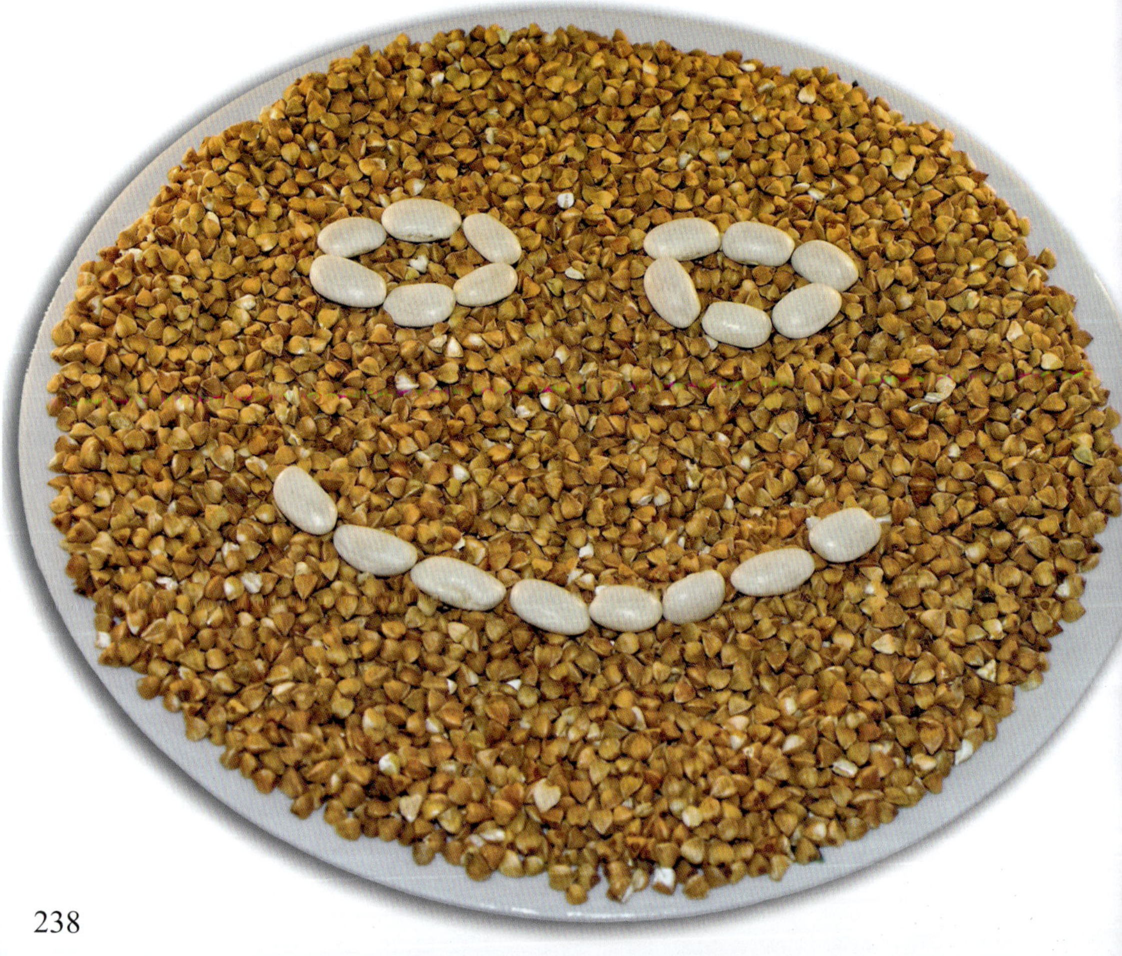

Buchweizengrütze Kasha

*1 Tasse Buchweizen * 1 Tasse Wasser*
*100 g Oleolux * ½ Teelöffel Kräutersalz*
*2 Tropfen Tabasco * 1 Esslöffel Shoyu*

Das Wasser bringt man in einem Topf zum Kochen. Auf einer zweiten Feuerstelle wird eine Stielpfanne erwärmt, dann gibt man das Oleolux hinein zum Schmelzen und sofort anschließend den Buchweizen, am besten in der groben Form. Zuletzt überstreut man den Buchweizen mit dem Kräutersalz. Nun lässt man unter ständigem Umrühren mit einem Holzlöffel den Buchweizen kurz anrösten, keinesfalls länger als 30 Sekunden und gibt den Buchweizen in das bereitstehende kochende Wasser. Dieser Topf wird nun sofort von der Feuerstelle entfernt, oder man schaltet die elektr. Kochplatte ab. Dieser Buchweizen quillt etwas nach, nimmt das gesamte Wasser auf und bleibt nun bis zum Servieren sehr schön körnig. Zuletzt bespritzt man mit Shoyu und Tabasco.

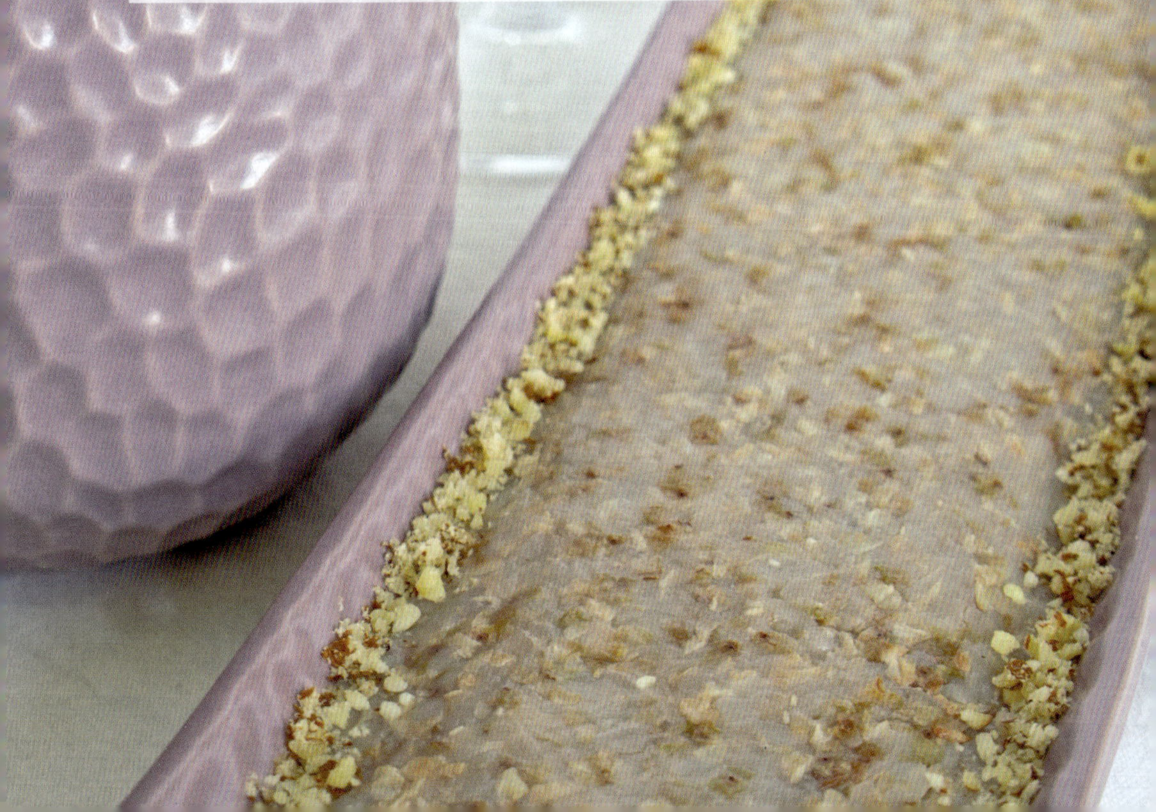

Buchweizen, körnig

1 Tasse Buchweizen
½ Tasse Oleolux
2 Tassen Wasser
Kräutersalz

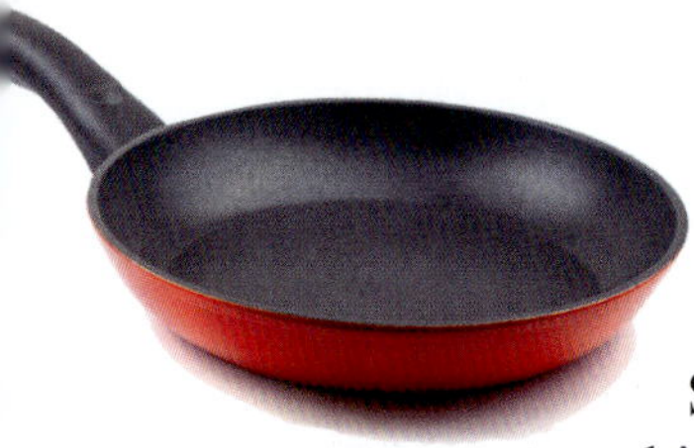

In einer Stielpfanne, die am besten (wie bei der Fissler Bratfixpfanne vorgeschrieben) zuerst leer erhitzt wurde, bringt man 125 g Oleolux zum Schmelzen und fügt dann sofort, noch bevor das Fett erhitzt wird, die trockene Buchweizengrütze hinein oder auch den ganzen grobkörnigen Buchweizen. Nun wird kurz, höchstens 3 Min. lang, erwärmt. Das gesamte Fett wird vom Buchweizen aufgenommen. Nun gibt man diesen Buchweizen in das bereitgehaltene, kochende Wasser und rührt dabei gut um. Das gesamte Wasser wird nun von dem Buchweizen aufgesogen. Bei sehr kleiner Flamme oder Hitzezu-fuhr lässt man noch 15–30 Min. nachquellen, je nachdem, ob man Buchweizengrütze oder ganzen Buchweizen benutzte.

Diese körnige Form des Buchweizens, der mit wenig Salz gewürzt schon sehr schmackhaft ist, wird wesentlich lieber genossen als der Brei, und zwar sowohl als Beilage zu Gemüse als auch in Verbindung mit rohem Apfelmus, zubereitet wie Apfelmuß roh.

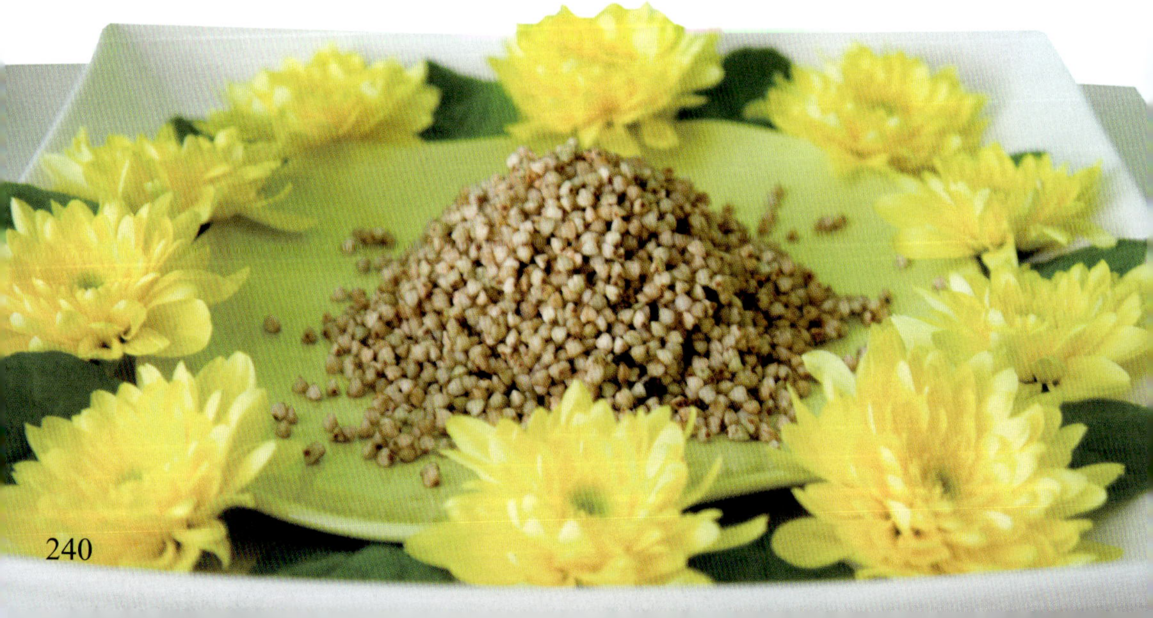

Buchweizengrütze als Suppe

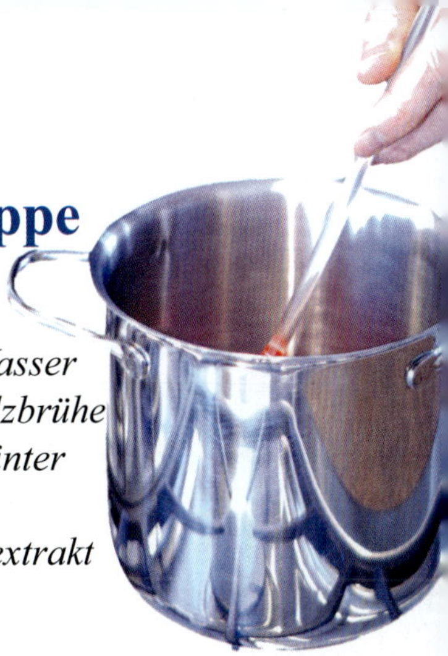

*1 Tasse Buchweizengrütze * 3 Tassen Wasser*
Gemüsebrühe jeglicher Art, besonders Pilzbrühe
von 250 g frischen Champignons im Winter
und 500 g Pilzen m Sommer
*Salz und Shoyu * Hefeflocken oder Hefeextrakt*
125 g Oleolux

1 Tasse Buchweizengrütze wird mit 3 Tassen Wasser auf sehr kleiner Flamme (elektr. Platte Nr. 2) 1 Std. lang gar gequollen. Durch Zugabe der verschiedensten Gemüsebrühen von Lauch, Spinat, grünen Bohnen, Sellerie oder einer Gemüsemischung wird der Buchweizen zu einer nicht zu dünnen Suppe verdünnt. Man schmeckt nun ab, bei der angegebenen Menge mit 2 Esslöffeln Shoyu und/oder 1 Esslöffel Hefeflocken, ½ Teelöffel rotem Paprika und gibt zuletzt das Oleolux hinzu.

Durch Verrühren, evtl. durch Zugabe von Hefeflocken muss das Fett gebunden sein, so dass es nicht auf der Suppe schwimmt. Diese Buchweizengrützesuppe ist ausgezeichnet bekömmlich für die Kranken. Sie soll abends als einziges Gericht gegeben werden und muss daher täglich anders abgeschmeckt werden, durch Auswechseln der Gemüsebrühen und der Gewürze.

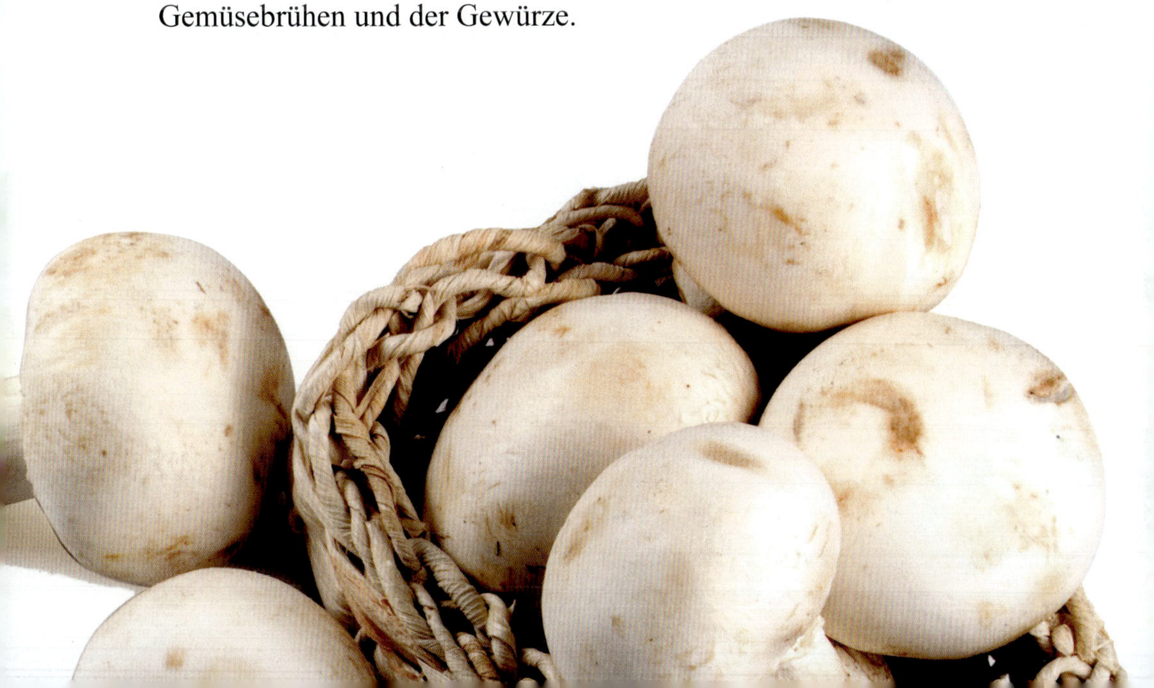

Buchweizen, würzig, mit Kokosraspeln

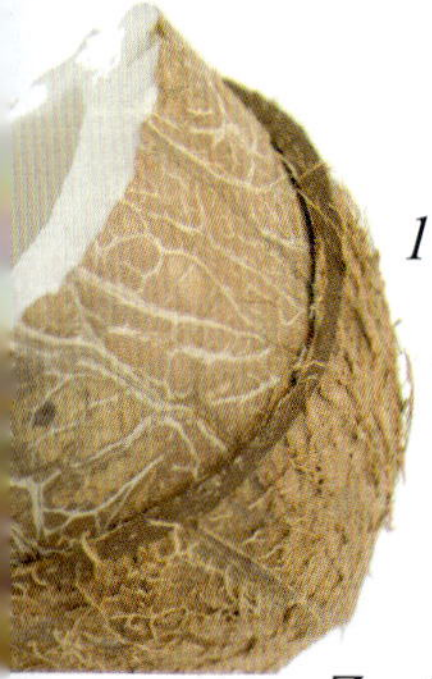

*2 Tassen Buchweizengrütze * 2 Tassen Wasser*
*1 Tasse Kokosraspeln * 100 g Oleolux und ½ Teelöffel Curry*
*½ Teelöffel weißer Pfeffer * ¼ Teelöffel schwarzer Pfeffer*
*¼ Teelöffel roter Pfeffer * 1 Zwiebel*
5 Knoblauchzehen und 2 Esslöffel Shoyu

Zunächst bereitet man in einem Mixer die Kokosmilch. 1 Tasse mit Kokosraspeln (am besten in Cellophan verpackt, da sie sonst häufig ranzig sind) oder das Fleisch von der frischen Kokosnuss werden im Mixer mit 2 Tassen Wasser gut gemischt. Anschließend bringt man in der gut vorgeheizten Pfanne das Oleolux zum Schmelzen und fügt die Hälfte der Knoblauchzehen, die man fein schneidet sowie die fein geschnittene Zwiebel hinzu. Anschließend gibt man die Gewürze in das Fett, zum Schluss. 2 Esslöffel Shoyu und die zweite Hälfte der nun zerdrückten Knoblauchzehen. Nun wird die Buchweizengrütze in dieses Fett gegeben. Mit einem Holzlöffel verrührt man alles gut etwa ½ Min. lang, je nach Menge der Buchweizengrütze. Die grobe Buchweizengrütze kann man auch bis zu einer Minute anrösten. Nun gibt man die bereitstehende Kokosmilch zu dem Buchweizen, verrührt gut und lässt bei sehr kleiner Temperatur, bei abgeschalteter elektrischer Platte die Buchweizengrütze kurze Zeit nachquellen. Diese würzige Buchweizenzubereitung ist sehr beliebt als Beilage zu Gemüse oder zu Salat.

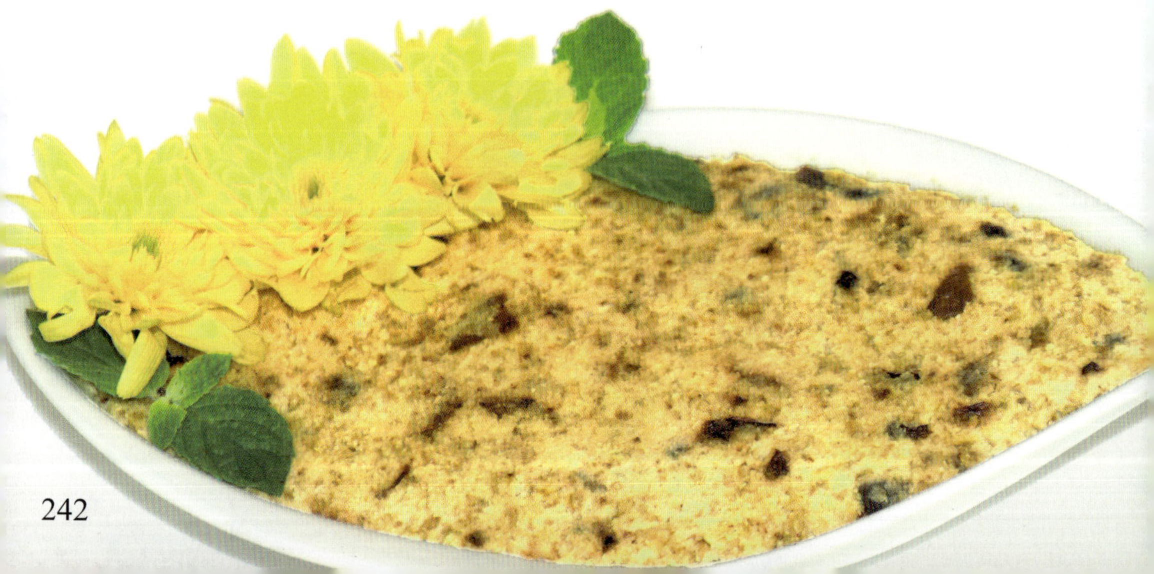

Rote Grütze aus Buchweizen

*1 Tasse Buchweizengrütze * 3 Tassen Wasser*
*1 Teelöffel Honig * 1 Tasse schwarze Johannisbeeren*
1 Tasse rote Johannisbeeren

Die Buchweizengrütze wird, wie auf Seite 238 angegeben, durch Quellen in Wasser bei geringer Hitzezufuhr zu einem festen Brei gegart. Man gibt nun in diesen heißen Brei die rohen Beeren, vermischt gut, gibt in ein mit kaltem Wasser gekühltes Gefäß, z. B. in eine Tasse oder in ein Porzellanschüsselchen, und stellt kalt. Diese mit den Beeren durchsetzte Grütze schmeckt ausgezeichnet als rote Grütze.

Variationen: An Stelle von Wasser kann man auch eine Mischung aus Traubensaft und Johannisbeermuttersaft verwenden.

Beilage: Quark-Leinöl-Cremes, wie unter Nr. 1–15 oder unter Desserts beschrieben, können als Sauce zu dieser roten Grütze gereicht werden. Gut sind die Kombinationen mit Vanille oder mit Wein oder Kirschwasser oder Zwetschgenwasser oder auch mit Wodka verwendbar.

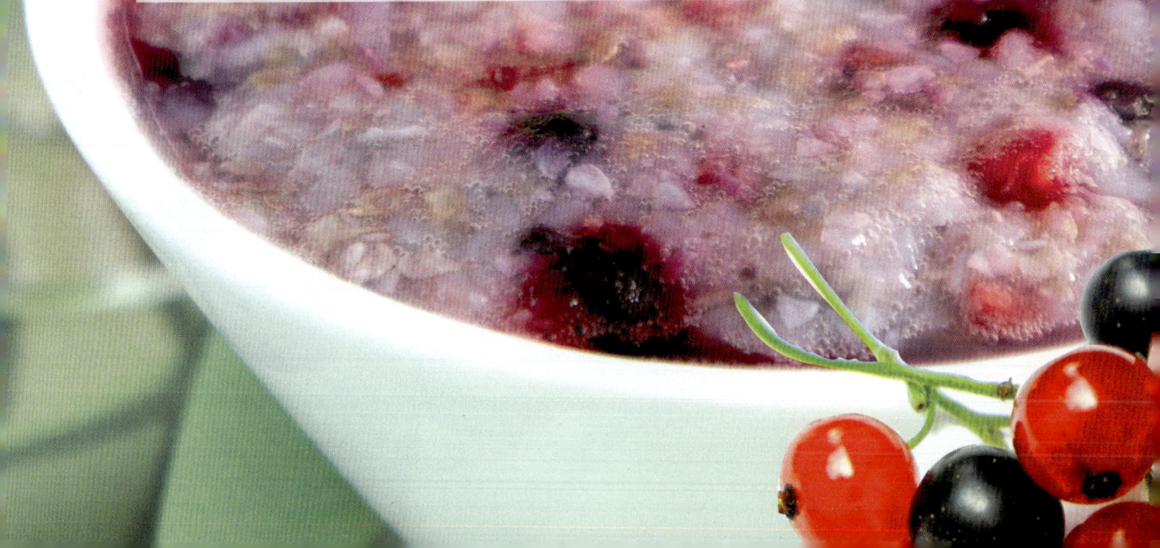

Tomatenreis, Indischer Art 1

*2 Tassen Vollreis * 4 Tassen Wasser*
*1 Tasse Kokosraspeln * 1 große Zwiebel*
*5 Spritzer Tabasco * 1 Messerspitze schwarzer Pfeffer*
*1 Messerspitze roter Pfeffer * 500 g Tomaten*
*1 Esslöffel Curry * 3 Esslöffel Oleolux*
*3 Esslöffel Leinöl * 1 Esslöffel Kürbiskernöl * Salz*

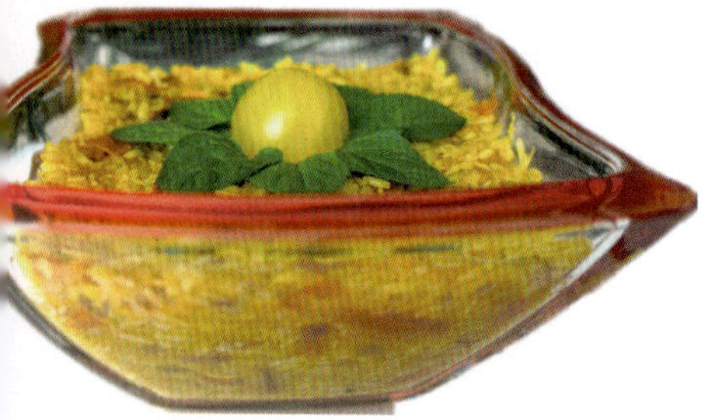

Den Vollreis bringt man zusammen mit dem Wasser bei wenig Wärmezufuhr bis zum gelinden Aufwallen und reduziert nun die Wärmezufuhr, so dass der Reis mehr durch Quellen als durch Kochen gart. Nachdem der Reis noch schön körnig, aber fast gar ist, fügt man die Kokosraspeln, die fein gewürfelten Zwiebeln, Pfeffer, klein geschnittene Tomaten und den Curry in den Reistopf und lässt höchstens 5–10 Min. weiterkochen. Erst kurz vor dem Servieren gibt man in den heißen Reistopf Oleolux und Öl hinzu, verrührt gut und serviert.

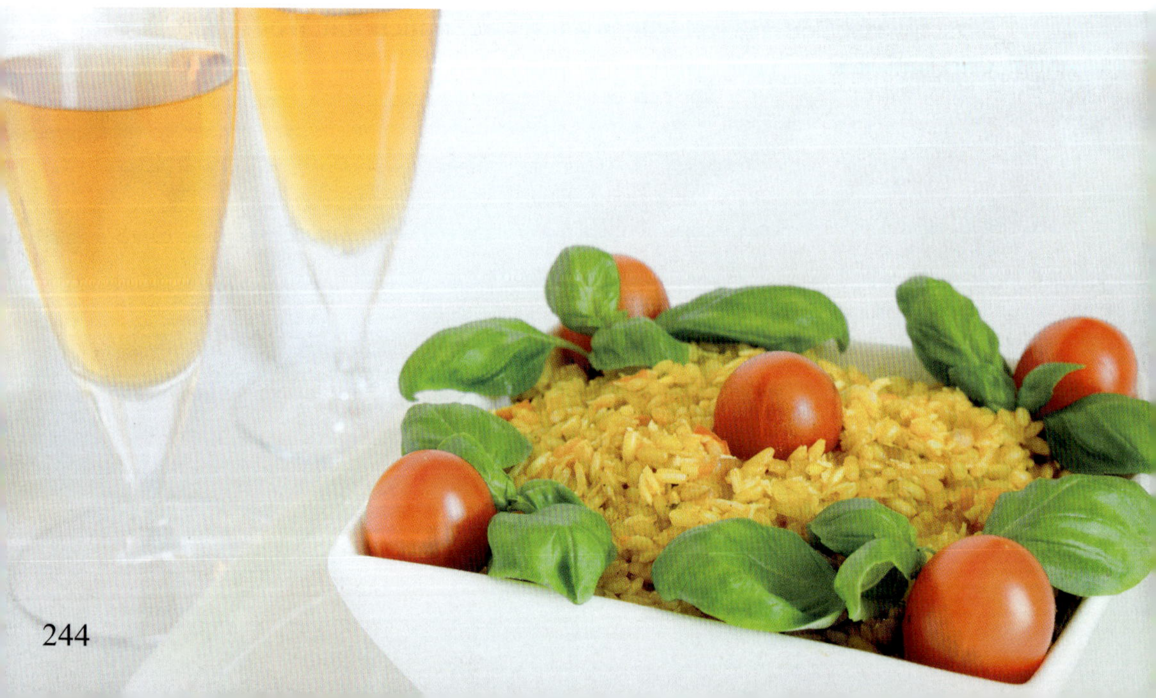

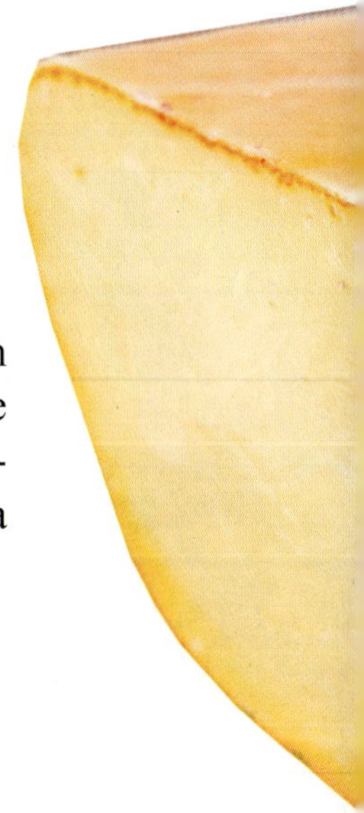

Tomatenreis, Indischer Art 2

wie Indischer Art 1 und 250 g Emmentaler Käse oder Goudakäse oder Kräuterkäse

Tomatenreis wird wie bei Indischer Art 1 zubereitet. Zum Schluss bestreut man mit 250 g geriebenem Emmentaler Käse oder altem Goudakäse. Verwendet man Kräuterkäse zum Bestreuen, so ist es empfehlenswert, die Menge Käse auf etwa die Hälfte zu reduzieren, also etwa 125 g zu verwenden.

Tomatenreis, Indischer Art 3

wie bei Indischer Art 1 und 125 g Kokosraspeln

Der Tomatenreis wird wie bei Indischer Art1 zubereitet. Zum Schluss bestreut man das Reisgericht in der Schüssel mit 125 g Kokosraspeln.

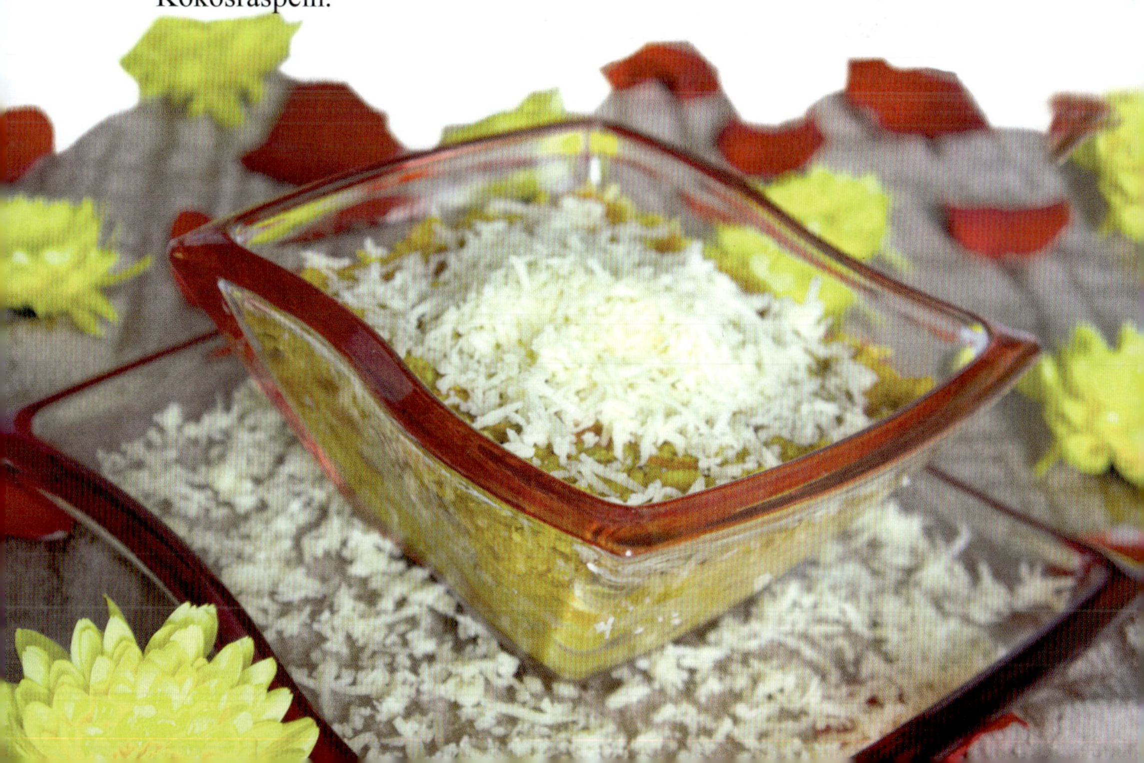

Dalmatinischer Reis

*1 Tasse Reis * 1 Tasse Wasser*
*2 Knoblauchzehen * 2 Esslöffel Oleolux*
*½ Teelöffel Kräutersalz * 1 Teelöffel Paprika*
½ Teelöffel Pfeffer

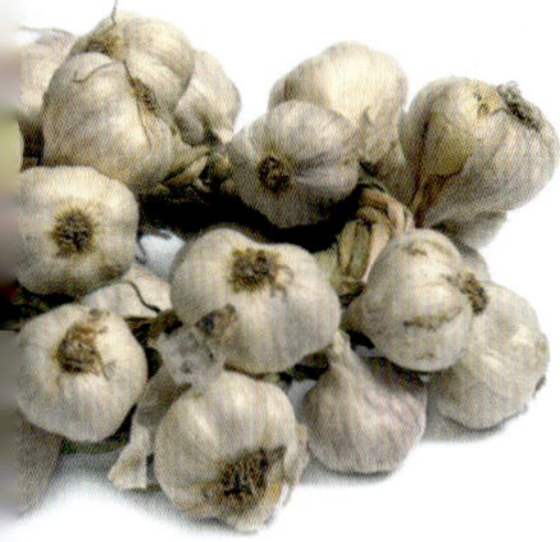

In einer Stielpfanne bringt man das Oleolux zum Schmelzen, gibt sofort die Knoblauchzehe hinein sowie Salz, Pfeffer, Paprika und anschl. den Vollreis. Unter ständigem Umrühren mit einem Holzlöffel wird der Reis höchstens ½ Min. lang erhitzt. Nun gibt man diesen Reis in etwa 2 Tassen bereitstehendes kochendes Wasser. In wenigen Minuten ist der Reis schon gut gegart, so dass man die elektrische Platte abstellen kann und den Reis noch nachquellen lässt.

Dieser dalmatinische Reis kann ohne weiteres mit Wasser zur Suppe verdünnt werden. In diesem Fall ist die Zugabe von 2–3 Esslöffeln Milch zur Abrundung des Geschmacks zweckmäßig.

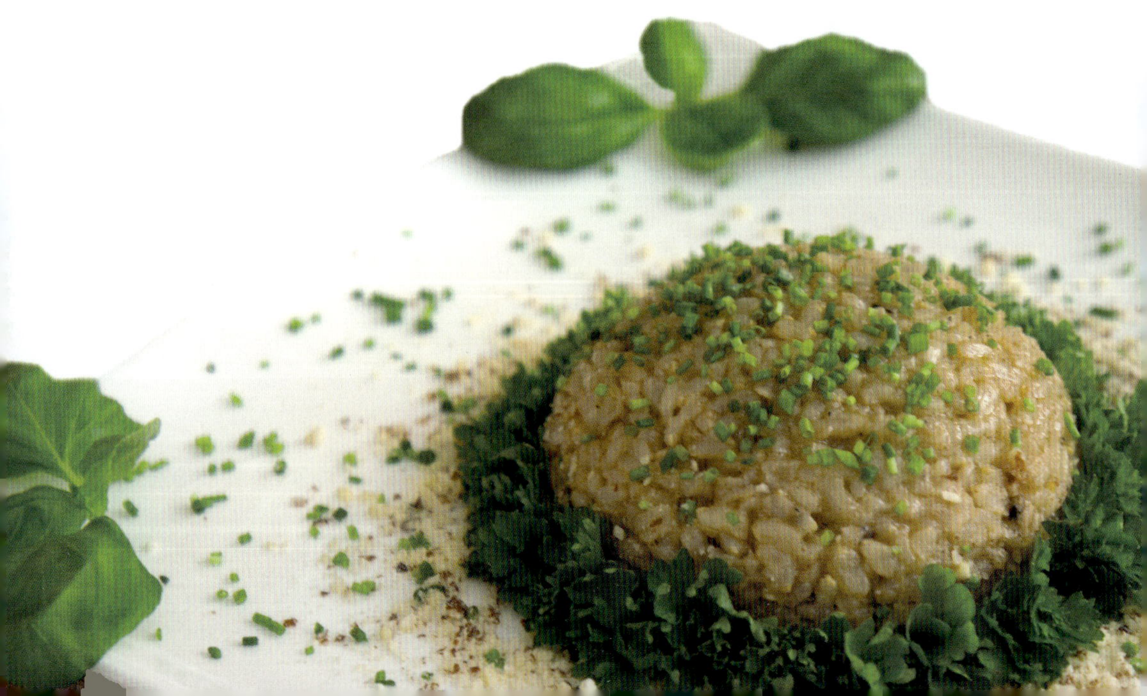

Reis süß

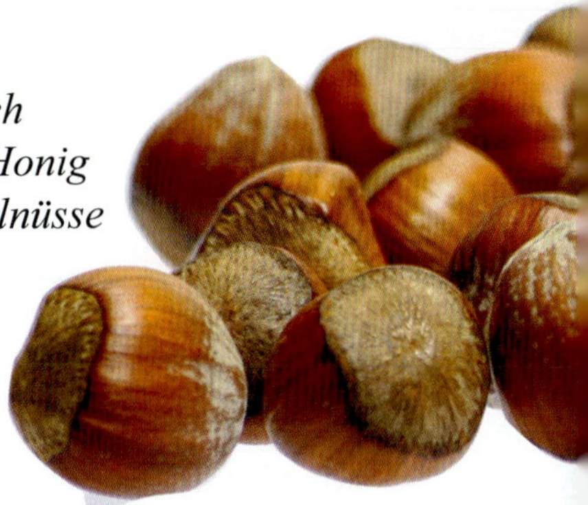

*1 Tasse Reis * 1 Tasse Milch*
*2 Tassen Wasser * 1 Esslöffel Honig*
*3 Esslöffel Oleolux * 50 g Haselnüsse*

Der Reis wird in dem Wasser bei sehr kleiner Flamme gar gekocht. Erst zuletzt fügt man den Honig hinzu. Wenn der Reis gar ist gibt man in eine Stielpfanne Oleolux, erwärmt bis zum Schmelzen, gibt fein geraspelte oder gemahlene Haselnüsse in das Fett, erwärmt, während man ständig mit einem Holzlöffel verrührt und gibt sofort den gegarten Reis in die Stielpfanne. Wenn der Reis nun zu trocken wird, gibt man nach und nach noch eine Tasse Milch, je nach Belieben, hinzu. Diese Zubereitung kann als Milchsuppe oder auch als trockener Reis serviert werden.

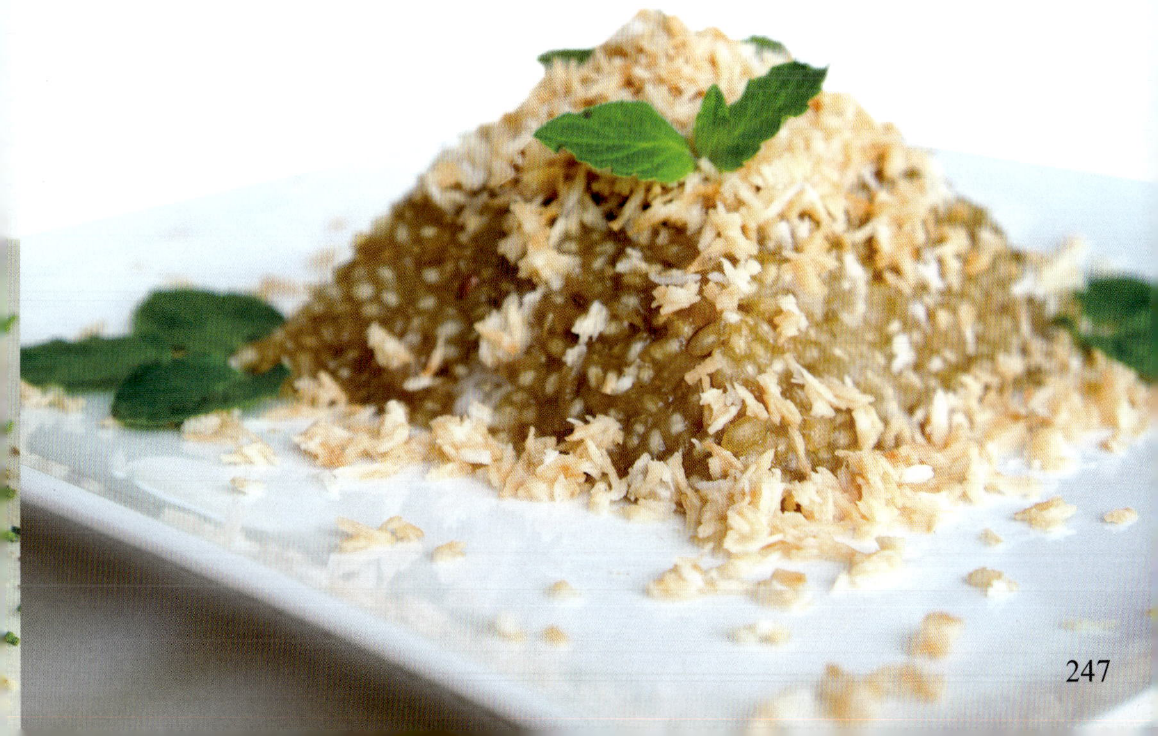

Sauerkrautsuppe, Russische Art

*250 g Sauerkraut * ½ l Wasser*
*1 Teelöffel Kümmel, ganz * ½ Teelöffel Kümmel, gemahlen*
*250 g Buchweizen, ganz * 1 Teelöffel Paprika*
*½ Teelöffel Kräutersalz * 125 g Oleolux*

Man bringt das Wasser zum Kochen und gibt in das sprudelnde Wasser das kurz geschnittene Sauerkraut. Sofort anschließend (ohne allzu langes Zerkochen des Sauerkrauts) gibt man in eine vorgeheizte Stielpfanne das Fett, Paprika, Salz, den Kümmel und in das geschmolzene Fett den ganzen Buchweizen. Man röstet diesen wenige Sekunden an und gibt nun den Buchweizen mit dem Fett und den Gewürzen in das sprudelnde Wasser des kochenden Sauerkrauts.

Je nachdem, wie viel Wasser verkocht ist, gibt man so viel Wasser nach, dass eine Suppe entsteht. Nun sollte sehr bald serviert werden, damit der Buchweizen noch kross ist. Er sollte aber gut gegart sein. Diese Suppe nach russischem Rezept ist auch für unseren Gaumen sehr viel angenehmer als man erwartet. Auch für Schwerkranke erfrischend und gut bekömmlich.

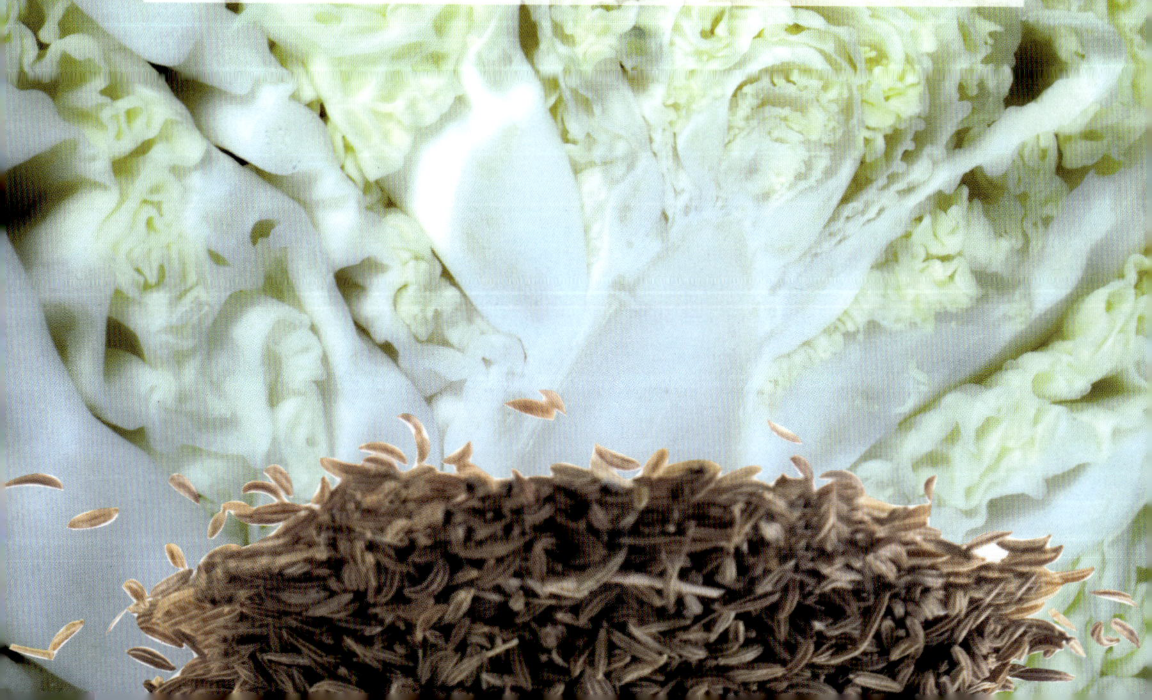

Rumänische Suppe

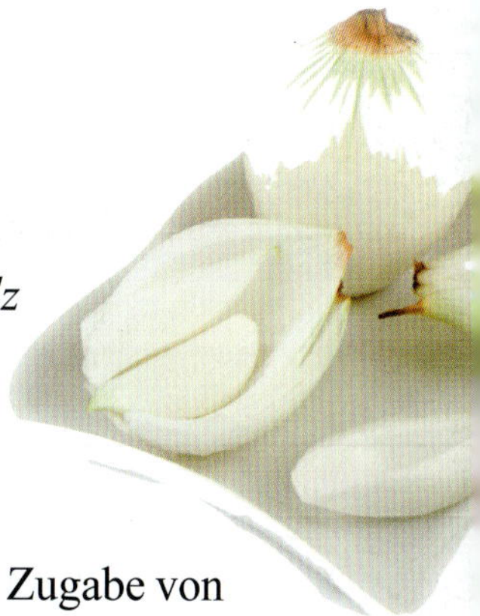

*125 g Sojamehl * 125 g Vollkornmehl*
*125 g Zwiebeln * 2 Esslöffel Oleolux*
*2 Teelöffel Paprika * ½ Teelöffel Kräutersalz*
*ca. 1 l Wasser * 2 Esslöffel Leinöl*

Aus Sojamehl und Mehl bereitet man durch allmähliche Zugabe von wenig Wasser einen gleichmäßigen, aber festen Teig. In einer vorgewärmten, ziemlich hohen Pfanne bringt man das Oleolux zum Schmelzen, gibt die Zwiebel in das Fett und reibt nun unter gutem Umrühren in der Pfanne den gesamten Teig in Form von Reibe-Bröseln in die Pfanne. Nach kurzem Anrösten gibt man ½ l Wasser hinein, 1 Teelöffel Paprika und das Salz und lässt nur kurz aufwallen, damit die Brösel ein wenig garen, aber nicht zerkochen.

Je nach Bedarf kann man die Suppe noch ein wenig mit Wasser verdünnen oder auch als ziemlich dicke und stark gewürzte Suppe servieren. Für Kranke sehr geeignet.

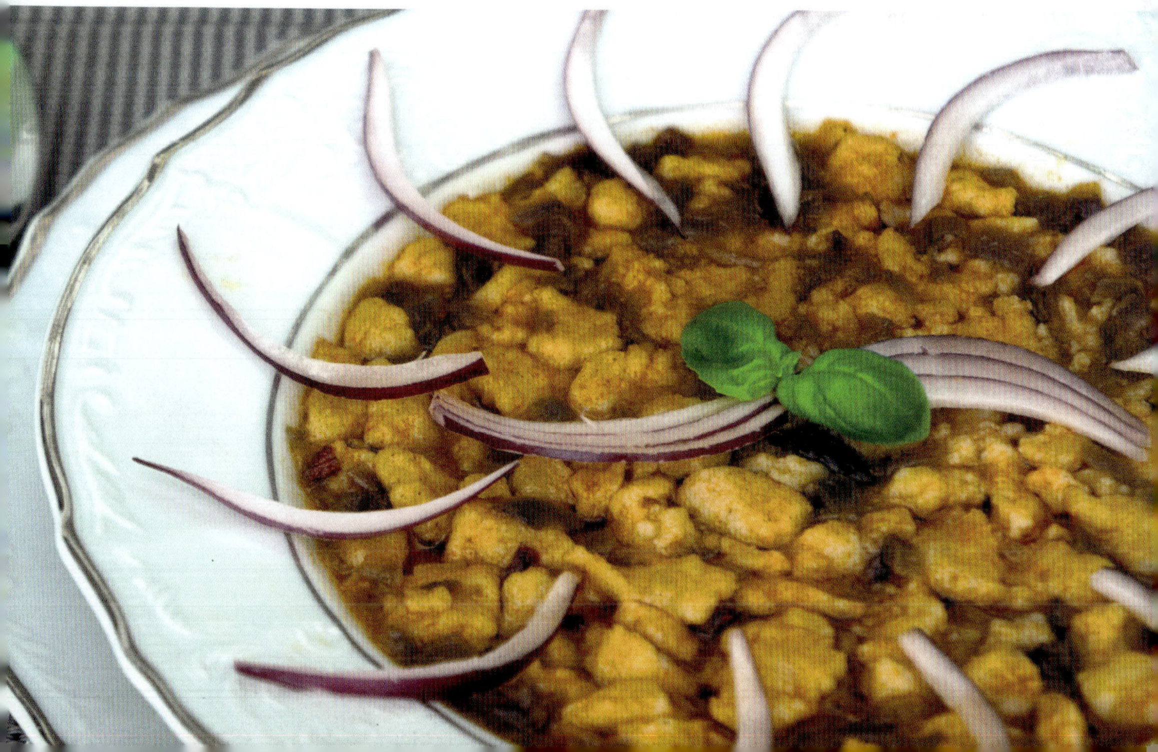

Linsensuppe

*250 g Linsen * 2 mittelgroße Kartoffeln*
*1 Stange Lauch * 1 Teelöffel Paprika*
*1 Messerspitze roten Pfeffer * 125 g Oleolux*

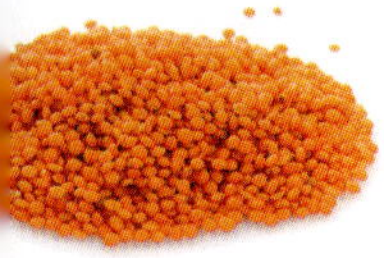

Die Linsen werden wie üblich gewaschen, in kaltem Wasser aufgesetzt und bei kleiner Hitzezufuhr gar gekocht. Dann gibt man noch die gewaschenen, geschälten, klein zerteilten Kartoffeln hinein, ebenso eine Stange Lauchgemüse, die in 3 oder 4 Stücke zerkleinert wurde. Zum Schluss schmeckt man ab mit Oleolux, Paprika, Pfeffer, evtl. mit einem Stückchen Hefeextrakt. Man kann weitere Geschmacksvariationen dadurch erwirken, dass man Zwiebel oder Zwiebel und Knoblauchzehen zerkleinert, mit Oleolux anbräunt, aber nur bis zur beginnenden Bräunung, und diese Mischung zuletzt vor dem Anrichten über die Linsensuppe gibt.

So einfach diese Kochvorschrift aussieht, so wichtig ist sie andererseits. Die Erfahrung hat gezeigt, dass sehr viele Hausfrauen keinen Geschmack an die einfachsten Gerichte bekommen, wenn man Fleisch, die üblichen Würstchen oder Speck ausschaltet.

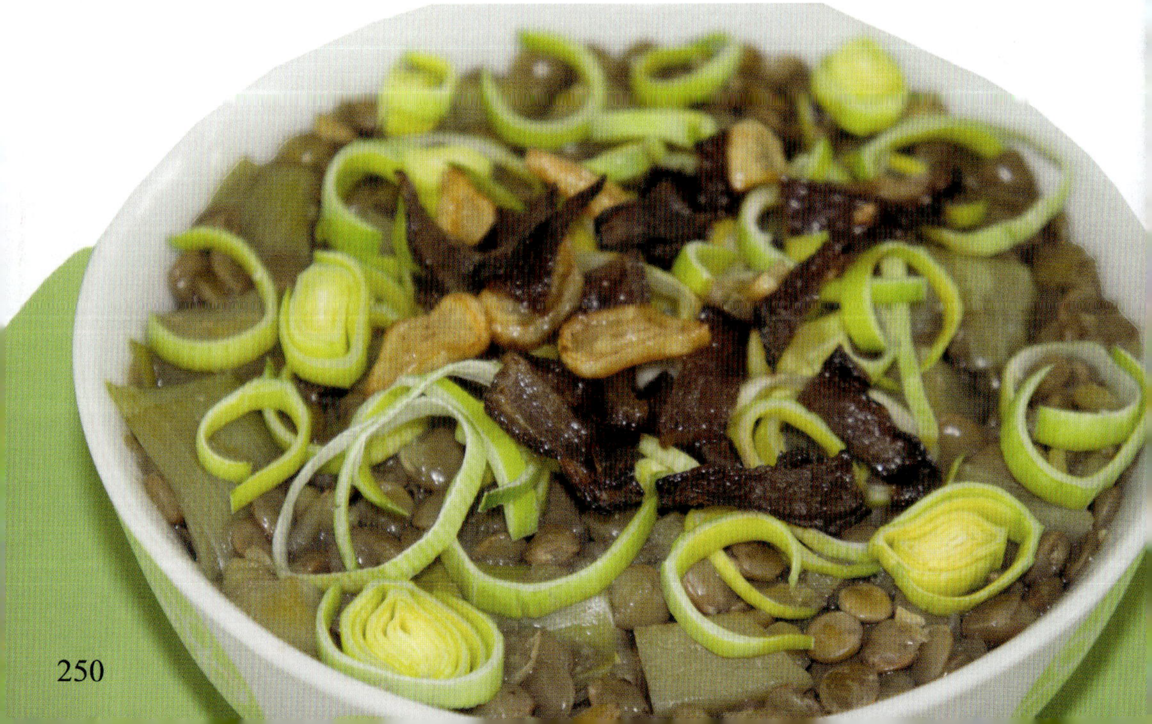

Erbsen- und Bohnensuppe

wie bei der Linsensuppe,
jedoch mit anderen Hülsenfrüchten

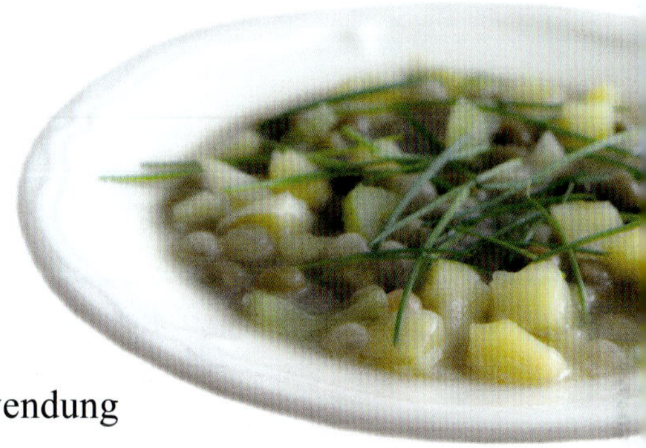

Entsprechend den Anweisungen bei der Linsensuppe. Bei beiden Gerichten sind ausgezeichnete Geschmacksvariationen möglich, auch ohne Fleisch, Wurst oder Speck zu verwenden.

Zur Erbsensuppe wird auch die Anwendung von Hefeextrakt empfohlen.

Zu den weißen Bohnen ist die Verwendung von viel Rosenpaprika und rotem Pfeffer günstig.

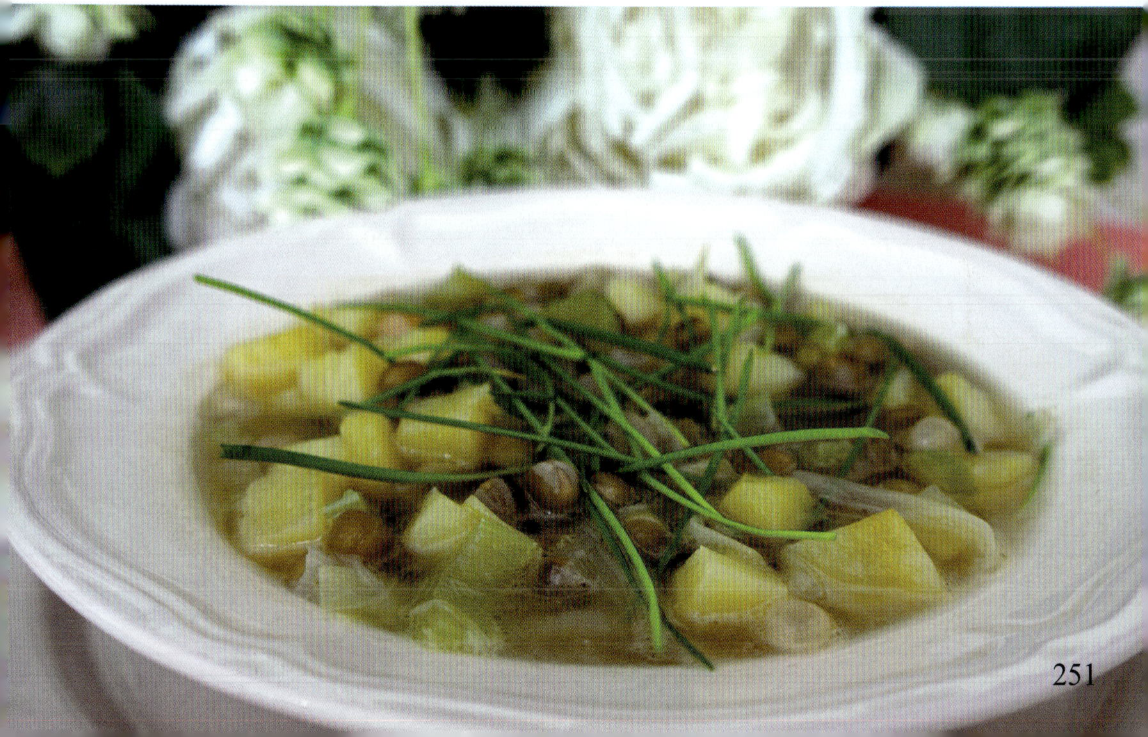

Mazedonische Kartoffelsuppe

*500 g Kartoffeln * 500 g Zwiebeln*
*1 Tasse Milch * 125g Oleolux*
*1 Teelöffel Pfeffer * ½ Teelöffel Kräutersalz*

Die geschälten Kartoffeln werden zusammen mit den nur grob zerteilten Zwiebeln gekocht, wobei das Kochwasser Kartoffeln und Zwiebeln nur eben bedecken soll. Wenn man nicht im Dampftopf kocht, benötigt man zum Garen der Kartoffeln wie üblich 20 Min. Anschließend gießt man das Kochwasser in ein zweites Gefäß und zerdrückt Kartoffeln und Zwiebeln möglichst fein. Nun füllt man das Kochwasser wieder hinzu, gibt einen Teelöffel Pfeffer hinein, das Oleolux, 1 Tasse Milch, verrührt alles gut und serviert diese Kartoffelsuppe.

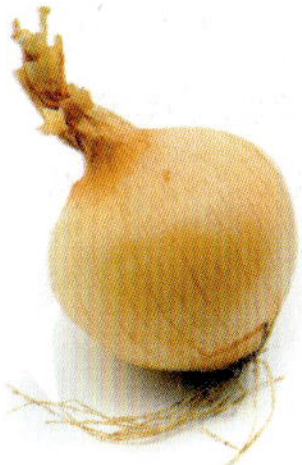

Nach Belieben kann man natürlich auch mit Petersilie bestreuen. Aber auch der Eigengeschmack dieser Kartoffelsuppe ist gut ohne Zusatz von Kräutern.

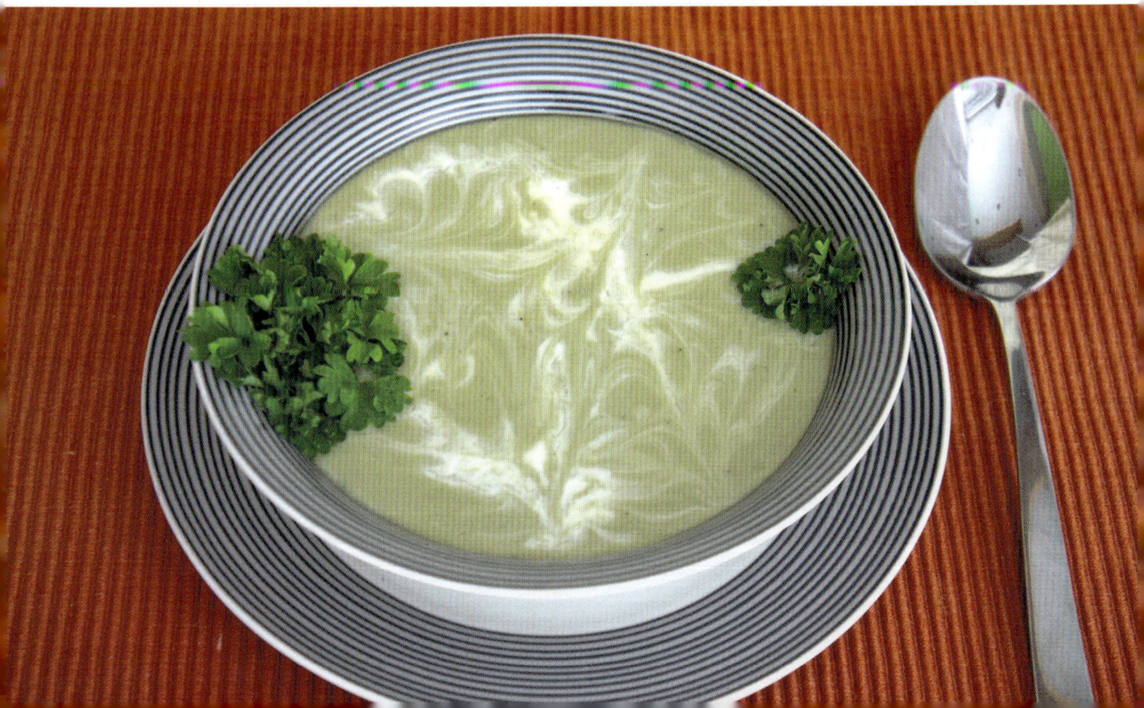

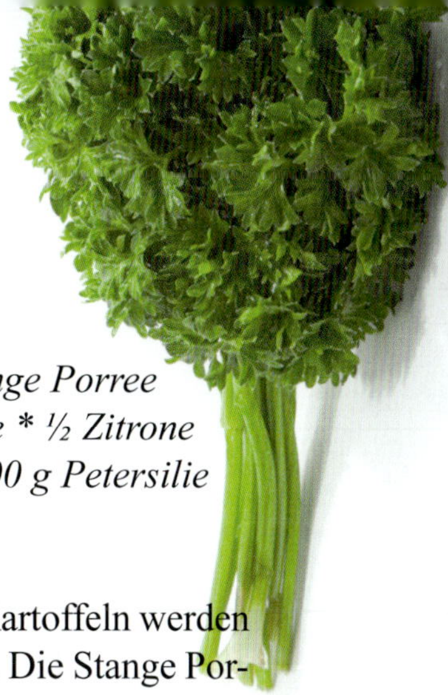

Maritza-Suppe

*3 Karotten und 3 Petersilienwurzeln * 1 Stange Porree und 2 rohe Kartoffeln * 1 kleine Knolle Sellerie * ½ Zitrone und ½ Tasse Leinöl * 2 Esslöffel Oleolux und 100 g Petersilie*

Karotten, Petersilienwurzel und Sellerie sowie die Kartoffeln werden nach dem Schälen fein gestiftelt oder grob geraffelt. Die Stange Porree wird in feine Scheibchen geschnitten. In der vorgewärmten ziemlich hohen Stielpfanne wird das Oleolux zum Schmelzen gebracht. In das geschmolzene Fett gibt man das gesamte Gemüse und die gestiftelten Kartoffeln sowie Kräutersalz, eine Prise Pfeffer und erhitzt kurze Zeit (höchstens ½ Min.). Dann gibt man die halbe Tasse Leinöl zu diesem Gemüse, füllt mit einem halben l Wasser auf und bestreut zum Schluss mit der fein gewiegten Petersilie, beträufelt mit Zitronensaft und serviert sehr bald als ziemlich dicke Suppe. Die Gemüsesorten sollten nicht zu sehr zerkocht sein, da Gemüse und Kartoffeln in dem heißen Fett genügend gegart wurden und dann nach Zugabe des Wassers ausreichend weich sind. Wichtig ist dabei, dass speziell die rohen Kartoffeln nicht zu grob gestiftelt sind, sondern besser mit der großen Raffel zerkleinert wurden. Die Suppe ist ausgezeichnet, gut bekömmlich und fördert die Wasserausleitung, die bei vielen Kranken so wichtig ist.

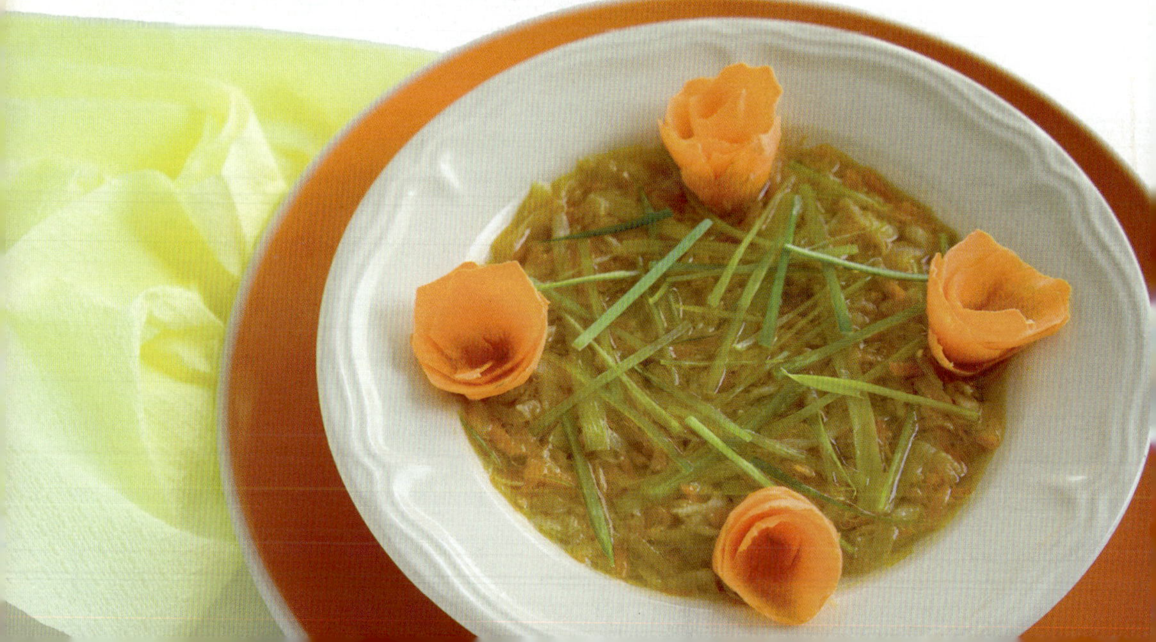

Kartoffeln

*500 g Kartoffeln * 100 g Mandeln*
*1 Tasse Milch * evtl. 2 Esslöffel Oleolux*
100 g Petersilie

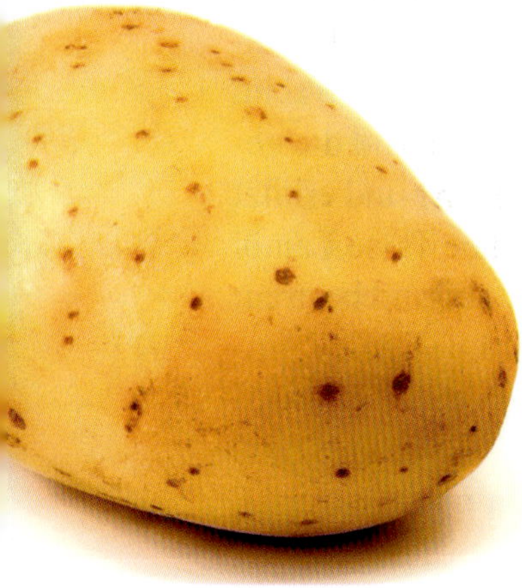

Kartoffeln sollen grundsätzlich in der Schale gekocht werden. Man kann sie ein wenig verfeinern, wenn man sie in Oleolux, mit viel Petersilie fein gewiegt, schwenkt.

Eine andere schöne Kombination ist folgende: Die gekochten, von der Schale befreiten, heißen Kartoffeln werden kurz vor dem Servieren in einer Mandelmilch geschwenkt. Diese wird zubereitet, indem man eine Tasse Milch mit den Mandeln im Mixer fein püriert. Hat man zuviel Flüssigkeit, so lässt man diese bei schwacher Wärmezufuhr verdampfen.

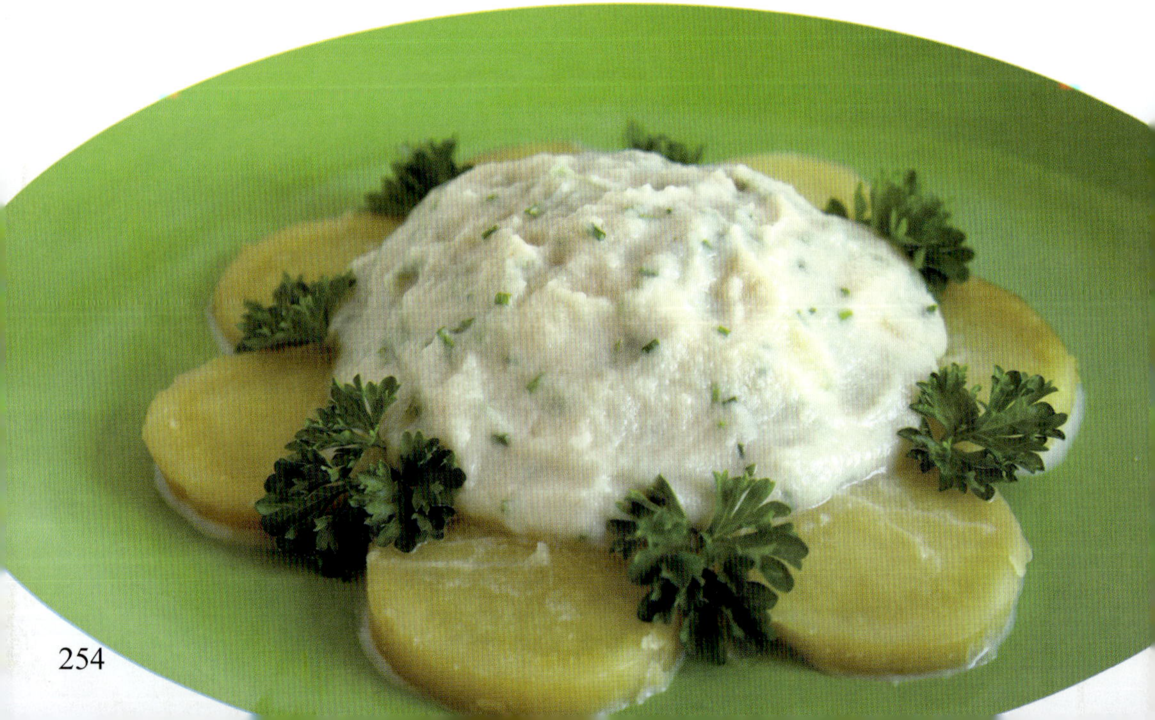

Kartoffeln mit Knoblauch

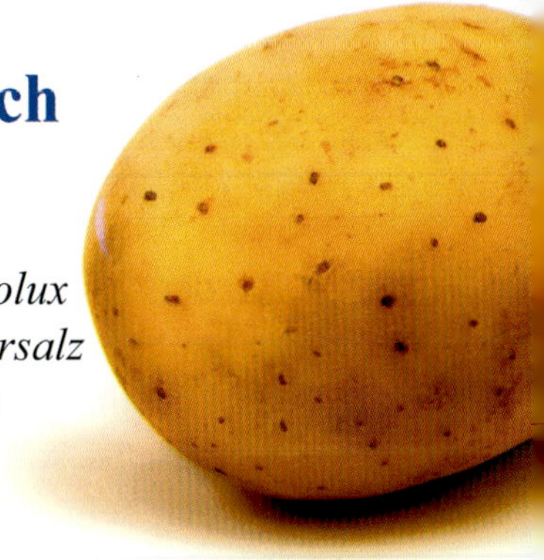

*500 g gekochte Kartoffeln * 125 g Oleolux*
*3 Knoblauchzehen * ½ Teelöffel Kräutersalz*
2 Esslöffel Milch oder Dosenmilch

Die in der Schale gekochten Kartoffeln werden geschält und in kleine Stücke zerschnitten. In einer Stielpfanne, die vorgewärmt wurde, bringt man 125 g Oleolux zum Schmelzen und gibt dann die zerdrückten Knoblauchzehen in das warme Fett. Es darf nur sehr kurz, nicht über die helle Bräunung des Knoblauchs hinaus erhitzt werden. Sofort gibt man dann die vorher zerkleinerten Kartoffeln in dieses Fett, schmeckt mit Kräutersalz ab, vermischt gut und fügt zum Schluss, in die gut heiße Masse, 2 Esslöffel Milch hinzu. Nach gutem Verrühren sollte möglichst bald serviert werden.

Diese herzhafte Beilage ist ausgezeichnet zu einem Gemüse, welches nicht zu stark gewürzt ist, z. B. zu Fenchel, Gurkengemüse, schwach gewürztem Spinat usw. Auch zu Salaten ist diese Kartoffelbeilage gut geeignet.

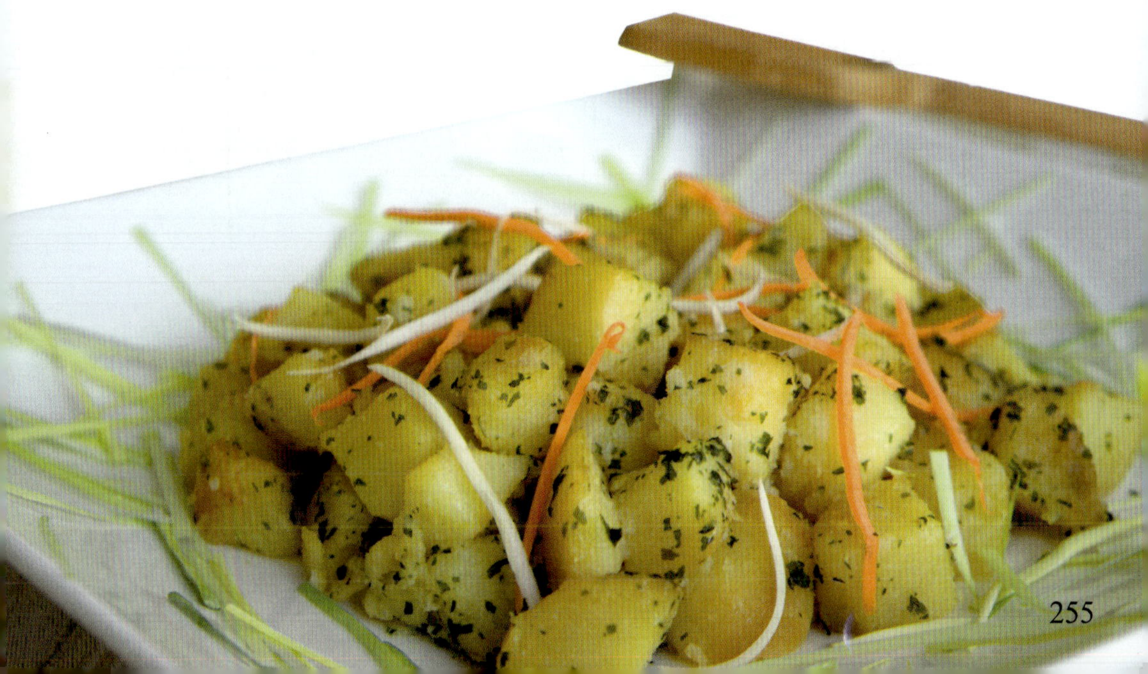

Gemüse

Bei der Auswahl achte man darauf, nur frische, gut aussehende Ware zu kaufen. Wenn möglich, sollte man biologisch gedüngtes Gemüse der künstlich getriebenen Ware vorziehen.

Gemüse sollte man nicht zu sehr zerkochen. Viele Gemüsesorten werden sehr schnell weich, so dass man sie gut kauen kann, ihr Aroma jedoch und auch viele Werte erhalten sind. Bei zu langem Kochen, wenn man z. B. den Topf gedankenlos auf dem Herd stehen lässt geht viel an Geschmack und Wert der Nahrung verloren. Es muss nicht jedes Gemüse als Brei zubereitet werden. Auch Spinat, Wirsing, Lauch sind geschmacklich besser, wenn sie fast unzerteilt angerichtet werden.

Die einfache alte Kochweise, Gemüse in Wasser zu kochen, ist besser als die „modern" gewordene Methode, „in Öl zu dämpfen". Das Fett wird dabei schädlich und schwer bekömmlich, das Gemüse oft überhitzt. Gegen den Dampfkochtopf ist nichts einzuwenden. Man sollte kurz in diesem Wasserdampf garen. Die gesamte Zubereitung kann nach dem Garkochen erfolgen. In der Servierschüssel kann man geschmolzenes Oleolux, verschiedene Pfeffersorten, eine zerdrückte Knoblauchzehe, gegebenenfalls fein gewiegte Zwiebeln, Schnittlauch, Petersilie, frische Gartenkräuter, wie Majoran, Dill, Estragon, oder einige Blätter

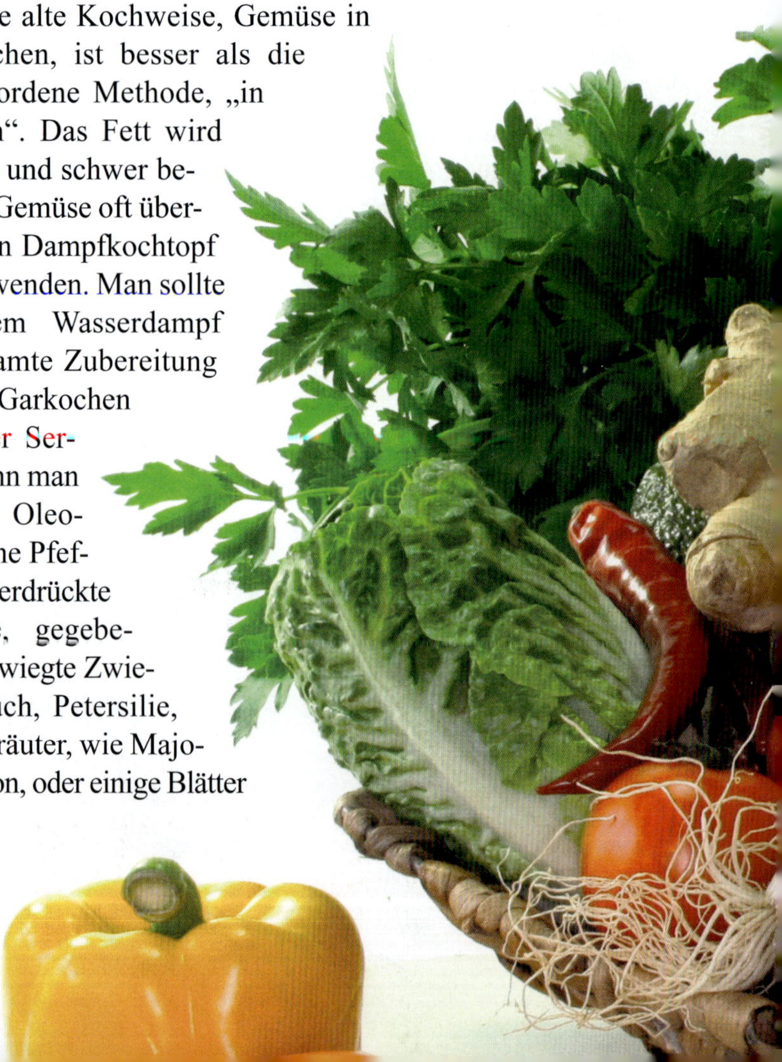

des Maggi-Strauches, sowie Shoyu mischen. Nach Geschmack kann man dann die Schärfe der Gewürze durch Zugabe von einigen Esslöffeln Milch abrunden. In diese Gewürzmischung mit Oleolux gibt man nun das Gemüse, welches man frisch aus dem Dampftopf oder dem Gemüsewasser sofort in die Schüssel füllt und umschwenkt. Nimmt man nun von dem entstehenden, würzigen, fettigen Gemüsesaft einige Esslöffel voll und gibt diese in das verbleibende Gemüsekochwasser, so erhält man eine beliebte Bouillon. Diese lässt sich geschmacklich und gesundheitlich aufwerten durch Zugabe von einigen Esslöffeln mit Hefeflokken. Bestreuen mit geriebenem Käse ist bei der Gemüseschüssel oder auch bei den in Tassen gereichten Gemüsebrühen interessant und ermöglicht verschiedene Variationen.

Für den Kranken ist es besonders wichtig, dass man mehrere Gemüsesorten anbietet oder ein Gemüse wie Brennnessel oder Spinat in zweierlei geschmacklichen Variationen reicht, z. B. einmal mit Muskat, ein anderes Mal mit Hefe abgeschmeckt.

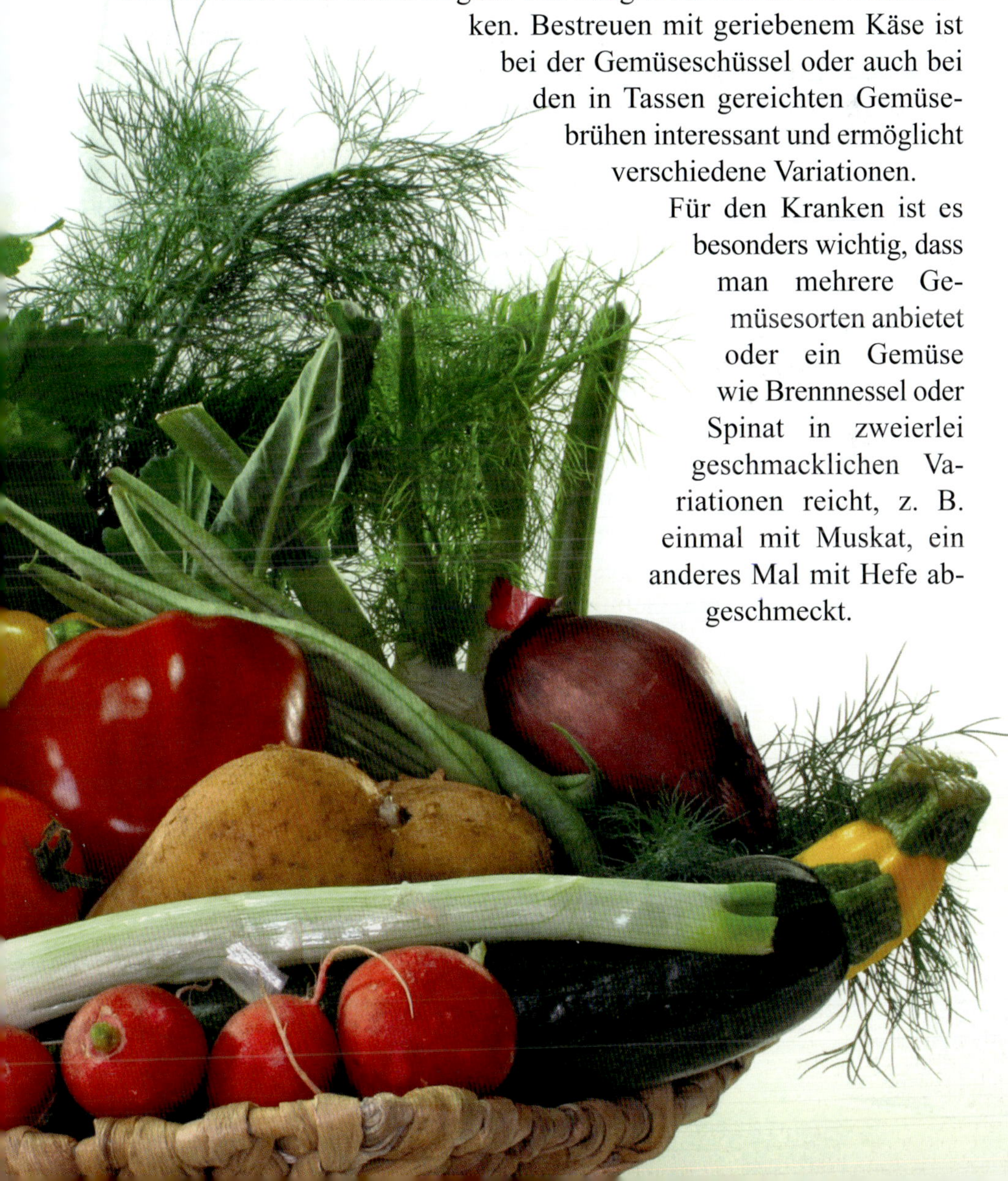

Spinat I

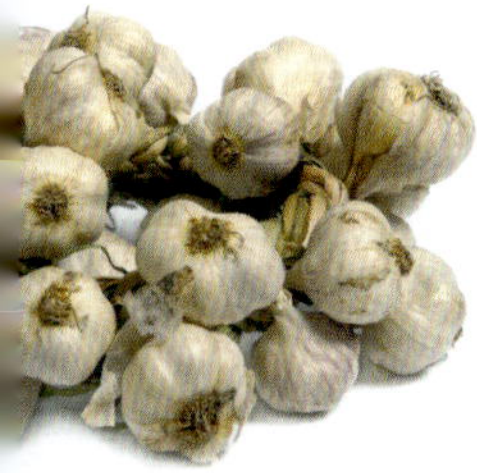

500 g Spinat und 2 Knoblauchzehen
Muskat und schwarzer bzw. weißer Pfeffer
Salz und 4 Esslöffel Oleolux

Man befreit die Spinatblätter beim Waschen nur von den sehr groben Anteilen der Stiele. Etwa in einer Fissler Bratfixpfanne (mit Drahteinsatz) breitet man diese Blätter flach auf diesem Brateinsatz aus. Man gibt eine Tasse Wasser hinein, bedeckt mit einem Deckel und lässt höchstens 10 Min. garen. Das Gemüse darf nicht zu weich sein und soll die grüne Farbe noch gut behalten. In der Zwischenzeit bringt man das Oleolux in einem anderen Gefäß zum Schmelzen, gibt 1–2 zerdrückte Knoblauchzehen hinein und füllt dieses warm gemachte Fett in eine Schüssel. Nun versetzt man mit einer Messerspitze weißem und schwarzem Pfeffer, evtl. auch noch mit rotem Pfeffer, reibt von einer Muskatnuss etwas hinein, gibt ggf. noch ein wenig gepulverte Muskatblüte hinein und vermischt nun den heißen Spinat unzerkleinert mit dieser vorbereiteten Sauce, die mit Salz abgeschmeckt wurde. Die Sauce muss gut würzig sein.

Der Spinat wurde ohne Salz gekocht. In der Schüssel kann man nun mit einem langen Messer 2–3mal den Spinat kreuz und quer zerschneiden. In dieser Form wird nun serviert. Der Kontrast zwischen der herzhaften Sauce und diesem Spinat schmeckt den meisten besser als das feinpürierte Gemüse. Natürlich ist auch die letztere Zubereitung möglich.

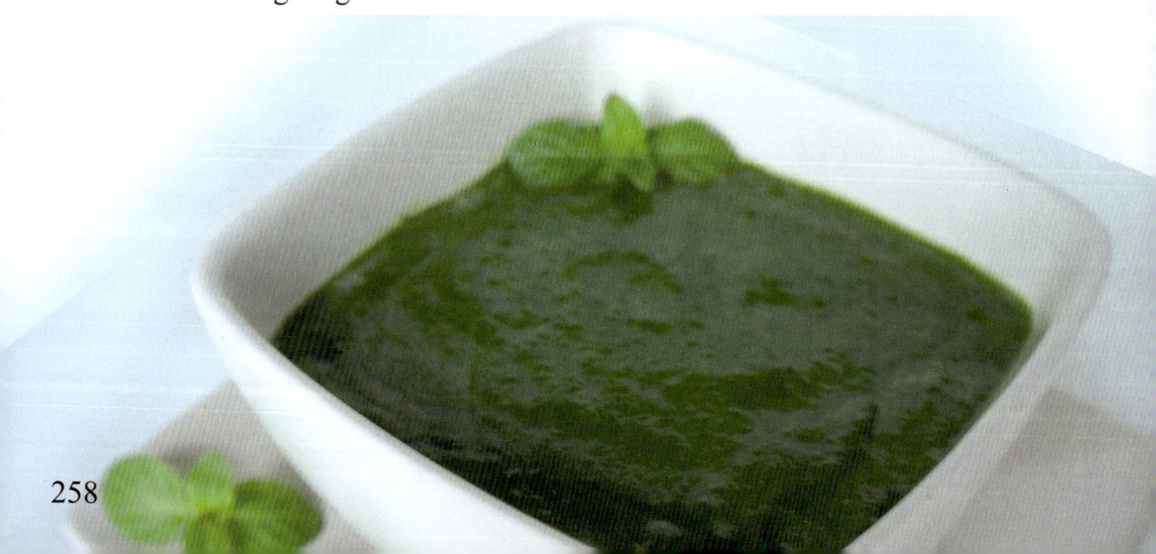

Spinat II

*500 g Spinat * 2–3 große Zwiebeln*
*2 Esslöffel Shoyu * 3 Esslöffel Oleolux*
1 Handvoll geriebenen Käse

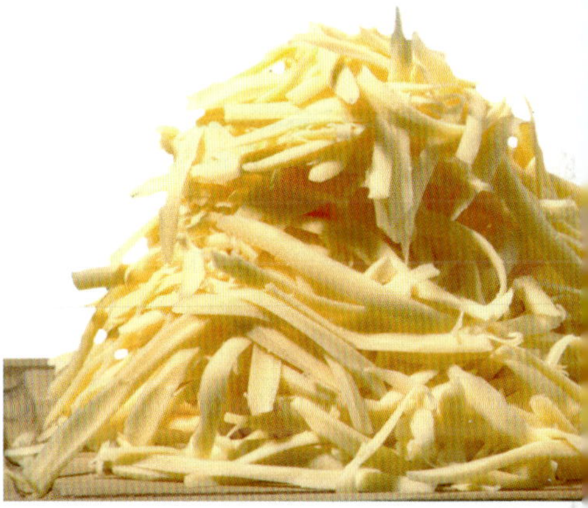

Der Spinat wird gesäubert und, wie unter 1 beschrieben, auf dem Drahtsieb, ohne Zugabe von Salz, nicht zu weich, aber gar gekocht. Während des Kochens legt man die nur grob geschnittenen Zwiebeln schichtweise über das Spinatgemüse, gibt dann Shoyu darüber und lässt noch ein paar Minuten zugedeckt gar kochen. Mit einem breiten Pfannenmesser klappt man die Gemüselage so zu einem Halbmond übereinander, dass die Zwiebellage sich in der Mitte befindet.

Man arrangiert nun dieses Gemüse auf einer länglichen Platte schön an und bestreut mit einer Handvoll geriebenem Käse. Zuletzt übergießt man mit dem vorsichtig geschmolzenen Oleolux. Das Gemüsewasser wird mit etwas Salz, Hefeflocken oder Hefe-Extrakt und mit Shoyu abgeschmeckt, als Trinkbrühe gereicht. Natürlich mit ein wenig Oleolux abschmecken.

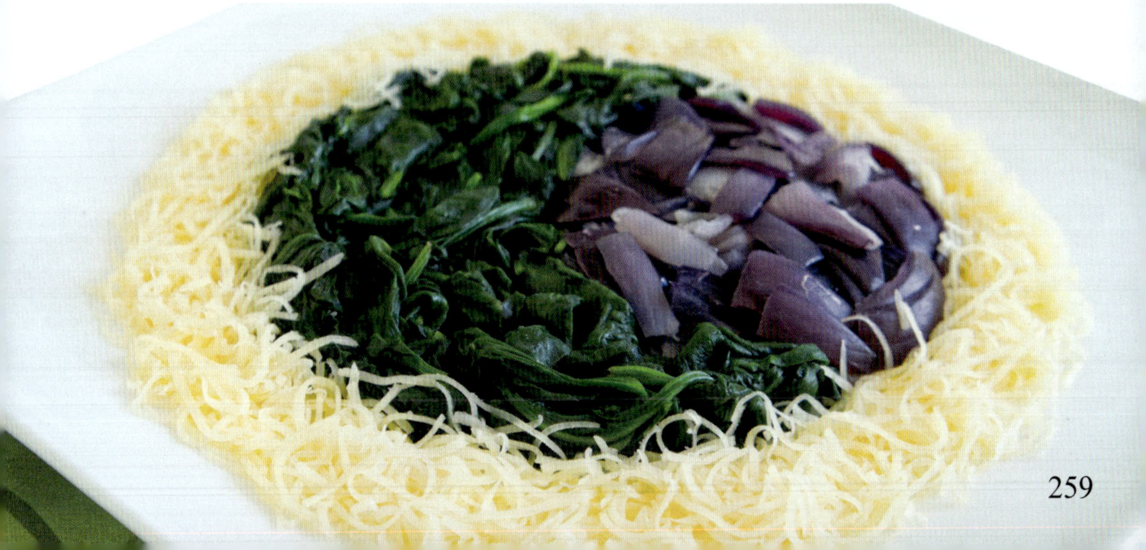

Spinat, zweierlei Art

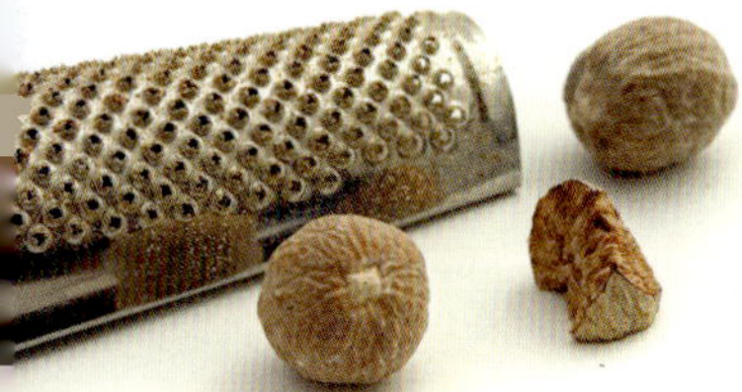

500 g Spinat
1 Teelöffel Kräutersalz
2 Esslöffel Shoyu
1 Esslöffel Hefeflocken
etwas Muskat
2 Esslöffel Oleolux

Der gesäuberte Spinat wird mit wenig Wasser gedämpft und aus dem Kochwasser herausgenommen, püriert oder fein gewiegt. Man teilt den Spinat nun in zwei Hälften. Zur einen Hälfte gibt man 2 Esslöffel Shoyu, reichlich Muskatnuss, gepulvert oder frisch von der Nuss gerieben, und 1 Esslöffel Oleolux, verrührt gut und serviert.

Die andere Hälfte des Spinats wird mit dem Kräutersalz und mit der Hefe versetzt. Beides, nebeneinander serviert ist für den Kranken appetitanregend und wird als sehr angenehm empfunden, z. B. in Verbindung mit Buchweizen.

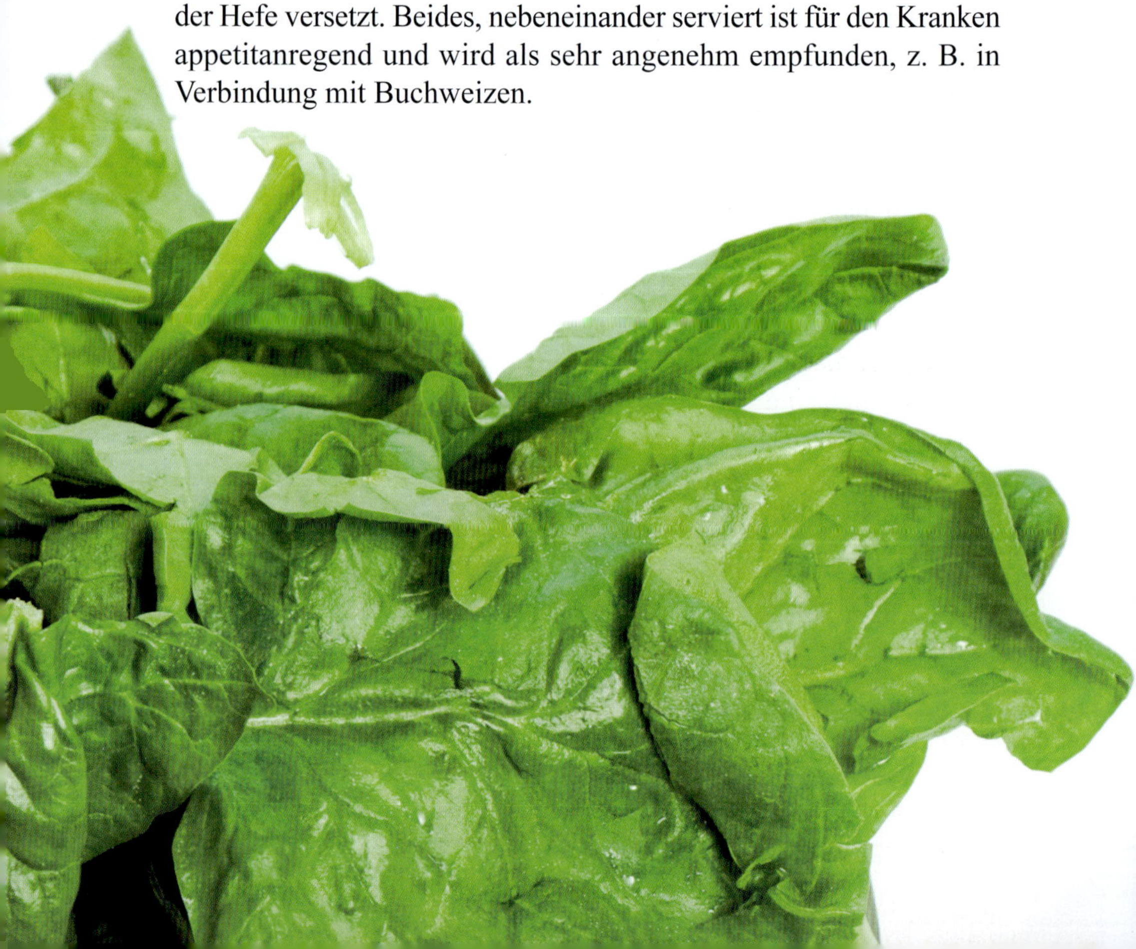

Klare Gewürzbrühen

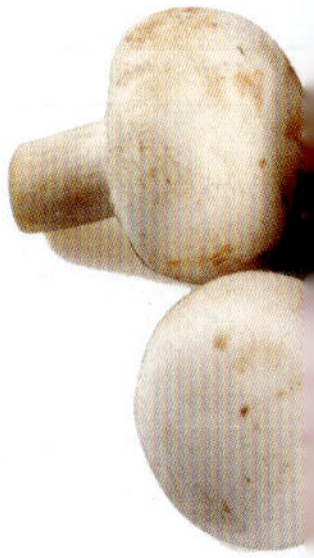

Gemüsebrühen jeglicher Art
5 Knoblauchzehen und 75 g Oleolux
½ Teelöffel Kräutersalz und 1 Esslöffel Petersilie
2 Esslöffel Hefeflocken und 1 Prise weißer Pfeffer
*1 Prise roter Paprika und 1 Esslöffel Shoyu * 1 Teelöffel Majoran*

In einer Kasserolle wird das Fett in das vorgeheizte Gefäß gegeben und zum Schmelzen gebracht. Anschließend gibt man die zerdrückten Knoblauchzehen in das warme Fett und gibt sofort Salz, Pfeffer, Paprika und auch die Hefeflocken unter Umrühren in das flüssige Fett. Man füllt je nach Geschmack mit Gemüsewasser von gekochtem Gemüse auf. Gut geeignet ist das Spinatwasser, das Wasser von grünen Bohnen, aber auch von anderen Gemüsesorten. Nun gibt man den Majoran hinzu, lässt kurz aufwallen und serviert in Suppentassen als klare Brühe vor dem Essen. Wird der herzhafte Geschmack nicht so sehr geliebt, so kann man zur Abwechslung mit 1–2 Esslöffeln Dosenmilch den Geschmack verfeinern. Diese Brühe kann auch zu Suppen benützt werden, bei welchen man:

a) körnig gekochten Buchweizen Kasha oder Buchweizen körnig als Einlage in die Brühe gibt,
b) gut gegarten Reis als Einlage benutzt,
c) mit kleinen Nudeln oder anderen Einlagen diese Brühe zur Suppe geeignet macht.
d) Vorzüglich sind als Einlage Leinsaatklößchen

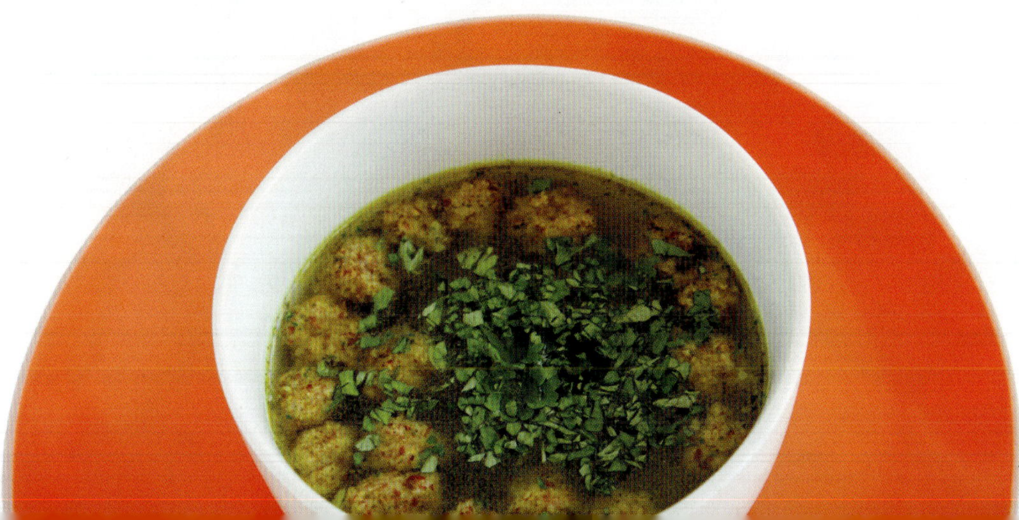

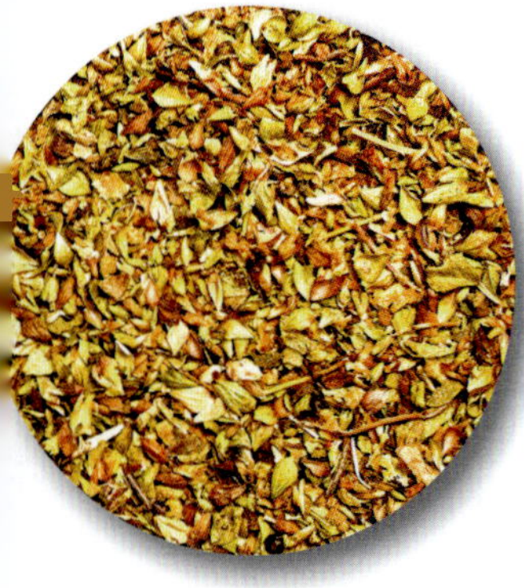

Rosenkohl mit Majoran

500 g Rosenkohl
2 Esslöffel Shoyu
1 Esslöffel Majoran
2 Esslöffel Oleolux

Die geputzten und zerkleinerten Rosenköhlchen werden in kochendes Wasser gegeben und kurze Zeit gegart (10 Minuten genügen). Man gießt das Wasser ab und gibt nun Oleolux, Majoran und Shoyu in den heißen Topf und schwenkt kräftig um und serviert sofort.

Diese Zubereitung ist besonders schmackhaft, weil die von außen sehr herzhaft abgeschmeckten Rosenköhlchen, im Innern ohne Salz zubereitet, eine besonders interessante Beilage zur Gemüseplatte darstellen.

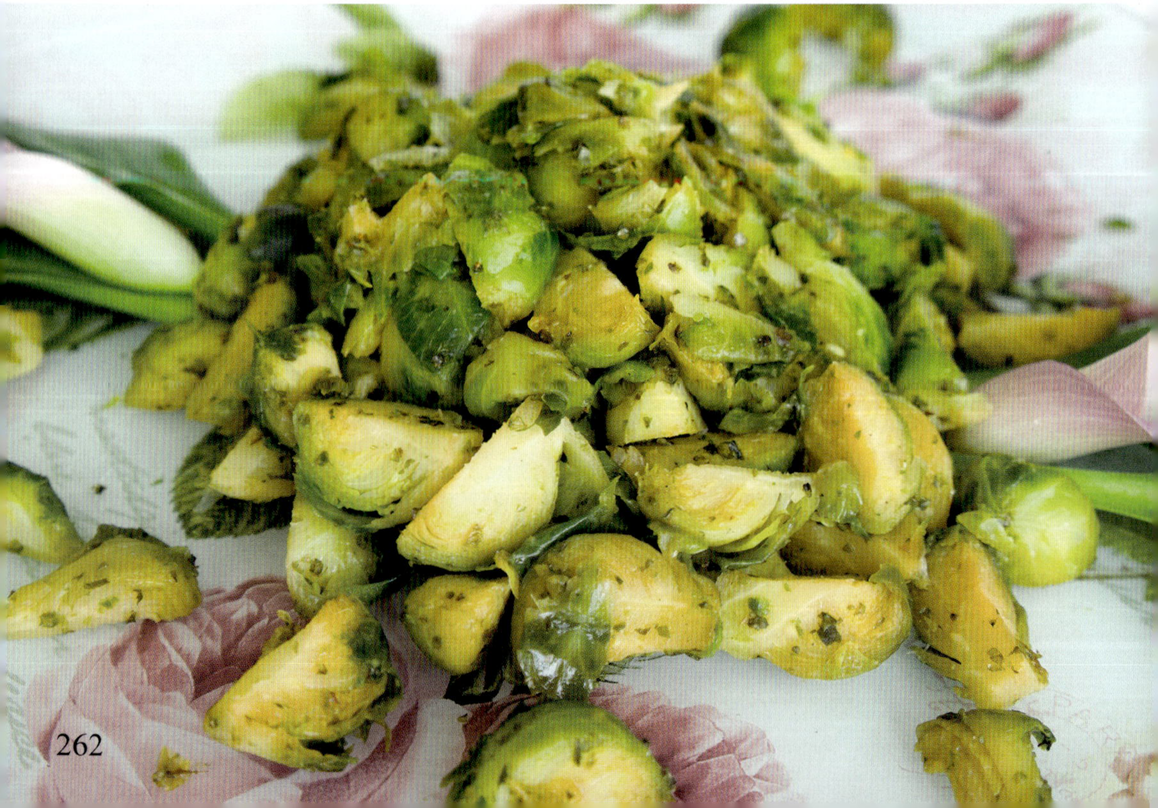

Rosenkohl mit Pfeffer

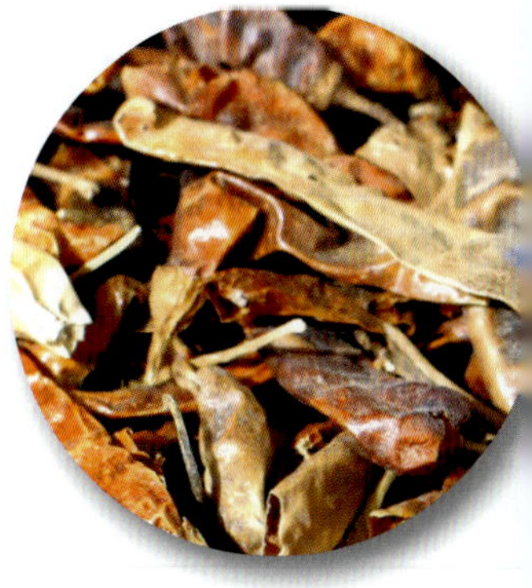

*500 g Rosenkohl * 125 g Oleolux*
*2 Esslöffel Shoyu * Hefe-Extrakt*
1 Prise weißer Pfeffer
1 Prise roter Pfeffer

Der Rosenkohl wird wie üblich gesäubert und ganz oder halbiert mit wenig Wasser oder im Dampftopf gar gekocht. Nach Entfernen des Kochwassers wird mit Oleolux, Shoyu und Hefe-Extrakt gut vermischt, mit Pfeffer, gegebenenfalls noch etwas Kräutersalz abgeschmeckt.

Die Kombination Rosenkohl mit Oleolux ist besonders gut, weil das Oleolux das Eigenaroma der Gemüsesorten besonders gut zur Entfaltung bringt.

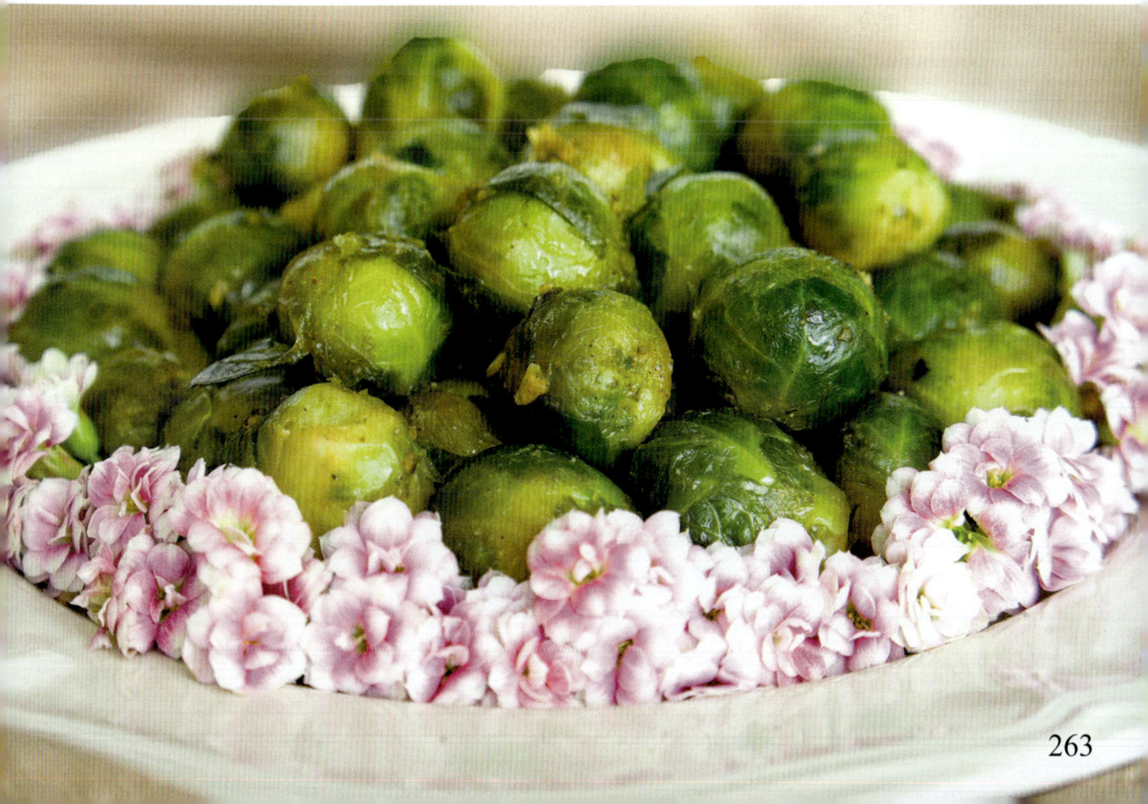

Artischocken mit Knoblauchsauce

3 Artischocken und 6 Knoblauchzehen
¼ l Leinöl und Saft einer Zitrone
Salz und Pfefferschoten evtl. in Verbindung mit
125 g Quark und 3 Esslöffel Milch

Die Artischocken werden von den harten Anteilen des Stieles und der Blattspitzen befreit. Anschließend kocht man sie im Salzwasser bis sich die äußeren Blätter durch leichtes Abziehen lösen lassen. Man nimmt die Artischocken aus dem Salzwasser und trägt sie auf einer Schale auf. Für die abfallenden Blätter bzw. Blattteile gibt man kleine Schälchen. Während die Artischocken kochen, bereitet man kalt und auf einfachem Wege die folgende Sauce zu: Die Knoblauchzehen werden mittels einer Knoblauchpresse zerdrückt und in das Öl gegeben. Sodann fügt man den Saft einer Zitrone und etwas Salz zu. Diese Öl-Sauce kann bereits in dieser Form zum Bestreichen der Artischockenblätter vor dem Abnagen verwendet und in Verbindung mit dem Artischockenboden gegessen werden. Eine sehr schöne Kombination ist die folgende: Man gibt in diese Knoblauch-Öl-Tunke 125 g Quark, 3 Esslöffel Milch und verrührt alles. In dieser Form ist diese Knoblauchzugabe sehr angenehm mit Artischocken-Blättern und Artischocken-Böden.

In Verbindung mit den Artischocken kann man zu der vorstehend beschriebenen Sauce auch verschiedene gekochte Gemüse, die nur in Salzwasser gekocht wurden, reichen, z.B. Bohnen, Karotten, Sellerie in Würfel geschnitten, Pfefferschoten oder Spargel.

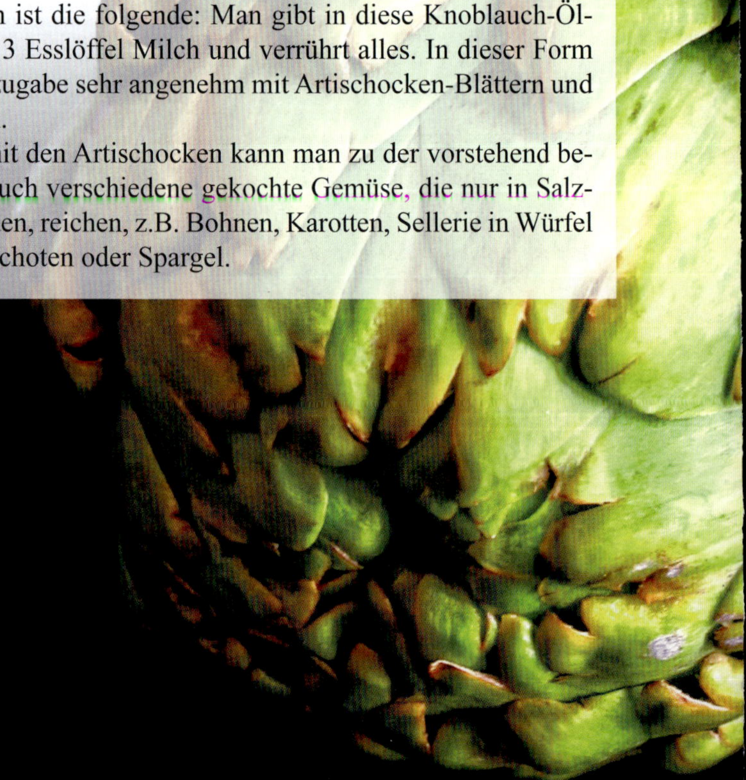

Artischocken mit Quark-Leinöl-Mayonnaise

5 Artischocken und 250 g Quark
150 g Leinöl und 75 g Milch
1 Esslöffel Senf und 3 Gewürzgurken
Salz, 1 Esslöffel Petersilie oder Schnittlauch oder Majoran

Die Artischocken werden nach dem Entfernen der harten Anteile am Stiel und an den Blattspitzen in Salzwasser gekocht. Man kann auch eine Knoblauchzehe in diesem Wasser mitkochen. Während die Artischocken kochen, bis man ein äußeres Blatt sehr leicht abnehmen kann, bereitet man die folgende Mayonnaise:

In einem Mixgerät mischt man Leinöl, Milch, Senf, Salz, Quark und gibt zuletzt die sauren Gurken in den Mixer, püriert alles sehr fein und gibt zum Schluß Petersilie oder Schnittlauch zu dieser Mayonnaise. Die Petersilie kann man in der Mayonnaise einfach mitpürieren. Den Schnittlauch gibt man besser feingeschnitten zum Schluß hinzu. Man serviert nun diese Mayonnaise als Sauce zu den kochend heiß aufgetragenen Artischocken. Mit jedem Blatt das man ablöst, kann man ein wenig Mayonnaise nehmen und dies zusammen essen. Am besten ist natürlich der Schluß, der Artischockenboden, der reichlich mit dieser Mayonnaise überschichtet gegessen wird. Dies ist ein Gericht welches wegen der sehr günstigen Wirkung auf Leber und Fettstoffwechsel eine ausgezeichnete Krankenkost darstellt.

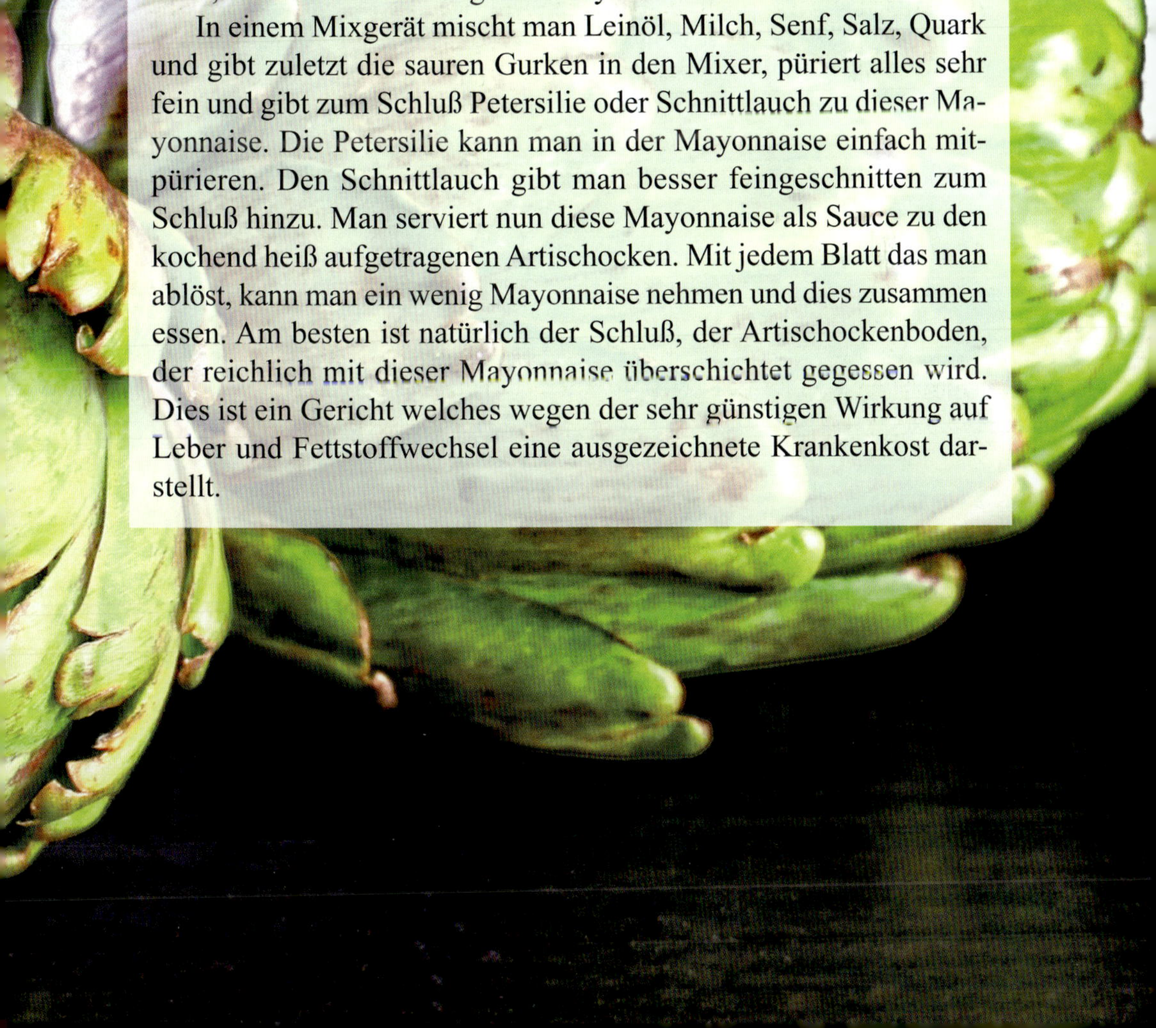

Leinsaatklößchen als Suppeneinlage

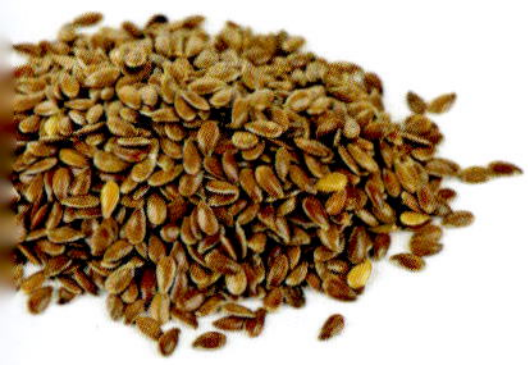

1 Tasse Leinsaat
1 Tasse klare Gewürzbrühe

In einen Mixer gibt man die ganze, unzerkleinerte Leinsaat, jedoch bester Qualität! Von der klaren Gewürzbrühe nimmt man eine Tasse mit der nicht ganz verdünnten, noch ziemlich konzentrierten Brühe, zu der man vielleicht nur ½ l des Gemüsewassers zu den Gewürzen gegeben hat. Diese stark würzige Brühe gibt man in das Mixgerät. Mit einem guten Mixer wird die gesamte Leinsaat zu einer homogenen Masse geschlagen und in eine Tasse gefüllt. Man stellt diese Leinsaatzubereitung kalt.

Nach etwa einer halben Stunde lässt sich diese Masse wie Eierstich abtrennen und in kleinen Anteilen, von der Größe der Markklößchen, in die heiße Brühe geben. Diese klare Gewürzbrühe mit Leinsamenklößchen ist bei Kranken sehr beliebt, äußerst gut bekömmlich und appetitanregend.

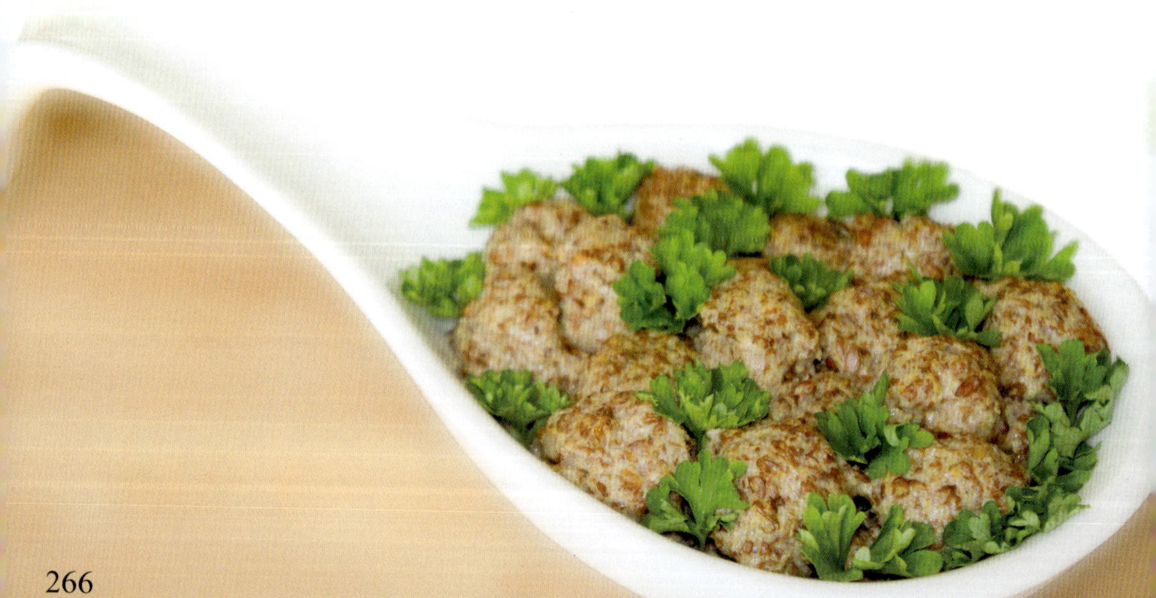

Schwarzwurzeln mit Mayonnaise

*500 g Schwarzwurzeln * etwas Zitronensaft*
*100 g Quark * 3 Esslöffel Leinöl und 3 Esslöffel Milch*
Salz und Ingwer

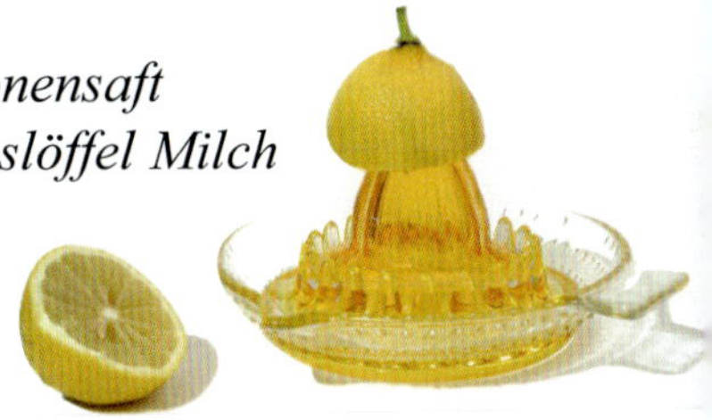

Die Schwarzwurzeln werden mit kochendem Wasser überbrüht. So lassen sich die Schalen mit einem kleinen Schabemesser leicht entfernen. Die geschälten Schwarzwurzeln legt man sofort in Wasser, welches mit wenig Zitronensaft oder Apfel-Essig versetzt wurde. In kochendem Wasser oder in einem Etagen-Dampftopf, in welchem sich aber auch in dem Kochwasser unten etwas Essig befindet, werden die Schwarzwurzeln gar gekocht. Man serviert nun, ohne eine Sauce zu bereiten, die gut heißen Stangen zusammen mit der folgenden Mayonnaise:

Quark-Leinöl und Zitronensaft werden im Mixer gut gemischt, während man zuerst Milch mit Leinöl und Quark verrührt und dann erst Zitronensaft hinzufügt. Zum Schluss gibt man eine gute Messerspitze Ingwer und ein wenig Salz zu dieser Mayonnaise. Man füllt in vorgewärmte Gefäße und serviert mit den heißen Schwarzwurzeln.

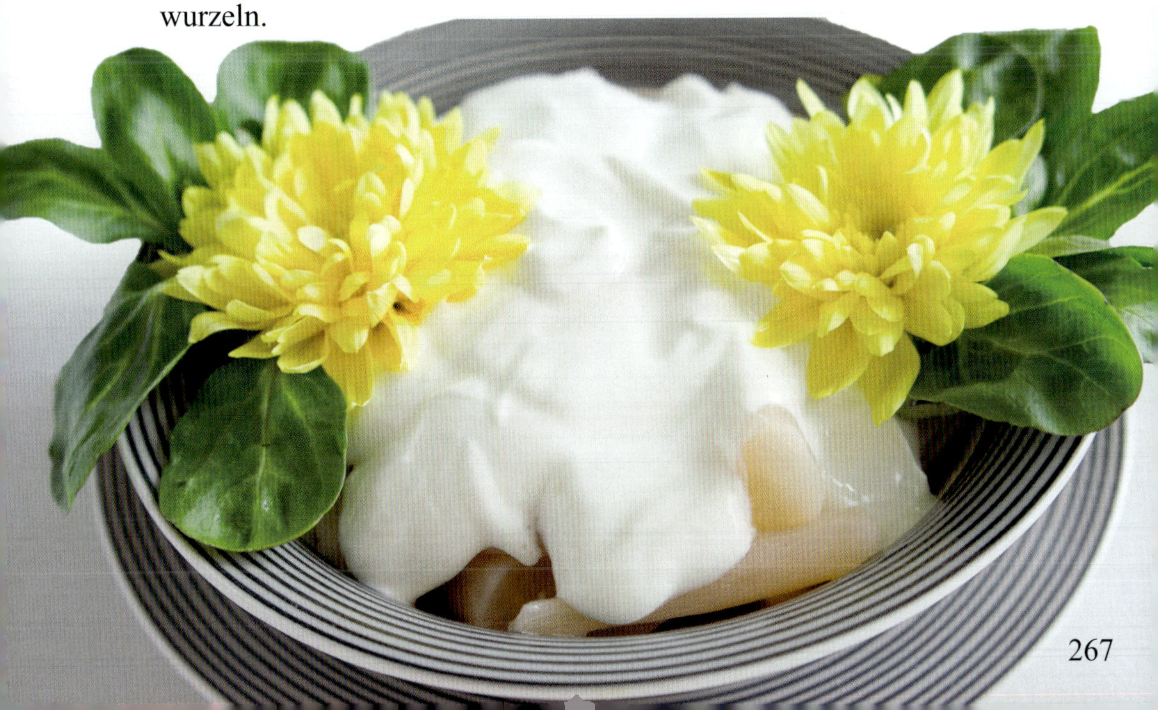

Sauerkraut mit Paprikaschoten

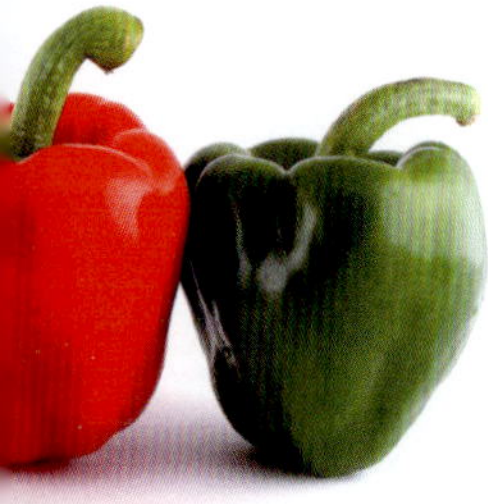

Zwei schöne Paprikafrüchte, grün oder rot
*250 g Sauerkraut * 4 gehäufte Esslöffel Hefeflocken*
*125 g Oleolux * 4 Esslöffel Kürbiskernöl*
*etwas Salz * 1 Esslöffel Shoyu*

Die Paprikaschoten werden vom Stiel und von Samen befreit, geviertelt und noch einmal quer halbiert. In einer Bratpfanne, die leer vorgewärmt wurde, bringt man Oleolux zum Schmelzen, fügt sofort die Paprikastücke in die Pfanne, bedeckt alles mit der Lage Sauerkraut und lässt es nur heiß werden. Anschließend überstreut man mit 4 Esslöffeln Hefeflocken. Das Kürbiskern-Öl gibt man während des Erwärmens nach und nach in die Pfanne, damit das Oleolux nicht überhitzt wird.

Mit einem breiten Pfannenmesser wird die gesamte Mischung nur derart zusammengeklappt, dass die Schichten noch relativ gut erhalten bleiben. Man bespritzt mit einigen Spritzern Shoyu und serviert heiß zu Kartoffeln oder Reis oder Buchweizen. Dieses Gericht kann auch ohne diese Beilagen wegen des hohen Gehaltes an Hefeflocken sehr gut gegessen werden.

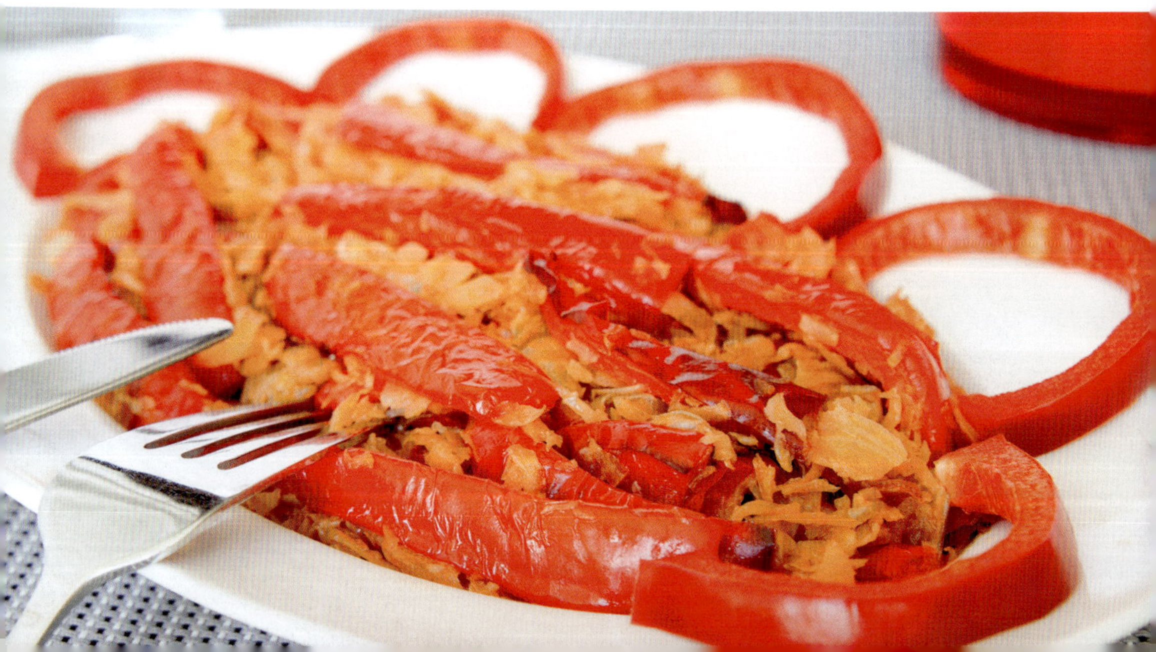

Sauerkraut, einfache Art

*125 g Oleolux * 1 Esslöffel Kürbiskernöl*
*250 g Sauerkraut * 1 Zwiebel*
*Hefe-Extrakt * Kräutersalz*

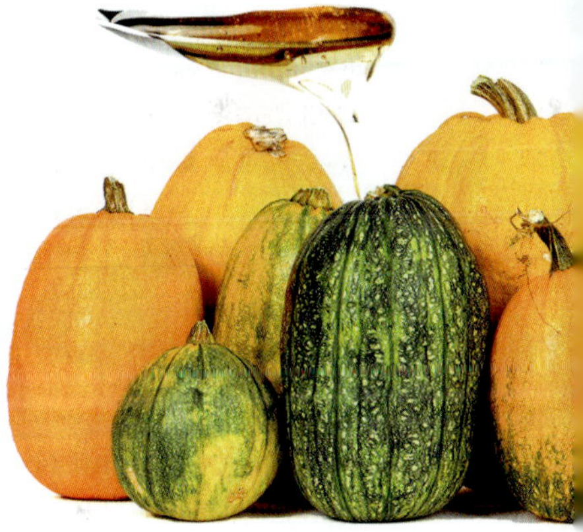

In einer Stielpfanne, die vorher erwärmt wurde, bringt man Oleolux zum Schmelzen und erhitzt mit Zwiebelringen höchstens bis zur beginnenden Bräunung. Dann gibt man das Sauerkraut sofort in diese Pfanne, vermischt gut, gibt Hefe-Extrakt hinzu und erwärmt, bis das Sauerkraut gut heiß ist. Wenn man will, kann man gut mit einem Messer das Kraut ein wenig zerkleinern. Auf der Herdplatte stehend, wird mit einem Esslöffel Kürbiskernöl vermengt. Man kann auch einige Zwiebelringe zum Schluss zum Garnieren benutzen. Als Beilage zu Kartoffelbrei.

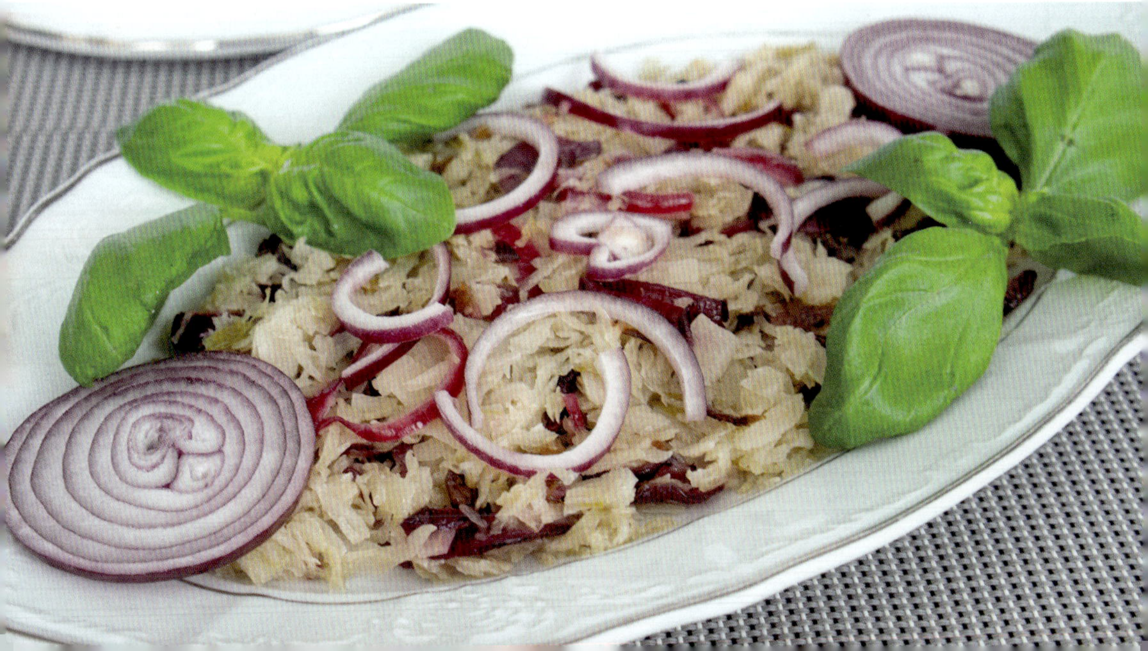

Spargel mit Mayonnaise, heiß oder kalt

Für 4 Personen
*1 kg Spargel und 150 g Leinöl * 75 g Milch und 250 g Quark*
5 saure Gurken und 1 Teelöffel Senf
½ Banane und Salz

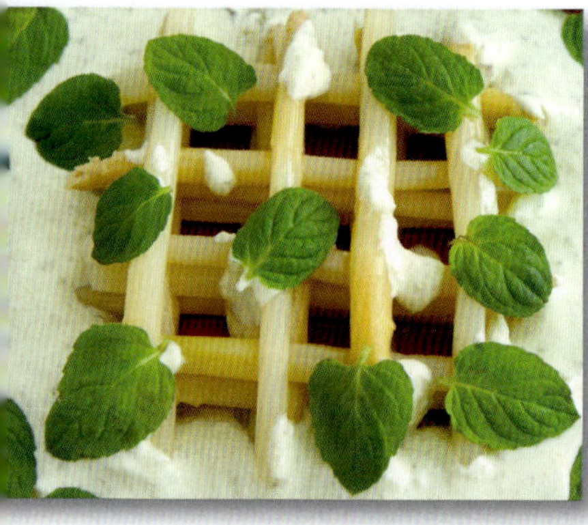

Der Spargel wird wie üblich geschält, mit einem Zwirnfaden gebündelt und in das gut kochende, schwach gesalzene Wasser gegeben. Während der Spargel kocht, bereitet man im Mixer die folgende Mayonnaise:
Leinöl, Milch, Senf und eine Prise Salz werden zuerst gut gemixt, dann gibt man nach und nach den Quark in den Mixer, vermischt gut und gleichmäßig und gibt in diese Mischung zuletzt höchstens eine halbe Banane hinzu und vermischt. Diese Sauce wird zu dem heißen Spargel serviert. Man fasst den Spargel am unteren Ende mit den Händen an, zieht die Spitzen durch die Mayonnaise und isst den Spargel heiß. Der Geschmack ist ausgezeichnet. Auf diese Weise wird außerdem aus dem Spargelgericht eine gut sättigende Mahlzeit. Dieses Gericht ist sehr zu empfehlen bei erschwerter Wasserausscheidung!

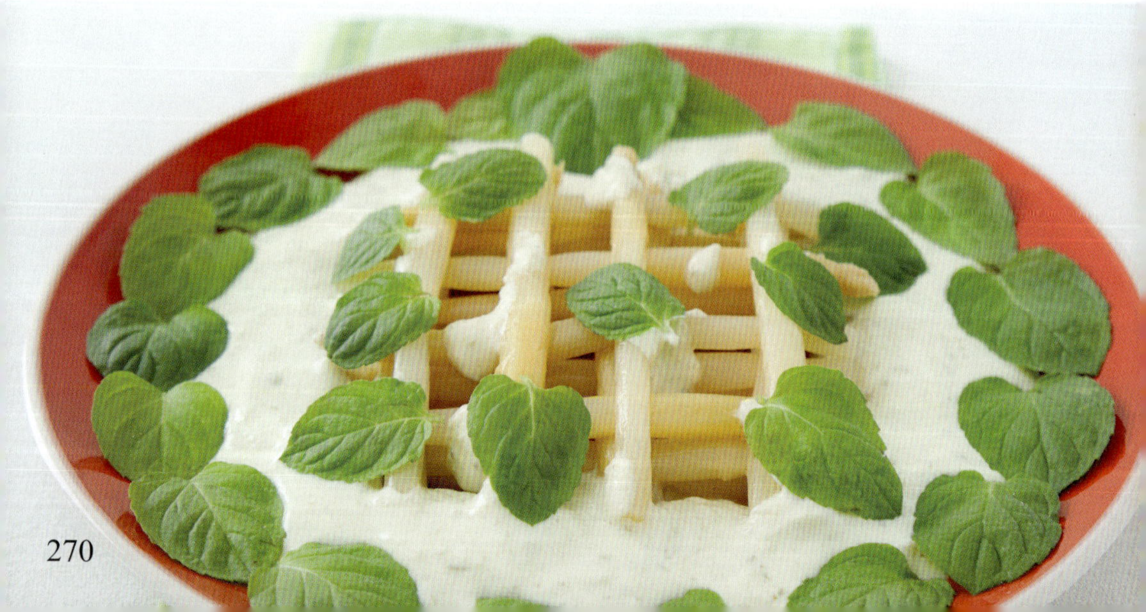

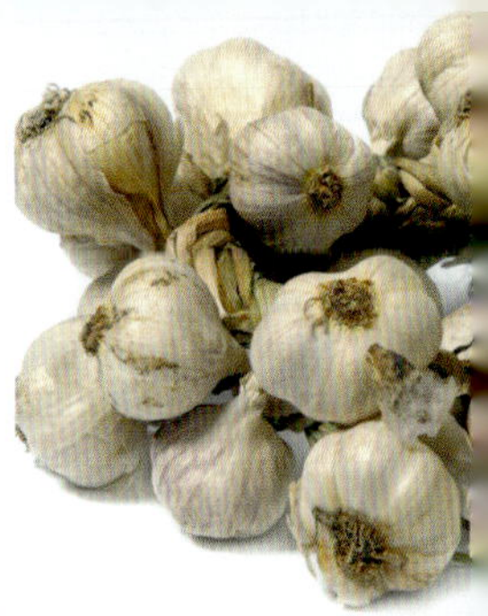

Grünkohl

*500 g Grünkohl * 3 Knoblauchzehen,*
*125 g Oleolux * 1 kleine Zwiebel und Muskatnuss*
1 Esslöffel Dosenmilch und 1 Esslöffel Shoyu
schwarzen, weißen und roten Pfeffer, je eine Messerspitze voll

Der Grünkohl wird gewaschen, von den Strunken befreit und im Etagen-Dampftopf gut weich gekocht (15 Minuten genügen). Inzwischen wurde in einer Stielpfanne, die leer vorgeheizt wurde, das Oleolux zum Schmelzen gebracht. Sofort gibt man die klein geschnittene Zwiebel hinein und die mit der Knoblauchpresse klein zerdrückten Knoblauchzehen. Man erwärmt nur, bis die Zwiebeln glasig werden. Auch der Knoblauch darf nicht über eine helle Bräunung hinaus, sondern nur bis zur „beginnenden Bräunung" erwärmt werden. Dieses Fett gibt man sofort in eine vorgewärmte Porzellanschüssel, in welcher man nun reichlich von den drei genannten Pfeffersorten mit dem heißen Fett vermischt.

Dann gibt man 1 Esslöffel Shoyu hinein und vermischt das kochend heiße Gemüse in der Anrichte-Schüssel mit diesem Gewürzfett. Der Grünkohl wird nur mit dem Messer ein wenig zerschnitten, nicht aber durch den Wolf gedreht. In dieser Form schmeckt der Grünkohl besser als in Verbindung mit einer Bratwurst.

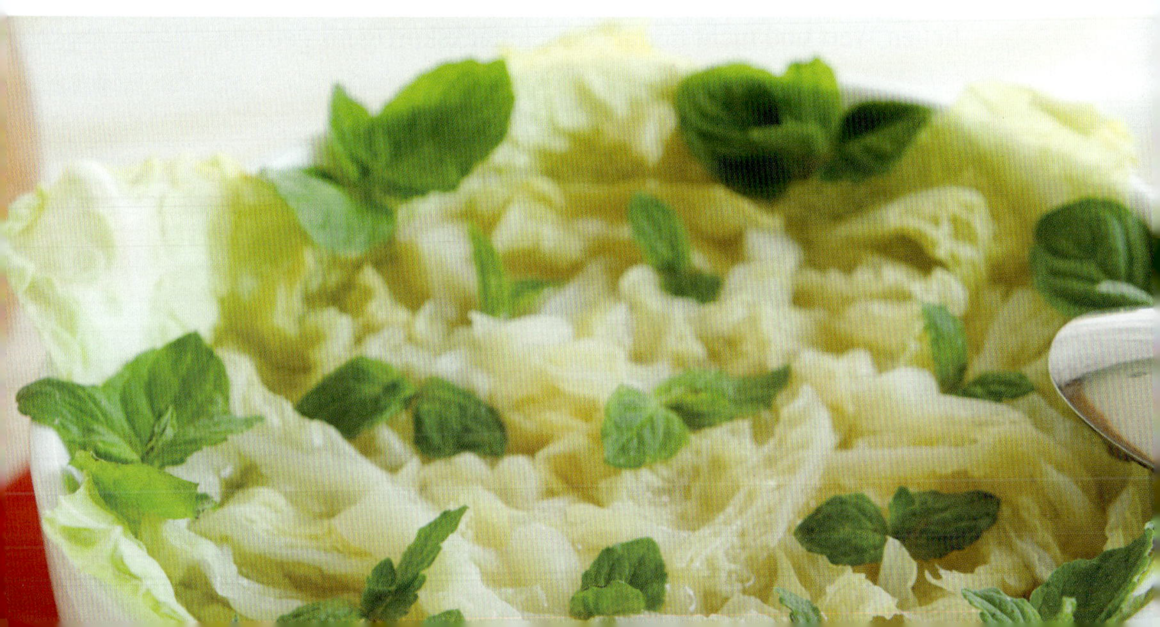

Porree als Gemüse

Für 4 Personen
5–6 Stangen Lauch mittlerer Größe
*3 Esslöffel Oleolux * 3 Esslöffel Shoyu*

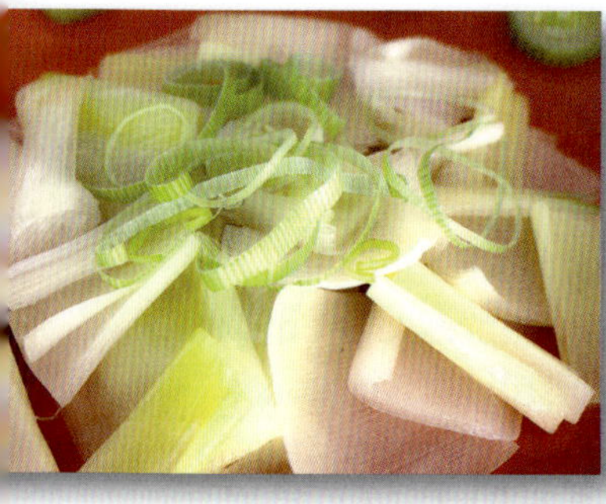

Die Lauchstangen werden von welken Anteilen befreit und oberhalb der weiß-gelben Zone halbiert und gründlich gewaschen, evtl. durch geringes Aufschlitzen am oberen Ende der festen Stange. In einem Glasgefäß legt man den Boden mit den grünen Blättern aus und schichtet darüber der Länge nach die zarteren weiß-gelben Anteile. Man bedeckt mit Wasser und kocht gar ohne Zusatz von Salz. Wenn das Wasser fast vollständig verdampft ist (ggf. muss man die Brühe abgießen), gibt man über das Gemüse Oleolux und Shoyu und serviert sofort.

Die Brühe ist ausgezeichnet als Trinkbrühe, wenn man sie mit Pap-rika, Oleolux und Shoyu abschmeckt. Bei Verwendung von reichlich Fett, wenn dies bei einem Kranken angebracht ist, sollte man das Fett durch Zugabe von einem Esslöffel Hefeflocken binden, so dass es nicht sichtbar ist. Die Zugabe von Eiweiß in Form der Hefeflocken ist von hohem gesundheitlichen Wert und nicht nur als Geschmackskorrigens gedacht.

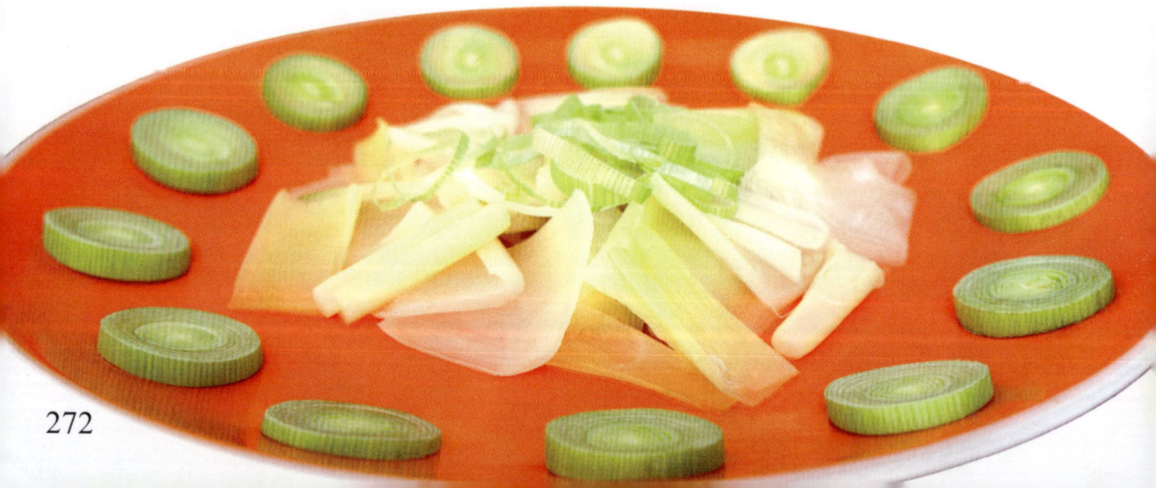

Grüne Bohnen

*500 g grüne Bohnen * 3 Esslöffel Oleolux*
*1 Knoblauchzehe * Bohnenkraut*
*1 Esslöffel Shoyu * ½ Teelöffel Kräutersalz*

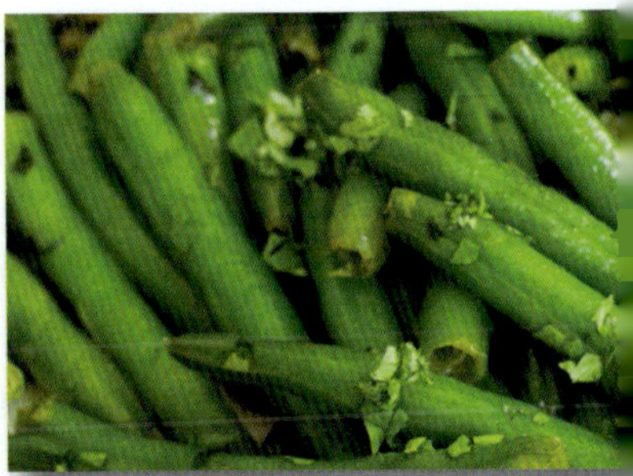

Die Bohnen werden gesäubert, von den Fäden befreit und in Stücke zerbrochen. Mit wenig Wasser im Dampfbad werden sie zusammen mit einem Sträußchen Bohnenkraut (evtl. auch in getrockneter Form) und einer ganzen Knoblauchzehe gar gekocht. Man bereitet nun in der Schüssel eine Sauce aus geschmolzenem Oleolux, einer zerdrückten Knoblauchzehe, 1 Esslöffel Shoyu, Salz, evtl. noch mit Paprika, und gibt die gar gekochten Bohnen in diese Sauce, die sich bereits in der Servierschüssel befindet. Man verrührt gut und serviert.

Die im Kochtopf verbliebene Brühe als Trinkbrühe abschmecken, eventuell unter Verwendung von einem Esslöffel der Mischung, die man zum Abschmecken des Gemüses zubereitete, jedoch ist zusätzliche Geschmacksvariation, etwa mit einem Esslöffel Hefeflocken oder durch Hinzugabe von Tomatenmark oder Paprika-Ketchup oder geriebenem Käse, zweckmäßig.

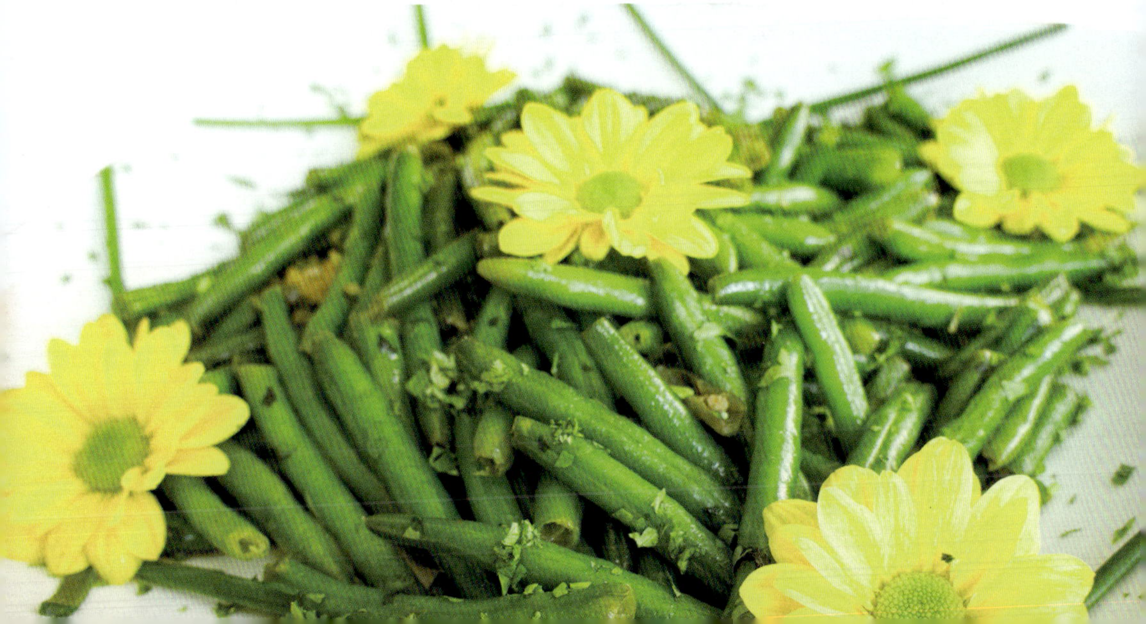

Fenchel als Gemüse

4 Fenchelknollen
1 Handvoll ger. Käse und 4 Esslöffel Oleolux
1 Knoblauchzehe und 1 Esslöffel Shoyu
Info: Man rechnet pro Person 1 Fenchelknolle

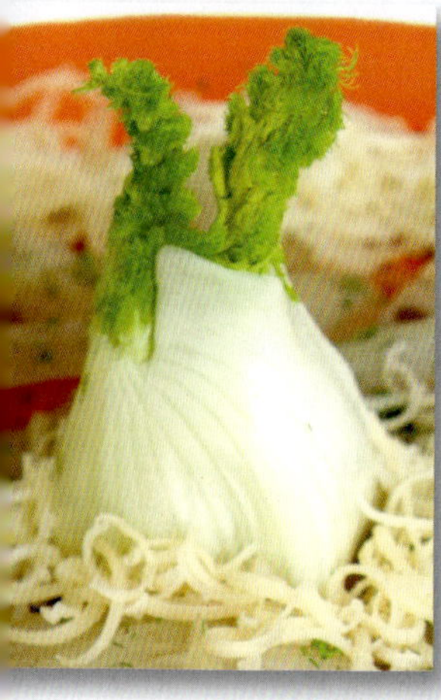

Die Fenchelknollen werden von den harten Stielen befreit, der Länge nach halbiert und flach etwa in einem Glasgefäß oder in der Bratpfanne angeordnet. Mit wenig Wasser wird das Gemüse gar gekocht. Man kann etwas Bohnengewürz in die Kochbrühe geben. Während das Gemüse kocht, bringt man in einem Gefäß Oleolux zum Schmelzen, gibt eine zerdrückte Knoblauchzehe hinein, vermischt, vom Feuer genommen, mit 1 Esslöffel Shoyu und gibt diese zubereitete Sauce über die Fenchelknollen, wenn diese gar gekocht sind. Wenn das Wasser nicht vollständig verkocht ist, gießt man es ab und verwendet es anderweitig als Gemüsebrühe.

Nachdem man die schön arrangierten Fenchelknollen mit der Fettsauce übergossen hat, gibt man eine Handvoll geriebenen Käse darüber. Man kann noch einige Minuten im Backofen gratinieren lassen, jedoch nicht zu lange, da durch zu starkes Erhitzen die Bekömmlichkeit sehr beeinträchtigt wird.

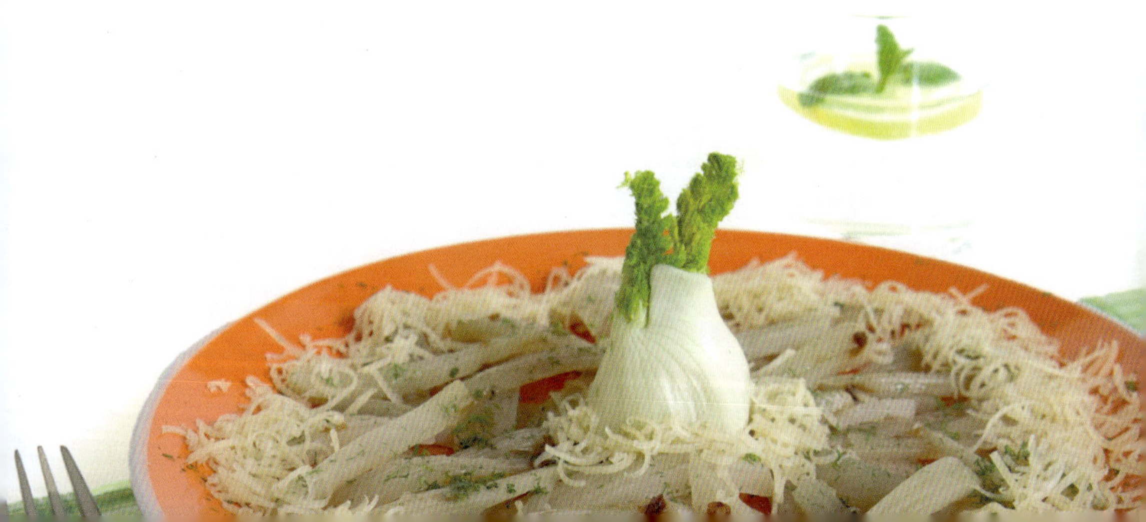

Weißkohlgemüse auf indische Art

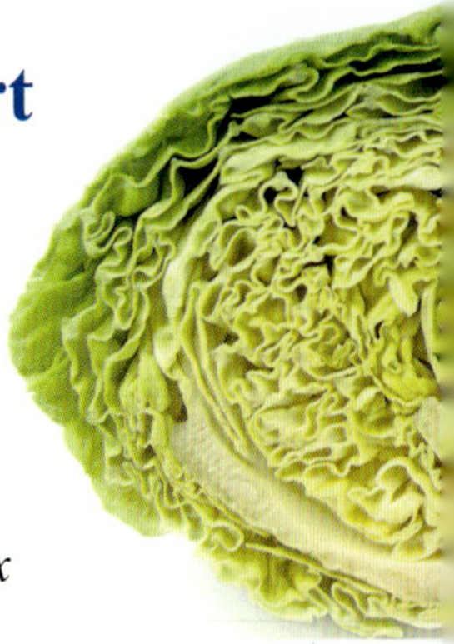

1 kleiner Weißkohl und 1 Tasse Leinöl
1 Zwiebel und 2 Knoblauchzehen
*Pfefferschoten oder 1 Messerspitze Caps. ann **
1 Teelöffel Curry
1–2 Esslöffel Kokosraspeln und 2 Esslöffel Oleolux

Die vom Strunk befreiten Weißkohlblätter werden fein geschabt und höchstens 10 Min. in Salzwasser schwach aufgekocht. Die fein zerkleinerte Zwiebel, Pfefferschoten oder roter Pfeffer (Caps. ann*) und Curry werden in Oleolux schwach erhitzt, nur bis die Zwiebeln glasig werden. Dann fügt man die Kokosraspeln hinzu und das Leinöl mit der Knoblauchzehe, rührt alles gut mit einem Holzlöffel um und gibt die vom Wasser befreiten, auf einem Sieb abgetropften Weißkohlstreifen in dieses Fett. Nachdem alles gut gemischt ist, wird sofort serviert.

* Caps. ann ist die lateinische Bezeichnung für eine Pfefferart, die zur Familie der Paprikagewächse gehört. Dieser „rote Pfeffer" ist nicht identisch mit dem Gewürz, das bei uns unter dem Namen „Paprika" im Handel ist. Der rote Cayenne-Pfeffer ist medizinisch wertvoller, bedeutend schärfer und ist auch bei uns bekannt und üblich, z. T. in Apotheken erhältlich. Er trägt übrigens außerdem die Bezeichnung „Spanischer Pfeffer", „Indischer Pfeffer" (ist auch in vielen Curry-Sorten enthalten). In indischen Kochbüchern und auch in englischen Rezepten wird er sehr viel unter dem Namen „Chilly" angewandt.

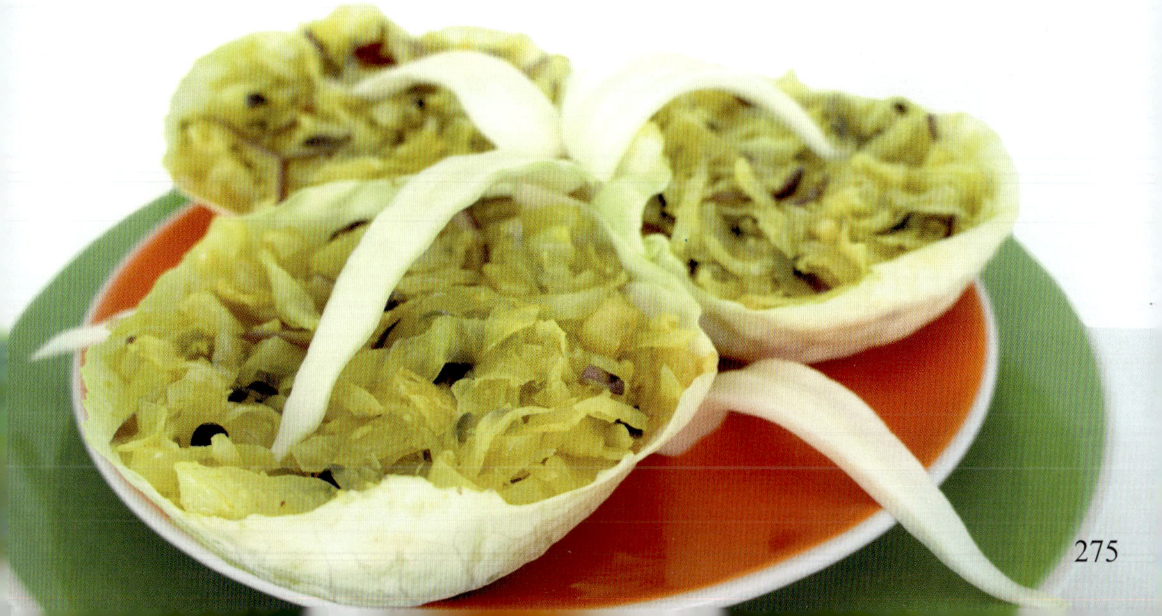

Brennnessel-Gemüse mit Sojasauce

Eine Einkaufstasche voll Brennnesseln
2 Esslöffel Sojamehl und 125 g Oleolux
Salz, Paprika und 1 Knoblauchzehe

Zarte, junge Triebe der Brennnessel oder von größeren Pflanzen die frischeren Spitzen, etwa 10 cm lang ausgebrochen, werden gesammelt, gut gewaschen, evtl. durch Zusatz von etwas Salz zum Waschwasser. Nun gibt man in einen großen Topf soviel Wasser, dass der Boden höchstens 10 cm hoch mit Wasser bedeckt ist, und kocht die Brennnesseln 10–15 Min. gar. In einer Stielpfanne, am besten in einer Bratpfanne, die man vorher erhitzen kann, bringt man das Oleolux zum Schmelzen, gibt sofort eine zerdrückte Knoblauchzehe in das Fett, dann die 2 Esslöffel Sojamehl und löscht sofort, nach gutem Vermischen des Sojamehls mit dem Fett, mit der Brennnesselbrühe ab.

Man lässt diese Sojasauce nur höchstens 1–2 Min. aufwallen, schmeckt während dieser Zeit mit Salz, etwas rotem Paprika, etwas rotem und weißem Pfeffer ab und füllt diese heiße Sauce in die Gemüseschüssel. In diese gibt man die heißen, gar gekochten Brennnesseln, schneidet ggf. noch ein wenig kreuz und quer mit einem Messer das Gemüse klein, vermengt dann mit dieser Sauce und serviert sofort zu Kartoffeln, Buchweizen oder Reis.

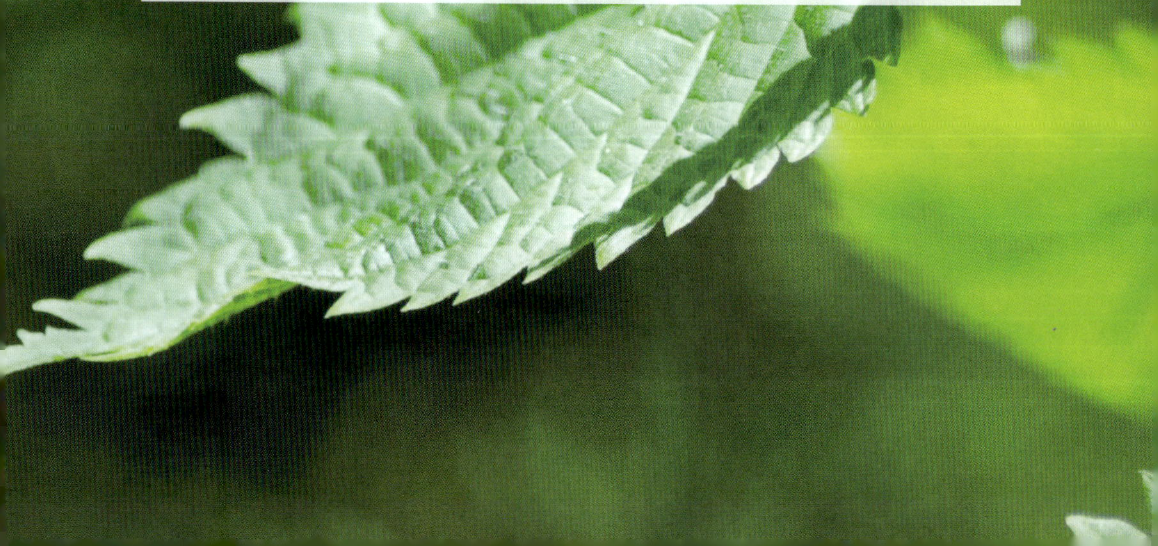

Brennnesseln mit Hefeflocken als Gemüse

Eine Einkaufstasche voll Brennnesseln und 4 Esslöffel Hefeflocken
1 Tasse mit Buchweizengrütze und Borretsch
1 Zwiebel und 125 g Oleolux
1 Esslöffel Kürbiskernöl und Shoyu

Die Brennnesseln werden gesammelt, gereinigt und gekocht, mit relativ wenig Wasser. In einem zweiten Gefäß gibt man in das geschmolzene Oleolux eine Tasse voll Buchweizengrütze und verrührt, bis der Buchweizen das Fett aufgesogen hat. Anschließend gibt man diese Buchweizengrütze in einen Topf, in welchem man 2 Tassen Wasser zum Kochen gebracht hat. Die Buchweizengrütze darf erst in das sprudelnd kochende Wasser gegeben werden. Sofort fügt man dann die 4 Esslöffel Hefe hinzu. Die Brennnesselbrühe, in welcher man auch die klein zerschnittene Zwiebel mitgekocht hat, gibt man nun in kleinen Anteilen in den Topf mit der Buchweizengrütze. Man lässt diese 10 Min. quellen, bis sie die gesamte Flüssigkeit aufgesogen hat und vermischt nun zu einem Eintopf die Buchweizengrütze mit den Brennnesseln. Zum Schluss gibt man über die Schüssel das Kürbiskernöl, welches mit einem Esslöffel Shoyu vermengt wurde. Beim Vermischen in der Gemüseschüssel geht man sorgfältig vor, damit nicht ein Brei entsteht, sondern so, dass nebeneinander körniger Buchweizen und Gemüse erhalten bleiben.

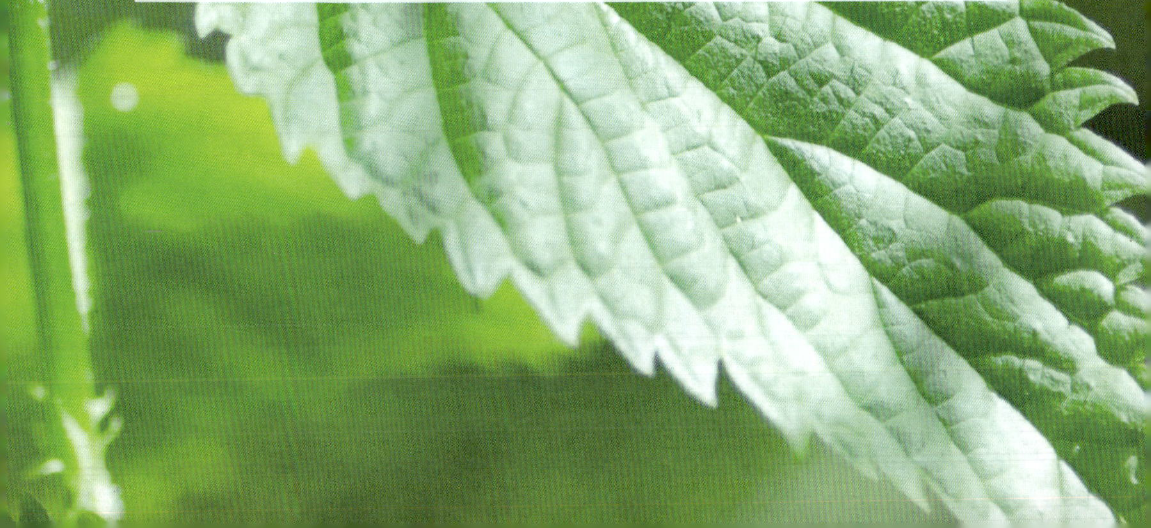

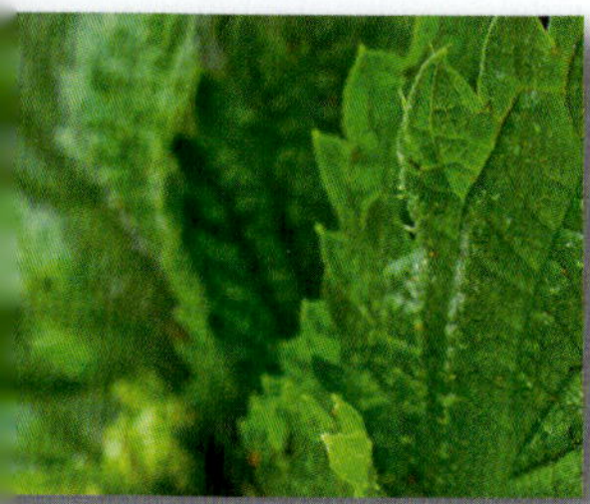

Brennnessel-Brühe

Brennnesseln und Hefeflocken
Shoyu, Salz und Paprika
Zum Verfeinern kann 1 Esslöffel Dosenmilch hinzugefügt werden

Zur Verwendung kommen die jungen Triebe der Brennnessel oder während des Sommers bei älteren Pflanzen nur die an der Spitze ausgebrochenen Triebe etwa 5 bis 10 cm lang (braun gewordene Blätter werden nicht mitbenutzt). Man pflückt eine Einkaufstasche fest gestopft voll Brennnesseln. Diese werden sehr gut gewaschen, ggf. – um Ungeziefer zu entfernen – durch Zugabe von etwas Salz. In einem großen Kochtopf von etwa 30 cm Höhe werden die gesamten Brennnesseln, die diesen Topf bis zum oberen Rand füllen, mit so viel Wasser aufgesetzt, dass der Boden 10 cm hoch mit Wasser bedeckt ist. Nun lässt man die Brennnesseln nach Zugabe von einem Teelöffel Kräutersalz gut gar kochen. Mit einem Schaumlöffel kann man die Brennnesseln nun herausnehmen und nach verschiedenen Brennnessel-Rezepten zu Gemüse zubereiten.

Die Brühe dagegen erscheint mir mindestens so wichtig zu sein, vor allen Dingen, wenn man sie nicht so wässrig zubereitet, sondern so konzentriert, wie vorstehend angegeben. Diese Brühe wird nun in der Weise abgeschmeckt, dass man auf ½ l Brühe 3–4 Esslöffel Hefeflocken gibt, ebenfalls 3–4 Esslöffel Oleolux, 1 Esslöffel voll Shoyu und eine Prise Paprika, evtl. 1 Esslöffel Milch. Diese Brühe ist ausgezeichnet, wird von Kranken sehr gerne genommen und hat vielerlei günstige Auswirkungen. Die Wasserausscheidung wird positiv beeinflusst.

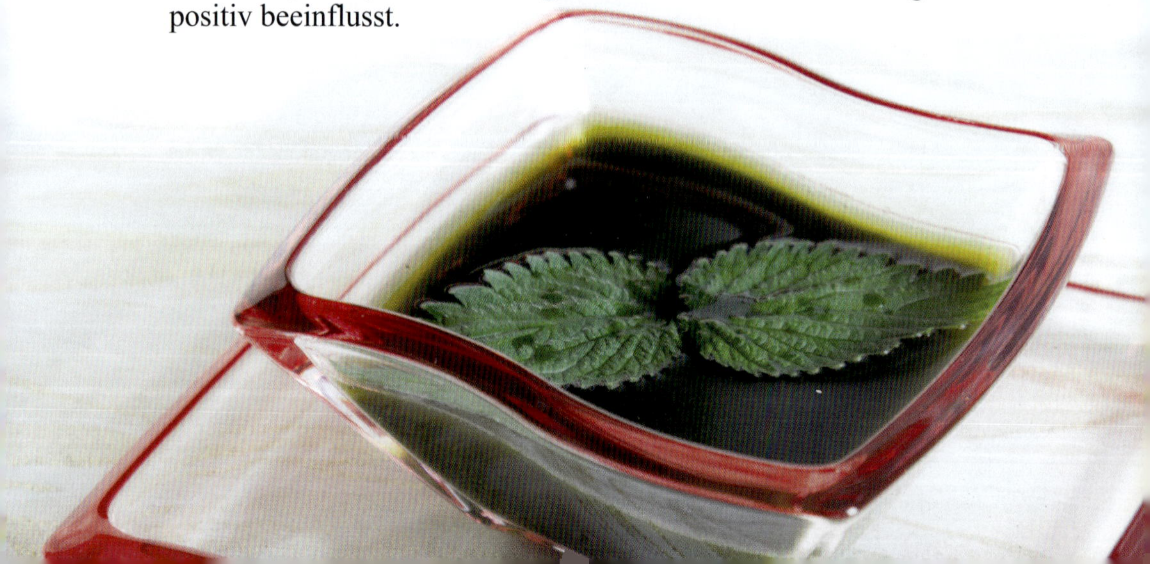

Brennnesseln als klares Gemüse

Eine Einkaufstasche Brennnesseln
*1 große Zwiebel und 125 g Oleolux * 2 Esslöffel Shoyu*
*Salz, Pfeffer und Paprika * 5 Esslöffel Dosenmilch*

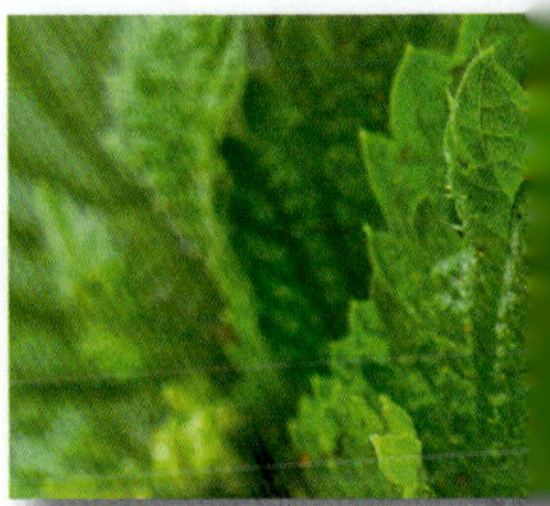

Die Brennnesseln, gesammelt und zubereitet wie bei der Brennnessel-Brühe, werden nun mit einem Schaumlöffel aus der Brühe genommen, in welcher man zusammen mit den Brennnesseln eine große, nur grob zerschnittene Zwiebel mitgekocht hat. Die Brühe kann, wie bei der Brennnessel-Brühe angegeben, abgeschmeckt und als Vorspeise gereicht werden.

Das Gemüse wird wie folgt zubereitet: In einer vorgewärmten Schüssel wird das heiße, nur grob zerschnittene Gemüse mit 1–2 Esslöffeln Oleolux abgeschmolzen, an-schließend reibt man etwas Muskatnuss hinein, gibt eine Prise Salz und eine Messerspitze weißen und schwarzen Pfeffer hinzu, vermischt alles gut und gibt zum Schluss, ohne zu vermengen, einige Esslöffel Dosenmilch darüber und bestreut in der Mitte mit rotem Paprika. Man muss darauf bedacht sein, dass alles gut heiß serviert wird. Ausgezeichnet als Beilage zu Buchweizen-Rezepten, Kartoffeln oder Reis.

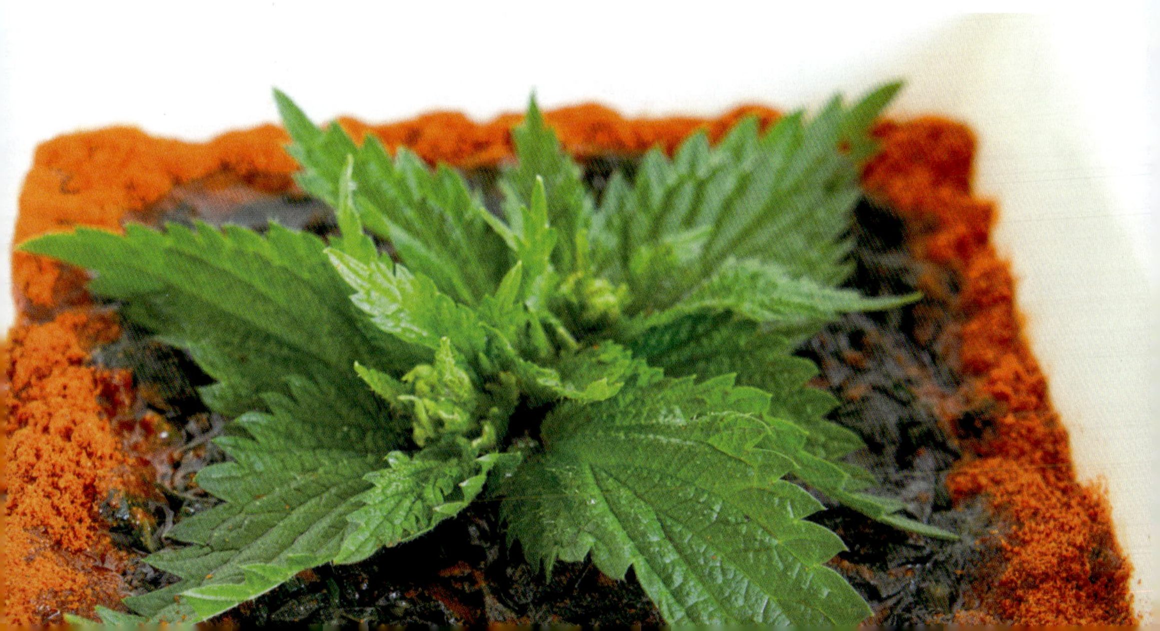

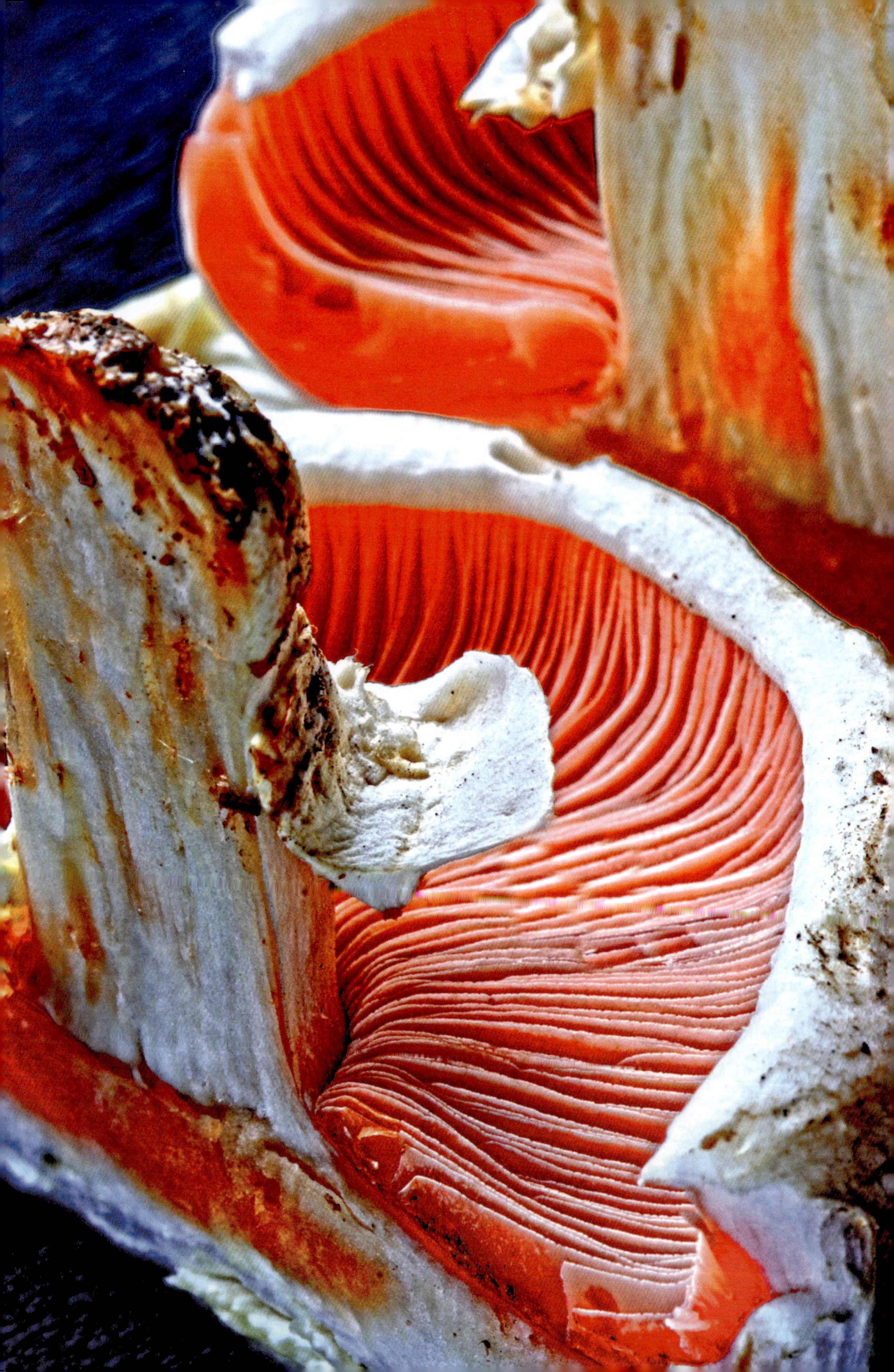

Pilzgericht

*100 g Champignons * 2 Esslöffel Hefeflocken*
*3 Esslöffel Leinsaatflocken * 2 Esslöffel Oleolux*
*1 Esslöffel Kürbiskernöl * 1 Messerspitze roten Pfeffer*
1 Messerspitze schwarzen Pfeffer
1 Messerspitze weißen Pfeffer
*Kräutersalz * 1 Knoblauchzehe*

Die Pilze werden in feine Scheiben geschnitten und mit etwa 1 Tasse Wasser zum Kochen gebracht. Während dieser Zeit schneidet man 1 Knoblauchzehe in das kochende Pilzgericht, fügt Salz und Pfeffer hinzu und lässt 10 Min. gar kochen. Nun gibt man das Oleolux und das Öl hinein, verrührt gut und fügt zum Schluss 2 Esslöffel Hefeflocken und die Leinsaatflocken hinzu, verrührt alles gut und nimmt diese Masse sofort vom Feuer. Dieses Pilzgericht ist ausgezeichnet geeignet als Beilage zur Gemüseplatte, als Brotbelag oder zu Reis- und Buchweizengerichten. Es ist von hohem, gesundheitlichem Wert und den Kranken meistens willkommen.

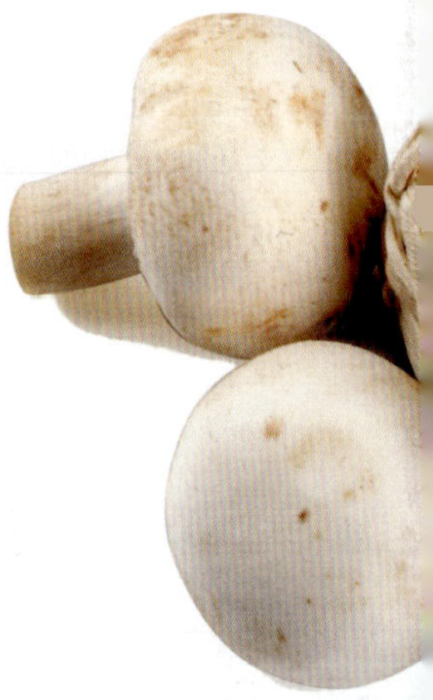

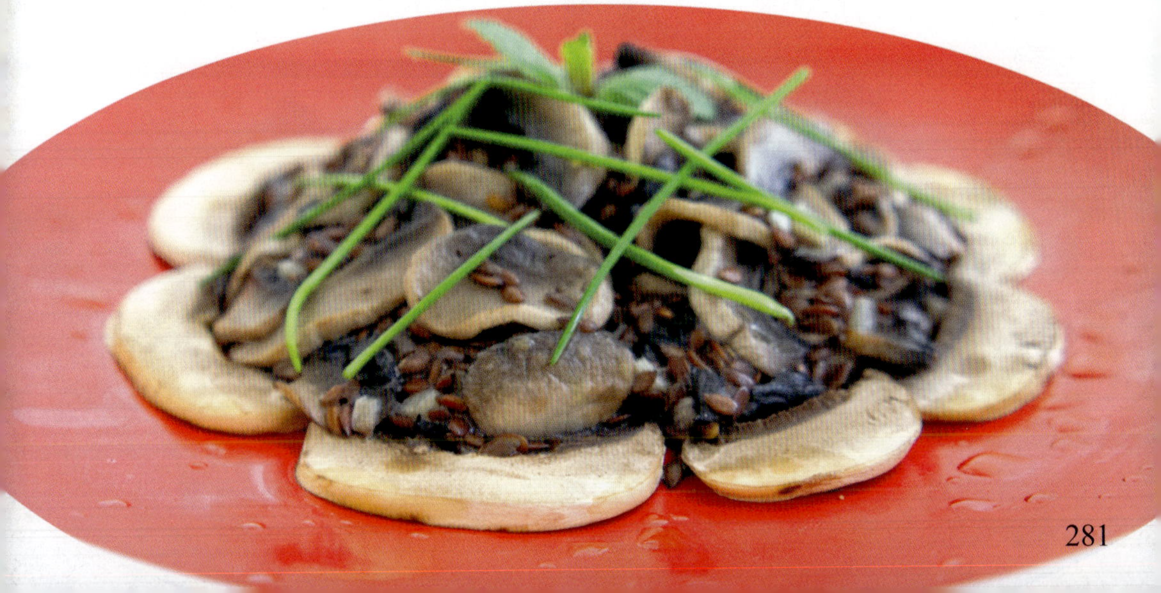

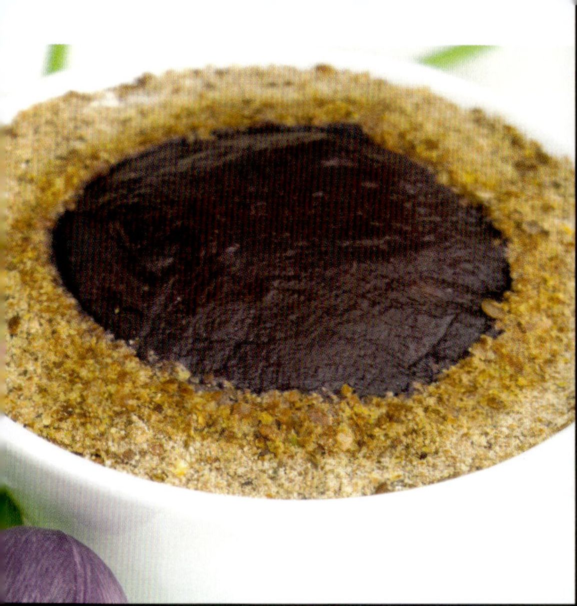
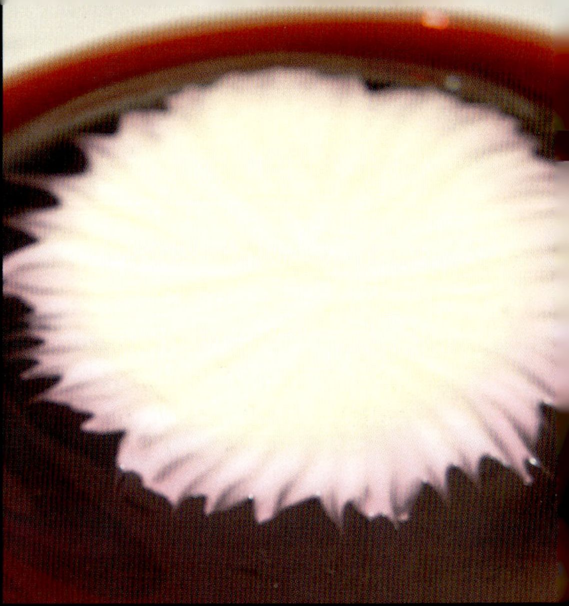
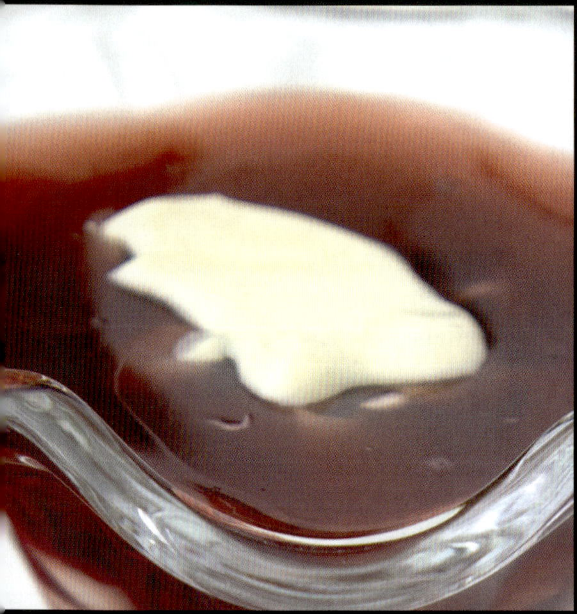
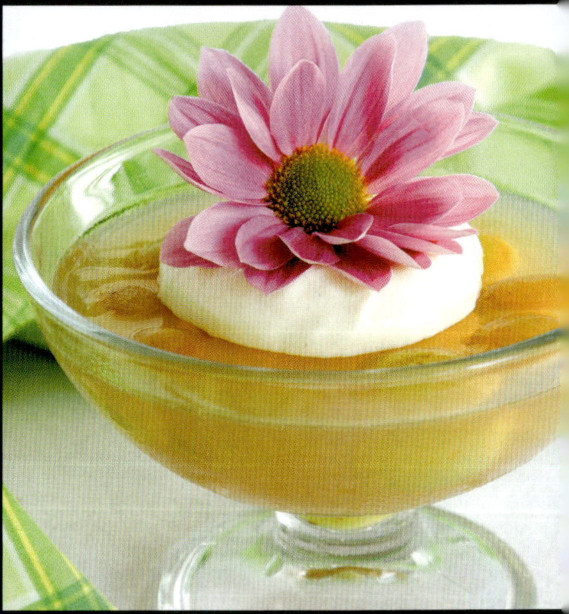
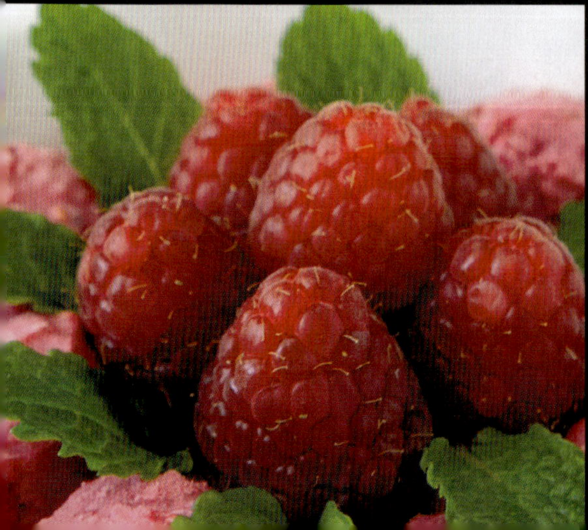
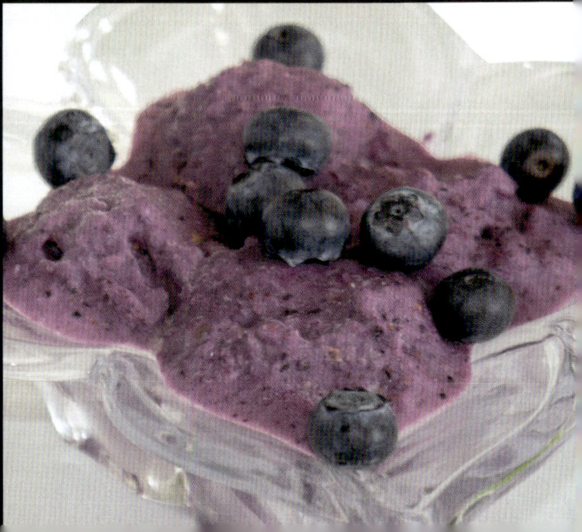

Desserts

Wie schon im allgemeinen Teil unter »Quark-Leinöl« gesagt, ist diese Nahrung für den Kranken ein neues Lebenselement. Sie vermittelt dem Kranken die Hilfe, der Familie und den Kindern neue Lebensfreude. »Ich hätte nicht gedacht, dass man so wunderbare Schleckereien daraus machen kann«, so äußerte es überrascht eine Pfarrfrau, die selber krank war, im Sinne dieser »Öl-Eiweiß-Kost« leben sollte und nun in Lauterbad zur Erholung war. Die in diesem Kapitel angegebenen Rezepte zur Darreichung der Fruchtsäfte sind wichtig. Die Muttersäfte sind für den Kranken natürliche Medizin, aber auch bei den Kindern beliebt. Die Form der Zubereitung als »Fruchtschaum«, als »verliebte Linovita« oder als »roter Mantel im Schnee« ist immer willkommen für Gesunde und für Kranke.

Bei aller Spielerei bei der Zubereitung der schönen Nachspeisen, sollte dem Pflegenden bewusst bleiben: Quark und Leinöl vermitteln dem Kranken ungeheuer viele neue Kräfte auf geringstem Raum. Stets frisch und schön und immer neu interessant zubereitet sollte diese so wichtige lebenspendende Nahrung sein, für den Kranken und für die ganze Familie (siehe dazu auch die Rezepte unter Speiseeis). Die in diesem Abschnitt vermittelten Anregungen und Rezepte erfreuen sich seit langer Zeit bei Kranken und Gesunden großer Beliebtheit. Außerdem sind sie gerade für den Schwerkranken enorm wichtig als Energiequelle und Aufbaunahrung. Selbst wenn der Kranke wenig Nahrung zu sich nehmen kann, so sind die in diesem Kapitel erwähnten Quark-Leinöl-Zubereitungen mit oder ohne Alkohol empfehlenswert und beliebt.

Viele der hier aufgeführten Rezepte bereichern die Mahlzeit und heben die Stimmung des Kranken oder auch der Gäste.

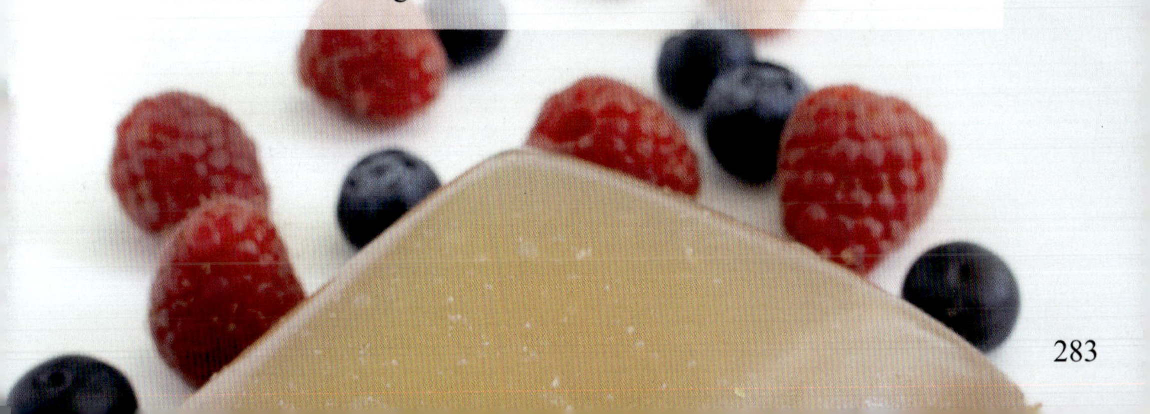

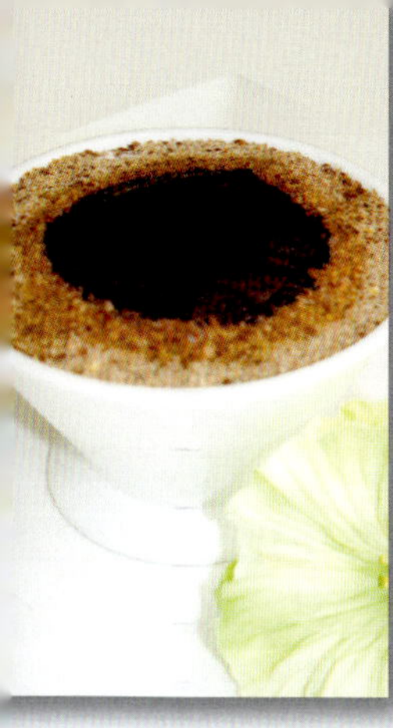

Linomel-Vesuv

Zutaten für 3 Personen:

*200 ccm Traubensaft * 200 ccm Kirschmuttersaft*
*100 ccm Rum * 8 g Agar-Agar * 3–5 Esslöffel Linomel*

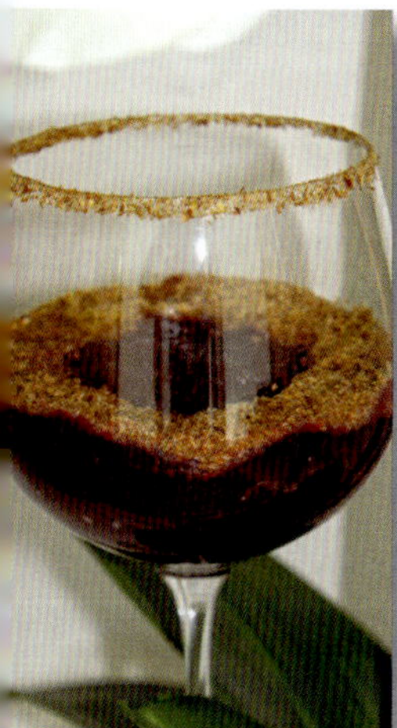

Man erhitzt den Traubensaft bis zum Sieden, rührt Agar-Agar mit Kirschsaft an und gibt dieses unter ständigem Umrühren in den siedenden Traubensaft. Man lässt kurz aufwallen, stellt die Heizplatte ab und gibt unter ständigem Umrühren den Rum. In die gesamte Mischung und lässt sofort abkühlen. Die gesamte Masse füllt man in ein vorgekühltes, schmales, hohes Gefäß und schlägt die Masse schaumig, am besten mit einem Stabmixer.

Den Schaum füllt man nun mit einem Esslöffel in flache Schalen, indem man den Schaum in der Mitte zu einem hohen Berg türmt. Sofort wird nun mit 1–2 Esslöffeln Linomel bestreut, dass der gesamte Berg mit Linomel bedeckt ist und lediglich die Kuppe als unbedeckter roter Schaum herausragt. Nun stellt man kühl bis zum Servieren.

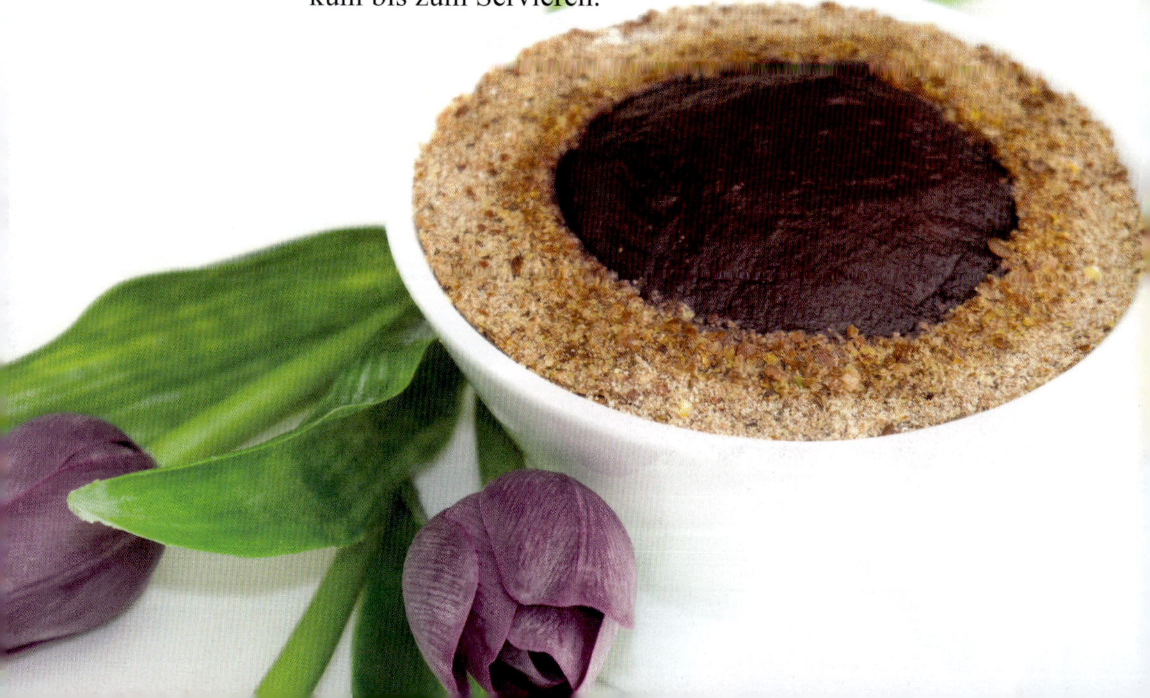

Fruchtschaum aus Johannisbeer-, Heidelbeer- oder Kirschmuttersaft

250 ccm Johannisbeer-Muttersaft schwarz
*250 ccm Traubensaft * 7–8 g Agar-Agar* *

Man erwärmt 250 g Traubensaft bis zum schwachen Aufwallen. In einer Tasse verrührt man Agar-Agar mit einem Teil des Johannisbeersaftes und gibt diese Mischung unter ständigem Umrühren in den siedenden Traubensaft. Um unnötiges Erhitzen zu vermeiden, wird die elektrische Kochplatte nun abgeschaltet. Unter allmählicher Zugabe des restlichen kalten Fruchtsaftes lässt man den Traubensaft mit Agar-Agar noch ein wenig aufwallen, bis die Lösung sich klärt und aller Johannisbeersaft hinzugegeben wurde. Man stellt die Masse kühl bis zur beginnenden Gelierung. Nun kann man mit einem beliebigen Gerät z. B. mit einem Stabmixer, die Masse schaumig schlagen. Sie wird sofort in Gläser oder Sektschalen oder schöne Stielgläser abgefüllt und kühl gestellt. Zu diesem Frucht-Gelee reicht man als Sauce eine Quark-Leinöl-Creme mit Vanille.

* Agar-Agar ist ein Naturprodukt aus Meeresalgen. Die Qualität kann ein wenig verschieden sein. Falls der Fruchtgelee zu fest wird (Probe machen), kann man leicht etwas Saft nachgeben.

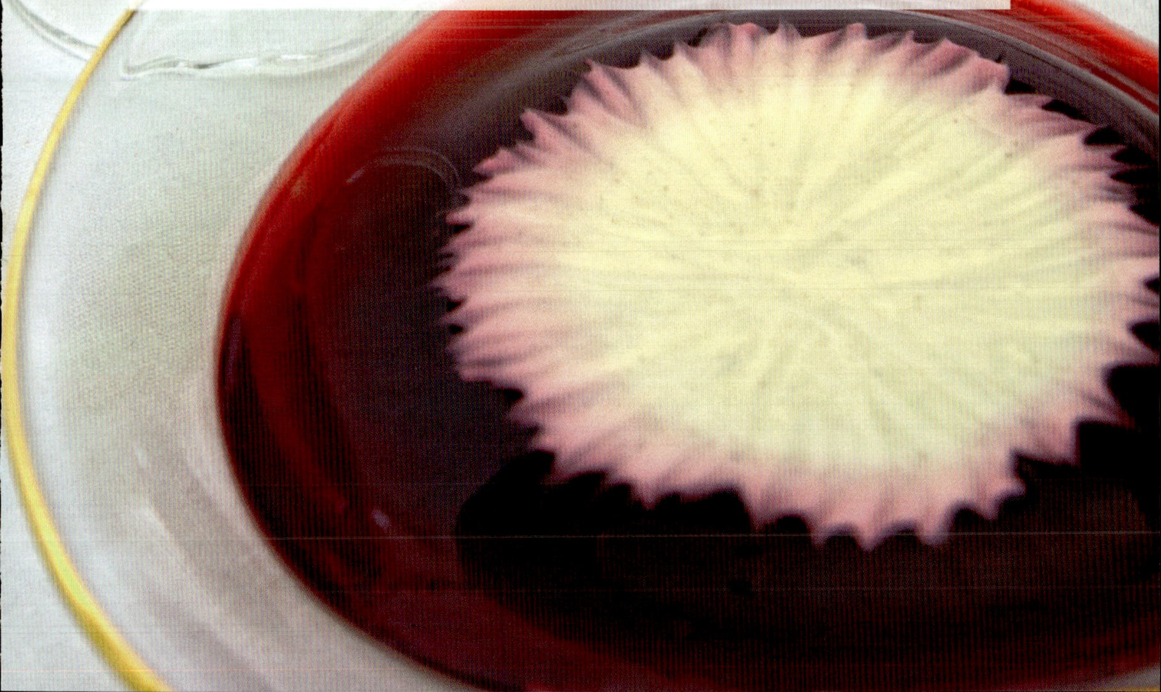

Weinschaumschnee

*250 ccm Traubensaft * 250 ccm Weißwein*
1 Tütchen (7–8 g) Agar-Agar

Man erhitzt 250 ccm Traubensaft bis zum Sieden. In einer Tasse verrührt man Agar-Agar-Pulver mit etwas Wein. Sobald der Traubensaft siedet, gibt man in die kochende Lösung zunächst die Mischung aus Agar-Agar und Wein und verrührt gut. Nun schaltet man sofort die elektrische Kochplatte ab und gibt unter ständigem Rühren allmählich den Wein in die heiße Geleemasse. Man lässt abkühlen bis zur beginnenden Gelierung. Nun wird mit einem geeigneten Schaumschläger, am besten mit einem Stabmixer, die Masse zu einem gut stehenbleibenden Schnee geschlagen. Man füllt sofort in Glasschälchen oder schöne Stielgläser oder Sektschalen ab. Dieser Weinschaumschnee kann in dieser Form als Nachtisch bereitet werden. Er schmeckt besonders gut in der folgenden Kombinationen:

1. Man mischt 3 Esslöffel Sanddorn ungesüßt mit einer Tasse Traubensaft und reicht dies als Sauce.

2. Eine Quark-Leinöl-Creme kann ebenfalls als Sauce gereicht werden.

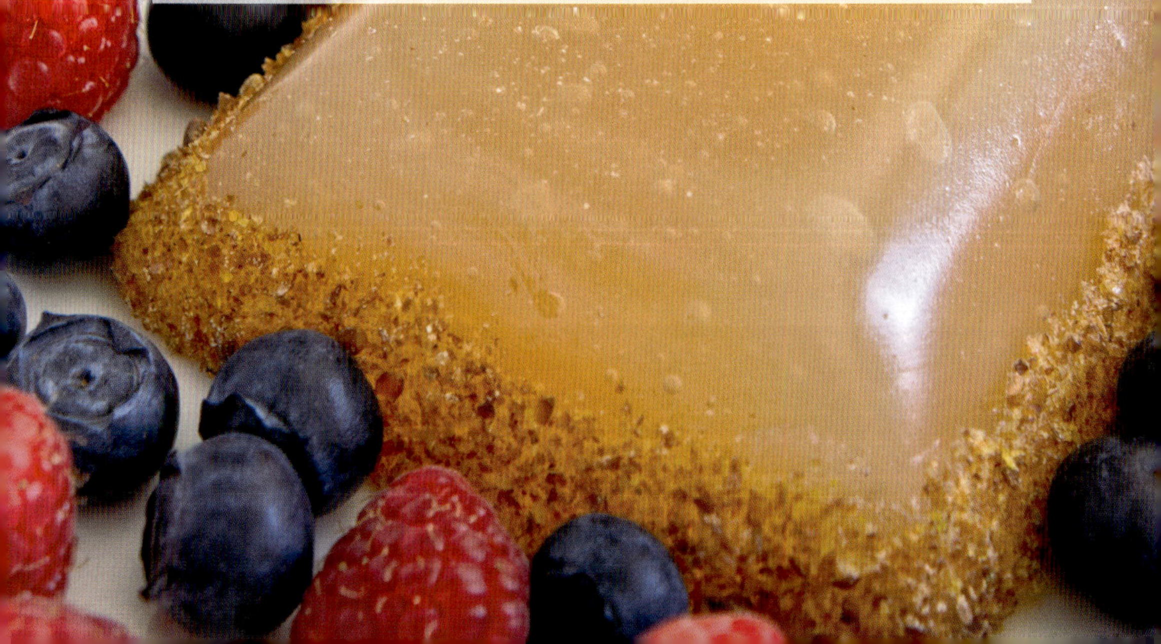

Linovita in Wein-Gelee

Für 5 Personen:
*250 ccm Traubensaft * 250 ccm Weißwein*
*8 g Agar-Agar * 6 Esslöffel Leinöl*
*4 Esslöffel Milch * 2 Teelöffel Honig*
*200–250 ccm Quark * ½ Teelöffel echte gepulverte Vanille*

250 ccm Traubensaft werden zum Sieden erhitzt. Agar-Agar wird mit Wein in einer Tasse verrührt, in den siedenden Traubensaft gegeben und mit dem restlichen Wein nach und nach aufgefüllt. In ca. 5 Min. ist dieser Wein-Gelee geklärt und kann zum Abkühlen auf etwa fünf Glasschälchen verteilt werden. Nun bereitet man die Quark-Leinöl-Creme wie unter Nr. 1 und 2 beschrieben und verteilt diese Vanille-Creme derart auf die Schalen mit Wein-Gelee, dass die Linovita-Creme unter die Oberfläche des Wein-Gelees sinkt. Man serviert nach dem Erkalten.

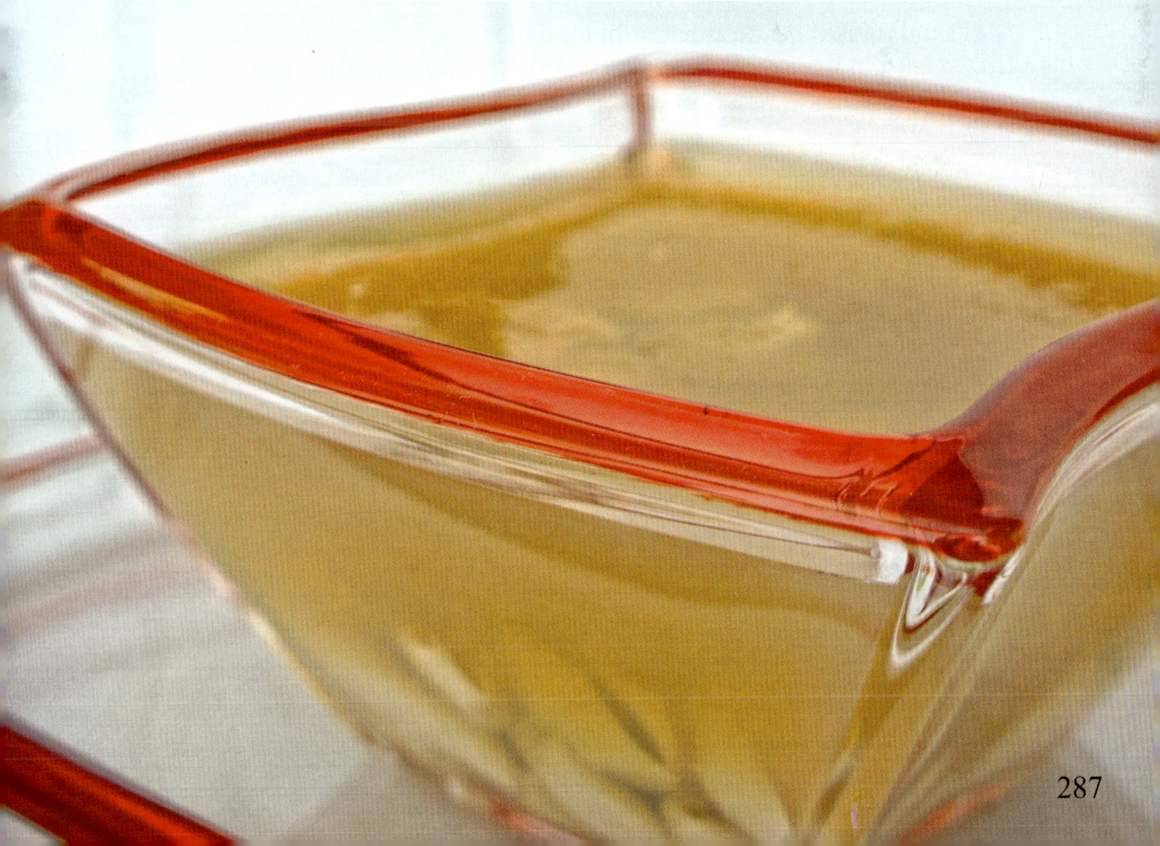

Fujiya-Speise *

Zutaten für 3 Personen:
250 ccm Traubensaft
250 ccm Johannisbeersaft (Muttersaft)
*8 g Agar-Agar * Quark & Leinöl*
*Milch & Honig * mit Vanille*

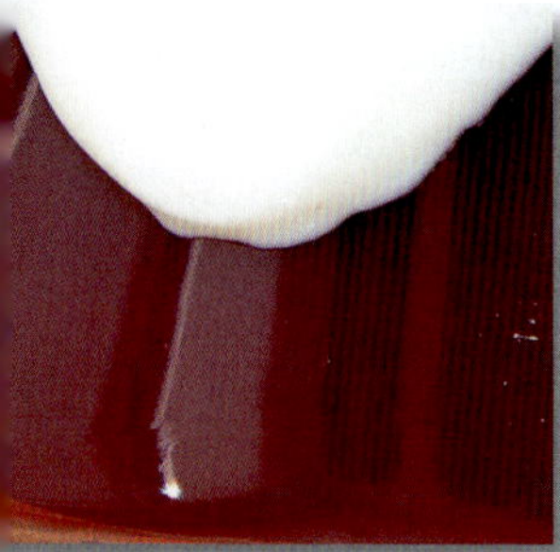

Man erhitzt Traubensaft bis zum Sieden, fügt dann den mit Agar-Agar verrührten Johannisbeersaft unter ständigem Umrühren hinzu, lässt ca. 5 Min. aufwallen und stellt kühl. Nun verteilt man diese Masse auf 3 schmale, hohe Tassen, die mit kaltem Wasser ausgespült wurden. Es ist günstig, wenn diese Tassen nur eine Boden- fläche von 3–4 cm Durchmesser haben. Man stellt bis zum vollständigen Erkalten kühl. Nun mischt man eine Quark-Leinöl-Creme mit Milch, Honig und Vanille nach Nr. 1. Nachdem man den roten Gelee auf Glastellerchen gestürzt hat, gibt man die Quark-Leinöl-Creme derart auf die Kuppe des Berges, dass nur die obere Hälfte mit Quark-Leinöl-Creme, wie die Spitze des Fujiyama, weiß bedeckt ist.

* Das wunderschöne Hotel mit herrlicher Sicht auf den Fujiyama heißt „Fujiya", daher das Dessert „Fujiya" - Speise

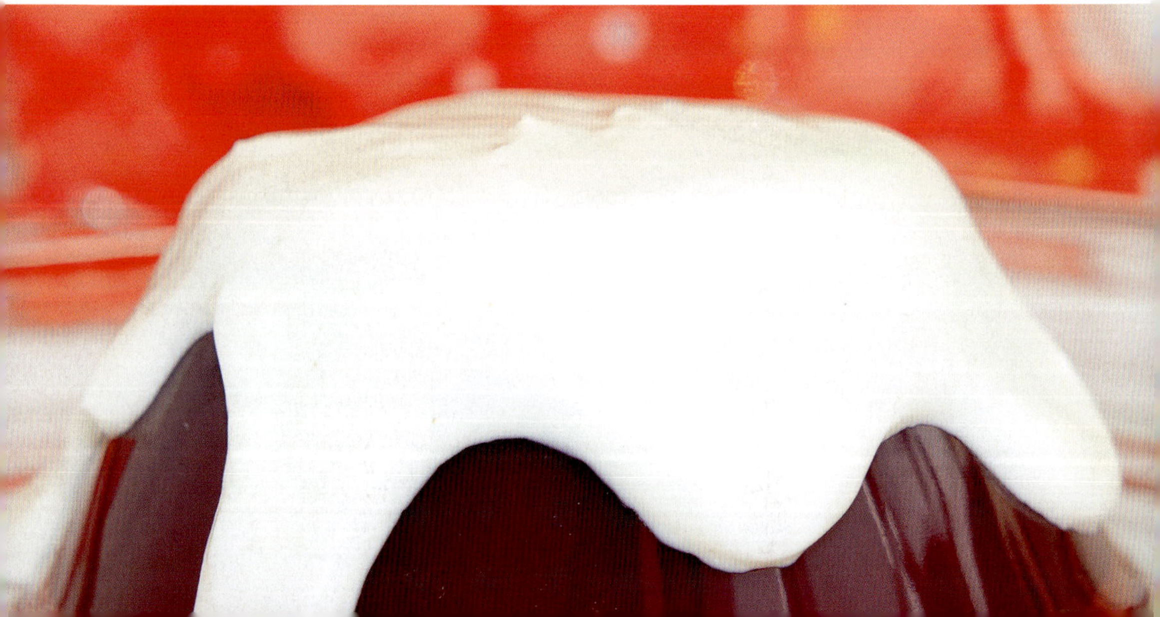

Verliebte Linovita im Fruchtmantel

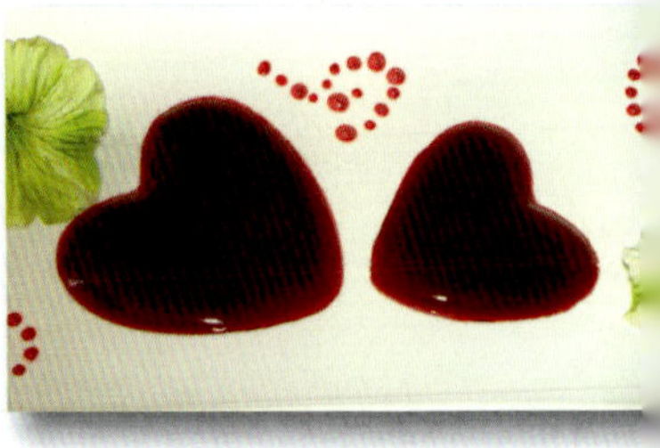

*250 ccm Traubensaft * 250 ccm Kirschmuttersaft*
8 g Agar-Agar und 6 Esslöffel Leinöl
4 Esslöffel Milch und 2 Teelöffel Honig
Wodka, Zwetschgen- oder Kirschwasser
2 Likörgläser Rum und 200–250 g Quark

Der Frucht-Gelee wird wie folgt zubereitet: Man erhitzt 250 ccm Traubensaft, fügt in den siedenden Traubensaft eine Tasse voll Kirschmuttersaft mit dem Inhalt eines Beutelchens Agar-Agar verrührt, lässt kurz aufkochen und gibt den restlichen Kirschmuttersaft allmählich in die siedende Gelee-Masse. Nach Klärung dieser Gelee-Masse fügt man 2 Likörgläser Rum hinzu, stellt sie zum Abkühlen auf die Seite und verteilt in etwa 5 Glasschälchen oder Stielgläser oder Sektschalen.

Nun bereitet man eine Quark-Leinöl-Creme wie unter Nr. 1 aus Quark-Leinöl, Milch, Honig und fügt dieser Mischung ein bis zwei Likörgläschen Wodka bei. Nach gutem Vermischen verteilt man diese Quark-Leinöl-Creme auf die 5 bereitstehenden Schalen mit dem abgekühlten, kurz vor dem Erstarren befindlichen Frucht-Gelee. Man stellt kühl und serviert die abgekühlte Masse.

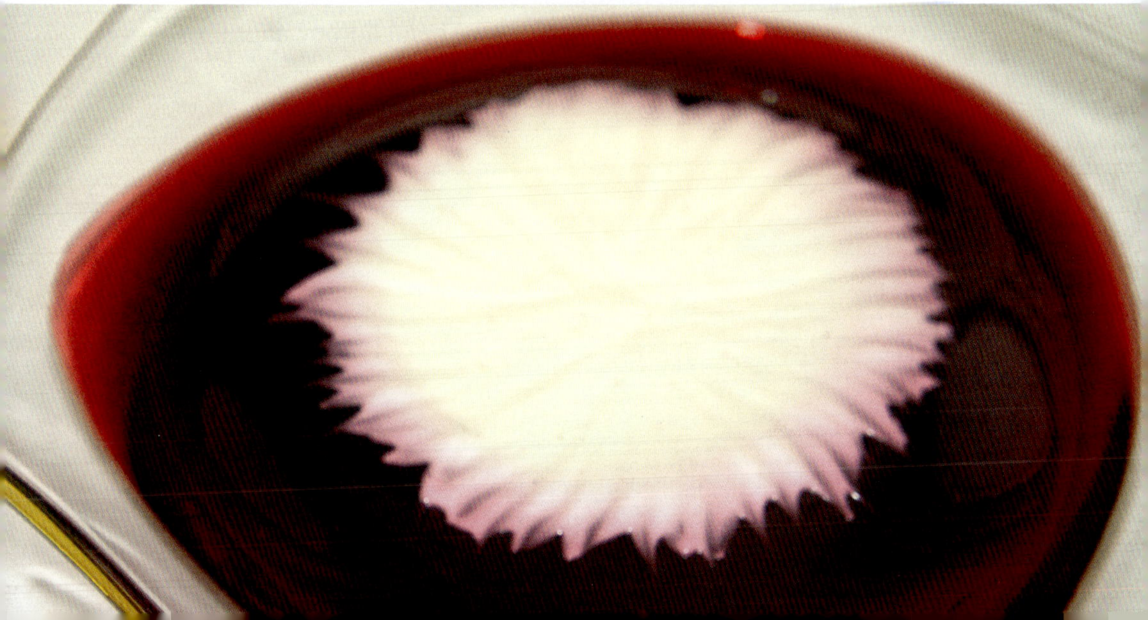

Linovita im Fruchtmantel

Für 5 Personen:
*250 ccm Traubensaft * Vanille*
250 ccm Kirsch-, Heidelbeer- oder Johannisbeermuttersaft
7–8 g Agar-Agar und 6 Esslöffel Leinöl
4 Esslöffel Milch und 2 Teelöffel Honig
200–250 g Quark oder Bioghurt-Quark

Der Frucht-Gelee wird zubereitet, indem man 250 ccm Traubensaft bis zum Sieden erhitzt. Agar-Agar wird mit Fruchtsaft verrührt und in den siedenden Traubensaft gegeben. Während diese Mischung aufkocht, wird sofort der Rest des Fruchtsaftes hinzugegeben, um ein Überschäumen der kochenden Mischung zu verhindern, und die elektrische Kochplatte abgestellt. Nach ca. 5 Min. hat sich die Geliermischung geklärt. Nun verteilt man diesen Frucht-Gelee in etwa 5 Glasschälchen. Sofort anschließend mischt man im Mixer die Quark-Leinöl-Creme wie folgt: Leinöl, Milch und Honig werden gemischt, dann fügt man nach und nach den Quark hinein und gibt zum Schluss etwa einen halben Teelöffel gepulverte echte Vanille in die Quark-Leinöl-Creme. Diese Quark-Leinöl-Creme wird nun gleichmäßig auf den halb erstarrten oder noch flüssigen Frucht-Gelee verteilt. Wenn die Quark-Leinöl-Creme unter die Gelee-Oberfläche sinkt, so lässt sich diese Nachspeise, die man schon vormittags zubereiten kann, bis zum Nachmittag oder Abend aufbewahren.

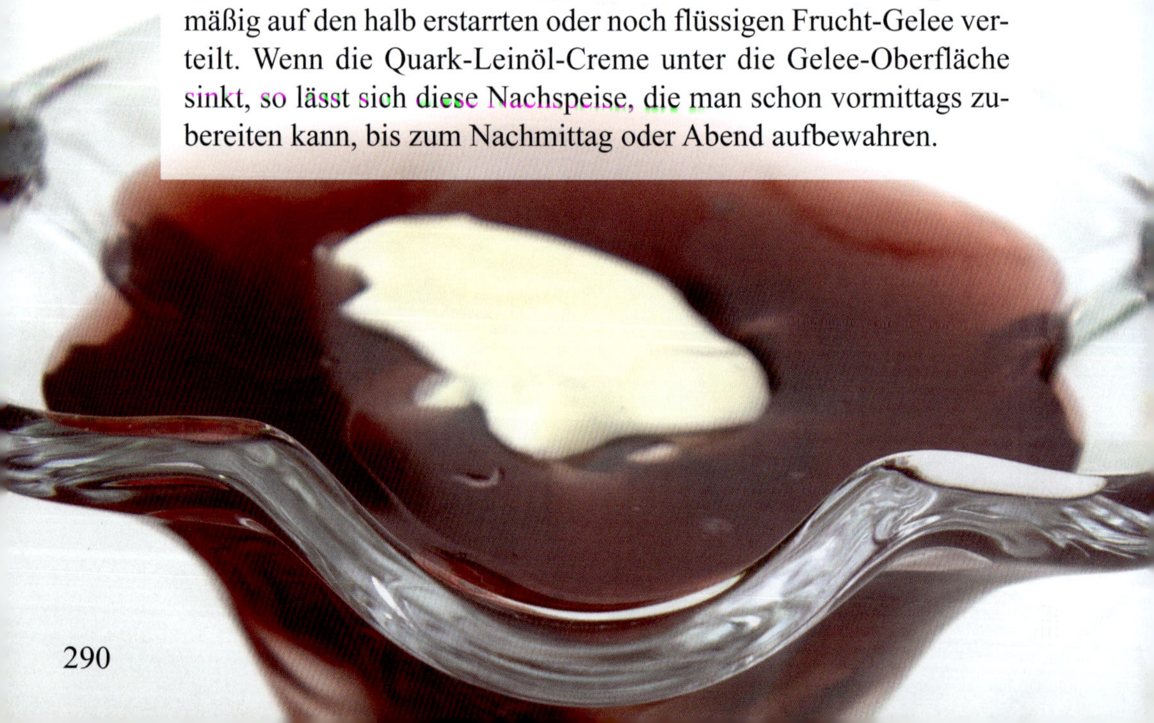

Kaki-Frucht-Schmaus

*2 Kaki-Früchte * Quark*
*Leinöl * Milch * Honig*

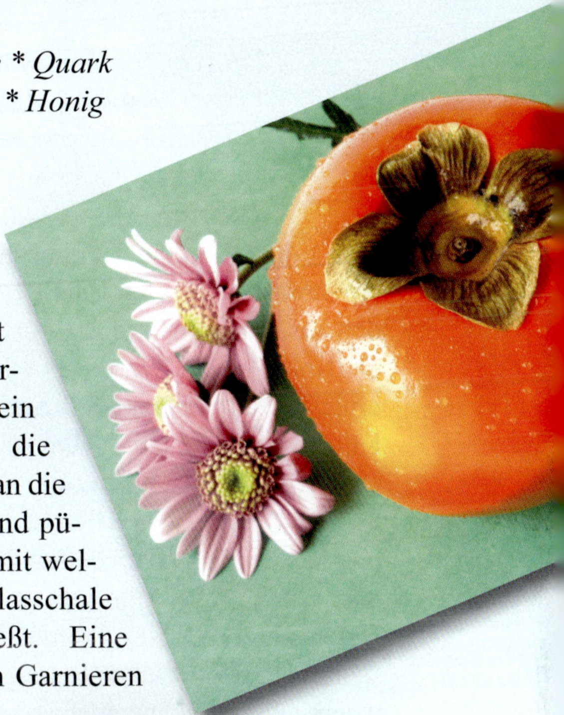

Eine Kaki-Frucht wird von der bei uns häufig harten Haut befreit (in Japan kann man die Haut sehr gut mitverzehren). In kleine Stücke zerteilt, füllt man die Fruchtmasse in ein Glasschälchen. Nun bereitet man die Quark-Leinöl-Creme, zuletzt gibt man die zweite Kaki-Frucht in den Mixer und püriert mit der Quark-Leinöl-Creme, mit welcher man nun die in der Glasschale befindliche Fruchtmasse übergießt. Eine Scheibe der Kaki-Frucht kann zum Garnieren dienen.

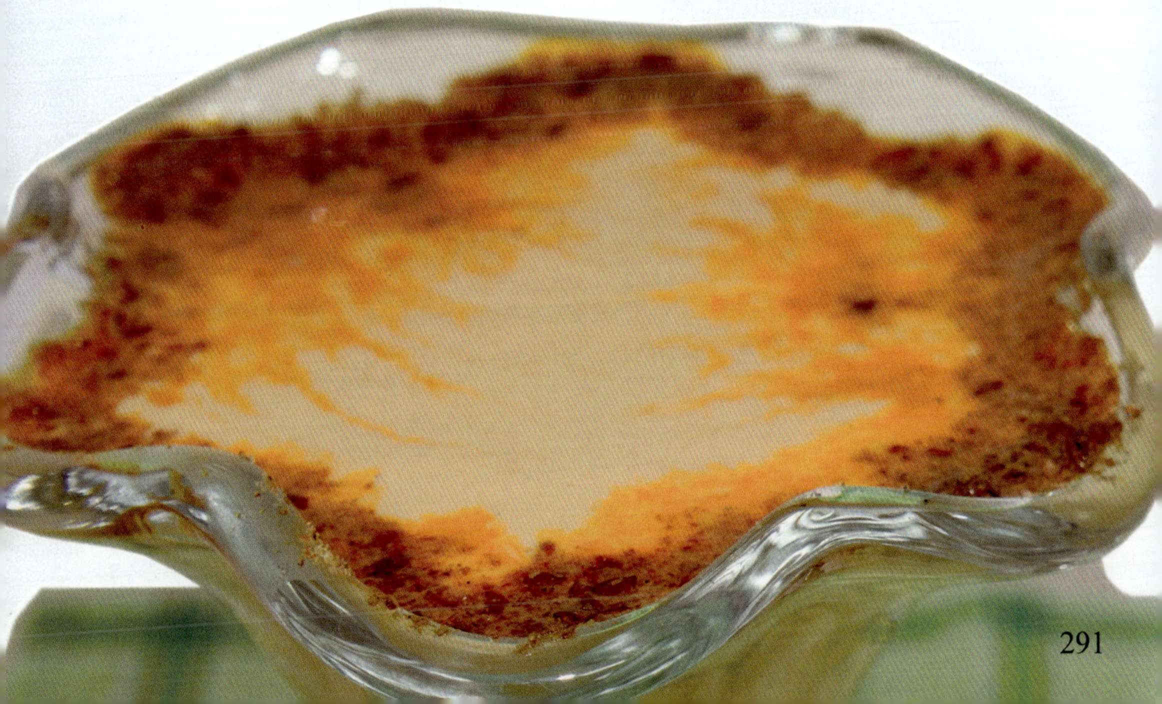

Roter Mantel im Schnee

*250 ccm Traubensaft * 200 ccm Kirschmuttersaft*
8 g Agar-Agar und 50 ccm Rum
*Quark-Leinöl-Crerne mit Vanille * Nüsse*

Man erhitzt 50 ccm Traubensaft bis zum Sieden, fügt dann den im Kirschsaft verrührten Inhalt eines Tütchens Agar-Agar zu dem siedenden Traubensaft, lässt kurz aufwallen und stellt die Kochplatte ab. Unter gutem Umrühren wird schwach etwa 5 Min. lang weitererhitzt. Zum Schluss fügt man den Rum hinzu und stellt sofort zum Kühlwerden beiseite. Man verteilt dieses Kirsch-Rum-Gelee auf etwa fünf Schüsselchen oder Stielgläser.

Die Quark-Leinöl-Creme, mit Vanille-Zusatz oder mit Nüssen püriert, wird nun kurz vor dem Erstarren der noch halbflüssigen Geleemasse beigefügt. Man gibt etwa 2 gehäufte Esslöffel der ziemlich festen Quark-Leinöl-Creme derart zu der erstarrenden Geleemischung, dass die Quark-Leinöl-Creme in der Mitte der Schüssel heruntersinkt. Man kann auch so viel Quark-Leinöl-Creme hineingeben, dass diese weiße Masse nur von einem roten Mantel des Kirsch-Rum-Gelees umhüllt ist.

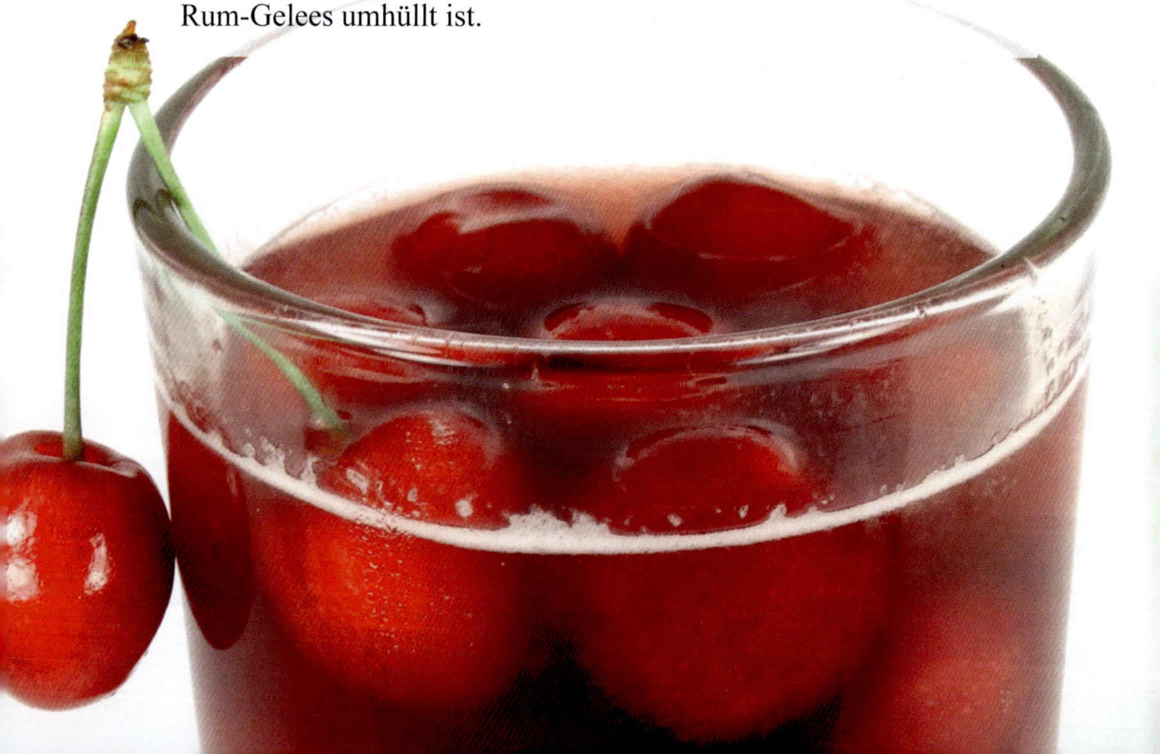

Verliebte Linovita in Wein-Gelee

Zutaten für 5 Personen:
250 ccm Traubensaft und 250 ccm Weißwein
8 g Agar-Agar und 4 Esslöffel Milch
8 Esslöffel Leinöl und 2 Teelöffel Honig
200–250 g Quark oder Bioghurt
2 Likörgläser Wodka, Slibowitz (Zwetschgenwasser)
Schwarzwälder Kirsch oder Rum

Das Wein-Gelee wird zubereitet, indem man 250 ccm Traubensaft bis zum Sieden erhitzt. Agar-Agar wird mit ein wenig Wein verrührt und in den siedenden Traubensaft gegeben. Sofort wird die Kochplatte abgestellt und der restliche Wein allmählich unter ständigem Umrühren hinzugefügt. Nach ca. 5 Min. hat sich die Geleemischung geklärt. Man verteilt nun auf ca. 5 Glasschälchen oder schöne Stielgläser oder Sektschalen. Sofort anschließend mischt man im Mixer die Quark-Leinöl-Creme aus Leinöl, Milch, Honig und Quark. Zum Schluss gibt man etwa 2 Likörgläser Wodka oder Slibowitz oder Kirsch-wasser oder Rum in die Quark-Leinöl-Creme.

Diese Quark-Leinöl-Mischung verteilt man gleichmäßig auf die bereitstehenden Schalen mit dem halb erstarrten, aber noch flüssigen Wein-Gelee derart, dass in der Mitte die Quark-Leinöl-Creme zum Teil absinkt. Nach dem vollständigen Erstarren wird serviert.

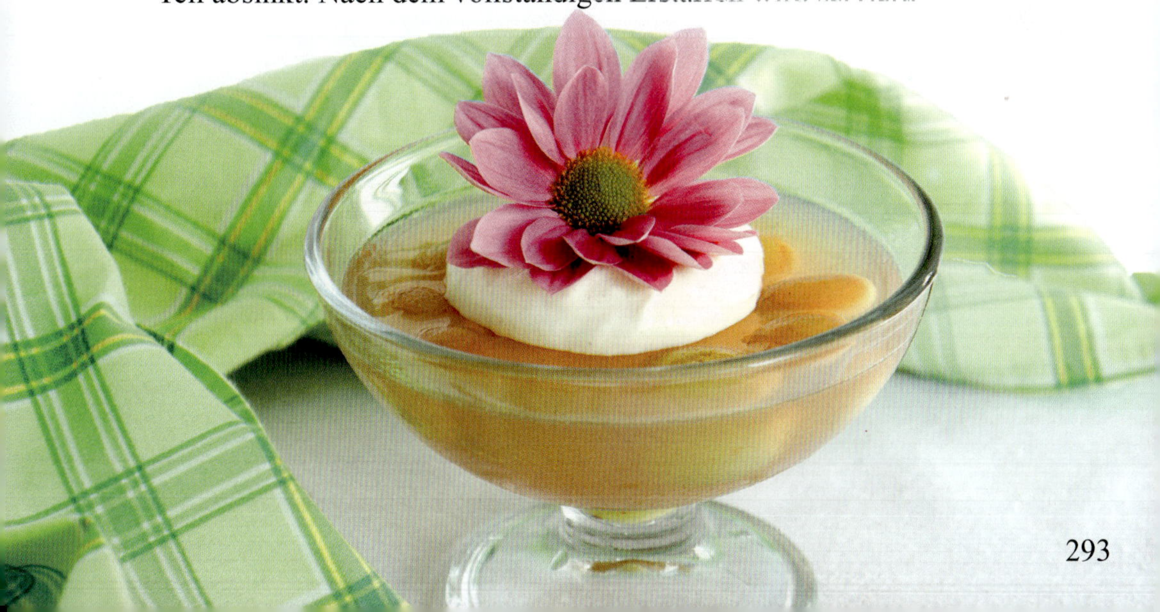

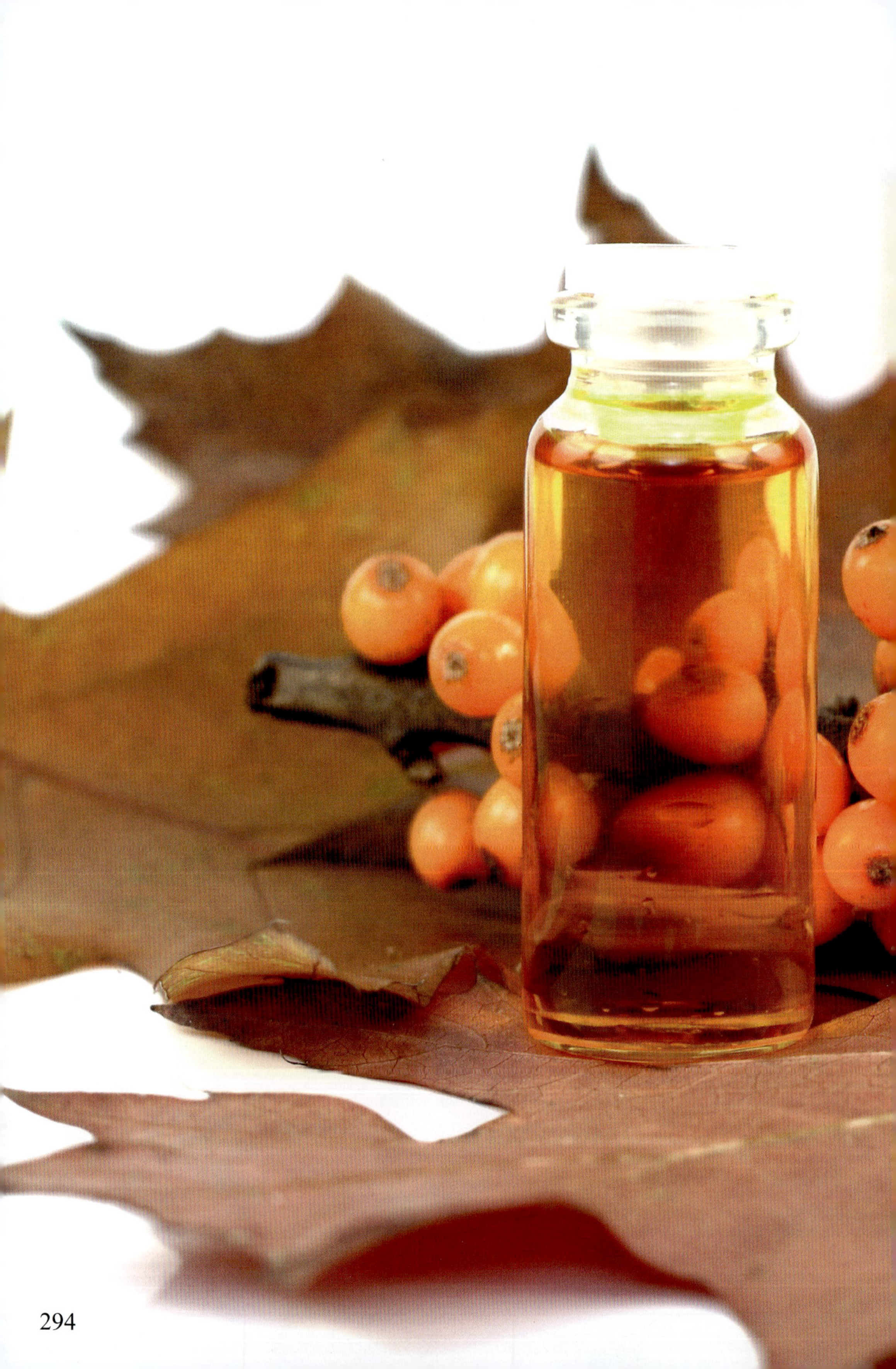

Quark-Leinöl-Creme mit Sanddorn-Füllung

Zutaten für 5 Personen:

1 Tasse Leinöl (150 ccm)
½ Tasse mit Milch und 3 Teelöffel Honig
250 g Quark und 5 Esslöffel Sanddorn, ungesüßt
5 Esslöffel Traubensaft

Man bereitet die Quark-Leinöl-Creme im Mixer, indem man Leinöl, Milch und Honig mixt und dann nach und nach den Quark hinzufügt. Die fertige Quark-Leinöl-Mischung soll ziemlich steif sein. Eventuell durch Zugabe von festem Quark regulieren. Man verteilt diese Mischung auf 5 Schüsselchen.

Nun mischt man gleiche Mengen reinen Sanddornsaft mit weißem Traubensaft. Diese Mischung wird nun in der Mitte, noch bevor die Quark-Leinöl-Creme weiter steif wird, so zu der Quark-Leinöl-Mischung gegeben, dass diese Flüssigkeit in der Mitte der Schüssel unter die Quark-Leinöl-Creme sinkt. Die Quark-Leinöl-Creme wird bei weiterem Stehen innerhalb von etwa 15 Min. fest. Man serviert als Nachtisch. Die flüssige Sanddorn-Traubensaft-Füllung wird erst beim Genuss der Speise deutlich und macht sich geschmacklich sehr gut als Gegensatz zu der milden Quark-Leinöl-Creme.

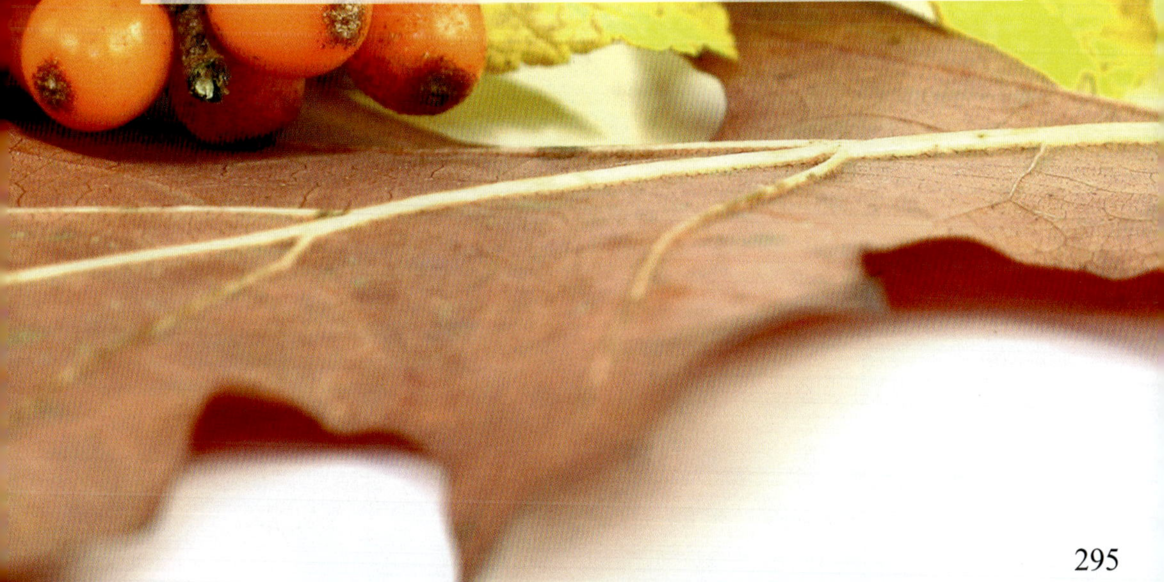

Allgemeines zum Eis

Die verschiedenen süßen Mischungen aus Quark-Leinöl mit Früchten oder mit Gewürzen wie Vanille, Zimt usw. lassen sich alle als Speise-eis zubereiten und servieren. Durch den Ölgehalt wird das Eis wunderbar geschmeidig. Die Kranken, die ein Vorurteil gegen Leinöl mitbringen, merken überhaupt nicht, dass sie in dieser Form Quark und Leinöl zu sich nehmen.

Auch in herzhafter Zubereitung gibt es viele Möglichkeiten, z. B. Quark, Leinöl, Milch werden mit Apfel und Meerrettich fein püriert und zum Gefrieren gebracht. In dieser Form als Beilage sehr geeignet.

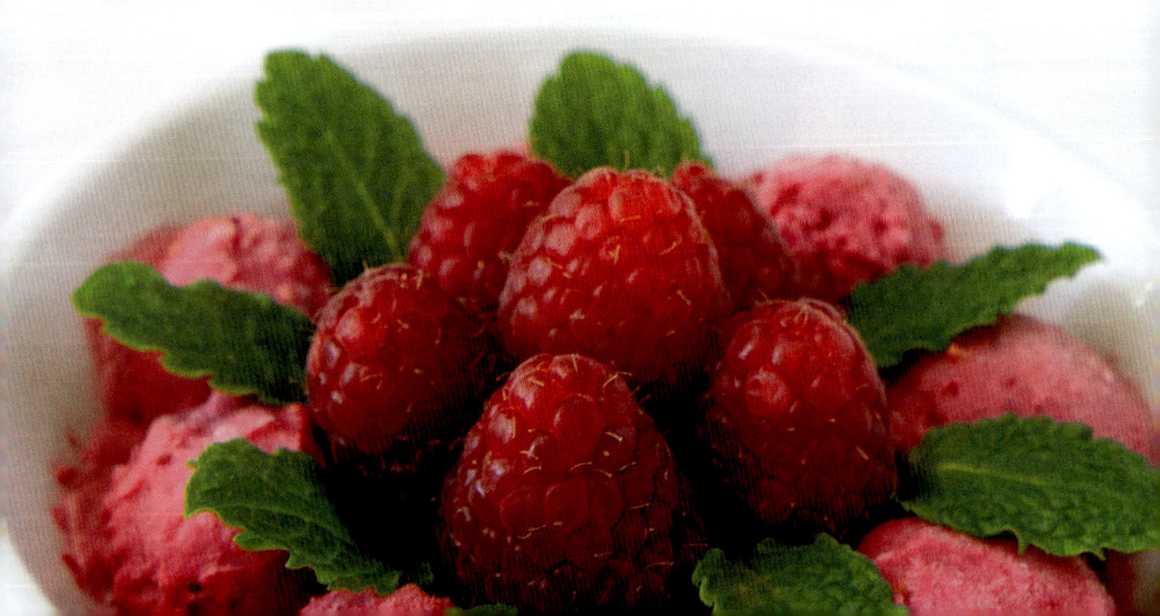

Speiseeis mit Früchten oder Fruchtsäften

3 Esslöffel Leinöl, 2 Esslöffel Milch, 1 Esslöffel Honig, 100 g Quark, 3 gehäufte Esslöffel Himbeeren oder 3 Esslöffel Kirschmuttersaft

Quark, Leinöl, Milch und Honig werden im Mixer gemischt. Zum Schluss gibt man die Himbeeren hinzu oder ggf. den Kirschmuttersaft. Nun gießt man die leicht flüssige Leinöl-Creme in den Eisbereiter, stellt in das Kühlfach und lässt erstarren. Dieses fruchtige Speiseeis ist geschmeidig, kann mit dem Löffel entnommen und dem Kranken als Nachtisch gegeben werden. Sehr gut ist die Kombination dieses Fruchteises mit Vanille-Eis.

Speiseeis mit Heidelbeeren

3 Esslöffel Leinöl, 2 Esslöffel Milch, 1 Esslöffel Honig, 100 g Quark, 3 Esslöffel Heidelbeeren und 1 Handvoll Walnüsse

Quark, Leinöl, Milch und Honig werden im Mixer gemischt und zuletzt mit den Heidelbeeren gut püriert. Zum Schluss gibt man die Walnüsse hinein und rotiert das Messer im Mixer nur wenige Sekunden, damit die Walnüsse zwar ganz zerschlagen, aber noch ein wenig körnig sind. Diese Creme wird in den Eisbereiter gegeben und im Kühlfach zu Speiseeis bereitet. Diese Mischung ist vorzüglich.

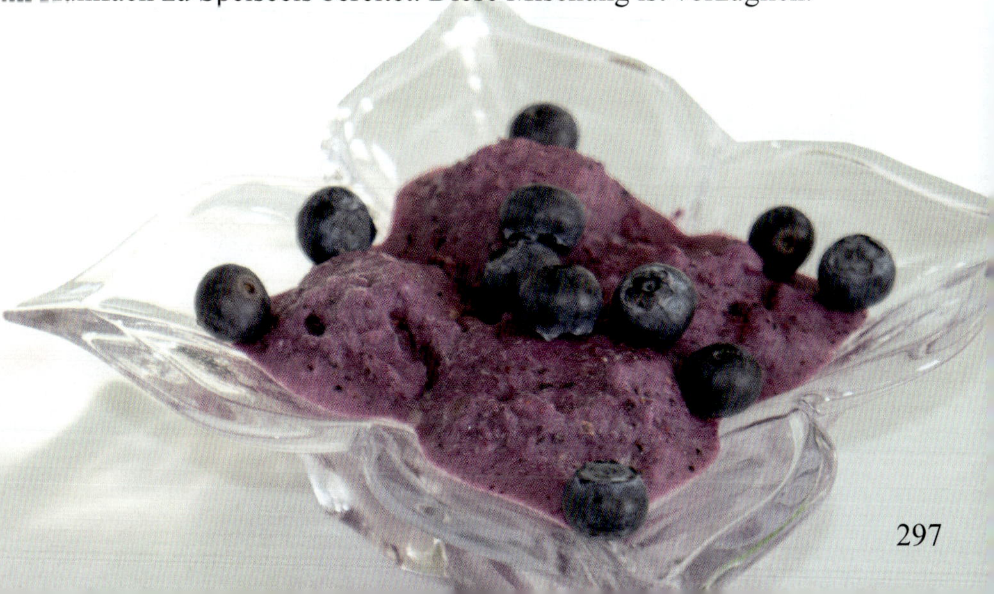

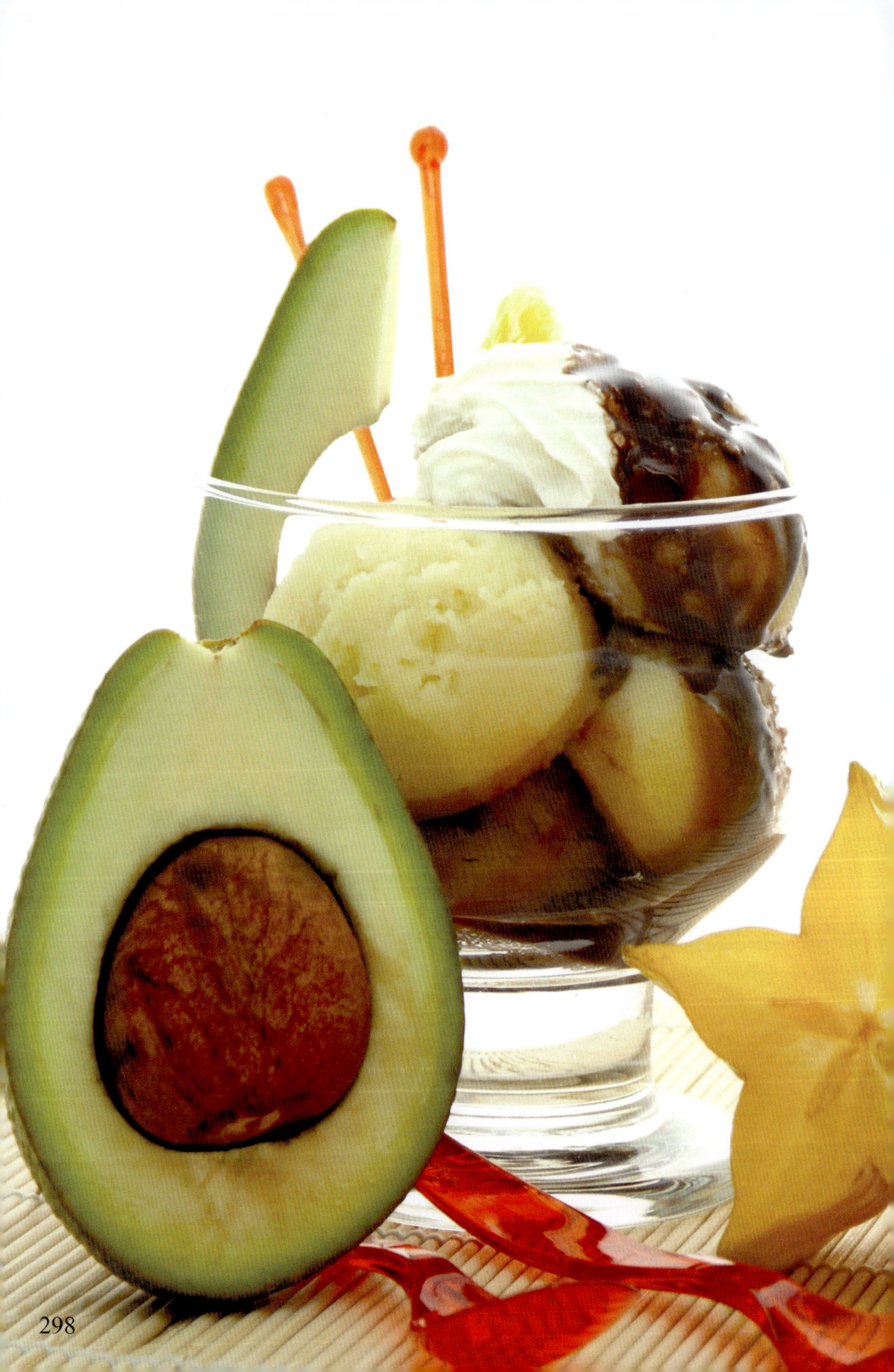

Speiseeis mit Vanille (Vanille-Eis)

3 Esslöffel Leinöl, 3 Esslöffel Milch, 1 Esslöffel Honig
100 g Quark und 1 Teelöffel gemahlene Vanille

Quark, Leinöl, Milch und Honig werden im Mixer gemischt und mit der Vanille gut vermischt. Man gießt die sofort nach dem Mixen noch dünnflüssige Creme in den Eisbereiter im Kühlschrank und stellt in das Kühlfach. Die zum Eis erstarrte Creme ist geschmeidig und kann in dieser Form den Kranken sehr gut als Nachtisch serviert werden, besonders wenn man 2-3 verschiedenfarbige Eiscremes bereitet.

Speiseeis mit Kakaozusatz

3 Esslöffel Leinöl, 3 Esslöffel Milch, 1 Esslöffel Honig
100 g Quark, 100 g Haselnüsse, 2 Esslöffel Kakao

Quark, Leinöl, Milch und Honig werden im Mixer gemischt, dann gibt man die Haselnüsse hinein, vermahlt gut und fügt zum Schluss Kakao in die Mischung. Nun gibt man die gesamte Mischung in den Eisbecher und stellt sie in das Kühlfach des Kühlschrankes. Diese Mischung mit Nougatgeschmack gibt den verschiedenen hier als Beispiel erwähnten Kombinationen die nötige dunkle Tönung. Man kann natürlich in Form des Fürst-Pückler-Eises arrangieren. Für Schwerkranke sind diese Eiszubereitungen ungeheuer wichtig, besonders wenn sonst wenig Appetit vorhanden ist.

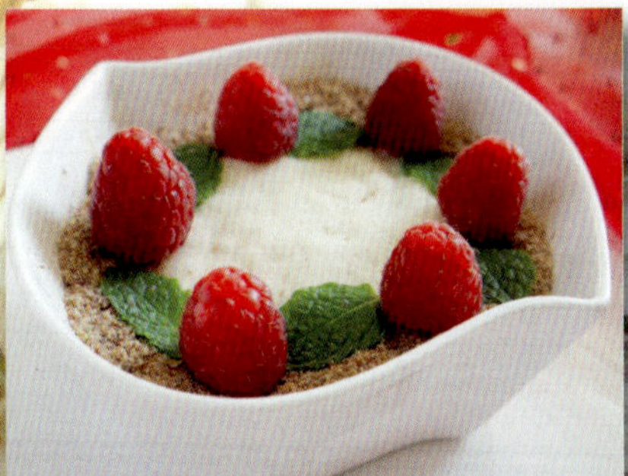

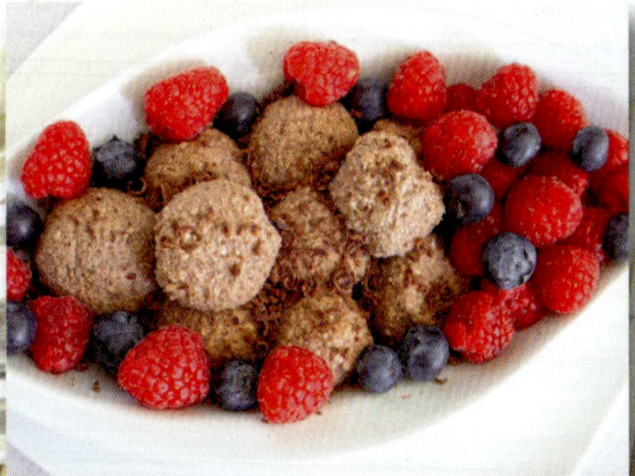

Saucen und Beilagen

Ein guter Koch und ein erfahrener Feinschmecker wissen, erst die Sauce gibt dem Mahl die entscheidende Note. Ein sehr guter Koch wusste sogar noch, »das Geheimnis der guten Küche besteht in der richtigen Wahl und Verwendung der Fette. Fette erst möglichst zuletzt hinzufügen«. Dies gehört auch zum Geheimnis der guten, bekannten chinesischen Küche. Das Fett darf nicht zu sehr erhitzt werden. Tote Fette nehmen dem Gericht und den Gewürzen ihr Lebenselement. Es ist wichtig, das Fett zuletzt hinzuzufügen, nicht zu überhitzen und außerdem lebendige Fette, natürliche hochungesättigte Fette zu wählen. Führen Sie einmal das folgende Experiment in der Küche durch: Bereiten Sie z. B. zwei Curry-Saucen nach genau dem gleichen Rezept, einmal mit einer Margarine, ein zweites Mal mit dem leinöl-haltigen Oleolux hergestellt. Versuchen Sie nebeneinander beide Saucen. Das Aroma des Currys ist unvergleichlich voller, schöner und milder mit dem das natürliche Öl enthaltenden Oleolux. Sie können sogar noch etwas Leinöl nachgießen, das Aroma bleibt unverändert gut. Ähnlich entscheidend für den Geschmack ist das Fett bei fast allen Gerichten. Die Saucen stellen wie das Fett den Nerv der Nahrung dar. Ihre Zubereitung sollte mit feinem Einfühlungsvermögen erfolgen. Bitte nur beste, gepflegte Gewürze benutzen. Nicht in Papiertüten aufbewahrte, in einem Sammelkasten befindliche alte Reste von früheren Gewürzen anwenden, sondern in Gläsern getrennt und gut abgeschlossen aufbewahrte gute Gewürze. Mit Sachkenntnis und Überlegung zusammenstellen! Eine feine Sauce ist ein gutes Zeugnis für eine feine Persönlichkeit.

Dies gilt sowohl für die heißen Saucen als auch für die Salat Sauce auf der Basis der Quark-Leinöl-Mayonnaise. Man weiß, dass gute Künstler gute Köche sind. Gute Anregungen geben die syrischen und die türkischen Kombinationen, von Nüssen verschiedenster Art, mit Knoblauch, Pfeffer, Paprika in guten ölhaltigen Saucen. Diese sind als Sauce oder als Nussbeilage zur Gemüseplatte inter-

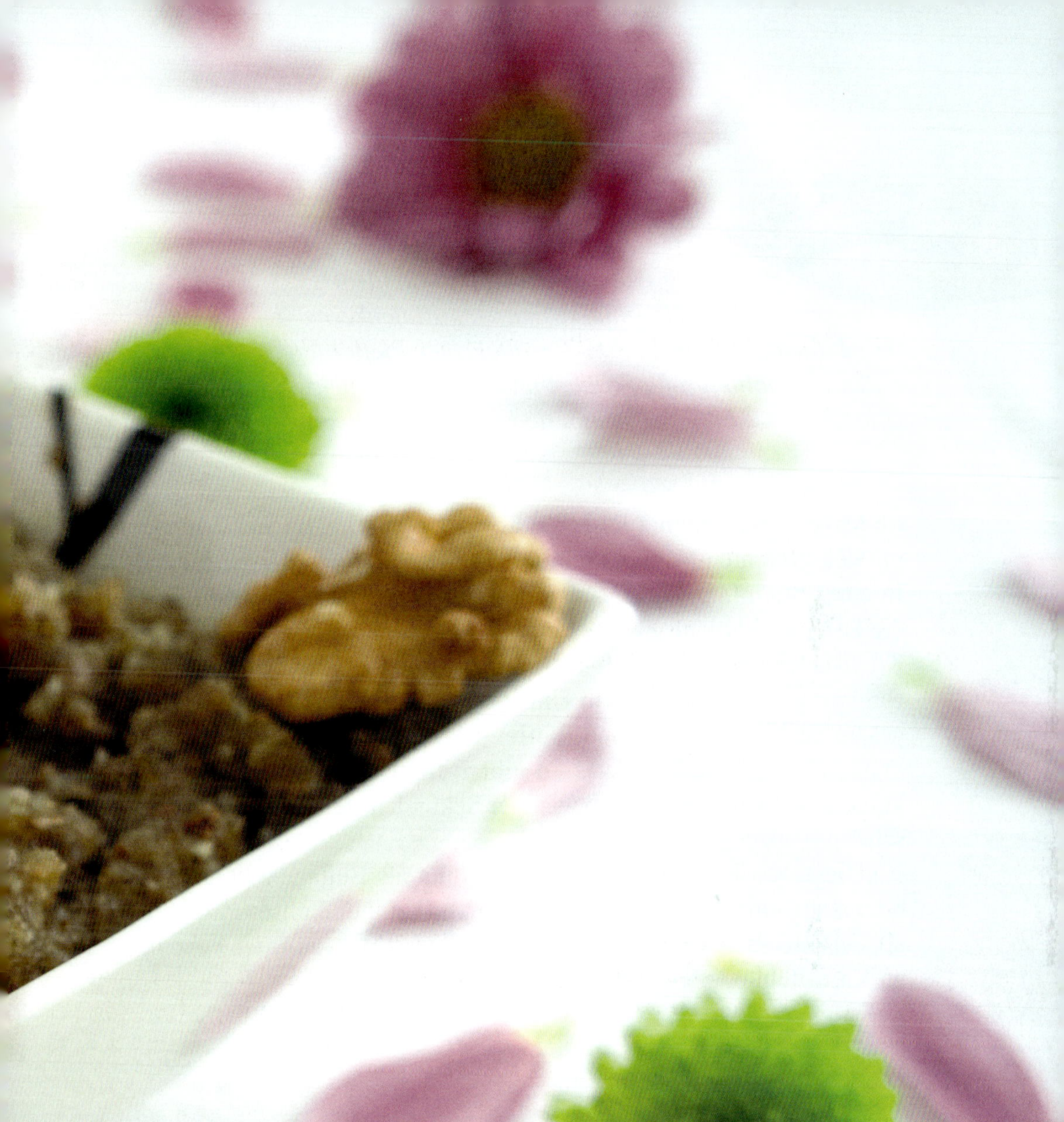

essant. Gewürzkräuter kann man immer als Vinaigrette im Essig-Öl-Gemisch benutzen und aufbewahren. Nimmt man der Hausfrau heute einmal das Fleisch und die fertigen Fleischzubereitungen, dann beginnt sie überhaupt erst wieder die Fähigkeiten als Köchin und Herrin in der Küche und am Tisch zu entfalten. Wenn sie ihre Ideen und Kombinationsmöglichkeiten hier neu spielen lässt, vermag sie den Gerichten ihre eigene Note zu geben. Wenn es wahr ist, dass die Liebe durch den Magen geht, dann vermögen gute Saucen die Hausfrau und Mutter beliebt zu machen.

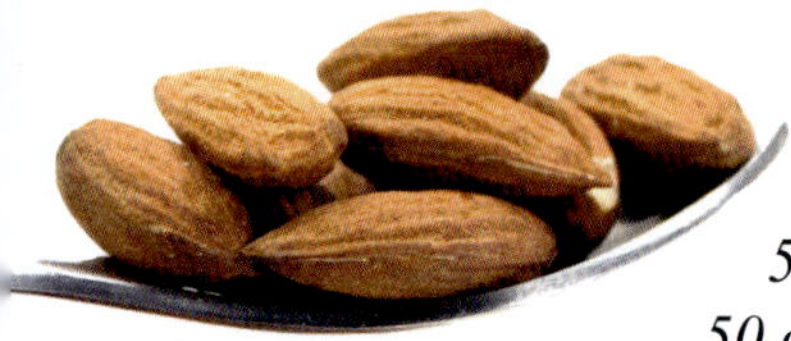

Syrische Beilage I

50 g Walnüsse und 50 g Mandeln
50 g Haselnüsse und 50 g Pinienkerne
*1 Teelöffel Paprika * ½ Teelöffel roter Pfeffer (caps. ann)*
1 mittelgroße Zwiebel und 2–3 Knoblauchzehen
2 Esslöffel Leinöl und 2 Esslöffel Oleolux

Im Mixer mischt man 2 Esslöffel Leinöl unter allmählicher Zugabe mit den gesamten Nüssen und fügt Paprika und roten Pfeffer hinzu. In einer Stielpfanne bringt man das Oleolux zum Schmelzen, gibt die fein geschnittene Zwiebel hinein, anschließend die zerdrückten Knob-lauchzehen und nach kurzem Erwärmen, bis zur beginnenden Bräunung – unter ständigem Umrühren mit einem Holzlöffel – die gesamten Nüsse mit Öl und Pfeffer. Man verrührt nur wenige Sekunden in dem heißen Fett und gibt 1 Tasse Wasser hinzu. Nach kurzem Aufwallen innerhalb weniger Sekunden stellt man diese Mischung beiseite.

Diese Nussmischung ist ausgezeichnet als Beilage zu Gemüse oder auch, ein wenig mehr mit Wasser verdünnt und mit wenig Salz abgeschmeckt, als Sauce, sowohl zu Reisgerichten, zu Buchweizen, zu Kartoffeln oder auch zu Frischfischgerichten.

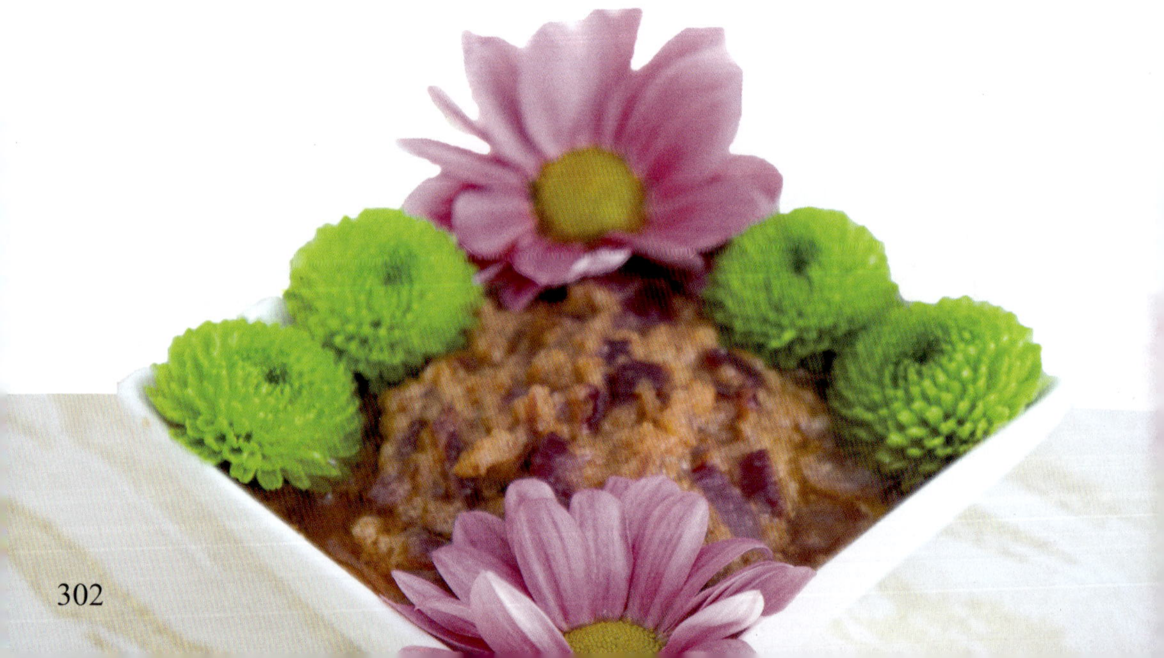

Syrische Beilage II

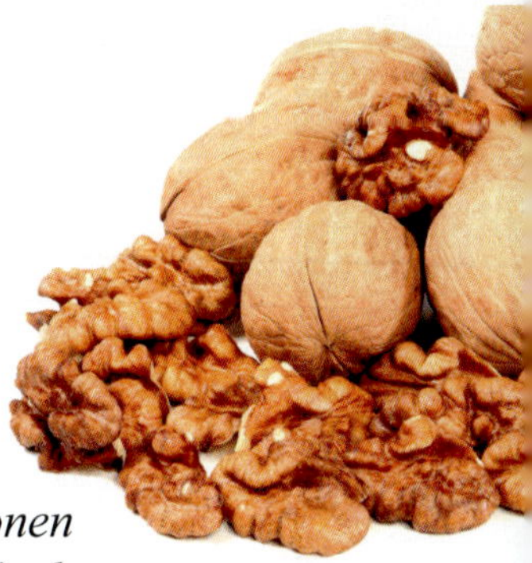

50 g Walnüsse und 50 g Mandeln
50 g Haselnüsse und 50 g Pinienkerne
3 Esslöffel Brösel von Vollkornbrot
½ Tasse (75 g) Leinöl und Saft von 1–2 Zitronen
*3–4 Knoblauchzehen * Salz und 2 Esslöffel Oleolux*

In einem Mixer werden Öl, Zitronensaft und Nüsse vermischt. Dann gibt man die zerdrückten Knoblauchzehen in diese Nusscreme und vermischt. Anschließend bringt man in einer Stielpfanne Oleolux zum Schmelzen, gibt unter ständigem Verrühren die Vollkornbrösel hinein und nach wenigen Sekunden (1/2 Min.) die gesamte Nusscreme. Man verrührt und gibt diese Sauce in eine Schüssel, in welcher man Endiviensalat, fein geschnitten, oder Chicoréesalat mit dieser Nusscreme vermischt. Sehr gut ist die Kombination etwa mit ½ Glas süßsaurem Paprika, wobei man sowohl die Paprikaschnitzel, als den milden, süßsauren Essig zu diesem Salat gibt.

Zur weiteren Variation lassen sich saure Gewürzgurken oder andere Mixed Pickles verwenden. Die Zugabe von wenig Apfelessig kann wahlweise erfolgen. Diese Kombination ist auch für unseren Geschmack ausgezeichnet.

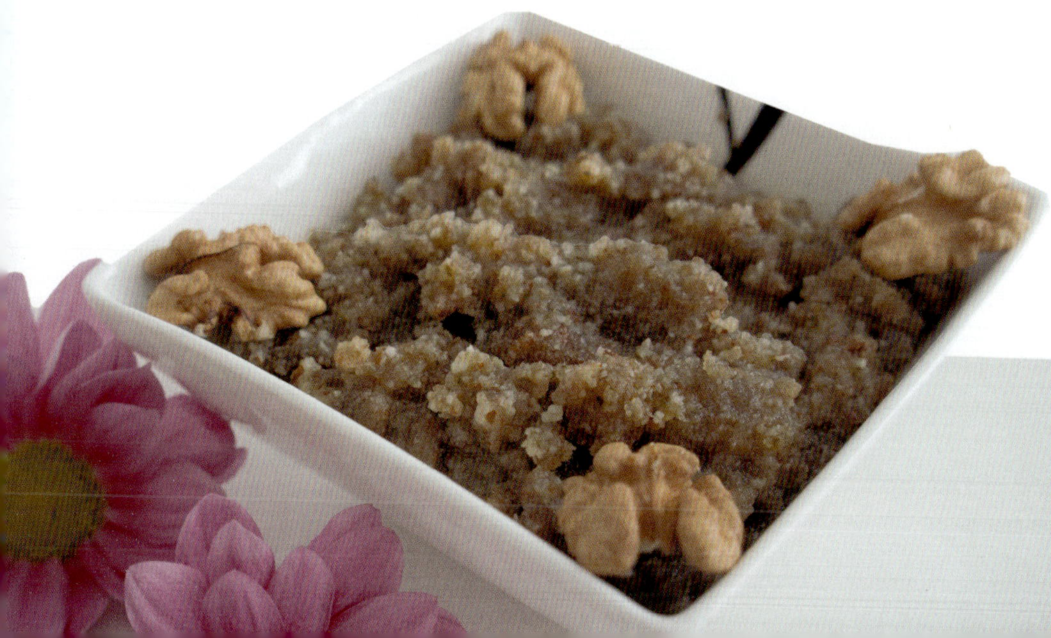

Curry-Sauce

*125 g Oleolux * 2–3 Esslöffel Sojamehl*
Kräutersalz und 1 Esslöffel Shoyu
½ Tasse Leinöl und ½ Tasse Milch
1 Tasse Reiswasser oder Gemüsebrühe
1 gehäufter Teelöffel einer guten indischen Currymischung

In einer Stielpfanne, die vorher vorgeheizt wurde, bringt man das Oleolux nur zum Schmelzen. Sofort gibt man dann das Sojamehl hinein und verrührt gut mit einem Holzlöffel, bis das Sojamehl zerfallen ist (nicht rösten!). Nach wenigen Sekunden bereits füllt man mit einer wässrigen Flüssigkeit auf, mit einer Tasse voll Gemüsebrühe jeglicher Art oder auch – wenn vorhanden – mit Reiswasser. Nach kurzem Aufwallen gibt man einen gehäuften Teelöffel Curry hinein und sofort anschließend Leinöl und Milch, so dass die gesamte Sauce gut homogenisiert ist.

Man darf kein Öl sehen. Diese Sauce ist sehr pikant, ausgezeichnet zu Reisgerichten oder Buchweizen. Ein Fehler, der sehr häufig gemacht wird, ist der folgende: Man kocht zu lange, dadurch entschwindet das gute Aroma und die Sauce wird zu scharf. Auch durch Verminderung der leinölhaltigen Fette wird der wunderbar gerundete aromatische Geschmack beeinträchtigt.

Nuss-Paprika-Sauce

*250 g Zwiebeln * 3 Knoblauchzehen*
250 g Walnüsse (ohne Schale gerechnet)
*1–2 Esslöffel Rosenpaprika * 1 Tasse Leinöl*
*2 Esslöffel Oleolux * Salz und Wasser*
evtl. 1 Esslöffel Hefeflocken und/oder 2 Esslöffel Shoyu

In einem Mixer vermischt man Leinöl und zerkleinert darin die Walnüsse. In einer Stielpfanne wird Oleolux geschmolzen. Dann gibt man die fein gehackten Zwiebeln hinein, erhitzt bis zur beginnenden Bräunung der Zwiebeln, fügt erst jetzt die zerdrückten Knoblauchzehen und den Paprika hinein und anschließend die Walnüsse zusammen mit dem Leinöl. Nach wenigen Sekunden füllt man mit Wasser auf, bis eine cremeartige Sauce entsteht, und schmeckt mit Salz ab. Man kann durch Zugabe von einem Esslöffel Hefeflocken oder Soja-Sauce weitere geschmackliche Variationen erreichen.

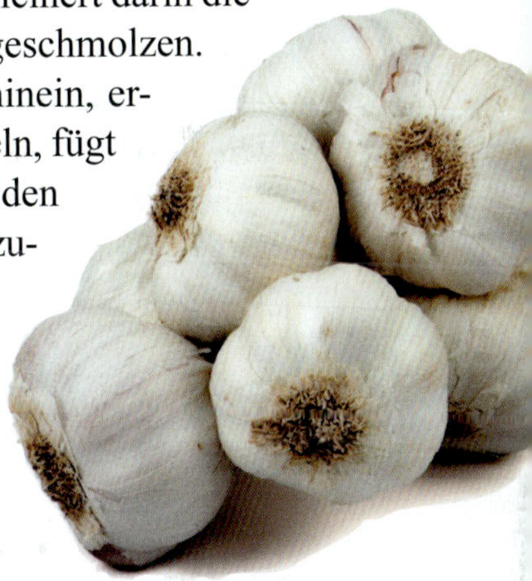

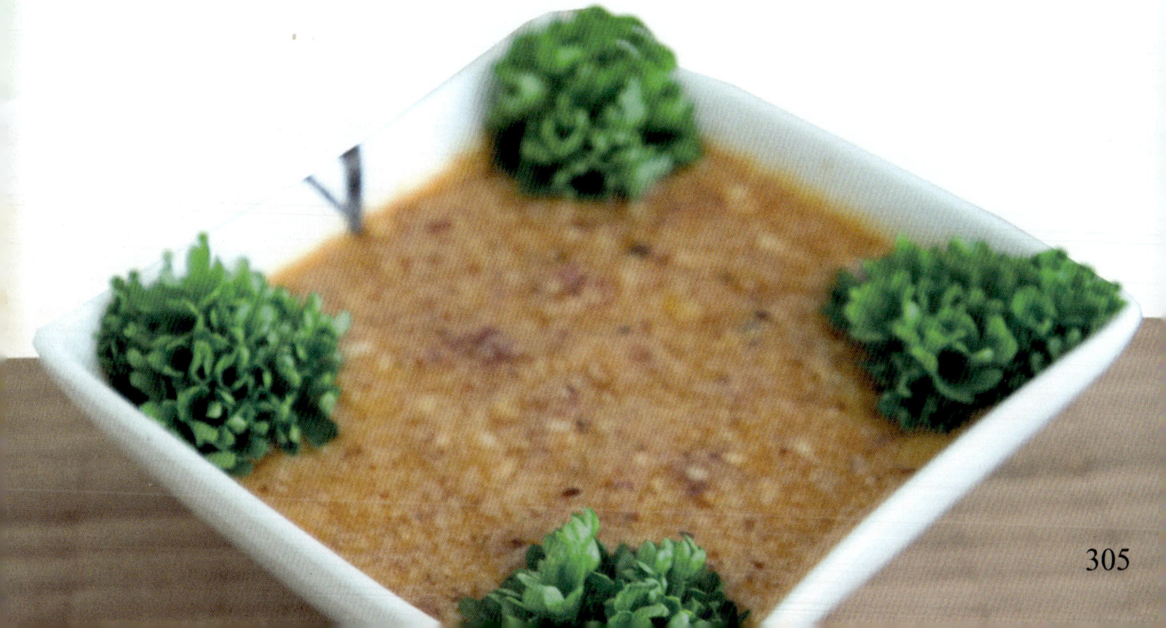

Fruchtsaucen mit Muttersäften

250 g Kirschmuttersaft
oder Johannisbeermuttersaft
oder Heidelbeermuttersaft
dazu
*250 g Traubensaft * 3 g Agar-Agar*

Man erhitzt den Traubensaft, gibt in den kochenden Saft den mit einigen Esslöffeln Fruchtmuttersaft angerührten Agar-Agar, rührt sofort gut um und gibt während des Aufkochens nach und nach den Rest des Muttersaftes hinzu. Man stellt kühl. Diese Fruchtsauce ist geeignet als Beigabe zu süßen Quark-Leinöl-Cremes, wie Bananencreme oder Vanillecreme als Nachtisch, aber auch zu Buchweizenspeisen. Nach Geschmack kann man bei Verwendung von Kirsch-muttersaft durch Zugabe von 1 Esslöffel Rum geschmacklich variieren.

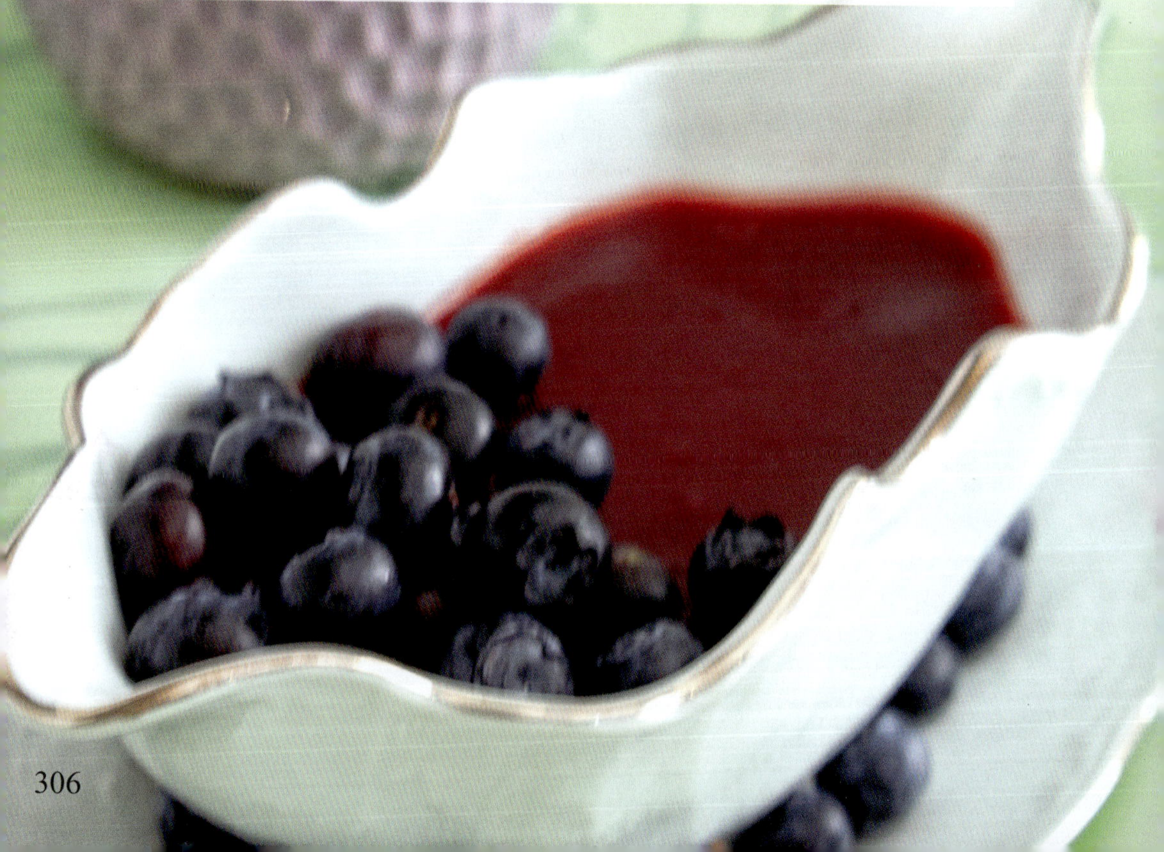

Meerrettich-Sauce

125 g Oleolux
2–3 Esslöffel Sojamehl
*Kräutersalz * ½ Tasse Leinöl*
*½ Tasse Milch * 1 Tasse Gemüsebrühe*
2 Esslöffel geriebenen Meerrettich

In einer Stielpfanne wird die Sojamehl-Sauce, wie bei der Curry-Sauce beschrieben, zubereitet. Anschließend werden, am besten in einem Mixer, Milch und Meerrettich gut püriert und in die heiße Soja-Sauce gegeben. Wenn man die Meerrettich-Sauce scharf liebt, so serviert man, ohne erneut zu erhitzen.

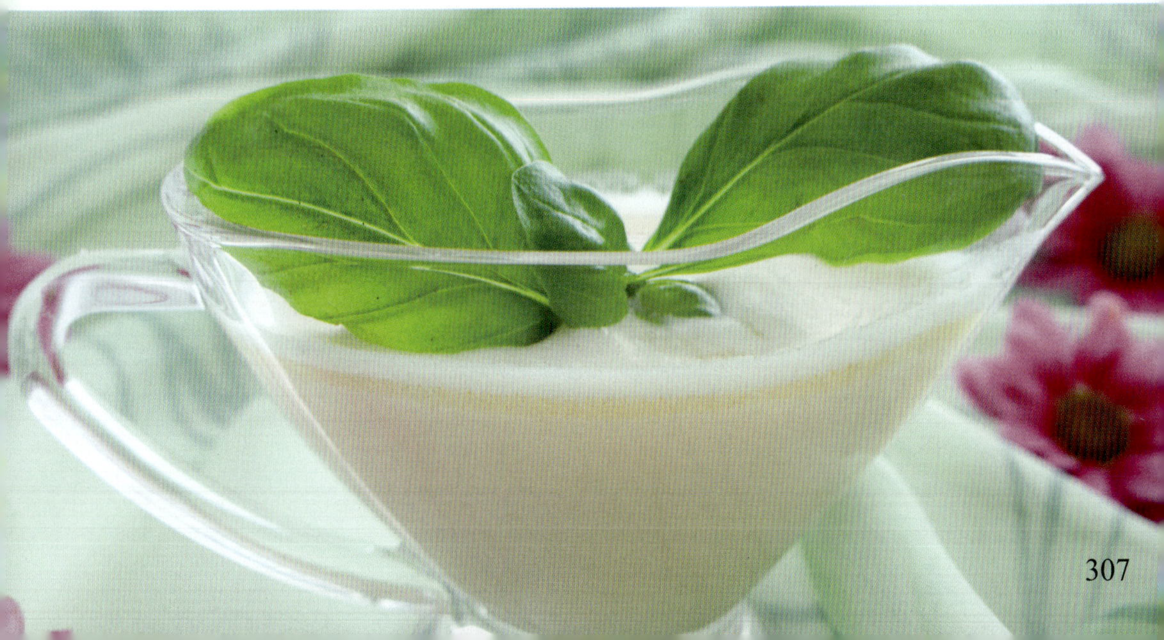

Tomatensauce mit oder ohne Paprika

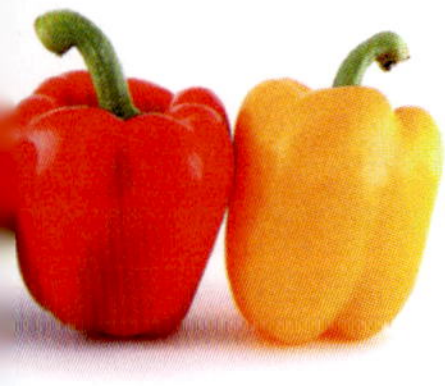

*125g Oleolux und Kräutersalz * 2–3 Esslöffel Soyamehl*
1 Esslöffel Shoyu, ½ Tasse Milch
1 Zwiebel und 1–2 Knoblauchzehen
250 g Tomaten oder 1 Döschen Tomatenmark
evtl. Zusätze: Paprikaschoten und ½ Teelöffel Honig
1 Döschen Paprika-Ketchup und/oder
Paprikaschoten süß-sauer aus dem Glas

In einer Stielpfanne bereitet man die unter bei Curry-Sauce beschriebene Sojamehlsauce. Man gibt jedoch beim Erwärmen des Oleolux zuerst die fein zerkleinerten Zwiebelstückchen in das Fett und erst nach dem beginnenden Bräunen der Zwiebel das Sojamehl und die zerdrückten Knoblauchzehen. Sofort füllt man nun auf mit einer Mischung von 250 g Tomaten, die man im Mixer mit der ½ Tasse Milch püriert hat. Sollte dieser Brei aus den frischen Tomaten nicht zur Verfügung stehen, so kann man auch ein Döschen Tomatenmark aus dem Reformhaus verwenden. Man schmeckt mit Salz ab, mit Shoyu und mit ½ Teelöffel Honig. Weitere Variationen:

Eine weitere Variation ist möglich, indem man Paprika zu dieser Tomatensauce hinzufügt; dazu kann man verwenden: Paprikaschoten frisch und fein zerkleinert, Paprika-Ketchup aus dem Reformhaus oder auch Paprika süß-sauer aus dem Glas.

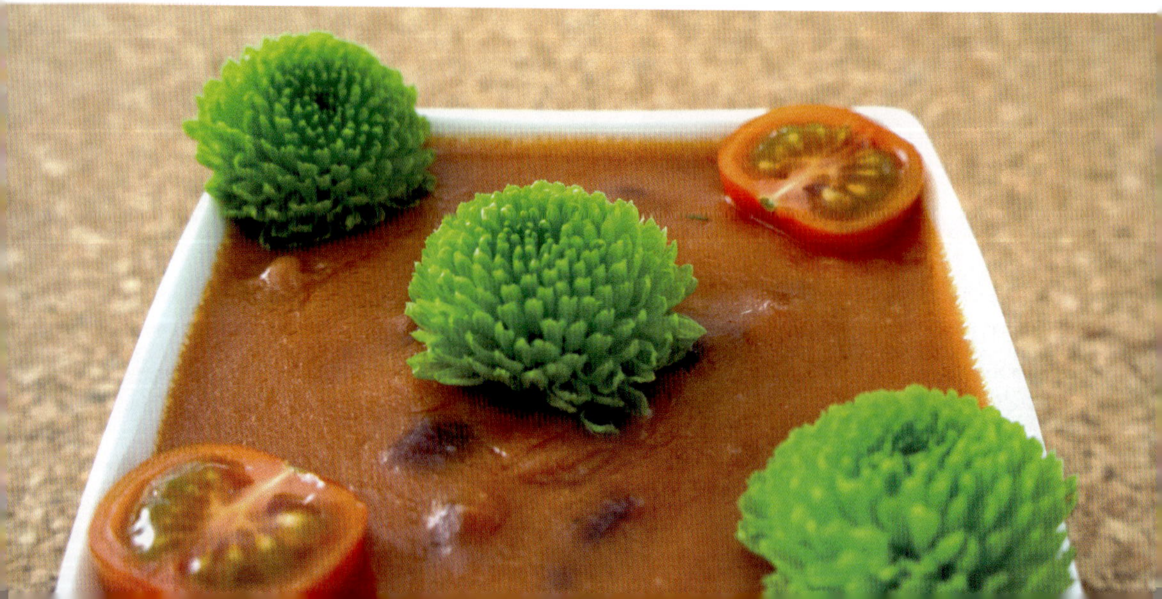

Shoyu-Salatsaucen, süß pikant

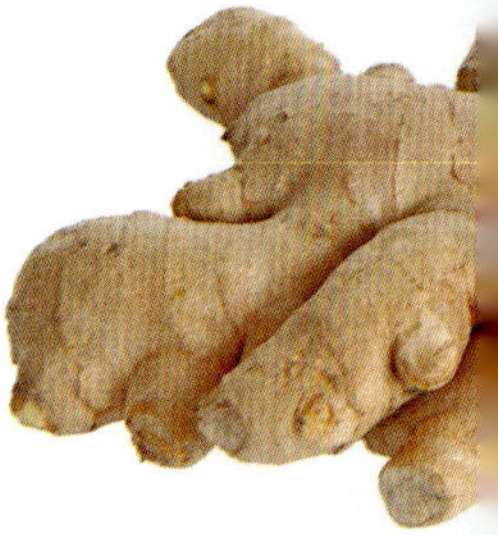

3 Esslöffel Soja-Sauce Shoyu und 3 Esslöffel Wasser
2 Esslöffel Apfelessig und 1 Knoblauchzehe
1 Teelöffel Honig und 2 Esslöffel Leinöl oder
*2 Esslöffel Kürbiskernöl * ½ Teelöffel Ingwer*
1 Teelöffel Kokosraspeln

a) Sojasauce Shoyu. Wasser, Essig und Honig werden einfach vermischt. Dann gibt man eine in der Knoblauchpresse zerdrückte Knob-lauchzehe hinein. Zuletzt fügt man das Leinöl und/oder Kürbiskernöl hinzu. Diese Salatsauce ist ausgezeichnet, entweder zu Endiviensalat oder in Verbindung mit Chicorée.

b) Eine sehr schöne Variation erhält man durch Hinzufügen von Kokosraspeln, welche man über Nacht durchweichen lässt oder aber im Mixer mit der Soja-Sauce vermischt.

c) Eine andere Kombination erfolgt durch Zugabe von Ingwer.

d) Beide Variationen, sowohl die Kokosraspeln als auch Ingwer, können getrennt und in Kombination benutzt werden. Auch die Verwendung von Kürbiskernöl kann wahlweise zusätzlich erfolgen. Diese Shoyu-Saucen können weitere Verwendung finden bei der Zubereitung der Chutneys oder verschiedener Quark-Leinöl-Mischungen.

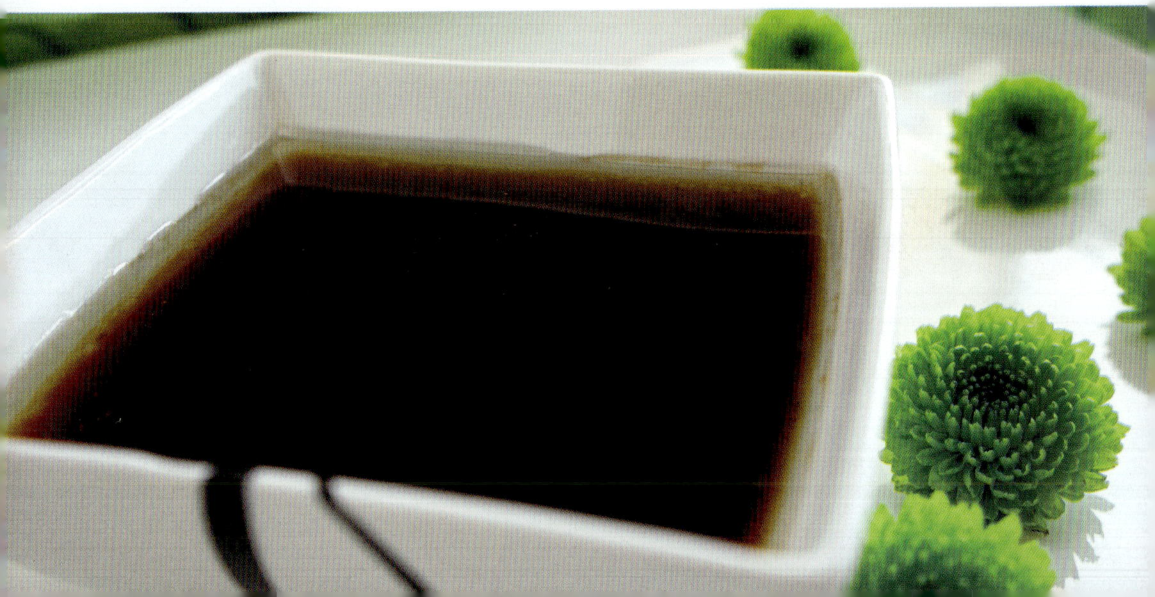

Türkische Salatsauce

75 g Walnüsse und 2 Esslöffel Quark
2 Esslöffel Leinöl und 2 Esslöffel Oleolux
3 Esslöffel Vollkornbrotbrösel und 3 Knoblauchzehen
1–2 Zitronen (Saft) und ½ Teelöffel Honig
1 Messerspitze roter Pfeffer
fein gehackter Dill und Petersilie
etwas Pfefferminze und 1 Esslöffel Milch

Im Mixer werden Quark, Leinöl, Milch und Zitronensaft gut vermischt, dann gibt man Honig, Salz und roten Pfeffer hinzu sowie die fein gehackten Kräuter und die in der Knoblauchpresse zerdrückten Knoblauchzehen. Alles wird gut verrührt. Nachdem man diese Mischung in eine Schüssel abgefüllt hat, werden in einer Stielpfanne Oleolux mit den Brotbröseln kurz erwärmt und über diese Saucencreme gegeben. Man serviert nach kurzem Umrühren, damit das heiße Fett verrührt ist. Diese Sauce kann zu Salat, zur Rohkostplatte oder in Verbindung mit geraspelten Gemüsesorten oder auch gekochtem Gemüse gereicht werden.

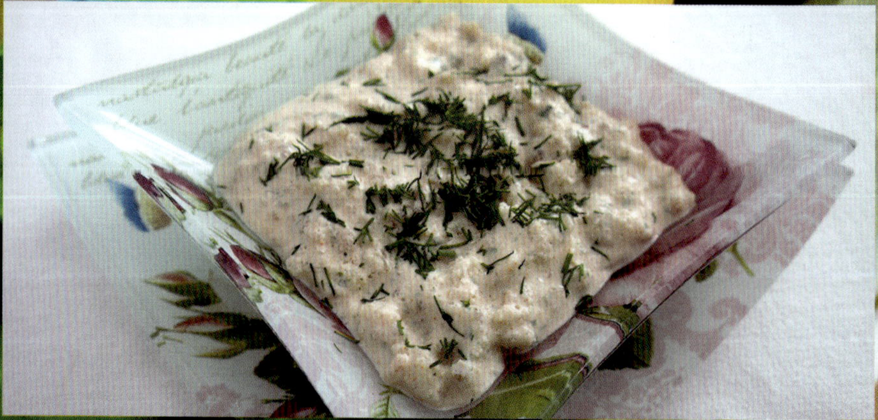

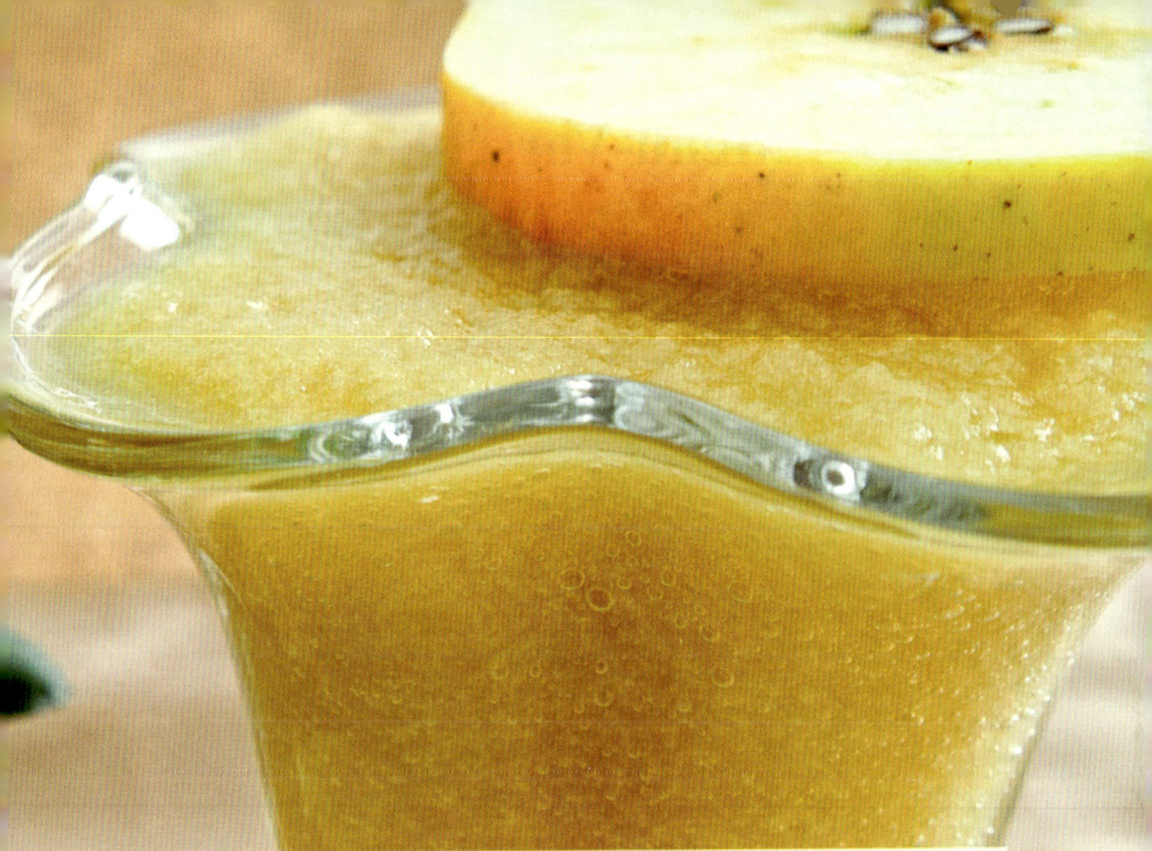

Apfelmus roh, verschiedene Variationen

Pro Person rechnet man:
*1–1½ Äpfel * dazu wahlweise:*
*Apfelsaft * Quittensaft (natur)*
*Traubensaft * Kirschmuttersaft*

In ein Mixgerät gibt man eine Tasse voll Apfelsaft, sehr gut ist auch Quittensaft rein oder Kirschmuttersaft. Man fügt dann nach und nach, während das Messer rotiert, durch die kleine, mittlere Öffnung des Deckels die Apfelstücke, jeweils 1/4 des Apfels, in das Mischgut. Sie können bei Benutzung von relativ wenig Saft sehr viel Apfelmus bereiten, wenn Sie die Äpfel bei rotierendem Messer nach und nach hinzugeben. Dieses rohe Apfelmus ist in dieser Form äußerst gut bekömmlich, auch für Schwerkranke. Es kann in Verbindung mit Buchweizengrütze benutzt werden, oder auch in Verbindung mit Kartoffelpuffern von rohen Kartoffeln, die in dieser Kombination, also zusammen mit diesem rohen Apfelmus, auch Schwerkranken gut bekommen.

Menü-Vorschläge

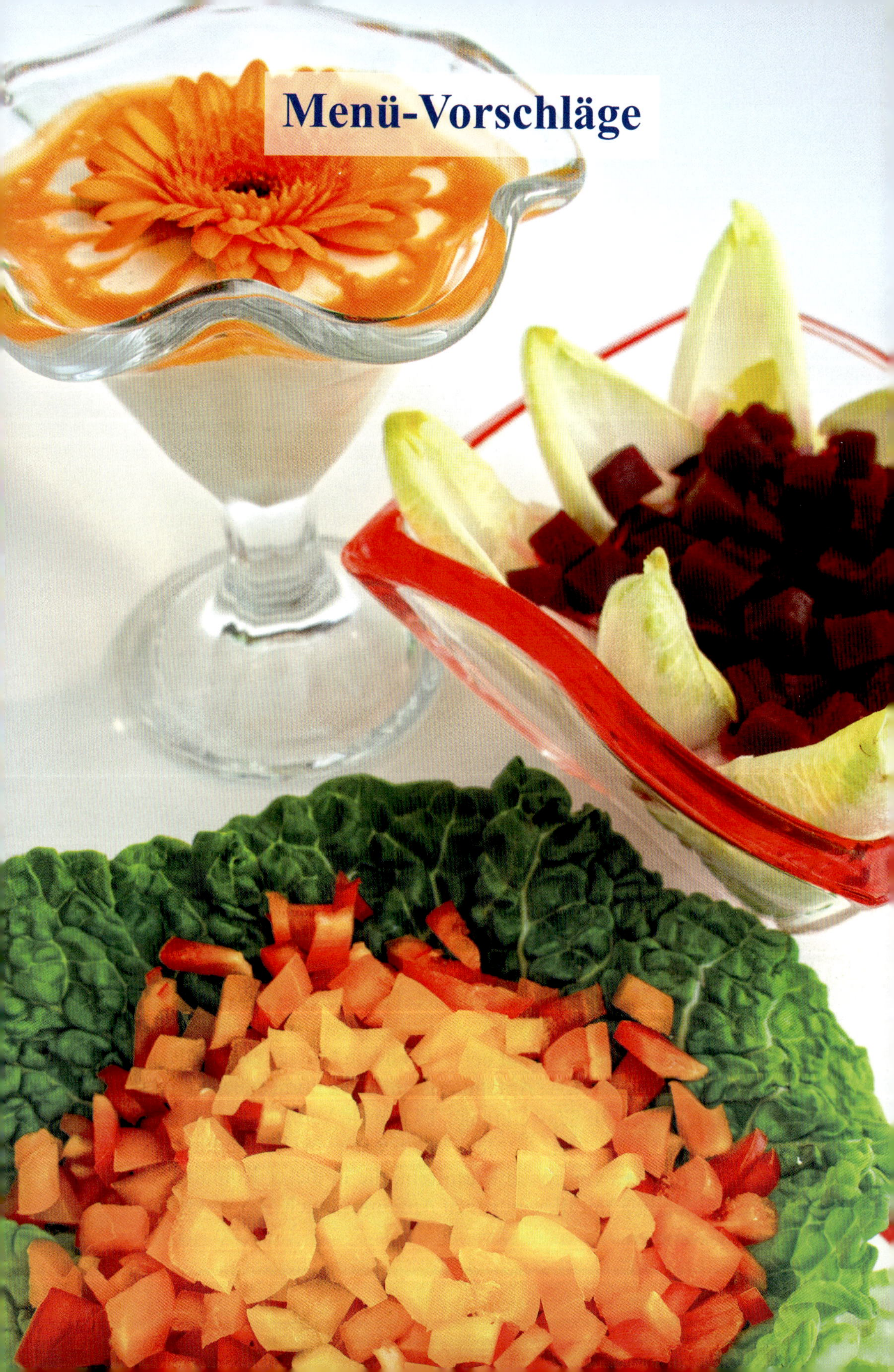

Salatplatte, Gemüseplatte mit Buchweizen

Salatplatte

Mit Endiviensalat oder Ackersalat oder Kresse, kombiniert mit geraspelter Sellerie, gekochter Roter Beete, in Scheiben geschnitten, garniert mit Perlzwiebeln aus dem Glas und mit geraspelter Kohlrabi. Alles wird übergossen mit einer Majoran-Dill Mayonnaise oder mit anderen Qaurk-Leinöl Variationen.

Gemüseplatte mit Buchweizen

Als Gemüse wählt man 3 oder 4 Sorten. Jedes Gemüse wird mit einem anderen Gewürz abgeschmeckt: Rosenkohl mit Majoran und Shoyu, Spinat zur Hälfte mit Hefeflocken und Shoyu, die andere Hälfte mit Shoyu und Muskat; Sellerie in Scheiben wird mit geraspeltem alten Gouda-Käse bestreut. Dazu gibt man Buchweizen, gekörnt zubereitet wie Buchweizengrütze Kasha oder nach dem Buchweizen-Standardrezept. In der Mitte des Tellers häuft man den Buchweizen und ordnet z. B. für den Kranken die Gemüse ringsherum, auch für das Auge angenehm, an.

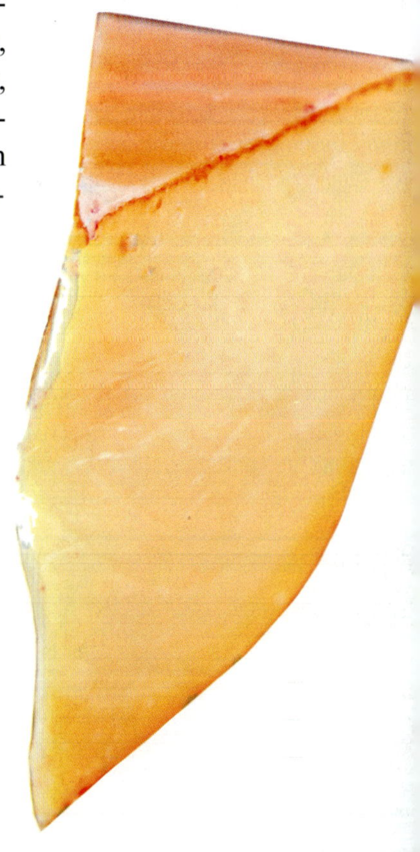

Quark-Leinöl-Zubereitung als Dessert

Als Nachtisch wählt man eines der vielen Rezepte für die Ouark-Leinöl-Zubereitung als Dessert, z. B. Quark-Leinöl-Creme mit Sanddorn-Füllung.

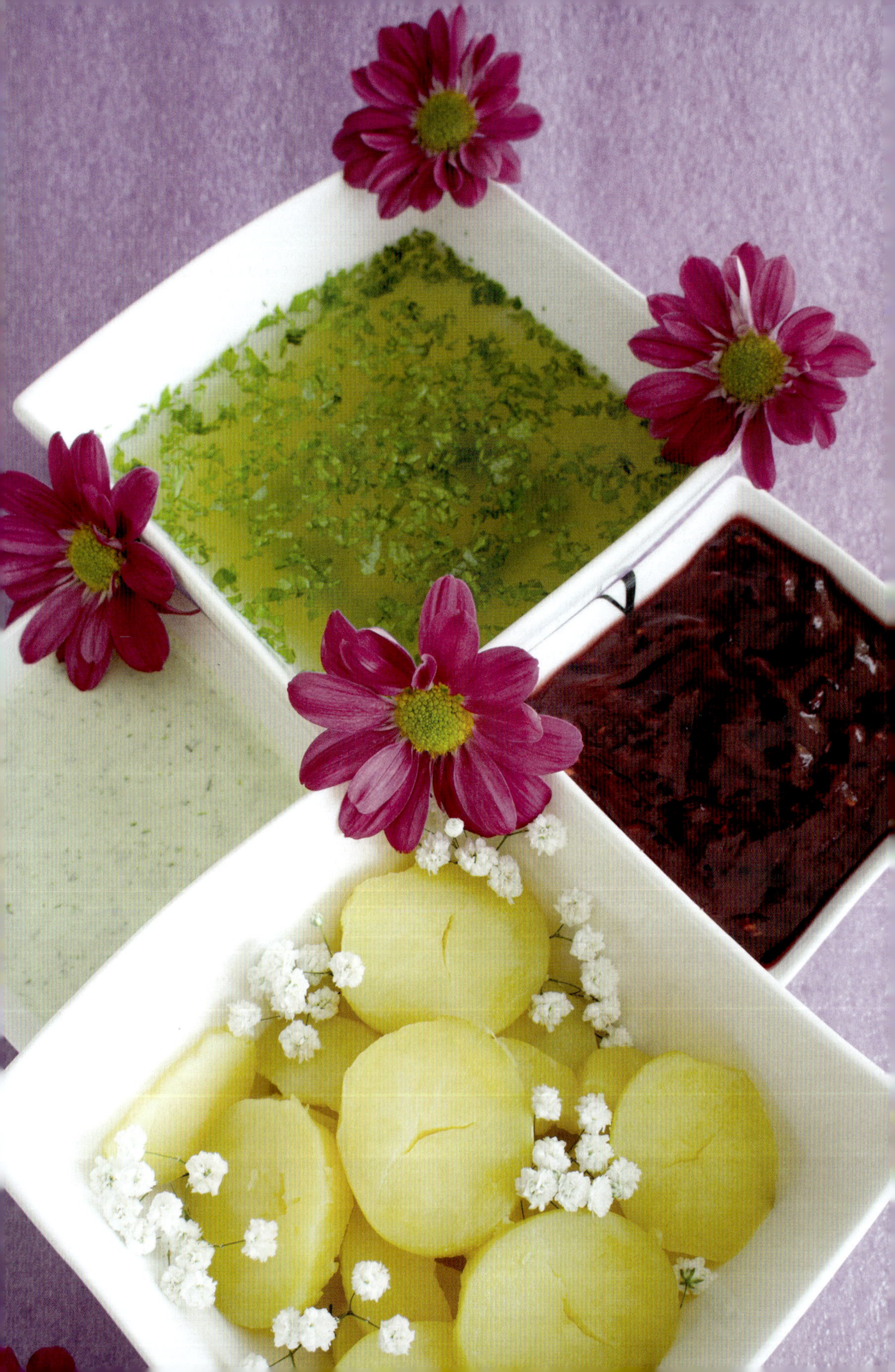

Quark-Leinöl, anders eingefügt

Gemüsebrühe als Bouillon

Eine Tasse Gemüsebrühe, evtl. vom Vortag, wird erhitzt, z. B. das aufgehobene Spinatwasser oder die Brühe von Lauch, Sellerie, grünen Bohnen usw. Zu 500 ccm gibt man nun ein wenig frisch abgeriebenen Muskat, Salz, schwarzen und weißen Pfeffer, 1 gehäuften Esslöffel Oleolux, 2 Esslöffel (gehäuft) Hefeflocken und serviert diese Brühe vor dem Essen in Suppentassen.

Quark-Leinöl zu Kartoffeln

Man kocht die Kartoffeln in der Schale und serviert diese in Verbindung mit zwei verschieden abgeschmeckten Quark-Leinöl-Mischungen, z. B.: Quark-Leinöl, Milch werden gut gemischt aus 250 g Quark, 100 g Leinöl, 100 g Milch; man füllt die Hälfte davon in ein Schüsselchen ab und vermischt mit einem Teelöffel gemahlenen und 1 Esslöffel ganzen Kümmel, die zweite Hälfte, die sich noch im Mixer befindet, wird mit ca. 200 g frischer Petersilie püriert. Beide Mischungen werden mit etwas Salz abgeschmeckt zu den Kartoffeln gereicht. Die beiden angegebenen Quark-Leinöl-Zubereitungen lassen sich noch weiter variieren oder bereichern durch die Fülle der Chutney-Rezepte, den Tscha-Tschi-Variationen oder auch durch die Variationen der verschiedenen Quark-Leinöl-Mayonnaisen.

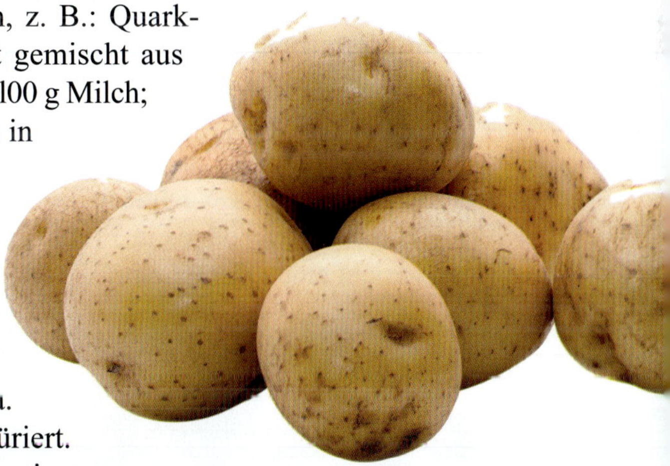

Fruchtschaum als Dessert

Man reicht als Dessert einen Fruchtschaum mit Johannisbeer-, Heidelbeer- oder Kirschmuttersaft.

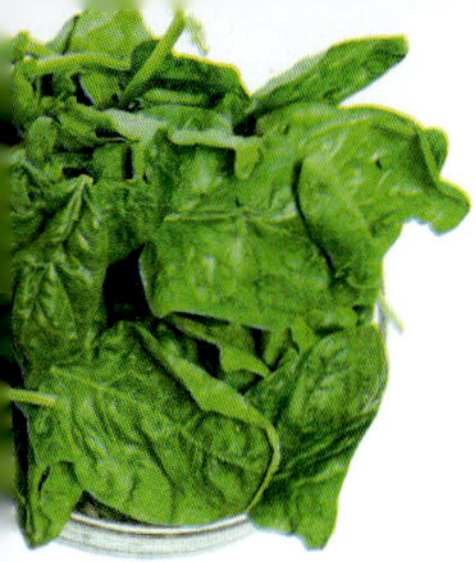

Neue Kombinationen

Gemüsebrühe mit Rohkosteinlage. Die Gemüsebrühe von Spinat und/oder Möhren, Lauch, Sellerie, grünen Bohnen, Petersilienwurzel wird vom Gemüse abgegossen. 250 ccm dieser Brühe werden abgeschmeckt mit 1 Esslöffel Oleolux, 1 Esslöffel Shoyu, 1 Teelöffel Majoran, 1 Teelöffel Borretsch, 1 Prise Kräutersalz, 1 Prise weißen und schwarzen Pfeffer, ½ Teelöffel rotem Paprika und zum Schluss mit 1 Esslöffel Dosenmilch. Diese Brühe wird sofort gut heiß in Suppentassen serviert. Man kann mit weiteren Einlagen kombinieren, z. B.: Im Mixer püriert man eine rohe Möhre oder Kohlrabi mit etwas Suppenbrühe und gibt diese Rohkost als Einlage in die gut heiße Gemüsebrühe. Diese warme Rohkost ist für den Schwerkranken angenehm, aber auch für Gesunde im Winter oft willkommen.

Reis mit Salatbeilage. Als Hauptgericht kann man nun ein Reis- oder Buchweizengericht wählen und dazu eine Salatplatte oder nur die Buchweizengrütze als Suppe.

Linomel-Vesuv. Als Nachtisch ist hier der Linomel-Vesuv, der Weinschaumschnee oder ein Fruchtschaum geeignet, da ja beim Hauptgericht eine Quark-Leinöl-Zubereitung gereicht wurde.

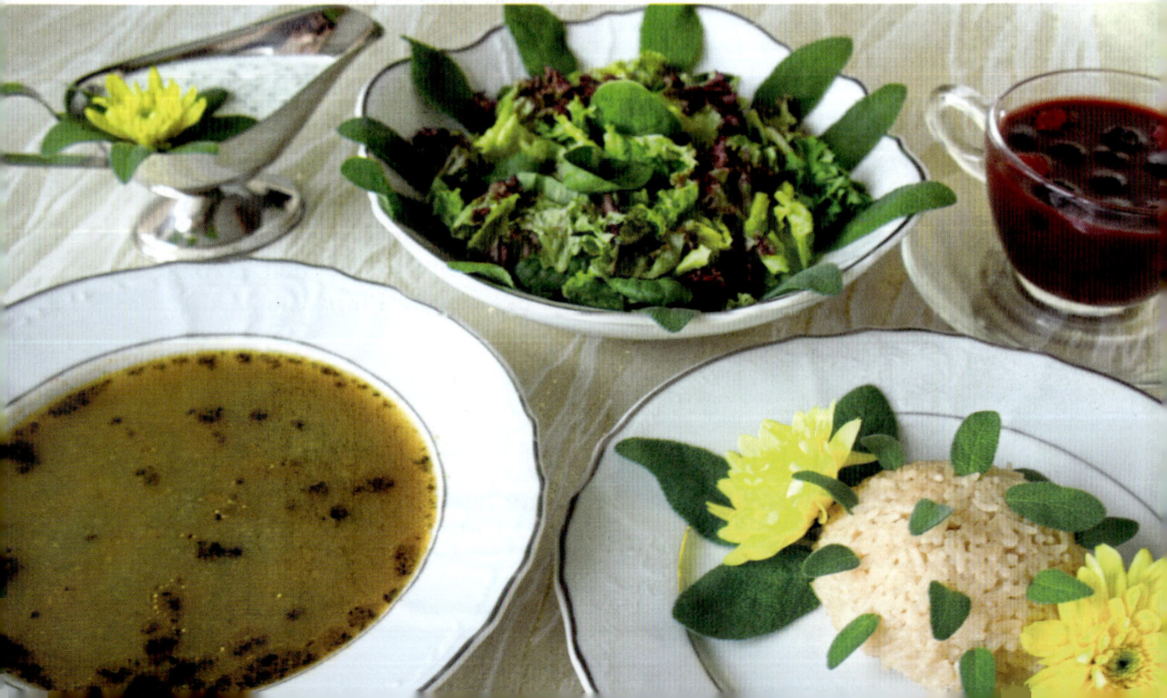

Kleines Gericht

Salatplatte

Eine gemischte Salatplatte mit verschiedenen Salaten kann auch einfach mit Kartoffelbrei oder Bratkartoffeln kombiniert werden, die unter Zugabe von reichlich Zwiebeln aus gekochten Kartoffeln unter Anwendung von Oleolux zubereitet werden.

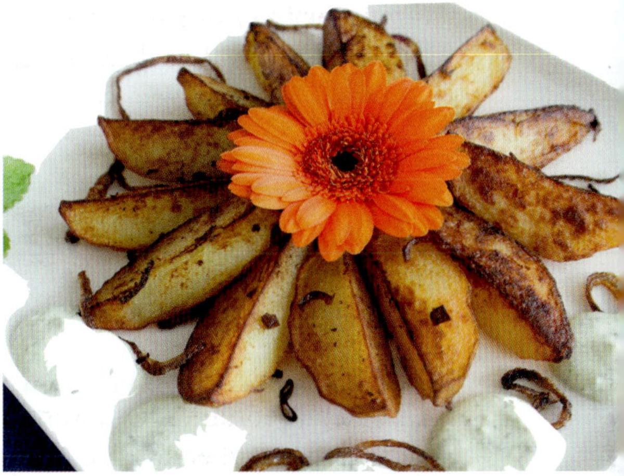

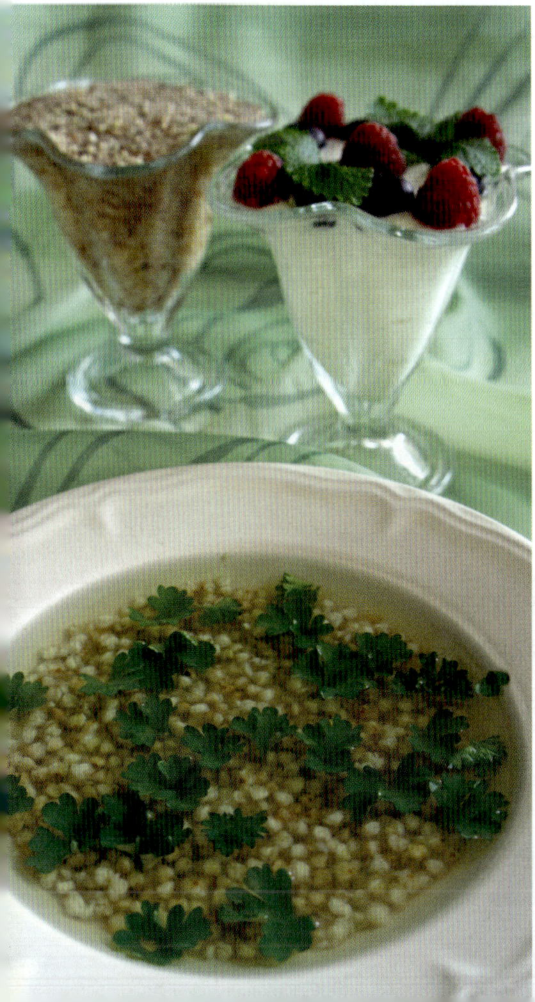

Für Schwerkranke geeignet

Geriebener Apfel mit Linomel

Anstelle der Salatplatte wird als Rohkost ein geriebener Apfel gereicht, der mit einem Esslöffel Linomel vermischt wurde.

Suppe mit Einlage

Ein Teller Suppe, hergestellt aus Gemüsebrühe, rezent abgeschmeckt z. B. mit Buchweizengrütze als Suppe. Die Buchweizengrütze sollte man getrennt gar kochen als Brei oder in körniger Form.

Weincreme

Als Nachtisch wird das Menü aufgewertet durch eine Quark-Leinöl-Creme, die z. B. mit 2 Esslöffeln Südwein oder mit etwas Rum oder Cognac abgeschmeckt wurde.

Schnellgericht

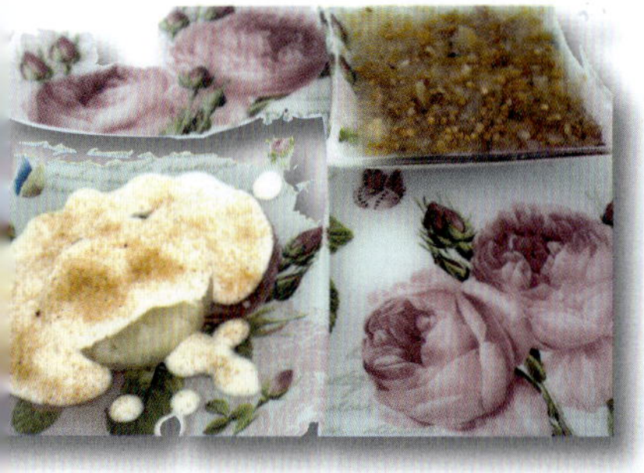

Sauerkrautsuppe

Sauerkrautsuppe mit Buchweizen, zubereitet wie die Sauerkrautsuppe nach russischer Art. Als Nachtisch Quark-Leinöl-Creme mit Zimt und Ingwer abgeschmeckt, über eine Scheibe Ananas gegeben oder mit einer halben gut weichen Birne kombiniert.

Kleines Menü – Salatplatte mit Gewürz-Buchweizen

Salatplatte mit grünem Salat, Paprikaschoten fein gehobelt, Gurken-Scheiben fein gehobelt, alles mit dem Mayonnaise Grundrezept oder den anderen Mayonaisse Varianten übergossen. Dazu Gewürz-Buchweizen mit Kokosraspeln (siehe Rezept Buchweizen, würzig).

Kirschenblut, heiß

Anschließend reiche man 1 Glas Kirschmuttersaft oder auch Traubensaft heiß, mit etwas Zimt und Nelken abgeschmeckt.

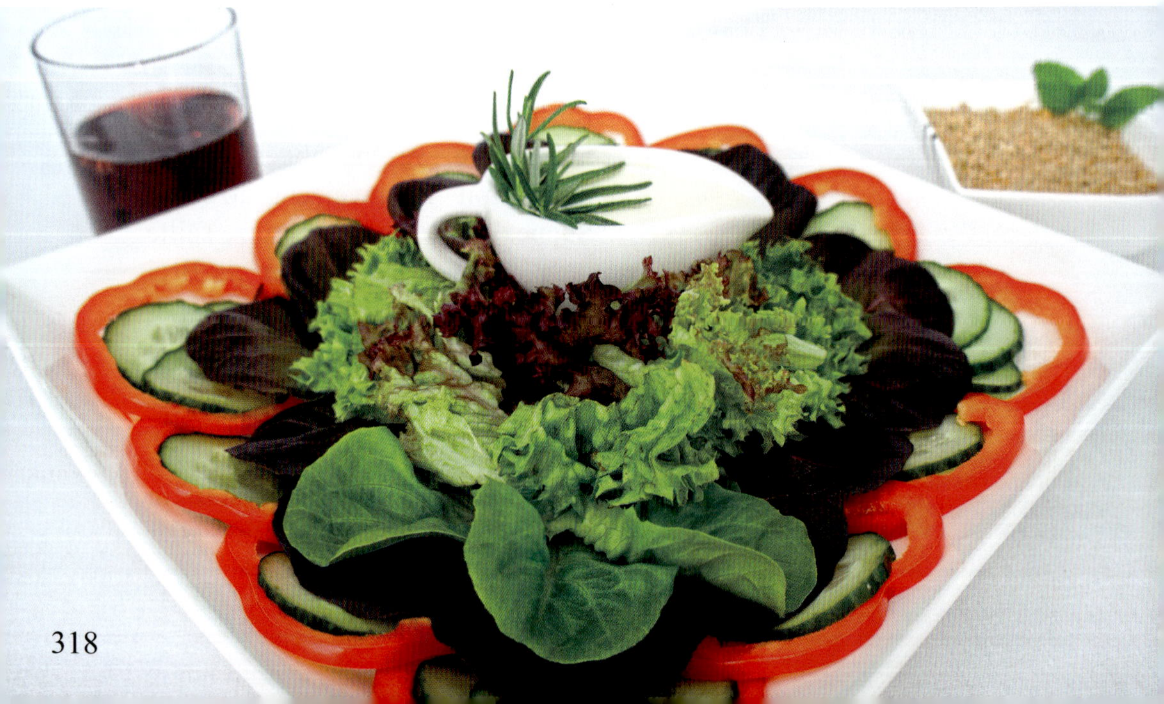

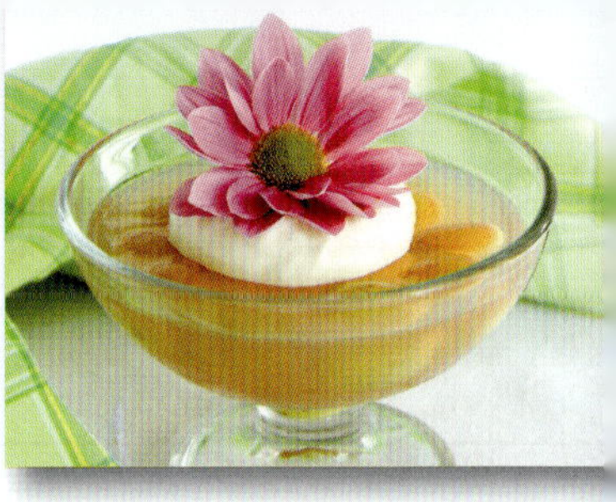

Gäste bei Tisch

Gemüsebrühe
Eine Tasse klare Gemüsebrühe, abgeschmeckt mit Hefeflocken, Oleolux, Paprika, Shoyu und etwas Pfeffer.

Salat, extra fein
In einem kleinen Schälchen serviert man auf einem grünen Salatblatt Selleriesalat mit Banane und garniert mit rotem Paprika oder mit dem süßsauren Tomaten-Paprika aus dem Glas.

Nuss-Gemüse-Platte
Gemüseplatte mit Fenchel, Sellerie als Gemüse mit Käse bestreut oder mit der syrischen Nusspaste (siehe Syrische Beilage 1) kombiniert, Spinat mit Zwiebeln, Möhren gekocht, Wirsing-Blätter mit der türkischen Salatsauce begossen, dazu Vollreis, körnig gekocht und wenig gesalzen.

Dessert
Als Dessert „Verliebte Linovita" im Fruchtmantel oder in Wein-Gelee.

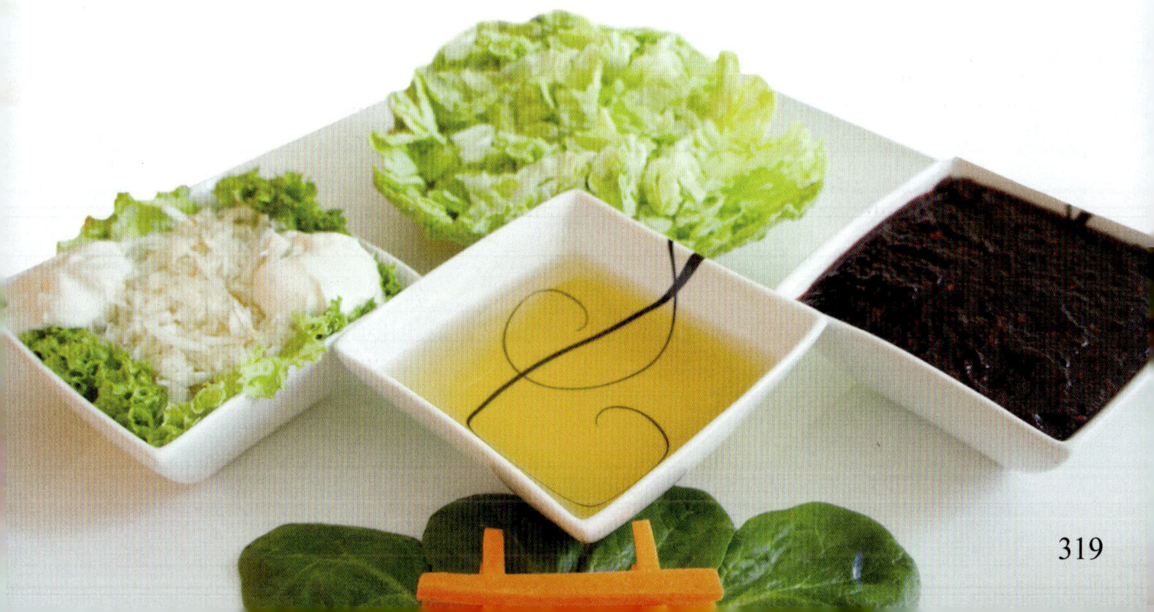

Indische Spielereien

Menü für 6 Personen:

Das Geschirr in chinesischem Porzellan:

* 10 kleine Schüsselchen Ø 9 cm
* 10 kleine Schüsselchen Ø 10,5 cm
* 10 flache chinesische Schälchen Ø10 cm
* 10 flache chinesische Schälchen Ø 6,5 cm
* 1 Shoyu-Kännchen in der Art einer kleinen Teekanne, insgesamt 5 cm hoch
* 1 chinesische Teekanne zur Herstellung des grünen Tees, 15 cm hoch 3 Schüsselchen Ø 16 cm
* 1 große Schüssel mit Deckel, 25–30 cm im Durchmesser

Als Teetassen kann man durchaus – wenn japanische oder chinesische Teetassen nicht vorhanden sind –- chinesische kleinere Reisschüsselchen, Ø 10 cm, nehmen. Man serviert jedoch auf einer Unterschale aus Kirschholz oder japanischer Lackarbeit. 6 flache Teller mit Gabeln sind für unsere Zonen erlaubt. Ein reichliches Angebot an Cocktailstäbchen ist aber nun zweckmäßig.

Das Hauptgericht:

a) 3 Tassen Vollreis werden mit 6 Tassen Wasser körnig gekocht. Man gibt dem Kochwasser einige Tropfen Zitronensaft zu, damit der Reis besser körnig bleibt. Bei Verwendung von Vollreis gelingt der körnig gekochte Reis sowieso besser. Dieser Reis wird ohne Salzzusatz, ohne Fett, ohne irgendeine Geschmackszutat in der großen Schüssel mit Deckel serviert. Man kann 4 Bananen der Länge nach halbieren und, in einer Stielpfanne ein wenig überbacken, über dem Reis anordnen.

b) Für die Schüsselchen, mit ca. 18 cm Ø, bereitet man:
1. Curry-Sauce
2. Syrische Beilage 1

3. Buchweizengrütze Kasha

c) In der kleinen Soja-Kanne stellt man die Shoyu-Soja-Sauce zum Servieren bereit.

d) Beilagen:

1. Man mischt die Grundmischung für Chutney I aus Quark und Leinöl und die rote Mischung Chutney II mit Apfel und dem Rote-Beete-Saft; ebenso Tscha-Tschi I mit Walnüssen und Knoblauch und Tscha-Tschi II mit der süßen Note durch Zugabe von Apfelsaft oder Traubensaft oder ein wenig Honig.

2. Beilagen für die 10 Schüsselchen Ø 10,5 cm.

1. Ein süß-säuerlicher Apfel wird geschält und in kleine Würfel geschnitten mit der Kante von etwa 1 cm.
2. Eine Schlangengurke wird ebenso zubereitet wie der Apfel unter 1.
3. Desgleichen saure Gewürzgurken.
4. Aus einem Glas (250 g) entnimmt man die Perlzwiebeln und gibt sie als Beilage.
5. Aus einem Glas (250 g) entnimmt man den süß-sauren Paprika, der klein gewürfelt wird.
6. Ananas, am besten von einer frischen Frucht, wird in kleine Stücke geteilt.
7. Geraspelte Kokosnuss, frisch oder getrocknet, wird in dieser Form gereicht.
8. Geraspelte Kokosnuss wird kurz und trocken ein wenig angeröstet.
9. Pinienkerne werden kurz erwärmt.
10. Knoblauch-Öl wird in der Weise zubereitet, dass man eine halbe Tasse voll Oleolux in eine vorgeheizte Pfanne gibt und kurz, höchstens eine halbe Minute, mit 5 Knoblauchzehen, die man durch die Knoblauchpresse in dieses Fett gibt, erwärmt. Die Knoblauchzehen dürfen nicht bräunen. Man gibt daher sofort anschließend eine halbe Tasse Leinöl in die Pfanne und gießt nach kurzem Umrühren dieses Öl in das zehnte Schüsselchen, welches für diese Beilage bestimmt ist.

3. In die kleineren Schüsselchen (Ø 9 cm) füllt man je 1 Esslöffel von den vorstehend beschriebenen Beilagen Nr. 1 bis 9, wie sie für die größeren Schüsseln vorbereitet wurden, also Apfel, Gurke, Ananas, Zwiebeln usw. Man fügt nun jeweils einen Esslöffel von Chutney I oder Chutney II oder Tscha-Tschi I oder II darüber und verrührt. Bei Verwendung der oben genannten Beilagen 1 bis 9 und der vier bereitstehenden Pasten könnten Sie also bereits 36 Variationen zubereiten, ohne Verwendung der zehnten Beilage, des Knoblauchöls, welches durch Zugabe von einem Esslöffel zu den Pasten weitere 36 Variationen liefert, die ausgezeichnet sind. Sie können also die 4 Pasten mit weiteren Variationen nach Belieben über die zehn kleinen Schüsselchen mit Beilagen verteilen und vermischen. In das zehnte kleine Schüsselchen geben Sie fein geschnittene Datteln, übergießen diese mit der Curry-Sauce, wie unter 8 zubereitet, und servieren heiß.

4. In die großen flachen Schälchen gibt man
1. Zwiebelringe, roh, fein gehobelt.
2. Zwiebelringe in dem Fett der Beilage 10 bis zur glasigen Beschaffenheit erhitzt.
3. In feine Scheiben gehobelte Mandeln (mit der Maschine hobeln).
4. Paprika-Ketchup.
5. Tomaten-Ketchup.
6. Meerrettich mit Milch fein püriert, mit einem Esslöffel Soja-Sauce übergossen,
7. Bananenscheiben hoch gehäufelt, mit rotem Paprika bestreut,
8. 2 Esslöffel Tscha-Tschi I mit einem Esslöffel Paprika-Ketchup,
9. 2 Esslöffel Tscha-Tschi II mit einem Esslöffel Paprika-Ketchup,
10. 2 Esslöffel Tscha-Tschi I mit einer Messerspitze Koriander.

c) Nun stehen noch die zehn kleinen flachen Schälchen (Ø 8,5 cm) zur Verfügung. Es ist geschickt, in diesen Schälchen besonders scharfe Beilagen anzubieten. Man füllt z. B.
1. in 3 Schälchen Tscha-Tschi I,
2. in 3 Schälchen Tscha-Tschi II,
3. in 3 Schälchen Chutney II.

Nun gibt man in 1 a, 2 a und 3 a (das erste Schälchen von 1, 2 und 3) jeweils 5 Spritzer Tabasco, in 1 b, 2 b und 3 b jeweils eine Messerspitze schwarzen, weißen und roten Pfeffer, in 1 c, 2 c und 3 c einen Teelöffel scharfen Paprika oder Paprika-Ketchup. Zu 1 c, 2 c und 3 c kann man auch 1/2 Teelöffel Currypulver oder Ingwer verwenden.

In das zehnte kleine Schälchen gibt man einen Esslöffel des Knoblauch-Öls (beschrieben unter b, Beilage 10) mit 5 Spritzern Tabasco und eine Messerspitze voll roten Paprika. Heiß servieren, am besten auf einer schönen, großen Tischheizplatte. Als Beilagen können weiter Verwendung finden: Auberginen-Salat, Pfefferschoten ganz, Paprika-Schoten gehobelt.

Als Zugabe benutzen die Inder gebackene Fladen, man kann hierzulande für den Kranken auch Knäckebrot reichen.

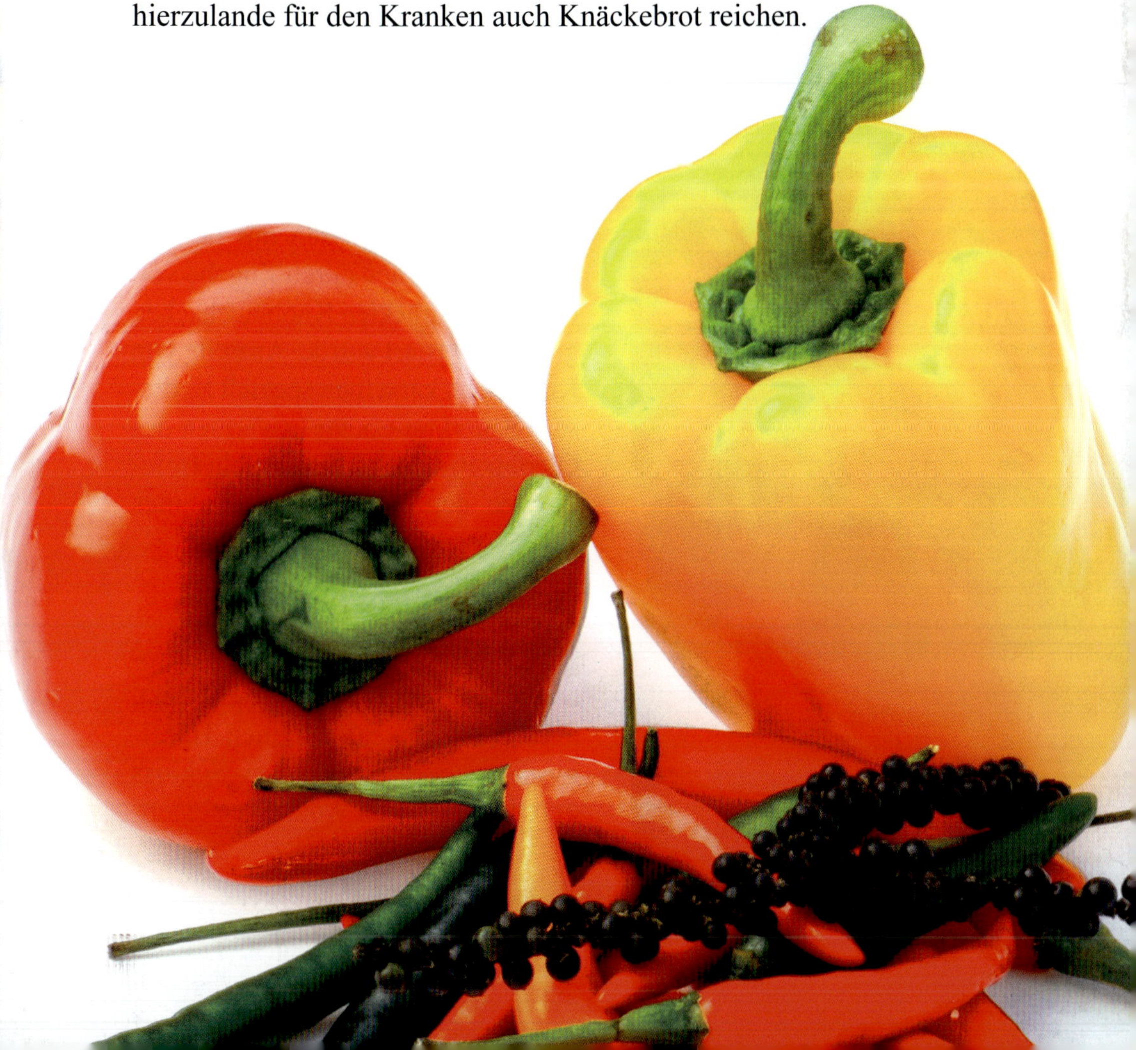

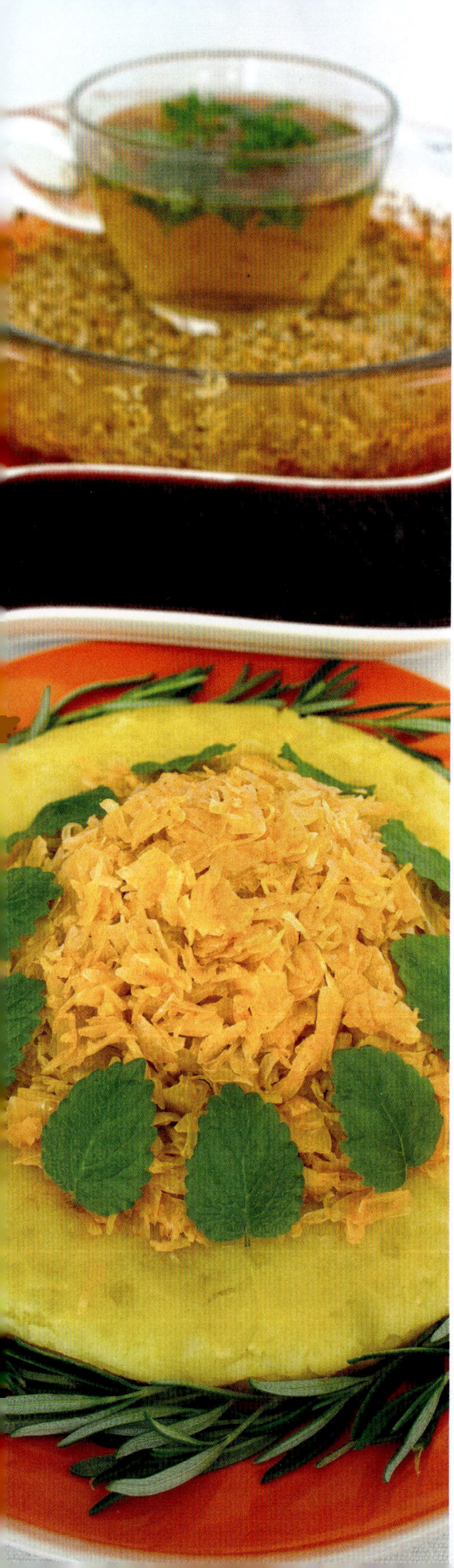

Menü mit russischem Akzent

1. Gemüsemark-Bouillon
Herzhaft abgeschmeckte Gemüsebrühe mit reichlich pürierten Tomaten oder Tomatenmark, zum Schluss abgeschmeckt mit etwas Milch oder Dosenmilch.

2. Käseauflauf
In einem kleinen Auflaufförmchen serviert man den Auflauf aus Selleriescheiben mit Zwischenschichten von geriebenem Käse und als oberste Schicht Buchweizengrütze Kasha.

3. Gemüse-Platte extra rezent
Sauerkraut zubereitet über Paprika, bestreut mit Hefe, dazu Kartoffelbrei. Alles übergossen mit heißem Oleolux, welches durch Zugabe von einigen zerdrückten Knoblauchzehen gut aromatisiert wurde. Anstelle von Knoblauch kann man speziell zu diesem Sauerkraut beim Erwärmen des Oleolux mit einigen Esslöffeln Hefeflocken dem Fett ein angenehmes Aroma verleihen.

4. Wodka-Creme
Quark-Leinöl-Creme wird mit Zitronen- oder Orangensaft abgeschmeckt, evtl. mit grob zermahlenen Haselnüssen versetzt und zum Schluss durch Zugabe von Wodka verfeinert.

Auf den nächsten beiden Seiten gibt es leckere Gerichte für Säuglinge

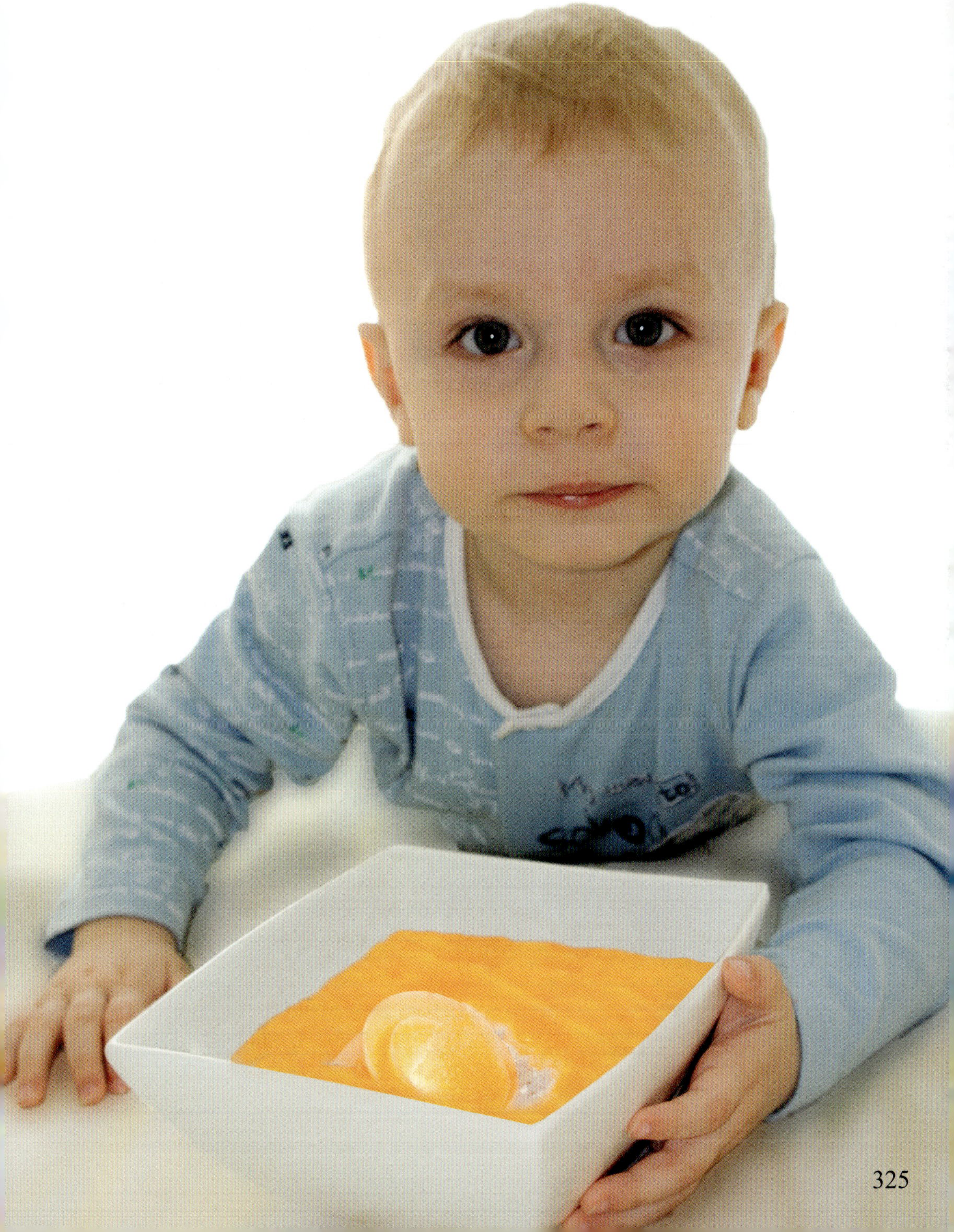

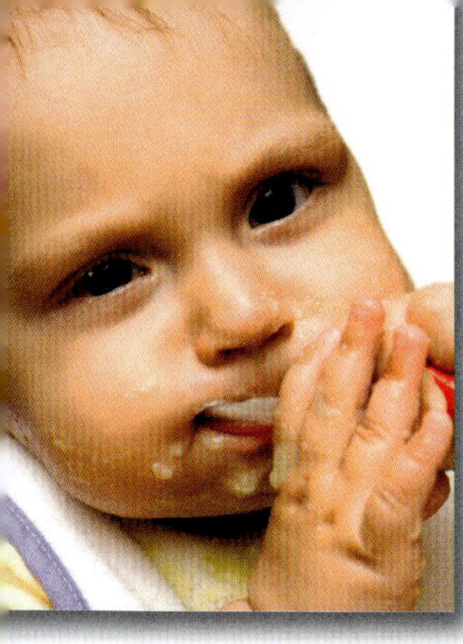

Grundrezept

3 Esslöffel Linomel
3 Esslöffel Haferflocken
250 ccm Wasser

Die Haferflocken bringt man, in das kalte Wasser gegeben, zum Kochen. Nun gibt man in den kochenden Haferschleim das Linomel, lässt kurz aufwallen und noch 10 Minuten nachquellen. Die gesamte Masse wird durch ein Haarsieb gegeben. Dieser Schleim ist für den Säugling von hohem gesundheitlichem Wert und kann auch mit wenig Milch kombiniert gegeben werden. Er reguliert auch die Verdauung günstig.

Wie vorheriges Rezept plus 50 ccm Möhrensaft

Man bereitet das Grundrezept vor. Dann vermischt man mit dem heißen Schleim den frisch gepressten Möhrensaft und gibt sofort zu trinken. Der frisch gepresste Saft darf nicht längere Zeit stehen, bevor er verabreicht wird.

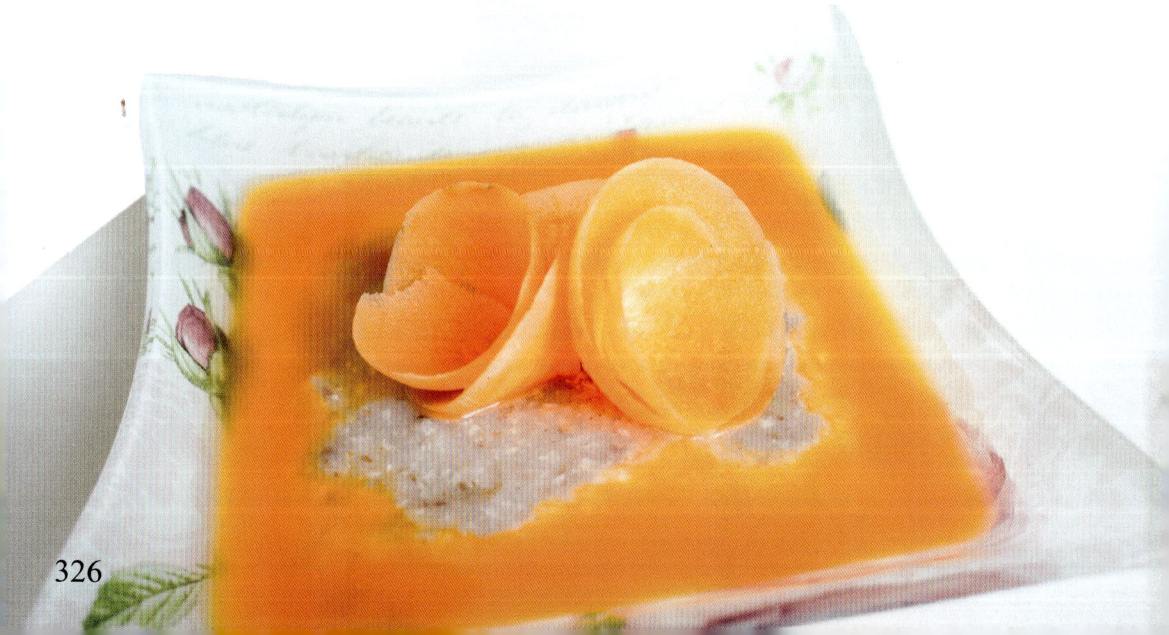

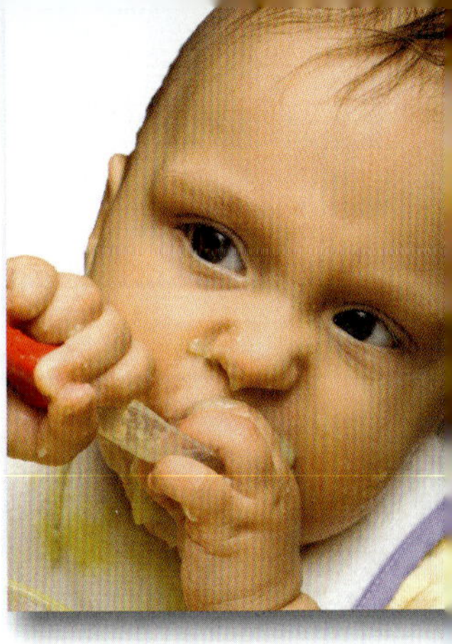

Für den Säugling

Grundrezept und 50 ccm frisch gepresster Orangensaft

Man bereitet das Grundrezept vor und gibt in den heißen Schleim den frischgepressten Orangensaft.

Grundrezept und 50 ccm Traubensaft

Man bereitet das Grundrezept vor und mischt mit 50 cc weißem oder rotem Traubensaft.

Grundrezept und 2 Esslöffel eines sehr fein geriebenen Apfels

Man bereitet das Grundrezept vor und vermischt nun mit dem sehr fein geriebenen Apfel und gibt dies sofort zu trinken.

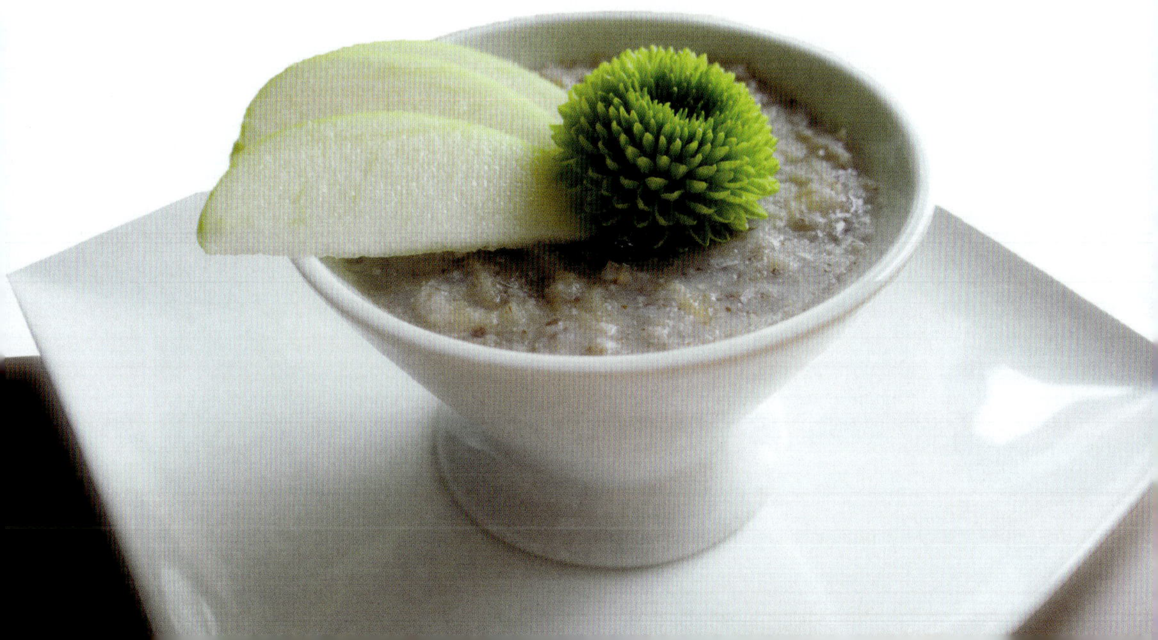

„Selbst wenn der Kranke wenig Nahrung zu sich nehmen kann, so sind die erwähnten Quark-Leinöl-Zubereitungen mit oder ohne Alkohol empfehlenswert und beliebt."

Dr. Johanna Budwig

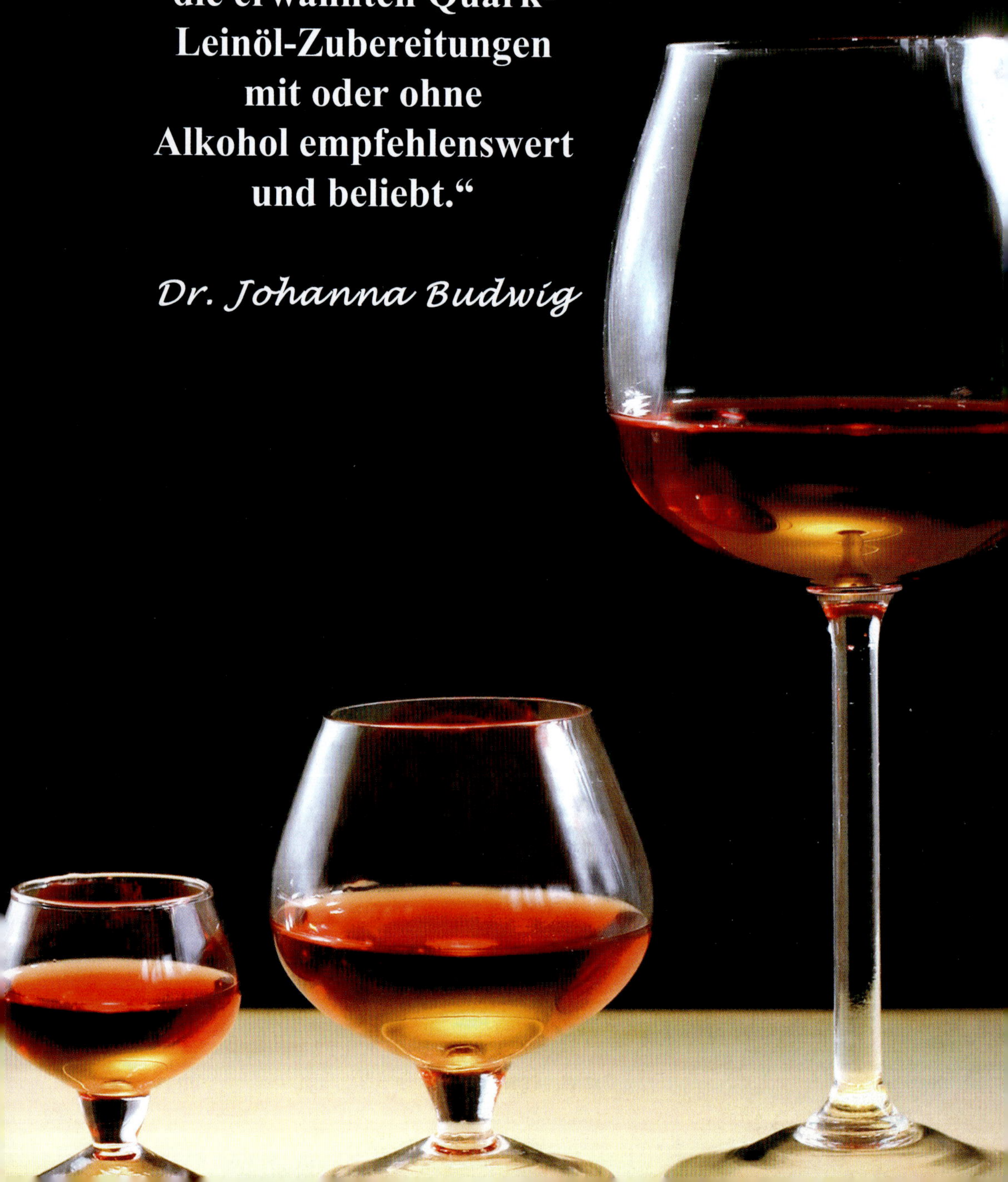

Für den Schwerkranken

Man bereitet das Grundrezept vor und ergänzt mit 150 ccm Orangensaft, oder Orangensaft mit Traubensaft oder Kirschmuttersaft gemischt, Johannisbeersaft, schwarz oder rot, oder Heidelbeermuttersaft, jeweils zur Hälfte mit Traubensaft gemischt

Nachdem man das Grundrezept zubereitet hat, kann man nun für den Schwerkranken eine Fülle von geschmacklichen Variationen in wertvoller und gut bekömmlicher Kombination schaffen. Beispiele dafür: Man mischt 150 ccm Linomel Haferschleim mit 150 ccm Orangensaft oder mit 150 ccm Traubensaft oder aber man mischt zuerst Kirschmuttersaft oder Johannisbeermuttersaft oder Heidelbeermuttersaft zu gleichen Teilen mit Traubensaft und füllt dann mit dem Linomel-Haferschleim bis zur doppelten Menge auf. Diese Muttersäfte sind für den Kranken wertvoll und in dieser Kombination gut bekömmlich, selbst wenn die Kranken die reinen Säfte nicht gut vertragen; siehe auch alle Desserts.

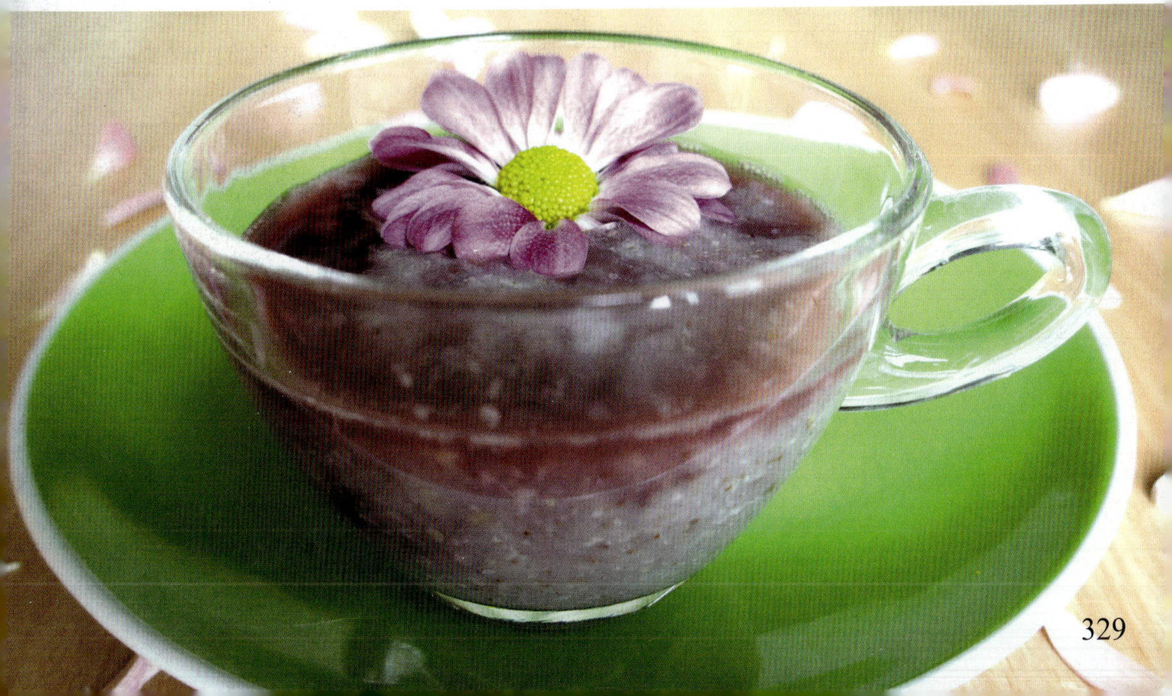

Für den Schwerkranken

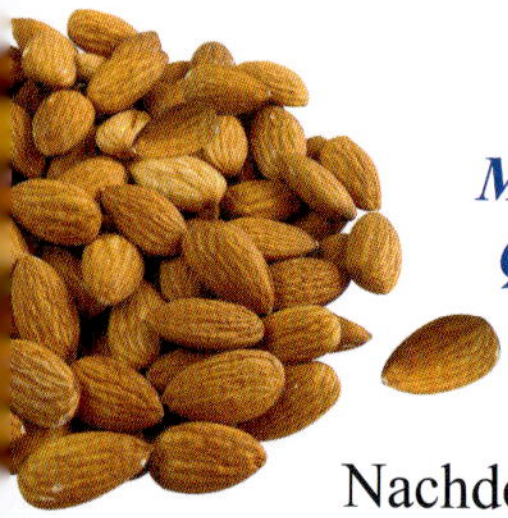

Man bereitet das Grundrezept vor und und ergänzt mit Quark-Leinöl-Creme mit Vanille, zubereitet wie beim Grundrezept angegeben

Nachdem man das Grundrezept zubereitet hat, füllt man diesen in eine Suppentasse und überschichtet zum Schluss den noch heißen Schleim mit 2 Esslöffeln einer sehr gut verrührten, gut steif zubereiteten Quark-Leinöl-Vanille-Creme; z. B. nach Rezept *Quark-Leinöl zum Frühstücksmüsli* oder nach *Verliebte Linovita in Wein-Gelee.*

Man bereitet das Grundrezept vor und ergänzt mit Quark-Leinöl-Zitronen-Creme

Nachdem man das Grundrezept zubereitet hat, zieht man zum Schluss 1 Esslöffel Mandelmus (erhältlich im Reformhaus) unter die Schleimsuppe und überschichtet mit 2 Esslöffeln der Quark-Leinöl-Zitronen-Creme. In der Suppentasse servieren.

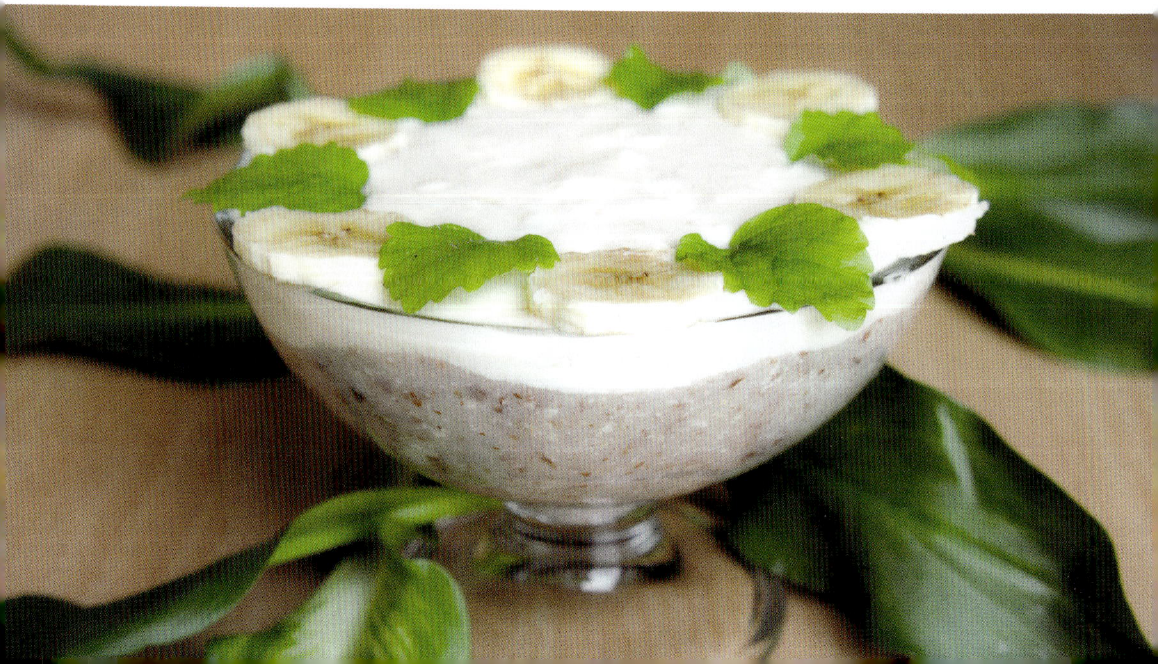

Für den Schwerkranken

Man bereitet das Grundrezept vor und ergänzt mit Quark-Leinöl-Zitronen-Creme mit Bananenzusatz

Man bereitet das Grundrezept und füllt in eine Suppentasse ab. Die Quark-Leinöl-Basiscreme wird getrennt zubereitet und esslöffelweise über den Trinkschleim gegeben.

Man bereitet das Grundrezept vor und ergänzt mit 1–2 Esslöffel Rotwein, 1 Gläschen Wodka, Cognac, Slibowitz, Kirschwasser oder Rum

Man bereitet das Grundrezept vor und gibt zum Schluss in den gut heißen Trinkschleim 2 Esslöffel einer Quark-Leinöl-Creme, und schmeckt das Ganze ab wie bei *Verliebte Linovita im Fruchtmantel* oder bei der *Syrischen Beilage 1*. Es ist wichtig, dass die stark alkoholischen Getränke getrennt in die Quark-Leinöl-Creme eingearbeitet werden, wie bei den Rezept-Vorschriften *Verliebte Linovita im Fruchtmantel* oder der *Syrischen Beilage*.

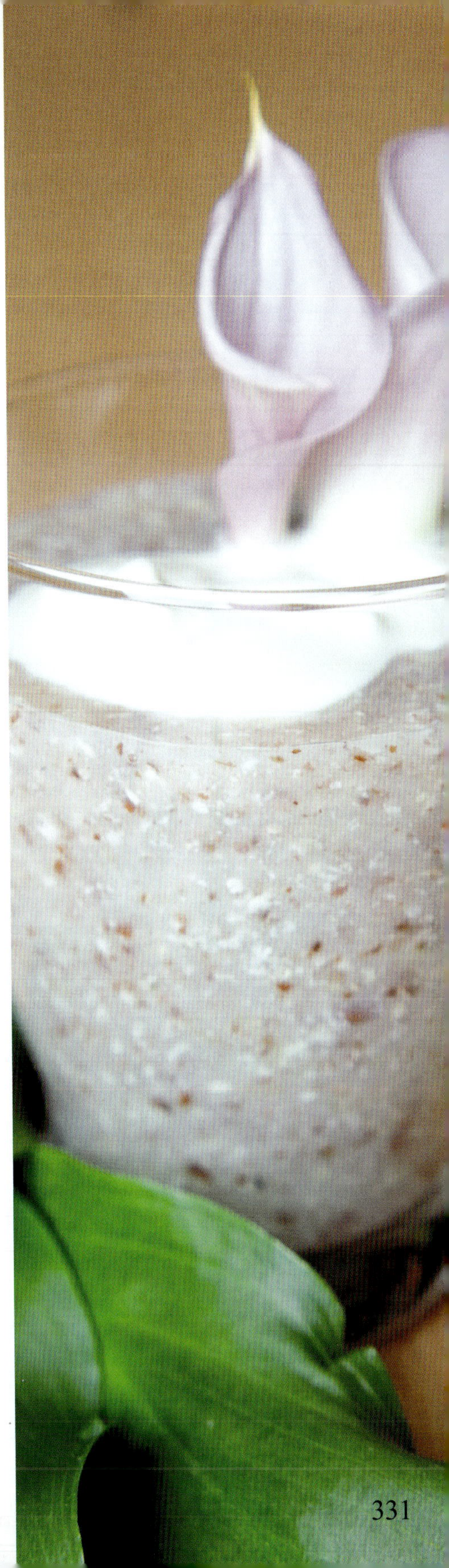

Das 3E-Programm in Kombination mit Papimi anstatt einer palliativen Intervention

Lothar Hirneise

3E-Zentrum

Im 3E-Zentrum in Buoch bei Stuttgart wird das 3E-Programm nach Lothar Hirneise gelehrt. Es beruht auf der Auswertung der Krankengeschichten von Tausenden von Menschen, die Krebs in einem sehr späten Stadium überlebt haben und auf kausanetischen Überlegungen des Autors, warum Menschen Krebs haben. Bei diesen Auswertungen kam heraus, dass Ernährungs- und Entgiftungstherapien bei vielen Final Stage Survivors (Patienten, die Krebs in einem finalen Stadium überlebten), eine tragende Rolle gespielt haben. Vor allem zeigte sich jedoch, dass es ab einem bestimmten Punkt der Erkrankung keine Materie (Chemotherapie, Vitamin C usw.) mehr gab, durch die dritte Personen wie z.B. Ärzte Krebskranke heilen können. In diesem späten Stadium müssen ganz bestimmte Lebensveränderungen bzw. energetische Prozesse stattfinden, damit Schwerstkranke wieder zurück ins Leben kommen können. Das 3E-Zentrum ist ein Seminarhaus (kein Krankenhaus!), in welchem dieses Wissen in einem 5-wöchigen Kurs unterrichtet wird.

Summary

73 Krebspatienten nahmen vom 30. Juni 2008 bis 30. März 2009 an einem fünfwöchigen 3E-Programm teil. Ziel des Kursus war und ist, finalen Krebspatienten zu vemitteln, was andere Patienten in einer ähnlichen Situation unternommen haben, um trotz der infausten Prognose wieder zurück ins Leben zu kommen. Von den 73 Patienten kamen sechs Patienten nach einer Operation ins Zentrum, ohne dass sie vorher weitere konventionelle Therapien in Anspruch nahmen. Die anderen 67 Patienten hatten zum Zeitpunkt der Aufnahme alle konventionell diagnostizierte Tumore. Davon hatten 19 Patienten nicht operable Tumore, während 16 Patienten eine R0 Resektion hatten, jedoch mit Rezidiven. 32 Patienten waren operiert, chemotherapiert und/oder bestrahlt worden und hatten erneut Tumore / Metastasen.

Am Stichtag der Erhebung (30.03.2010) waren noch 36 (53 %) von 67 finalen Patienten am Leben. Dies entspricht im Durchschnitt einer Verdreifachung der erwarteten Lebenszeit. Bei sieben Patienten mit teilweise multiplen Metastasen und einem Patienten mit inoperablem Glioblastom ware keine Tumore mehr vorhanden. Bei 15 Patienten kam es zu einer „Stable Disease" ohne weiteres Tumorwachstum und bei zwei Patienten mit einem Pankreaskopfkarzinom kam es außerdem zu einem normalen SUV Wert im PET. Dies bedeutet, dass es zwar zu keiner Tumormassenreduktion kam, dafür aber zu einer signifikanten Abnahme der Aktivität des Tumors. Nur drei Patienten von 36 berichteten, dass es Ihnen derzeit schlechter ginge als bei der Entlassung. Alle sechs Patienten die ohne Tumore angereist waren, ging es sehr gut und kein einziger hatte ein Rezidiv.

Papimi

Papimi wurde Anfang der 90er Jahre von dem griechischen Wissenschaftler Prof. Dr. Pappas entwickelt. Es ist ein Hochfrequenz-Gerät, das über die ionische magnetische Induktion Einfluss auf die gestörten, kranken Zellmembranen nimmt, brachliegende Stoffwechselvorgänge anregt und damit die Selbstheilung der Zelle anregt. Prof. Dr. Pappas geht wie viele Frequenzwissenschaftler davon aus, dass Krebs eine energetische Störung ist, die mit der magnetischen Induktion wieder ins ursprüngliche Lot gebracht werden kann. Dieses Konzept fügt sich perfekt in den energetischen Fokus des 3E-Programmes ein und wird daher als eine optimale Ergänzung zum 3E-Programm betrachtet.

Umdenken des palliativen Ansatzes in der Onkologie

Der weitaus größte Teil (91%) aller Patienten kommt in das 3E-Zentrum in einem aus konventioneller Sicht aufgegebenem / palliativen (lindernden) Stadium. Die meisten Krebskranken wurden zuvor mit Operationen, Chemotherapie und/oder Bestrahlung behandelt, die Tumore sind jedoch weiter gewachsen oder wieder gekommen. Viele Patienten sind deshalb enttäuscht von der konventionellen Medizin und suchen dringend nach Alternativen für ihre Krebserkrankung, weil die klassische Medizin nicht (mehr) helfen kann. Ein palliativer Ansatz wie er heute üblich ist, wird im 3E-Zentrum aus folgenden Gründen abgelehnt:

1. Palliativ bedeutet den Patienten aufzugeben, also dass keine Heilung mehr möglich ist. Ohne Zweifel ist dies leider viel zu oft der Fall, doch dies gilt nicht für alle Patienten und niemand weiß ganz sicher im Voraus, wer zu welcher Gruppe gehören wird. Das haben in der Vergangenheit viele dokumentierte Final Stage Survivor bewiesen und beweist auch die Auswertung dieser Arbeit. Daher wird eine Heilung auch in einem Stadium angestrebt, in dem eine konventionelle Medizin keine kurative Ansätze mehr bietet.

2. Aus sozialen, finanziellen und kommunikativen Gründen wird Patienten häufig in schon palliativer Absicht gesagt, dass man ja noch die eine oder andere konventionelle Therapie versuchen könnte, meistens orale Chemotherapeutika, Antikörper oder Angiogeneseblocker. Dadurch hat der Patient häufig den Eindruck, dass hier noch ein Heilversuch unternommen wird. Damit nimmt man jedoch Patienten die Chance sich zu entscheiden, ob man diese in Wahrheit ausschließlich palliativ angewandten Therapien möchte oder nicht. Der Patient glaubt fälschlicherweise, dass die empfohlenen Therapien auch zur Heilung führen könnten. Doch dies ist ein großer Irrtum, denn konventionelle palliative Therapien führen zu 99,99 % über kurz oder lang in den Tod. Ohne Zweifel können palliative Therapien manchmal auch Leben verlängern, doch der bedeutende Nachteil ist, dass es auf diesem Weg überhaupt keine Chance der Heilung mehr gibt.

3. Es ist ein großer Unterschied, wie ein Patient seine letzten Tagen verbringt, also mit oder ohne Hoffnung. Die Erfahrung zeigt hier unverkennbar, dass Hoffnungslosigkeit das Sterben verschlimmert, weil die Krebssymptomatik sich vor allem auf energetischer Ebene deutlich vergrößert und Menschen dadurch mehr leiden müssen. Aus diesem Grund wird im 3E-Zentrum einerseits auf der geistigen Ebene (Stressreduzierung) intensiv gearbeitet, aber auch auf der körperlichen Ebene durch eine strenge Öl-Eiweiß Kost und durch die Energiezufuhr mit Papimi. Dadurch haben auch finale Patienten deutlich mehr Energie.

4. In der Regel bestehen palliative Therapien aus Chemotherapien, Bestrahlungen und Schmerzmittel. Alle drei Therapien haben enorme Nebenwirkungen und jeder Mensch in dieser Situation sollte sich deshalb genau überlegen, ob er die vielen Nebenwirkungen in Kauf nehmen möchte, in der Hoffnung durch diese Therapie etwas länger leben zu können. Oftmals ist dies nämlich ein Trugschluss, denn die meisten Patienten leben bestenfalls ein paar Tage oder Wochen länger, müssen dafür aber ein Großteil dieser Zeit im Krankenhaus verbringen oder extreme Nebenwirkungen in Kauf nehmen.

5. Unkonventionellen Ärzten wird oftmals vorgeworfen, sterbenden Menschen nicht die Wahrheit sagen zu wollen und damit auch noch Geld zu verdienen. Dies entspricht jedoch in doppelter Hinsicht nicht der Wahrheit. Erstens zeigen die Auswertungen des Autors [1] deutlich, wie wichtig es ist, dass sich Patienten in einem späten Stadium mit Menschen umgeben, die an ihre Heilung glauben. In erster Linie gehören hierzu maßgeblich die behandelnden Therapeuten. Und zweitens ist es vor allem die konventionelle Medizin, die in den letzten Monaten unglaubliche hohe Kosten produziert [2, 3, 4]. Übrigens speziell bei den Erwachsenen mittleren Alters und nicht bei den Hochbetagten [5]. Wie eine der größten Studien, die jemals zu diesem Thema gemacht wurde, aufzeigt, werden nicht nur enorme Kosten verursacht, sondern es stirbt mehr als jeder vierte palliative Patient durch eine Chemotherapie früher. In der bekannten NCEPOD Studie [6] starben 115 von 429 palliativ therapierten Patienten (27%) an der Chemotherapie und nicht an ihrem Tumor.

Patientengruppen

Vom 30. Juni 2008 bis 30. März 2009 nahmen 73 Krebspatienten im 3E-Zentrum an einem fünfwöchigen 3E-Programm teil. Davon kamen 6 Patienten nach einer Operation ins Zentrum, ohne dass sie vorher weitere konventionelle Therapien in Anspruch nahmen.

Die anderen 67 Patienten hatten zum Zeitpunkt der Aufnahme alle konventionell (Pathologieberichte und bildgebende Verfahren) diagnostizierte Tumore. Davon waren:

* 19 Patienten nicht operabel, da die Tumore schon sehr weit fortgeschritten waren.

* 16 Patienten, die eine R0 Resektion (Totaloperation des Tumors) hatten, aber Tumore wieder lokal und/oder metastasierend nachgewachsen waren.

* 17 Patienten die operiert und chemotherapiert waren und Tumore ein- oder mehrmals erneut aufgetreten waren.

* 15 Patienten die operiert, chemotherapiert und bestrahlt waren und Tumore erneut aufgetreten waren.

Metastasierung

Von 67 Patienten hatten 37 Patienten Metastasen, davon 19 Patienten eine multiple Metastasierung in mindestens 2, teilweise sogar in 4-5 Organen. 30 Patienten hatten Lokalrezidive, das heißt, dass ein Tumor oder mehrere Tumore wieder am Ursprungsort gewachsen waren. Die offizielle (durch Ärzte angegebene) Lebenserwartung aller 67 Patienten lag bei wenigen Wochen bis maximal 12 Monate, im Durchschnitt bei 6 Monaten.

Aufnahmesituation

Mit Ausnahme der 6 operierten Patienten ohne Tumore, hatten alle weiteren 67 Patienten gemeinsam, dass ihre behandelnden Ärzte Ihnen nur noch eine lindernde, aber keine kurative Therapie mehr vorgeschlagen hatten. Aus diesem Grund suchten die Patienten eine Alternative, da sie diese Aussage nicht akzeptieren wollten. 31 Patienten fanden das 3E-Zentrum, indem sie Bücher über alternative Krebstherapien gelesen hatten. 14 Patienten wurde das 3E-Programm von Ärzten und Heilpraktikern vorgeschlagen und 6 Gäste fanden den Weg über eine Internetrecherche. 22 Patienten kamen über Empfehlungen von früheren Kursteilnehmern oder deren Bekannten.

Krebsarten

Die häufigste Krebsart war Brustkrebs (n19), gefolgt von Darmkrebs (n9), Non-Hodgkin (n4) und Blasenkrebs (n4). Weitere Krebsarten waren: Pankreaskrebs, Glioblastome, Bronchialkarzinome, Prostatakrebs, Schilddrüsenkrebs, Melanome, Magenkrebs, Sarkome, Ovarialkrebs, Gebär- mutterkrebs, Zungenkrebs, Speiseröhrenkrebs und primärer Leberkrebs.

Behandlungsziele:

Der Ansatz des 3E-Programmes ist grundsätzlich ein kurativer, selbst dann, wenn aus konventioneller Sicht schon eine palliative Situation vorliegt. Ausschlusskriterien für einen kurativen Ansatz im 3E-Zentrum sind nicht wie in der konventionellen Onkologie üblich die Menge oder die Größe und Aktivität von Tumoren, sondern der energetische Status eines Menschen. Sehr oft sind nämlich Patienten selbst mit großen Tumoren oder in einem metastasierenden Zustand in einem sehr guten energetischen Status Quo. Andererseits gibt es Menschen mit einer relativ kleinen Tumormasse, die jedoch einen sehr schlechten energetischen Status haben. Die Beachtung des Körpers auf einer energetischen Seite und die Beachtung des Geistes in Bezug auf eine zukünftige Zielsetzung werden als oberste Priorität des 3E-Programmes angesehen.

Auf der körperlichen Ebene wurden folgende Interventionen vermittelt:

Öl-Eiweiß Kost

Das 3E-Zentrum ist derzeit das einzige Zentrum in Deutschland, in dem die konsequente Umsetzung der Öl-Eiweiß Kost stattfindet und wird im Gesamtkonzept als die optimale Basis einer Ernährungstherapie für Krebskranke angesehen. Der Autor dieser Studie hat diese Kost persönlich über viele Jahre von Frau Dr. Johanna Budwig erlernt. Das Wesentliche dieser Kost ist, dass Transfettsäuren komplett ausgeschaltet werden und an deren Stelle leicht bekömmliche und leicht verbrennbare, hochwertige Fette in Verbindung mit Proteinen treten (Quark, Leinöl und Milchmischung). Diese Lipoproteine in Kombination mit weiteren Ankerpunkten der Öl-Eiweiß Kost wirken sich günstig auf die Zellatmung aus und erlauben dem Körper Elektronen besser aufzunehmen, zu lagern und bei Bedarf abzugeben. Achtung: diese Kost hat nichts gemeinsam mit verschiedenen öl-eiweißreichen Nachahmer-Therapien wie sie von anderen Autoren angepriesen werden.

Papimi

Es ist heute unbestritten, dass Mitochondrien eine große Rolle in der Krebsentstehung bzw. auch in der Krebstherapie spielen. Vor allem die gestörte Natrium-Kalium-Pumpe wird in der Literatur schon seit mehr als 60 Jahren als ein spezifisches Krebsproblem anerkannt. Papimi ist ein gepulstes Magnetfeldtherapiegerät, welches kurze elektromagnetische Impulse über eine Spule abgibt. Dabei werden zwei aufgeladene Kondensatoren im Nanosekundenbereich über eine Funkenstrecke in einer speziellen Plasmakammer entladen. Dieser magnetische Impuls wird durch ein flexibles, stark isoliertes Kabel einer Behandlungsspule zugeleitet. Dadurch entsteht in der Spule eine sehr geringe Grundspannung. Die Ionen bzw. die für den Transport ionisierten Moleküle und Tunnelproteine können entlang der magnetischen Feldlinien je nach Ladung in die Zellen ein- bzw. aus den Zellen heraus geschleust werden und dadurch steigt natürlich auch das Membranpotential der Zelle an, was man bei Krebspatienten als äußerst wichtigen Effekt betrachten muss.

Einmalig ist bei der Papimi Anwendung auch, dass keine Temperaturverschiebungen an den Zellen entstehen, da der Impuls nur einen Millionenbruchteil einer Sekunde dauert, in der es keine kinetischen Bewegungen gibt und somit auch keine molekulare Reibung.

Im Durchschnitt bekamen die Patienten eine 9 Minuten andauernde Papimi Behandlung. Vorrangig wurde die Wirbelsäule und die Tumorstelle(n) behandelt. In Sonderfällen wurden Behandlungen auch bis zu 20 Minuten verlängert oder am gleichen Tag (mehrmals) wiederholt. Hauptziel der Papimi Behandlung innerhalb des 3E-Programmes ist eine generelle energetische Anhebung. Manchmal wurde Papimi jedoch auch für akute Probleme als Symptomtherapie eingesetzt. So war z.B. bei einer Patientin innerhalb weniger Wochen die Inkontinenz weg, indem sie sich tgl. für 10 Minuten auf die Spule setzte. Auch als Schmerztherapie wurde Papimi eingesetzt. Insbesondere bei Knochenschmerzen zeigten sich teilweise sehr schnelle Verbesserungen. Für Krebskranke ist dies ein enormer Vorteil, da dadurch der Einsatz von Schmerzmitteln komplett oder teilweise vermieden werden kann. Im Gegensatz zur WHO Schmerztherapieleitlinie werden im 3E-Programm wegen negativer Effekte auf die Mitochondrien bzw. auf den Darm Schmerzmittel nur bei akutem Bedarf empfohlen. Zusätzlich kommen zur Schmerzreduktion verstärkt Kaffeeeinläufe, mentale Techniken und die Schmerztherapie nach Liebscher & Bracht zum Einsatz.

Entgiftungsmaßnahmen

Um energetische Prozesse des Körpers zu beschleunigen, spielen Entgiftungsmaßnahmen eine große Rolle. Hier sind es vorrangig drei Bereiche, die im 3E-Programm detailliert betrachtet bzw. therapeutisch angegangen werden. Der ***Säure Basen Ausgleich*** findet vor allem über die vermehrte Zufuhr von rechtsdrehender Milchsäure statt, strenger Einhaltung der Öl-Eiweiß Kost und Ölziehen. Zusätzlich baden alle Patienten, sofern es der energetische Zustand erlaubt, mindestens einmal am Tag in einem Natronbad und machen tgl. 1-5 Kaffee- und/oder Natroneinläufe. Eine ***Darmreinigung*** findet zwei Mal wöchentlich durch Colon Hydro Therapien statt und der ***Zahnstatus*** jedes Patienten, vor allem Wurzelkanäle, wird grundsätzlich angeschaut und falls erforderlich eine notwendige Restaurierung / Verbesserung angestrebt.

Mentale Interventionen

Neben den rein körperlichen Prozessen sind es besonders energetische, die häufig den Unterschied zwischen Leben und Tod bei Krebspatienten in einem fortgeschrittenen Stadium ausmachen (7). Im 3E-Zentrum kommen deshalb folgende drei Techniken zur Anwendung, die alle das Ziel verfolgen, die Heilungskräfte eines Individuums anzuregen.

1. Kausanetik

Eine tragende Rolle im 3E-Programm spielt die Kausanetik (8). Oberster Grundsatz der Kausanetik ist, dass die Evolution weitreichende Regulationsmechanismen kreiert hat, um das kurz- und langfristige Überleben der Spezies zu sichern. Aus der Sicht eines Kausanetikers dienen alle Symptome, oder besser ausgedrückt, alle Regulationsmechanismen, ***zuerst*** einmal dem Hauptgesetz der Evolution: **dem *Überleben der Spezies*.**

Ähnliche Ansatzpunkte gab es früher in der Psychoanalyse, der TCM oder in den letzten Jahren durch Metamedizin. Die Kausanetik unterscheidet sich jedoch deutlich hiervon, da sie davon ausgeht, dass Symptome im Laufe einer Erkrankung eine symptomatische Eigendynamik entwickeln (SED = symptomatische Eigendynamik). Die SED kann man ansatzweise mit Herbert Spencers *Survival of the Fittest* vergleichen. In der Kausanetik kann eine SED auf einer körperlichen, aber auch auf einer geistigen Ebene eintreten, und zwar unabhängig von der anderen. Somit kann z.B. auf der geistigen Seite eine SED schon eingetroffen sein, erkennbar durch große Angst und Schlaflosigkeit, während auf der körperlichen Seite nur ein kleiner langsam wachsender Tumor vorhanden ist, der noch keine SED entwickelt hat (siehe Abbildung 1).

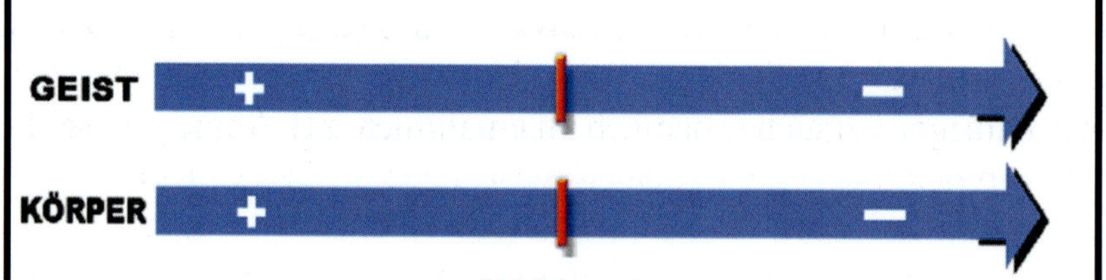

Abbildung 1

Aus der Sicht der Kausanetik wechselt irgendwann jedes Symptom von einem positiven Symptom zu einem negativen Symptom. Das gleiche Symptom, das dafür gesorgt hat, dass man länger am Leben bleibt, sorgt also später für unseren Tod. Konventionelle Mediziner sehen leider jedes Symptom (jede Regulation) als negativ an und deshalb ist die heutige Medizin komplett darauf ausgerichtet Symptome zu bekämpfen (Abbildung 2).

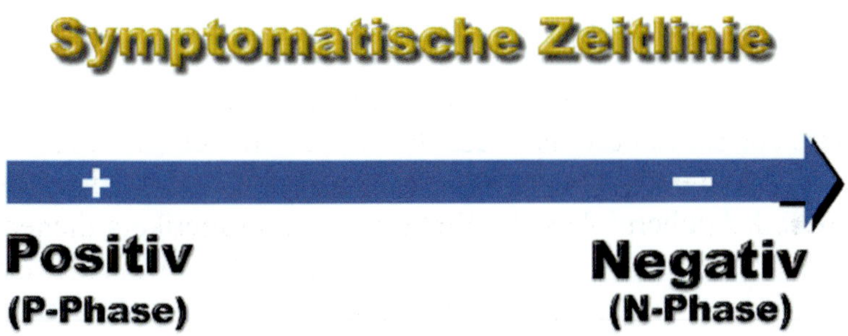

Abbildung 2

Kausanetiker analysieren stattdessen zuerst einmal ob eine SED eingetreten ist oder nicht. Erst dann entscheiden sie, ob ein Symptom zwecks Zeitgewinnung / Lebensverlängerung bekämpft werden muss oder aber, wie in den meisten onkologischen Fällen, genügend Zeit für eine Ursachenforschung vorhanden ist. Heute wird immer noch, und zwar im konventionellen wie im alternativen Lager, diskutiert, warum das Immunsystem die „bösen" Krebszellen nicht erkennt und zerstört. Da Krebszellen jedoch aus der Sicht der Evolution niemals „böse" sind, sondern Teil eines genialen Regulationssystems, sterben Krebszellen auch nur dann, wenn diese nichts mehr zu regulieren haben. Wie wichtig unser Körper „seine Tumore" für ein ***kurzfristiges Überleben*** [9] betrachtet, kann man auch daran sehen, wie vorrangig Tumore behandelt werden, z.B. durch Angiogenese (Neubildung von Blut- und Lymphgefäßen) oder bei der Bevor- zugung der Glukoseaufnahme. Daran kann man auch erkennen, in welcher Sackgasse die derzeitige Krebsforschung steckt. Immer häufiger versuchen nämlich Pharmafirmen z.B. Angiogeneseblokker zu entwickeln. Doch anstatt Krebsprozesse in einer früheren Entwicklung zu verstehen, versucht man neue Medikamente zu entwickeln, die erst dann eingreifen, wenn eine SED schon längst eingetreten ist.

Visualisierung

Nachdem weltweit mehrere Studien [10, 11, 12] bewiesen haben, dass Krebspatienten, die konsequent Visualisierungstechniken anwandten, entweder länger lebten oder anderweitig profitierten (weniger Schmerzen, weniger Nebenwirkungen usw.), wird inzwischen die Wichtigkeit von Visualisierungstechniken selbst in der konventionellen Medizin nicht mehr bezweifelt. Doch wider besseres Wissen findet bis heute zumindest in Deutschland keine Umsetzung statt.

Nicht so im 3E-Zentrum. Hier kommen gleich mehrere Visualisierungstechniken zum Einsatz. Neben Techniken aus der Kausanetik kommen russische Programme der Gentransfertechnologie zum Einsatz und vorrangig das ***MindStore Programm.*** Alle Patienten dieser Studie durchliefen in fünf Wochen folgende Punkte:

In der ersten Woche ging es darum, die Ist-Situation der Erkrankung und des allgemeinen Lebens genauer zu analysieren. In der zweiten Woche ging es darum, Klarheit in Bezug auf die Lebensziele zu bekommen. In der dritten Woche arbeiteten alle Patienten an möglichen mentalen Blokkaden (Überzeugungen, Einstellungen & Gefühlen) und in der vierten Woche wurden die ersten Entscheidungen für ein verändertes zukünftiges Leben getroffen. In der fünften Woche ging es darum das Vertrauen in das neue Leben so zu festigen, dass Patienten auch zu Hause in der Lage sind, in sich zu ruhen und mit Vertrauen das für sie Notwendige zu tun.

Synergetik

Synergetisches Heilen nach Bernd Joschko geschieht durch eine Selbstorganisation der neuronalen Energiebilder. Diese innovative Heilmethode hat ihr Wirkungsprinzip aus der Bionik. Die Grundidee der Bionik ist, dass die Natur in Millionen Jahren evolutionärer Prozesse durch Mutation und Selektion optimierte biologische Strukturen geschaffen hat. Auch die Psyche des Menschen unterliegt bionischen Grundprinzipien, denn das Gehirn ist das Produkt intensiver Entwicklung über Millionen von Jahren hinweg. In der Synergetik geht es wie in der Kausanetik nicht darum, den Patienten zu heilen, sondern neue Prozesse auf körperlicher und geistiger Ebene anzuregen, damit dadurch heilende Verläufe entstehen können. Ungefähr 90% aller Patienten waren in der Lage in den üblicherweise zweistündigen Sitzungen Bilder zu sehen und mit diesen zu arbeiten. Teilweise reagierten Patienten innerhalb weniger Stunden mit einer körperlichen Symptomatik, was jedoch in der Synergetik wie auch in der Kausanetik als positiv betrachtet wird. Als gewinnbringend wurde von vielen Patienten auch empfunden, dass sie mit zwei Synergetik Therapeuten arbeiten konnten.

Outcome

Von 67 finalen Patienten mit einer mittleren Lebenserwartung von 6 Monaten, die im Zeitraum zwischen 30. Juni 2008 bis 30. März 2009 aufgenommen wurden, waren am Stichtag der Erhebung (30.03.2010) noch 36 Patienten (53%) am Leben. Dies entspricht im Durchschnitt einer Verdreifachung der erwarteten Lebenszeit. Bei 7 Patienten mit teilweise multiplen Metastasen und einem Patienten mit inoperablem Glioblastom waren keine Tumore mehr vorhanden. Der Nachweis erfolgte bei diesen Patienten durch konventionelle Ärzte und bildgebende Verfahren wie MRT, CT und PET.

Bei 15 Patienten kam es zu einer „Stable Disease" ohne weiteres Tumorwachstum. Bei zwei Patienten mit einem Pankreaskopfkarzinom kam es außerdem zu einem normalen SUV Wert im PET. Dies bedeutet, dass es zwar zu keiner Tumormassenreduktion kam, dafür aber zu einer signifikanten Abnahme der Aktivität des Tumors. Bei 8 Patienten gab es ein weiteres Tumorwachstum, jedoch ohne eine Verschlimmerung der Lebensqualität und nur 3 Patienten von 36 berichteten, dass es Ihnen derzeit schlechter ginge als bei der Entlassung. Alle 6 Patienten die ohne Tumore angereist waren, ging es sehr gut und kein einziger hatte ein Rezidiv.

Summary

Auch wenn die Studie mit nur 73 Patienten durchgeführt wurde und zwischen Erstaufnahme und der letzten Erhebung (31. Mai 2010) nur maximal 23 Monate lagen, kann man aus den vorhandenen Daten wichtige Rückschlüsse ziehen.

1. Niemals aufgeben

Allen acht Patienten die heute ohne Tumore sind und auch die Patienten, bei denen es zu einem Stillstand des Tumorwachstums kam, war zuvor von ihren behandelnden Ärzten keine oder nur noch eine palliative Therapie vorgeschlagen worden. Dass es jedoch möglich ist, auch in einem sehr späten Stadium wieder gesund zu werden oder aber noch viele Jahre mit einer hohen Lebensqualität zu leben, zeigt diese Studie und die gesammelten Dokumentationen des Autors. Patienten sollten verstehen, dass die Aussage eines Arztes: „Ich kann Ihnen nicht mehr helfen", ausschließlich bedeutet, dass er mit den ihm bekannten konventionellen Therapien wie Chemotherapie, Bestrahlung oder Anti- körper nur noch einen rein palliativen Weg einschlagen kann. Diese Therapien können leider bei metastasierendem Krebs nicht mehr kurativ eingesetzt werden. Es bedeutet jedoch nicht, dass es grundsätzlich keinen Weg mehr in die Heilung gibt.

2. Fünf Prozent = 100 Prozent?

Wenn es um Überlebensraten geht, werden üblicherweise Prozentzahlen angegeben. Doch eine Überlegung wird hierbei oft vergessen. Wenn z.B. 15 Patienten der Studie fünf Jahre überleben, dann sind dies lediglich 20 % aller Patienten. Doch für diese 15 Patienten bedeutet es, dass sie zu 100 % und nicht zu 20 % überlebt haben. Und statistisch gesehen wäre es eine Steigerungsrate von 1500 % gegenüber konventionellen Therapien. Der Autor möchte hier die Fragen in den Raum stellen: „Und was wäre wenn nur ein einziger Patient überleben würde? Hätte sich die Arbeit dann auch gelohnt?"

3. Keine Prognosen erstellen

Obwohl sich der Autor jetzt seit vielen Jahren intensiv mit aufgegebenen Krebspatienten beschäftigt, ist es auch ihm immer noch unmöglich, eine genaue Prognose zu erstellen, welcher Patient überleben wird. Die Multikausalität einer Krebserkrankung ist deutlich komplexer als häufig angenommen wird. Aus diesem Grund sollten Ärzte unbedingt damit aufhören, ihren Patienten mitzuteilen, wie lange diese schätzungsweise noch zu leben haben. Damit werden ausschließlich zusätzliche „Todesprogramme“ (13) ausgelöst, die einen Patienten nur belasten und ihm manchmal sogar die letzte Heilungschance nehmen. Dies widerspricht auf jeden Fall dem Grundsatz der Medizin: Primum non nocere, (zuerst einmal nicht schaden).

4. Notwendige Disziplin

In der Studie zeichnete sich deutlich ab, dass Überlebende eine hohe Disziplin benötigen um ihre (neu) gefundenen Lebensziele in Richtung Lebensglück anzugehen und die anstrengende Entgiftungsarbeit (Einläufe, Bäder…) bzw. eine strikte Ernährung einzuhalten. Je disziplinierter die Patienten sich an das 3E-Programm hielten, desto größer waren deren Überlebenschancen. Viele Krebspatienten haben jedoch Herausforderungen mit den hohen Anforderungen an die tägliche Disziplin oder/und mit der Umsetzung der notwendigen Lebensänderungen vor allem im mentalen Bereich.

5. Es gibt keine Spontanremissionen

Aus konventioneller Sicht gelten Krebskranke, die in einem späten Stadium überleben, als Patienten mit einer Spontanremission. Offiziell (12) hat jedoch nur jeder 100.000 Patient eine Spontanremission. Umgerechnet auf das 3E-Zentrum würde dies bedeuten, dass Patienten des 3E-Zentrums eine zigtausendfach höhere Rate an Spontanremissionen haben als vergleichbare Gruppen. Dies ist jedoch sicherlich falsch und hier muss ein Umdenken stattfinden in die Richtung, dass es nämlich gar keine Spontanremissionen gibt.

Der Autor hat in den letzten 12 Jahren viele Länder bereist um Ärzte und Final Stage Survivor zu interviewen. Bei diesen Intersuchungen stellte sich schnell heraus, dass alle Überlebenden ausnahmslos verschiedene nicht-konventionelle Therapien gemacht hatten. Da keine Ernährungs- oder Entgiftungstherapien, und schon gar nicht mentale oder spirituelle Therapien, von konventionellen Ärzten als onkologische Therapien anerkannt sind, wurden solche Patienten immer in die Schublade Spontanremission oder Wunderheilung abgelegt. Dies hat den großen Vorteil, dass man in der konventionellen Medizin Erfolge nicht-konventioneller Kollegen immer als Spontanremission abtun kann, anstatt sich damit auseinander zu setzen, warum diese Patienten gesund geworden sind oder welche Gemeinsamkeiten es bei den Überlebenden gibt.

Abschlussüberlegung

Leider wird auf den Rücken von Patienten immer noch ein Krieg zwischen Schul- und Alternativmedizin ausgetragen. Und ein Ende ist hier wahrhaftig nicht abzusehen. Der Autor erlaubt sich deshalb zum Schluss, noch folgende Überlegung für eine zukünftige Grundlagendiskussion beizutragen:

„Es ist offensichtlich, dass Patienten, die ihre Krebserkrankung in einem späten Stadium überlebt haben, niemals eine konventionelle Therapie gemacht haben, sondern ausschließlich nicht-konventionelle Therapien. Könnte es nicht sein, dass auch – oder gerade! – Patienten, die sich noch in einem Anfangsstadium ihrer Krebserkrankung befinden, ebenfalls von Konzepten wie dem 3E-Programm oder anderen erfolgreichen nicht-konventionellen Therapien profitieren könnten?“

Literatur:

1. Lothar Hirneise: Chemotherapie heilt Krebs und die Erde ist eine Scheibe

2. Nooren, J.E.A.M. und René van Vliet (1994): Sterfte: een verdeelkenmerk voor normuitkeringen?, in: Tijdschr. Soc. Gezondheidsz, Jahrgang 72, S. 221–230.

3. Lubitz, James D. und Gerald F. Riley (1993): Trends in Medicare Payments in the Last
Year of Life, in: New England Journal of Medicine, Vol. 328, No. 15, S. 1092–1096.

4. Emanuel, Ezekiel J. und Linda L. Emanuel (1994): The Economics of Dying. The Illusion of Cost Savings at the End of Life, in: The England
Journal of Medicine, Vol. 2, S. 540–543.

5. Dr. Konstantin Beck , Dipl. math. Urs Käser-Meier Managed Care 2003, S. 24-26.)

6. National Confidential Enquiry into Patient Outcome and Death Studie 2008.

7. Lothar Hirneise: Chemotherapie heilt Krebs und die Erde ist eine Scheibe S. 527 – 619.

8. www.krebstherapien.de/ kausanetik.pdf

9. Siehe hierzu auch das Buch: Ein medizinischer Insider packt aus; S. 182 - 183.

10. Vann Williams Donaldson[1]
(1) Center for Stress Management, 602-S Jones Ferry Road, Carrboro, North Carolina

11. (Malignant Melanoma: Effects of Early Unstructured Psychiatric Intervention; Recurrence and Survival 6 Years Later. Archives of General

Psychiatry: 1003;50)

12. (Tusek, DL et al: Guided Imagery: A Significant Advance in The Care of Patients Undergoing Elective Colorectal Surgery. Dis Colon Rectum, 1997; 40:172-178)

13. Siehe hierzu auch Publikationen von Dr. John Diamond / USA und Dr. Dingyin Huang / Taiwan.

14. Hobohm, U. Cancer Immunol Immunother 2001) 50: 391-396DOI

Kontaktadresse des Autors:

www.krebstherapien.de

Index

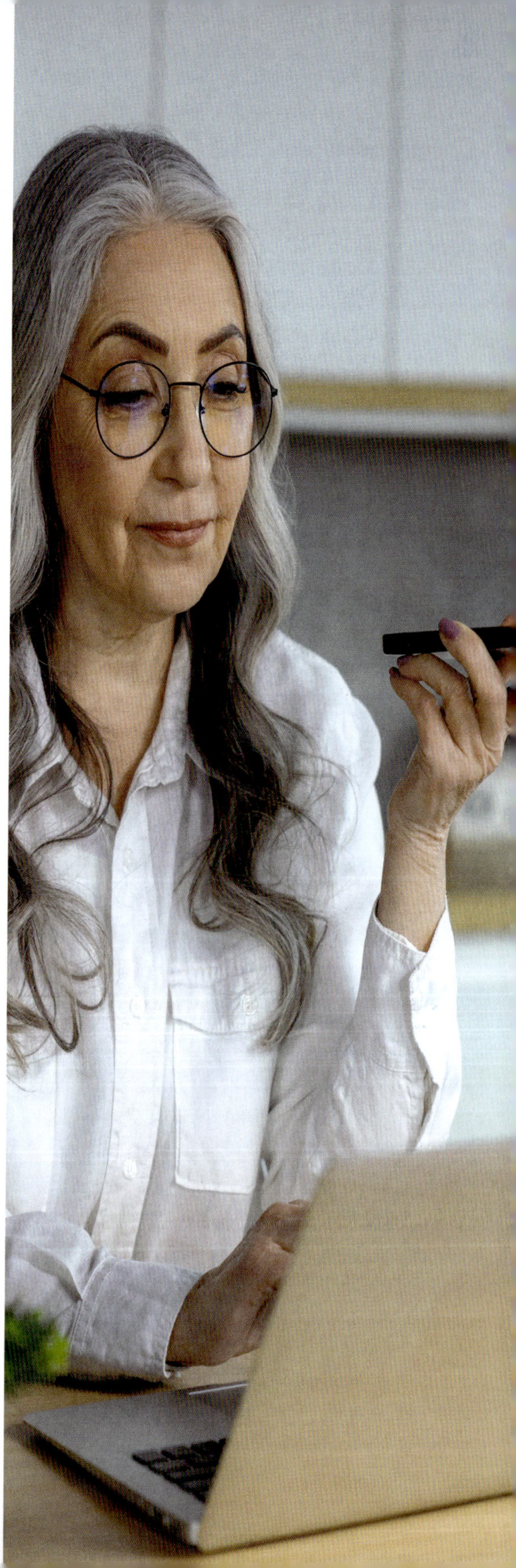

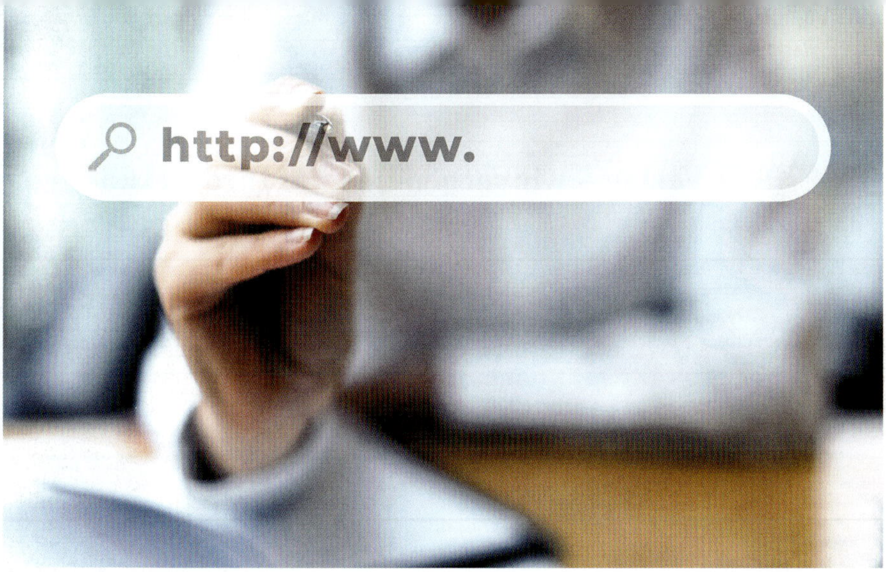

Mehr Infos unter:

www.oeleiweisskost.de

Alles über Dr. Budwig, Lothar Hirneise und mehr.

www.sensei.de/shop

Hier erhalten Sie alle Zutaten.
Hochwertige Bio-Leinöle,
Elektronendifferenzierungs-Öle,
Bio-Kokosfett uvm.

www.IOPDF.com

Diskutieren Sie mit anderen Interessenten und
erfahren Sie regelmäßig mehr über die Öl-Eiweiß Kost.

www.ganzheitliche-krebsberatung.de

Ausbildung Ganzheitliche Krebsberatung

SENSEI Verlag – wir sorgen uns um Ihre Gesundheit

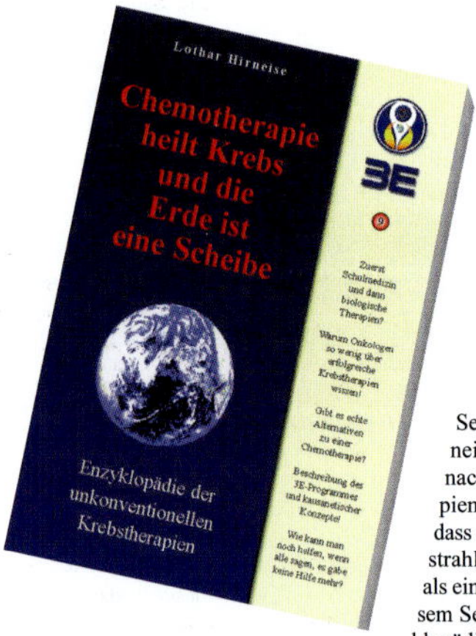

„Zukünftig wird es nur noch zwei Gruppen von Krebskranken geben. Solche, die dieses Buch gelesen haben – und die Nichtwissenden."

Seit vielen Jahren bereist Lothar Hirneise die ganze Welt auf der Suche nach den erfolgreichsten Krebstherapien und klärt Menschen darüber auf, dass es mehr als Chemotherapie und Bestrahlung gibt. International anerkannt als eine der wenigen Kapazitäten auf diesem Sektor, beschreibt er in dieser Enzyklopädie der unkonventionellen Krebstherapien seine jahrelange Forschung. Detailliert erfährt der Leser, warum auch so genannte Experten in Wahrheit nur wenig über Krebs wissen. Neben der Beschreibung von über 100 Krebstherapien und Substanzen zur Behandlung von Krebs, klärt der Autor auch darüber auf, welche Krebstherapien bei welchen Krebsarten in der Schulmedizin angewandt werden und was man als Patient unbedingt wissen muss, bevor man sich solchen Therapien unterzieht.

Erstmals wird auch das 3E-Programm beschrieben, das auf der Auswertung der Krankengeschichten von Tausenden von Menschen beruht, die Krebs in einem sehr späten Stadium überlebt haben. Erfahren Sie, warum so viele Menschen an Krebs sterben müssen und andere nicht. Das Buch liefert nicht nur eine unglaubliche Menge an Informationen, sondern hilft dem Krebskranken auch durch aktive Übungen des 3E-Programmes, seinen eigenen Weg zu finden, um Krebs zu heilen.

*Hardcover, 868 Seiten nur € 44,90 * 978-3-932576-67-6*

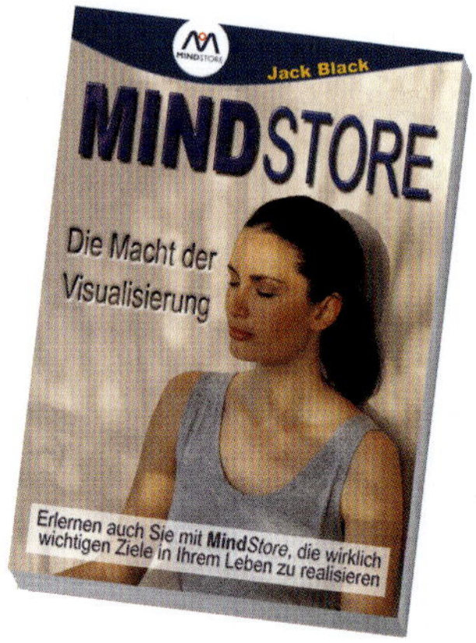

Das **Mind**Store System zählt europaweit zu einem der bekanntesten Programm für eine positive Persönlichkeitsentwicklung. Mit einfach anzuwendenen Techniken zeigt Jack Black, wie jeder seine Ziele erreichen kann, und zwar unabhängig davon um welche es sich handelt. Viele Menschen nehmen heutzutage an Kursen für Zeitman-agement, Präsentationstechniken, Teamförderung, Projektmanagement und vielen anderen nützlichen Kursen teil. Doch wo andere Kurse aufhören, fängt MindStore erst an. Der Autor lehrt Sie Grenzen zu sprengen und wie Sie zuvor unerreichbare Ziele verwirklichen können. Nehmen Sie die Zügel für Ihre Zukunft ab sofort fest in die Hand und beginnen Sie noch heute die ersten Schritte in eine neue Welt der tiefen Zufriedenheit.

204 Seiten nur € 12,90 978-3-932576-73-7*

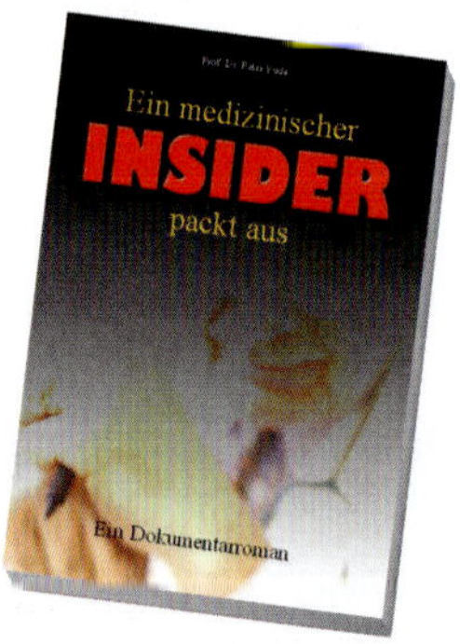

Prof. Dr. Peter Yoda war über viele Jahre Mitglied des berühmten Frankfurter Clubs, einer Vereinigung exzellenter-Wissenschaftler, die Ableger auf der ganzen Welt haben. Nachdem er aus dem Club ausgestiegen ist, erzählt der Insider, wie Patienten und Ärzte täglich belogen und betrogen werden. Mit schockierenden Einsichten erklärt er welche Systeme dahinter stehen und wie Regierungen und Pharmafirmen über Leichen gehen. Erfahren Sie, auf welche perfide Art erfolgreiche Therapien unterdrückt und stattdessen absolut nutzlose und krankmachende in unser tägliches Leben implantiert werden. Dieses Buch ist nichts für schwache Nerven, denn Prof. Yoda erzählt Details der 40er Studien, die leider unmenschlichsten Studien die jemals gemacht wurden. Außerdem klärt er Sie über „Perpetuums Mobile" auf, die von Regierungen und Firmen weltweit eingeführt wurden und deren einzige Aufgabe ist, Angst in der Bevölkerung zu ver breiten, damit Sie machen was andere wollen.

*A5. 196 Seiten nur € 14,90 * ISBN: 978-3-932576-72-0*

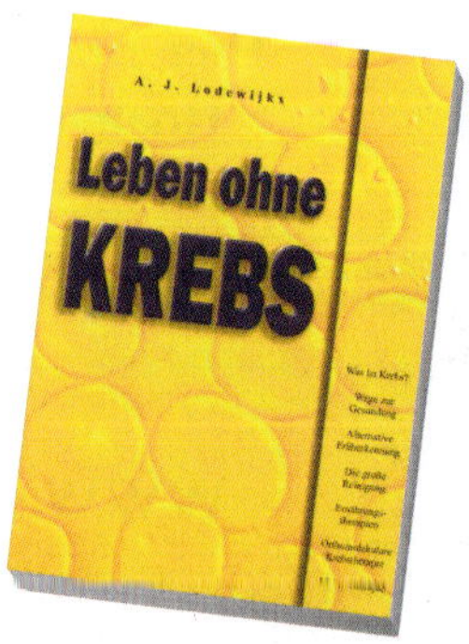

A. J. Lodewijkx entwickelte nicht nur eine Methode, die es erlaubt, die Gefahr einer Geschwulstbildung sehr früh zu erkennen bzw. den Erfolg einer Krebstherapie besser kontrollieren zu können, sondern erforschte über 30 Jahre, warum die größten Krebsforscher dieser Welt so erfolgreich waren.

Sollten Sie also wissen wollen, wer die größten Krebsforscher und Therapeuten waren, welche Therapien sie anwandten und welche Schlüsse man als Krebskranker daraus ziehen kann hier bekommen Sie all die Antworten, die Sie schon lange gesucht haben. Der Autor erklärt in verständlichen Worten all die wichtigen Forschungen der letzten Jahrzehnte, welches heute leider vielen Krebskranken unbekannt ist. Dieses Buch gehört inzwischen zum Standardrepertoire jedes ganzheitlich denkenden Patienten und Arztes.

*224 Seiten, nur € 18,90 * 978-3-932576-65-2*

SENSEI Verlag – wir sorgen uns um Ihre Gesundheit

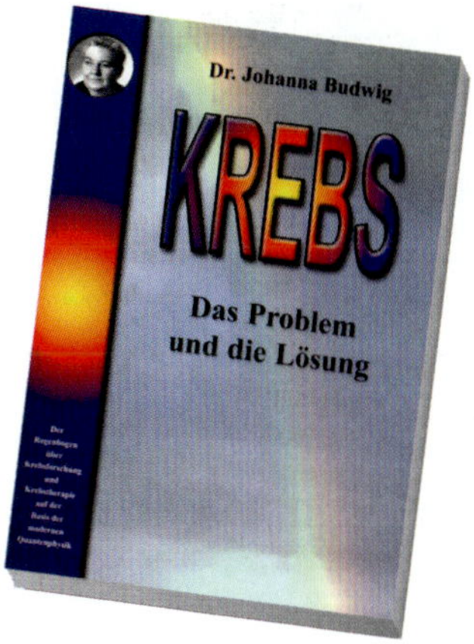

Die mehrfach für den Medi-zin-Nobelpreis vorgeschlagene Doktor Johanna Budwig erzählt in diesem Buch, warum sich selbst überzeugte Schulmediziner an sie wenden, wenn die Diagnose Krebs heißt oder wenn Chemotherapien und Bestrahlungen versagt haben. Über 50 % ihrer Patienten waren Ärzte und deren Angehörige. Ihre Patienten reisten aus der ganzen Welt nach Deutschland, um sich von der außergewöhnlichen Physikerin, Chemikerin und Pharmakologin Rat zu holen, wenn es um so etwas Ernstes wie Krebs geht. Lernen auch Sie in diesem Buch, warum lichtreiche Nahrung, Elektronenwolken, Dipolaritäten, Enzyme und vor allem ungesättigte Fettsäuren darüber bestimmen, ob Menschen an Krebs sterben müssen oder nicht. Sollten Sie noch einen Beweis benötigen, dass es sehr wohl Ernährungstherapien gibt – hier ist er!

*140 Seiten nur € 15,30 * 978-3-932576-63-8*

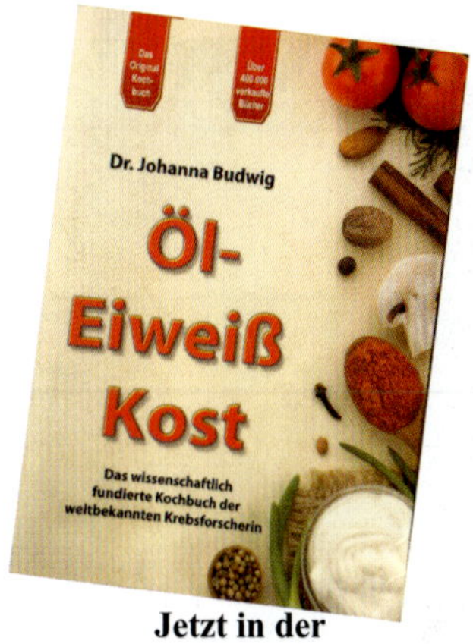

Jetzt in der praktischen, hochwertigen Spiralbindung und mit über 300 Farbbildern!

Dieses außergewöhnliche Buch steht nicht nur bei körperlichen und geistigen Hochleistungssportlern im Regal, sondern vor allem bei Menschen, die durch diese Kost geheilt wurden. Über 40 Jahren behandelte die bekannte Wissenschaftlerin erfolgreich schwer kranke Menschen. In diesem (Koch) Buch erklärt sie ausführlich, wie man durch natürliche Kost gesund wird und bleibt.

Lassen Sie sich von dieser brillanten Forscherin zum Nachdenken anregen und lernen Sie eine Ernährung kennen, welche Ihnen die Energie liefert, die Sie benötigen. Die Öl-Eiweiß Kost ist keine Theorie wie viele andere „Diäten", sondern eine Ernährungstherapie, die auf den wissenschaftlichen Grundlagen der Quantenphysik aufgebaut ist und der viele Menschen ihr Leben zu verdanken haben. Sollten Sie jemals gedacht haben, dass Ernährung wichtig ist, hier ist die detaillierte Anleitung dazu.

*180 Seiten nur € 19,90 * 978-3-932576-64-5*

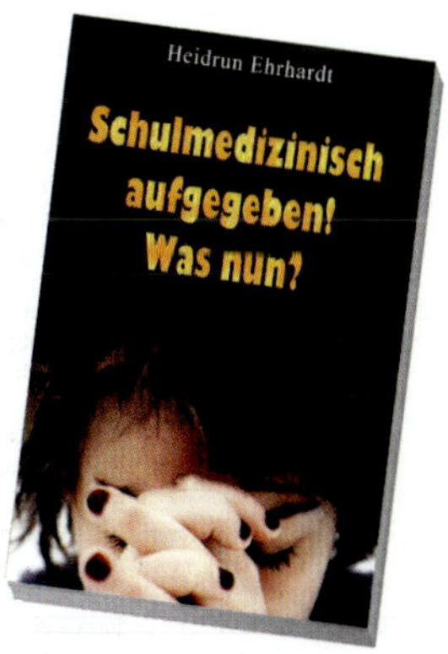

Schulmedizinisch aufgegeben - was nun?

Diese Frage stellen sich jährlich Tausende von Patienten nicht nur in Deutschland. Die Schulmedizin hat für Patienten, bei denen Chemotherapie und Bestrahlungen keine Heilung hervorbringen, nur wenig zu bieten. In der Regel heißt es dann nur: »Machen Sie sich noch ein paar schöne Tage.« Doch wie soll dies möglich sein in Anbetracht des nahen Todes, von dem man noch nicht einmal weiß, wie qualvoll dieser sein wird? Auch Heidrun Ehrhardt hatte fast keine Hoffnung mehr. Schulmedizinisch austherapiert und beide Lungen voller Metastasen, bot man ihr noch einen Versuch mit einer Hochdosischemotherapie an, welche sie dankend ablehnte und sich für einen biologischen Weg entschied. Lernen auch Sie von der Autorin, dass Krebs in jedem Stadium der Krankheit zu besiegen ist und man auch dann die Hoffnung nicht aufgeben sollte, wenn dies die Ärzte schon längst getan haben.

*336 Seiten nur € 18,90 * 978-3-932576-66-9*

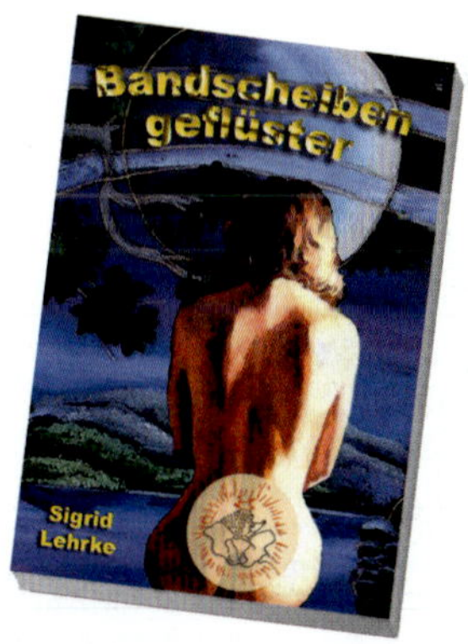

Rücken-schmerzen?

„Viele Menschen kennen ihr Auto wie ihre Westentasche und pflegen es auch gut. Würde eine Werkstatt den noch funktionierenden Auspuff erneuern wollen, gäbe es Protest. Man würde noch andere Fachleute dazu befragen und sich mehrere Angebote einholen. Sagt aber ein Arzt, dass eine Operation notwendig ist, erkundigen sich die wenigsten, was es da noch auf dem Markt der Möglichkeiten gibt."

Humorvoll lebt die Protagonistin vor, wie sie die Volkskrankheit Nummer eins, Rückenschmerzen, für sich und ihre persönliche Ent - Wicklung nutzt. Trotz Gesundheitsreform und unterschiedlicher schulmedizinischer Meinungen, lässt sich die Autorin einige Weisheiten von ihrer Bandscheibe flüstern und lebt ohne die empfohlene OP ein angenehmes Leben. Ein ideales Geschenkbüchlein!

*244 Seiten handl. Format nur € 9,90 * ISBN: 978-3-932576-68-3*

SENSEI Verlag – wir sorgen uns um Ihre Gesundheit

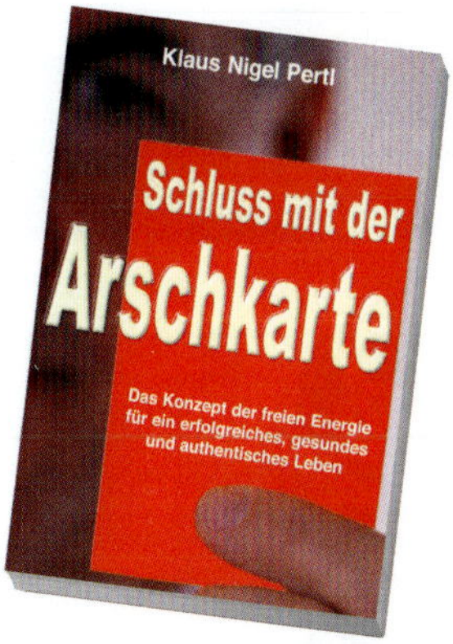

Sie haben die Fähigkeit, alle die für Sie wichtigen Ziele zu realisieren. Sie besitzen diese Fähigkeit von Geburt an. Die Frage ist nur, ob Sie wissen, wie Sie diese Fähigkeiten bewusster nutzen und aktivieren? In diesem Buch lernen Sie 38 Techniken die tausendfach erprobt sind und die Sie in die Lage versetzen werden ein glückliches und erfülltes Leben zu realisieren - selbst wenn Sie das im Augenblick noch nicht für möglich halten. Zum ersten Mal erklärt der Autor das Konzept der freien Energie und wie Sie diese in Ihr Leben integrieren können. Klaus Nigel Pertl ist professioneller Visualisierungstrainer (Mindstore). Er hat in den letzten Jahren mehr als 10.000 Personen unterrichtet und sich ausführlich mit verschiedenen Formen von Visualisierungstechniken beschäftigt.
*A5, 332 Seiten nur € 19,90 * ISBN: 978-3-932576-76-8*

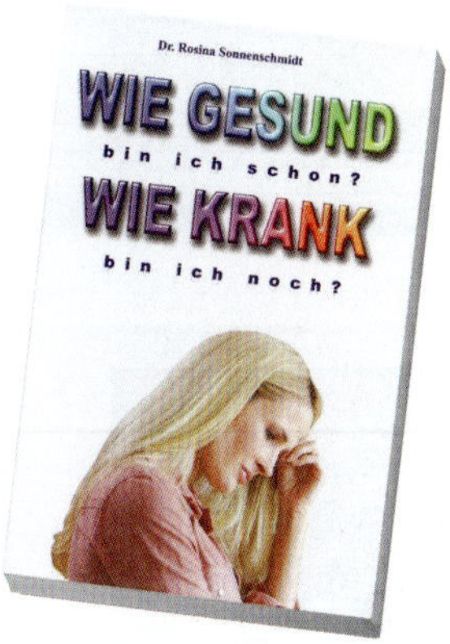

Aus dem Vorwort: „Eine neue Ära in der Heilkunde hat begonnen. In ihrem neuen Buch fasziniert uns Rosina Sonnenschmidt mit einem ganz anderen Verständnis von Krankheiten, deren Ursachen und ihren Heilungswegen. Rosina Sonnenschmidt hat in ihrer langjährigen Heilerpraxis diese Grenzen überwunden und begeistert nun in diesem Buch mit ganz neuen Dimensionen der Heilung. In vielen Kranken-geschichten können wir miterleben, wie Patienten mit langjährigen und zum Teil aussichtslosen Krankheiten genesen. Die medizinische Wissenschaft spricht hier von Wundern, für Rosina ist es natürliche Logik, die wir alle verstehen und auch erlernen können. In 12 Fragekomplexen zeigt es sich genau, ob es schwer oder leicht ist, alte Denkmuster durch neues Vertrauen zu ersetzen.
*Hardcover, 238 Seiten nur € 22,90 * ISBN: 978-3-932576-75-1*

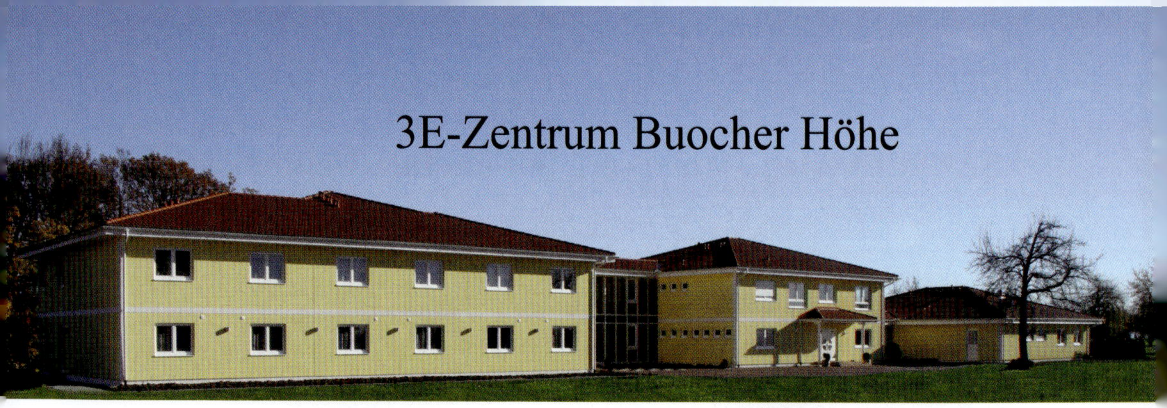

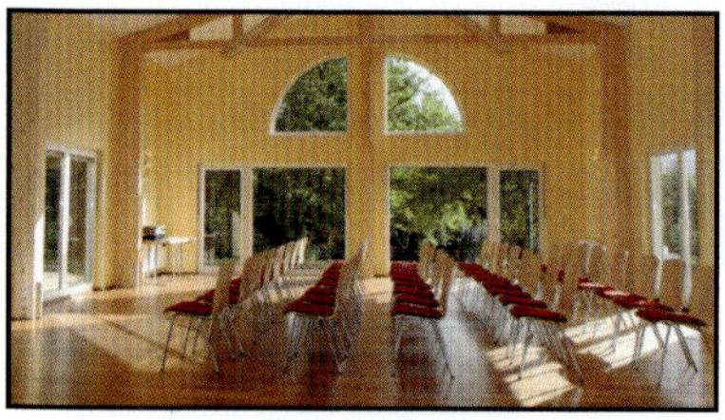

3E
ZENTRUM
BUOCHER
HÖHE

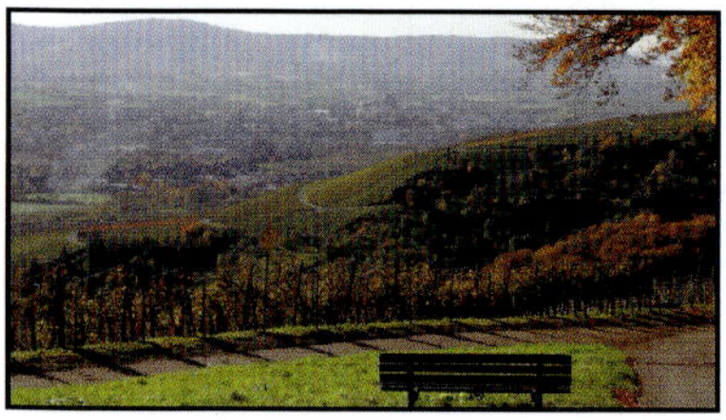

In unserem 3E-Zentrum stellen wir Ihnen im Rahmen unseres einzigartigen, ganzheitlichen Angebotes unser umfangreiches Wissen über alternative Therapien zur Verfügung, die weltweit bei der Behandlung von Krebs angewandt werden. Wir zeigen Ihnen auf, welche Interventionen und Maßnahmen auf Grund Ihrer Krankengeschichte bei Ihnen sinnvoll sind.

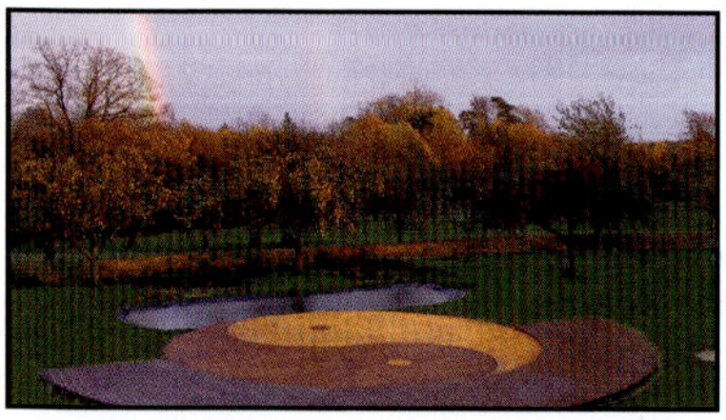

Alle unsere Gäste erlernen die komplette Öl-Eiweiß Kost!

Mehr Infos erhalten Sie unter:

www.3e-zentrum.de

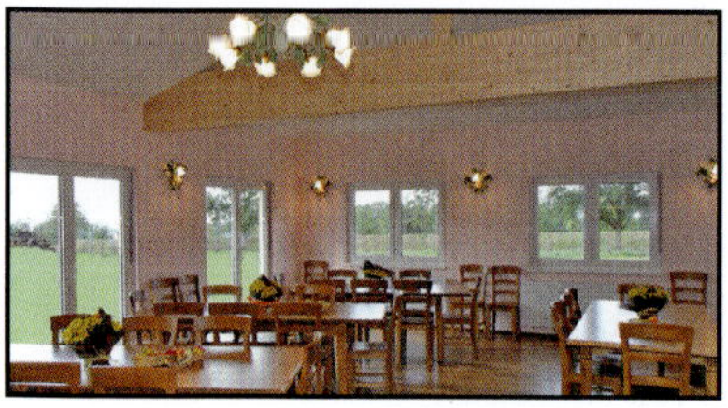

oder bei:
3E-Zentrum * Im Salenhäule 10 * 73630 Remshalden
Tel: 07151-9813-0 * Fax: 07151-9813-210